健康管理学

U0197066

主　　编　王培玉

副 主 编　刘爱萍

编　　委　（按姓氏笔画排序）

马迎华　北京大学医学部公共卫生学院
马德福　北京大学医学部公共卫生学院
王培玉　北京大学医学部公共卫生学院
王燕玲　北京大学医学部公共卫生学院
田京发　中国人民解放军总医院第一附属医院
史宇晖　北京大学医学部公共卫生学院
丛亚丽　北京大学医学部医学伦理学教研室
朱燕波　北京中医药大学
刘宝花　北京大学医学部公共卫生学院
刘爱萍　北京大学医学部公共卫生学院
孙昕霙　北京大学医学部公共卫生学院
纪　颖　北京大学医学部公共卫生学院
李　明　中华预防医学会健康风险评估与控制专业委员会
李可基　北京大学医学部公共卫生学院
李榴柏　北京大学医学部公共卫生学院
张玉梅　北京大学医学部公共卫生学院
张华明　北京大学医学部公共卫生学院
陈晶琦　北京大学医学部公共卫生学院
陈天娇　北京大学医学部公共卫生学院
周　平　北京中新惠尔健康科技有限公司
星　一　北京大学医学部公共卫生学院
钮文异　北京大学医学部公共卫生学院
高文斌　中国科学院心理研究所
常　春　北京大学医学部公共卫生学院
巢健茜　东南大学公共卫生学院

北京大学医学出版社

JIANKANG GUANLI XUE

图书在版编目（CIP）数据

健康管理学/王培玉主编. —北京：北京大学医学出版社，2012.6（2020.11 重印）

ISBN 978-7-5659-0371-7

Ⅰ．①健…　Ⅱ．①王…　Ⅲ．①健康–卫生管理学

Ⅳ．①R19

中国版本图书馆 CIP 数据核字（2012）第 060450 号

封面图片出于『（c）IMAGEMORE Co.，Ltd.』

健康管理学

主　　编：王培玉

出版发行：北京大学医学出版社

地　　址：（100083）北京市海淀区学院路 38 号　北京大学医学部院内

电　　话：发行部 010 - 82802230；图书邮购 010 - 82802495

网　　址：http://www.pumpress.com.cn

E - mail：booksale@bjmu.edu.cn

印　　刷：北京瑞达方舟印务有限公司

经　　销：新华书店

责任编辑：庄鸿娟　　责任校对：金彤文　　责任印制：罗德刚

开　　本：787mm×1092mm　1/16　印张：25.75　插页：2　字数：669 千字

版　　次：2012 年 6 月第 1 版　2020 年 11 月第 8 次印刷

书　　号：ISBN 978-7-5659-0371-7

定　　价：68.50 元

本书由
北京大学医学科学出版基金
资助出版

序 言

　　健康管理与相关产业在中国的兴起与快速发展，是中国社会经济持续发展、国民物质和精神生活不断改善的必然结果。卫生部在《健康中国2020战略》中提出了我国卫生发展的中长期规划，并确定了卫生发展的一些优先领域，如重大传染病的控制，妇幼卫生，慢性非传染性疾病，精神疾患和心理健康，健康教育，健康产业发展等，最终旨在实现人人享有基本医疗卫生服务，提高全民族健康素质。虽然健康管理的学科理论体系与相关技术方法尚不够完善，相关产业规模也还在不断扩大，但它适应了人们不断增长的健康需求，也顺应了"以人为本"构建和谐社会的大趋势，在实践健康中国2020战略的过程中必将发挥其积极作用。

　　健康管理学是一门新兴的跨学科、跨专业的综合性、应用性学科。它是以现代"三位一体"的健康概念，新的医学模式为基础，以健康医学为核心，综合运用现代医学科学技术和管理科学方法与手段进行集成创新的学科。国家"十二五"科技规划中明确将健康管理学列为现代医学创新体系之一。它涉及预防医学、临床医学、流行病学、营养学、运动学、中医学、信息科学、管理学等众多学科。

　　正是由于所涉及的学科繁杂，健康管理的学科理论体系一直以来都在不断的发展完善中。这本《健康管理学》是由二十多位教授花了大量时间精心撰写的，他们不是把相关学科的知识"搬来"，而是用心提炼的"拿来"，它改变了"学科拼盘"的情况，在很大程度上实现了学科之间的集成与融合，达到真正为健康管理所用的目的。该书提炼了健康管理学的理念、范畴和内容，提供了健康管理的适宜技术、方法，对健康管理及健康相关产业的发展既具有重要的理论意义，也具有很大的实践参考价值。

　　目前，健康管理在我国有了长足进步，呈现出良好的发展态势。但是，以健康管理理论指导下的健康管理医学服务，必须做到不断地向前发展才能满足人们日益增长的健康需求。而健康管理产业（服务）的发展是离不开健康管理学科的发展的，只有努力加强健康管理理论研究与实践探索，才能真正促进健康管理产业服务与学科的不断完善与发展。我相信这本《健康管理学》对促进健康管理学的发展，推动健康管理学科的建设和人才培养必将发挥积极作用。

（白书忠）

《中华健康管理学杂志》总编辑

中国健康促进基金会理事长

中华医学会健康管理学分会前任主任委员

前　言

健康管理是一门年轻的学科、新兴的职业，仅有不足十年的历史。然而，由于社会需求巨大，其学科和行业发展速度却十分迅猛，从十年前还鲜为人知，到如今健康管理已经是医疗卫生和健康领域的一个时尚名词、学科、理念与行业。不少医院建立起健康管理中心，全国上千家公司从事健康管理工作，一些国家级和省市的医学会、预防医学会也纷纷成立了健康管理学分会，有些高校开始开设健康管理学课程，招收健康管理学专业的学生。这样的形势，让人高兴、鼓舞，它说明医疗卫生和健康服务正在朝着多元化的方向发展；但同时也引起一些人的忧虑，担心健康管理被搞滥、搞俗，成为一些人炒作的东西。

查阅健康管理相关的书籍、资料，不难发现各家的理念和内容有较大的差异，还没有达成较大的共识；此外，一些内容有明显的舶来品的痕迹，尚未完全本土化；还有，健康管理的书籍大多有拼盘的色彩，即内容上有不少是流行病学、临床医学、健康教育等相关学科的堆砌。这是一个年轻学科、边缘学科的特征。

本书编委会的一些主要成员，从一开始，就积极介绍了国外健康管理的情况，参加了《健康管理师国家职业标准》的起草，也参与了卫生部人才交流中心《健康管理师》培训教材的编写和《中华健康管理学杂志》创建，并在全国各地广泛参与了健康管理师的培训和社区实践，亲身经历了健康管理的发展和壮大，也深刻体会到了这个学科的年轻与欠成熟。因此，本书试图总结迄今为止的学术与行业的成就与教训，在此基础上提炼健康管理学的理念、范畴和内容，规范和提供健康管理的适宜技术、方法，预测和展望未来的学科发展。本书的最初三章在介绍了健康管理概论之后介绍了流行病学、统计学和健康教育学的基础知识，这些是健康管理实践所必需的基本理论；第四章至第七章按照信息收集——健康风险评估——健康干预计划——实施与评价的顺序依次展开，可以让读者即便是初学者也能清晰地学会健康管理的主体思路和服务内容；第八章至第十一章针对健康管理实际工作中常用的以慢性病为主的健康干预基础知识进行了详细的介绍，同时也涉及了一些特殊人群的健康管理，可以为从事健康管理一线工作的健康管理师提供参考；第十二章至第十四章介绍了健康管理在相关产业中的应用以及健康管理服务本身面临的营销和伦理问题。

本书主要为医院体检中心、社区卫生服务中心、健康管理公司以及企事业单位从事健康管理服务的专业人员提供参考，也作为健康管理师培训的基本教材，还用于高等医学院校本科生、研究生健康管理学相关课程的教学和科研。

本书的撰写倾注了所有编者的心血，大家希望能为健康管理这个年轻学科的发展尽一份力量。当然，这只是编委会全体人员的主观愿望或理想，但到底在多大程度上能够达到这一目标，有待于实践的检验，即广大同仁们在实践工作中的检验，真诚地欢迎大家在阅读和使用本书的过程中提出批评和建议。

王培玉

2012 年 2 月 26 日

目　录

第一章　健康管理学概论

第一节　健康管理基本概念

一、健康管理的兴起与发展

健康管理的思路和实践最初出现在美国，随后英国、德国和日本等发达国家也积极效仿和实施。美国的医疗保险是以商业保险为主，保险公司出于经济目的，希望加入保险的人尽量保持较好的健康状况，尽可能少看病，看小病，于是主动对它的客户开展一些健康教育、健康管理服务；同时，在会员加入保险时，公司需要确定对其征收的保险费用（核保），于是需要开展健康风险的预测和评估，这促进了健康风险技术的发展。此外，人口的老龄化和慢性病的疾病负担的不断增长导致的医疗费用的持续上升，构成了对经济和发展的威胁和挑战，这促进了美国政府开展健康管理的积极性。欧盟国家和日本的健康保险主要是政府和社会主导的保险，近些年来，随着人口的老龄化和慢性病的疾病负担增加，医疗费用不断上涨，使这些国家的经济不堪重负，因此纷纷开始推动健康促进和健康管理，以期遏制不断增长的庞大医疗费用。在学术方面，近几十年来公共卫生和流行病学关于健康风险、循证医学及健康干预的大量研究、管理科学和健康教育学的发展，为健康管理的起步提供了理论和实践基础；此外，互联网的出现和信息产业的迅猛发展，为健康管理的起飞安上了翅膀。健康管理这个学科和行业正是在上述背景下，逐渐发展和壮大起来的。

健康管理在我国的兴起是自 2000 年以来，受发达国家，特别是美国、日本等国发展健康产业及开展健康管理的影响，以健康体检为主要形式开始兴起；特别是 2003 年 SARS 之后，随着国民的健康意识和健康需求的进一步提高，发达国家健康管理的理念、模式、技术与手段的传播与引入加快，相关产品技术的研发和应用（如体检软件）发展迅速，健康管理相关机构明显增多，行业及市场化推进速度明显加快，并逐步成为健康服务领域的一个新兴朝阳产业。2005 年，卫生部职业技能鉴定指导中心组织健康管理及相关领域的专家启动了健康管理师国家职业的申报工作。同年，劳动和社会保障部批准将健康管理师列为国家新职业并决定健康管理师为卫生行业特有国家职业。2007 年，劳动和社会保障部与卫生部共同制定了健康管理师国家职业标准，之后，卫生部职业技能鉴定指导中心组织有关专家编写了健康管理师培训教材及试题库，并承担国家职业资格的鉴定和考核工作，这标志着我国健康管理专业人员的培养正逐步走上正轨。与此同时，2005 年以来，有关学会、协会相继成立了健康管理相关学术机构，如中华医学会健康管理学分会，中华预防医学会健康风险评估与控制专业委员会等，北京、广东、上海、山东、浙江、福建、湖北、天津、四川、重庆等省、市已先后成立了中华医学会省级健康管理学分会或协会，《中华健康管理学杂志》也于 2007 年创刊发行。截止到 2008 年，国内健康体检与健康管理相关机构已发展到 4000 余家，从业人员达数十万人。

二、健康管理的概念

健康管理作为一门新兴的学科和行业，虽然在美国已经有 20 多年的实践和应用性研究，但还没有全面系统的理论研究和权威的专著。在日本，近 10 年来出现了从事健康管理的专业人员，称保健士。保健士的职业资质的培训和认定，是在取得执业护士执照的基础上再进行 1 年公共卫生、人群健康和健康管理的培训，考试通过即可取得执业资格。健康管理在中国的出现不到 10 年，也是实践应用先行于理论研究。目前世界上还没有一个达成共识的健康管理的定义。

为了理解健康管理的性质，我们首先复习一下健康的概念。世界卫生组织（WHO）1948 年给健康下的定义是："健康是一种身体、精神与社会适应的完好状态，而不仅仅是没有疾病或不虚弱。"具体来说，健康包括三个层次。第一，躯体健康，指躯体的结构完好、功能正常，躯体与环境之间保持相对的平衡；第二，心理健康，又称精神健康，指人的心理处于完好状态，包括正确认识自我、正确认识环境、及时适应环境；第三，社会适应能力良好，指个人的能力在社会系统内得到充分的发挥，个体能够有效地扮演与其身份相适应的角色，个人的行为与社会规范一致，和谐融合。WHO 的定义体现了积极的和多维的健康观，是健康的最高目标。然而，根据这个定义，全世界完美的健康人寥寥无几。

健康管理就是将管理学的理念应用于健康维护、疾病预防、临床治疗及康复领域，是管理学、预防医学以及临床医学结合与提炼后形成的一门交叉学科；是把主要由公共卫生与预防医学工作者提倡、由政府支持的群体性的健康教育、健康促进活动与临床医学结合，开展健康危险因素的管理、疾病风险预测、疾病管理，形成兼顾个体性、具有操作性以及可持续的慢性病综合防治机制。

综合国内外关于健康管理的内容和实践，结合我国《健康管理师国家职业标准》中关于健康管理师的职业定义，我们在此将健康管理定义为：健康管理是对个体或群体的健康进行全面监测、分析和评估，提供健康咨询和指导，并对健康危险因素进行干预、管理的全过程。其核心是对健康危险因素的管理，具体地说，就是对危险因素的识别、评估与预测以及干预。什么是健康危险因素呢？从人群健康和流行病学的角度看，凡是那些能使人群发病和死亡风险（risk）升高的因素即可认为是危险因素。危险因素可以是一些行为因素，如吸烟可以增加慢性阻塞性肺病（COPD）的发病概率，是 COPD 的危险因素；同时，危险因素也可以是一些生理的固有属性，如人到了或过了 50 岁，许多慢性病的发病率都会明显上升，所以年龄（老年）是大部分慢性病主要的危险因素。

三、健康危险因素

健康危险因素是健康管理的核心，因此，有必要讨论一下我国国民目前存在的主要健康危险因素及其与疾病的关系。

近几十年来，我国居民的冠心病、脑卒中、恶性肿瘤和糖尿病等慢性病一直呈不断上升的趋势，标化死亡率从 1991 年的 172/10 万增加到 2000 年的 212/10 万，与同期欧美、日本等发达国家慢性病稳中有降的情况形成鲜明的对比。而且，在近 5～6 年，慢性病的上升有加速的倾向，如糖尿病，由 2002 年的 2.6% 上升到 2008 的 8.6%～9.7%，这是一个让人担忧的事实。如果任其发展下去，我们这几十年辛辛苦苦创造、积累的财富的很大一部分将会被慢性病的疾病负担抵消掉，同时国民的生活质量和幸福感也将被降低。是什么因素引起慢性病不断上升的呢？第一是人口的老化，这是一个很难应对和干预的问题；第二是危险因素的增加以及危险因素未得到很好的控制，这是一个可以干预改变并有所作为的问题，同时，这二十多年危险因素的积累效应引发了近几年慢性病患病率上升的加速现象；第三，是慢性病的遗传易感性问题，许多资料表明，亚洲人比欧美的白人更易患糖尿病。在富裕国家生活的华人、日本人和韩国人等亚洲人，糖尿病的患病率高达 10%，是当地白人（5%～6%）的 2 倍；而且，亚洲人的体脂百分比几乎是同样 BMI 值白人的两倍。这提示我国国民更应该注意肥胖和糖尿病的预防。

中国居民慢性病的主要危险因素有不健康的饮食（能量、脂肪和食盐的过度摄入）、体力活动的减少、长期的精神紧张和心理压力以及吸烟、过量饮酒。在这些危险因素的背后，是复杂的社会、文化、经济、环境和个人原因。不少学者强调营养、体力活动和烟酒，但我要强调的是精神和心理因素，我认为它们是国人慢性病高发的主要危险因素。现代中国人是世界上生活得最累、最辛苦的民族之一，我们工作时间长（图 1-1）、收入低（图 1-2）、物价高（我国城市的水果、面粉、猪肉、衣料等日用消费品的价格和美国基本相等，但美国的工资水平是我们 5～10 倍的，而一些奢侈品的价格是美国的 2 倍左右），无论儿童、青少年和成人，都面临诸多的压力。儿童、青少年面对学习、升学和就业压力，成人有生活压力、工作压力、住房压力、交通压力等以及由于贫富差距而引发的心理不平衡。由此而导致的睡眠障碍、抑郁、焦虑、强迫等心因性疾患近年来也不断上升。紧张的生活和工作节奏、狭窄的空间以及较低的健康意识导致体力活动减少（人们没有时间、空间去锻炼身体），以疯狂速度增长的自家车（北京的人口规模和东京相似，但是汽车数量是东京的 2 倍以上）加速了体力活动的不足和空气污染。饮食营养不合理的原因主要是传统的高盐习惯、动物性食品和脂肪摄入量过高，以及快餐的流行、营养知识的缺乏等。大量的吸烟、饮酒是近 30 年变得突出的健康行为问题。上述危险因素导致了肥胖、高血压、血脂异常等的患病率均上升到 20%～30% 水平，这些疾病进一步发展成冠心病、脑卒中、糖尿病和恶性肿瘤等。

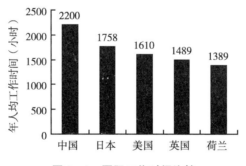

图 1-1　国际工作时间比较

危险因素的分层及与疾病的关系如图 1-3 所示。危险因素依据可否干预，分为可改变的危险因素，如吸烟、饮酒、不健康饮食、缺乏体力活动、心理精神因素等，这些行为危险因素是健康教育和干预的重点；不可改变的危险因素有年龄、性别、种族和遗传等固有因素，这些危险因素虽然无法改变、干预，但它们对疾病风险的预测有很大的参考意义，因为不同的年龄段、男性和女性、不同的民族、种族和家族间患病的风险有很大的区别。从危险因素与疾病的时间顺序上看，我们把肥胖、高血压、高胆固醇血症称为中间危险因素，它们本身是疾病，是由于前述固有因素及行为危险因素积累到一定时间后引起；但相对于糖尿

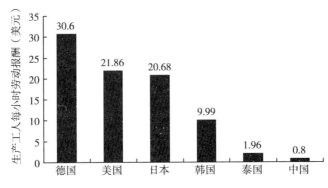

图1-2　国际每小时工资比较（美元）

病、冠心病和脑卒中这些严重的疾病来说，肥胖、高血压、高胆固醇血症又是危险因素。对中间危险因素的干预和控制，对于降低心血管疾病的死亡率以及糖尿病的并发症有很大的意义。除此之外，社会经济因素、自然环境因素都与疾病存在密切的关联。社会经济的发展，使人们生活水平不断提高，劳动条件改善（坐在电脑前面可以完成工作），使生活方式发生了很大的变化，造成营养过剩，身体活动减少，增加了慢性病的患病风险。同一生态环境下，不同地区的健康和疾病流行状况存在差异。

各种危险因素之间以及各种慢性病之间的内在关系已基本明确，往往是一因多果，一果多因，多因多果。如肥胖可以导致高血压、高血脂、糖尿病和乳腺癌等患病的增加，但高血压、高血脂和糖尿病的危险因素除肥胖之外，还有长期的精神紧张和心理压力、体力活动少、饮食不合理（高盐、脂肪和能量摄入过剩）、年龄的增加等，乳腺癌的危险因素还有家族史、月经初潮早、停经晚、无生育史、有生育但未哺乳、未婚或无性生活、晚婚晚育、曾接受过雌激素替代治疗等；总之，往往是多种危险因素引发多种慢性疾病。

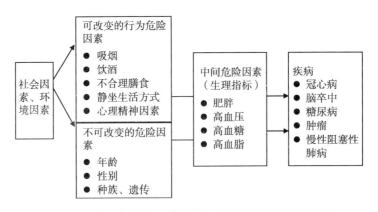

图1-3　常见慢性病及其共同危险因素之间的内在关系

四、健康管理的基本内容和服务流程

1. 健康管理的基本内容　健康管理有以下三个基本内容，即了解健康，评估健康并预测健康风险，计划、干预并管理健康。

第一步是了解健康，通过问卷和健康体检收集健康信息，从中找出健康危险因素。因此，具体地说，就是收集服务对象的个人健康信息，包括个人一般情况（性别、年龄等）、目前健康状况和疾病家族史、生活方式（膳食、体力活动、吸烟、饮酒等）、体格检查（身高、体重、血压等）和血、尿实验室检查（血、尿常规，血脂、血糖等血生化）、超声波检查、心电图、胸部 X 光片等。

第二步是进行健康及疾病风险性评估，即根据所收集的个人健康信息，对个人的目前健康状况开展评估（健康状况的好坏，存在哪些健康危险因素或不健康生活习惯），同时对未来患病或死亡的危险性用数学模型进行预测。其主要目的是帮助个体综合认识健康风险，鼓励和帮助人们纠正不健康的行为和习惯，制订个性化的健康干预措施并对其效果进行评估。

危险因素的评估是健康管理三大内容（危险因素的识别，评估和干预）之一。在人的日常生活和工作中，面临许多危险因素；或者说人体的健康或疾病的发生受多种危险因素的影响，如生活方式/行为，心理状况、自然环境和社会环境，家族遗传等，但我们需要对这些健康危险因素的危害程度、与疾病的关联强度进行评估，以便找出主要的危险因素，发现主要问题以及可能发生的主要疾病，给予干预和管理，达到预防疾病、提高健康水平的目的。这个过程称为危险因素的评估，也称一般健康风险评估。如冠心病有许多危险因素，但主要是高血压、吸烟和高胆固醇血症。此外，根据个人的主要危险因素，对该个体未来患某疾病的风险进行评估和预测，称为疾病风险预测或评估。

疾病风险评估/预测主要有以下 4 个步骤。第一，选择要预测的疾病（病种）；第二，不断发现并确定与该疾病发生有关的危险因素；第三，应用适当的预测方法建立疾病风险预测模型；第四，验证评估模型的正确性和准确性。疾病风险评估的方法主要有两种：单因素加权法和多因素模型法。单因素加权法是建立在单一危险因素与发病率基础上的，即对这些单一因素与发病率的关系，以相对危险性表示强度，得出的各相关因素的加权分数，即为患病的危险性。由于这种方法简单实用，不需要大量的数据分析，是健康管理发展早期的主要危险性评价方法。典型代表有哈佛癌症风险指数、危险分数法等。多因素模型法是建立在多因素数理分析基础上，即采用统计学概率理论的方法得出患病危险性与危险因素之间的关系模型。所采用的统计方法，除常见的多元回归外（Logistic 回归和 Cox 回归），还有基于模糊数学的神经网络方法等。这类方法的典型代表是 Framingham 的冠心病模型。

目前，不少学者和商业公司开发了对冠心病、脑卒中、糖尿病、癌症等许多疾病的评估/预测模型。那么，怎么评价这些模型的使用价值呢？其实，对未来疾病风险的预期和自然科学领域里对天气、地震等自然现象的预测颇为相似，疾病的预测就是一个'健康天气预报'，对于不同疾病的预测，其准确性或吻合率与对不同自然现象的预测一样，差别很大，有的准确性高，有的却很低，在实际使用中意义不大。疾病的预测模型中比较成熟、准确的是对缺血性心脏病的预测，就像天气预报中对气温和降雨的预测一样，有很大的参考价值；对癌症发生的预测就像对地震的预测一样准确性差，因为肿瘤发病率低，发病机制有许多尚未明白的部分，因此，在健康管理实践中开展肿瘤发病的定量预测实用意义不大，但针对肿瘤的危险因素进行定性的健康教育仍然有很大的预防价值。

第三步是开展健康咨询与指导，并且有计划地干预、管理健康。在前两部分的基础上，以多种形式帮助个人采取行动，纠正不良的生活方式和习惯，控制健康危险因素，实现个人健康管理计划的目标。与一般健康教育和健康促进不同的是，健康管理过程中的健康干预是个性化的，即根据个体的健康危险因素，由健康管理师进行个体指导，设定个体目标，并动态追踪效果。如健康体重管理、糖尿病管理等，通过个人健康管理日记、参加专项健康维护课程及跟踪随访措施来达到健康改善效果。一位糖尿病高危个体，除血糖偏高外，还有超重和吸烟等危险因素，因此除控制血糖外，健康管理师对个体的指导还应包括减轻体重（膳食、体力活动）和戒烟等内容。

健康管理的这三个步骤可以通过互联网的服务平台及相应的用户端计算机系统来帮助实施，也可通过手机等现代通讯手段来互动。应该强调的是，健康管理是一个长期的、连续不断的、周而复始的过程，即在实施健康干预措施一定时间后，需要评价效果、调整计划和干预措施。只有周而复始，长期坚持，才能达到健康管理的预期效果。

2. 健康管理的常用服务流程　健康管理的常用服务流程由以下5部分组成。

（1）健康调查和健康体检：为了收集健康信息，健康管理工作者对管理对象开展问卷调查，实施健康体检，在此基础上建立个人健康档案。健康体检项目可以根据个人的年龄、性别、工作特点等进行调整。目前一般的体检服务所提供的信息应该可以满足这方面的要求。

（2）健康评估：根据个人的健康信息（既往史、家族史、生活方式和精神压力等问卷获取的资料和体检结果），对管理对象目前的①健康知识和信念；②健康行为、生活习惯以及精神压力；③生理（体检）指标；④未来患病/死亡危险性等进行评估和预测，为管理对象提供一系列的评估报告，来反映其健康知识和信念方面存在的问题、有哪些不健康的行为和生活习惯以及精神心理方面的问题，体检指标（如血糖、血压或心电图）有哪些异常及其意义，未来患哪些疾病的风险较高，以便及早预防和干预等。

（3）个人健康管理咨询：在进行上述步骤的同时或之后，个人可以得到不同层次的健康咨询服务。个人可以去健康管理服务中心接受咨询，也可以由健康管理师通过电话与个人进行沟通。内容包括以下几方面：解释个人健康信息及健康评估结果及其对健康的影响，制订个人健康管理计划，提供健康指导，制订随访跟踪计划等。

（4）个人健康管理后续服务：个人健康管理的后续服务内容主要取决于被服务者（人群）的情况以及资源的多少，可以根据个人及人群的需求提供不同的服务。后续服务的形式可以通过互联网查询个人健康信息和接受健康指导，定期寄送健康管理通讯和健康提示，以及提供个性化的健康改善行动计划。监督随访是后续服务的一个常用手段。随访的主要内容是检查健康管理计划的实现状况，并检查（必要时测量）主要危险因素的变化情况。健康教育课堂也是后续服务的重要措施，在营养改善、生活方式改变与疾病控制方面有很好的效果。

（5）专项的健康及疾病管理服务：除了常规的健康管理服务外，还可根据具体情况为个体和群体提供专项的健康管理服务。这些服务的设计通常会按患者及健康人来划分。对已患有慢性病的个体，可选择针对特定疾病或疾病危险因素的服务，如糖尿病管理、心血管疾病及相关危险因素管理、精神压力缓解、戒烟、运动、营养及膳食咨询等。对没有慢性病的个体，可选择的服务也很多，如个人健康教育、生活方式改善咨询、疾病高危人群的教育及维护项目等。

五、健康管理的实践溯源及与其他学科的关系

在我国的传统医学著作中，我们可以很容易地发现健康管理的思想火花。二千多年前的《黄帝内经素问四季调神大论》"圣人不治已病治未病，不治已乱治未乱，此之谓也。夫病已成而后药之，乱已成而后治之，譬犹渴而穿井，斗而铸锥，不亦晚乎"，已经孕育着"预防为主"的健康管理思想。中医养生十分重视饮食补益和锻炼健身防病，如《黄帝内经》指

出："五谷为养，五果为助，五菜为充，气味合而服之，以补精益气"；而"上医治未病，中医治欲病，下医治已病。"与健康风险评估和控制的思路更是吻合。

　　健康管理是把群体性的健康教育、健康促进活动进一步个性化并与临床医学结合，开展生活方式管理、疾病风险预测、疾病管理，形成兼顾个体和群体、具有操作性及可持续的慢性病综合防治机制，是将管理学的理念应用于健康监测、健康保健、疾病预防、临床治疗及全科医学领域，是这些学科结合与提炼后形成的一门交叉学科。健康教育和健康促进学科为健康管理提供了最基础的教育、咨询和行为干预的方法以及制定健康计划、评价健康干预效果的思路。流行病学是开展健康风险评估的科学基础，而临床医学是疾病管理的基础，和临床医学结合，使健康管理更具有个体性、实用性和可操作性。

第二节　健康管理的基本策略

　　慢性病的发生、发展，有从正常健康人→低危人群→高危人群（亚临床状态）→疾病→并发症的自然规律。从任何一个阶段实施干预，都将产生明显的健康效果，干预越早，效果越好。健康管理工作者所面对的可以是没有疾病的健康人，但可能有一些不健康的生活习惯；更多的对象是亚临床状态的人，即所谓的高危人群，有一项或几项（血压、血脂或血糖）指标异常，但还没有明确的、可诊断的疾病；也可能面对的是患者，已经有明确诊断的疾病，如糖尿病或冠心病等。临床医生是用临床的手段开展诊断和治疗，而健康管理工作者主要是用非临床的手段，对一般人、高危人群或患者进行健康评估和健康管理，主要是生活方式管理，干预和管理饮食、运动以及心理；对于患者来说，健康管理应该将就医和治疗纳入管理，同时管理生活方式，配合、辅助临床治疗，提高患者的依从性，加强治疗效果。后一项内容也称为疾病管理。因此，健康管理的基本策略，根据对象分为生活方式管理和疾病管理。

一、生活方式管理

　　生活方式管理是健康管理策略的基础成分。由于健康管理的理念传入我国的时间较短，健康管理的实践也只有两年多的时间，加上大部分从事健康管理的专业人员是临床医生或护士出身，习惯于药物或手术等临床干预，因此对生活方式管理、生活习惯干预的重要性认识不足。有些人虽然认识到它的重要性，但缺乏生活方式管理的技能和有效手段。在实践中，四种主要方法常用于促进人们改变生活方式。

　　1. 教育：传递知识，确立态度，改变行为。
　　2. 激励：通过正面强化、反面强化、反馈促进、惩罚等措施进行行为矫正。
　　3. 训练：通过一系列的参与式训练与体验，培训个体掌握行为矫正的技术。
　　4. 营销：利用社会营销的技术推广健康行为，营造健康的大环境，促进个体改变不健康的行为。

　　单独应用或联合应用这些方法，可以帮助人们朝着有利于健康的方向改变生活方式。实践证明，行为改变绝非易事，形成习惯并终生坚持是健康行为改变的终极目标。在此过程中，亲朋好友、社区等社会支持系统的帮助非常重要，可以在传播信息、采取行动方面提供有利的环境和条件。

　　在实际应用中，生活方式管理可以以多种不同的形式出现，也可以融入到健康管理的其他策略中去。例如，生活方式管理可以纳入疾病管理项目中，用于减少疾病的发生率，或降低疾病的损害；可以在需求管理项目中出现，帮助人们更好地选择食物，提醒人们进行预防性的医学检查等。不管应用了什么样的方法和技术，生活方式管理的目的都是相同的，即通过选择健康的生活方式，减少疾病的危险因素，预防疾病或伤害的发生。

慢性病的发病既受遗传因素的影响，又与个人的生活方式有关，是由多个遗传基因和多种不健康生活方式的负荷长期相互作用所引起的。其中个人的生活方式起主要作用。因此，在种族、遗传因素无法改变的情况下，建立健康的生活方式是慢性病预防与健康管理的唯一有效的手段。

生活方式与习惯对健康或疾病的影响，不仅体现在高血压、肥胖、糖尿病等慢性病上，而且与大部分的肿瘤发生有密切关系。如吸烟与肺癌，饮食因素与结肠癌，性生活与子宫颈癌等。虽然在肿瘤的发生过程中，个体的遗传因素比生活方式有着更复杂、偶然、特异的关系，但生活方式仍然显示着密切的联系。所以，建立健康的生活方式对于肿瘤的预防也有很大的意义。

冠心病、脑卒中、糖尿病、慢性呼吸系统疾病等常见慢性病及肿瘤虽然有各自的特异、重点危险因素，但也有很多共同的东西，都与吸烟、过量饮酒、不健康饮食、运动和体力活动不足、长期过劳、精神紧张或心情郁闷等几种生活方式有关。因此，这几种生活方式的管理是慢性病预防与健康管理的基本内容。如何改变这几种不健康的生活习惯是健康管理工作成败的关键。

广义的健康管理是全过程的管理，既包括对健康人群、高危人群、疾病早期或/和轻度患者（如轻度的高血压或血脂异常患者）的管理，也包括对中度以及有合并症患者的管理。在这个过程中，始终贯穿着一个共同的理念是：将管理学的理念用运于健康监测、健康维护、疾病预防和疾病治疗，即有计划、有目标地开展这四项工作，并定期的监测、评估其效果，不断修正、完善健康管理措施。

在上述健康管理的过程中，生活方式的管理是贯穿始终的基本方法。对于健康人群和高危人群，我们提倡以生活方式的管理为唯一方法；对于疾病早期或/和轻度患者，主张首先通过生活方式干预来改善患者的健康状况，经过一定期间的生活方式干预，如患者的指标（如血压或血脂）仍无明显改善的，应该增加药物干预，但即使采用了药物治疗，仍然不能轻视、放松生活方式的管理，因为健康的生活习惯，如合理的饮食、运动和心身的休养本身能加强并巩固药物治疗效果，一旦患者的指标稳定地恢复正常，可以逐渐减少药物剂量，最终停药而以生活方式干预来维持。对于中度以及有合并症患者，我们也提倡在进行药物等临床治疗的同时，积极开展生活方式干预以配合治疗，加强、巩固临床干预效果。

建立健康的生活方式是一件说起来容易，做起来艰难并且痛苦的事，尤其在开始的阶段，改变自己长期养成的生活习惯，意味着许多生活乐趣的丧失，生活质量的下降，如戒烟、限酒。因此，建立健康生活方式的目标要兼顾理想与现实，注意可操作性。开始时重点选择优先改变的项目，以后逐渐增加，在改变的程度上要循序渐进，不能急于求成，要求一步到位。此外，生活方式管理显示效果的需要较长的时间，无论是饮食干预，还是运动效果，至少要一个月以上的时间，一般大约需要3个月到半年才能显示出稳定的效果，所以，生活方式管理要有耐性。生活方式干预是治本措施，一旦显效，其效果稳定而长久，这也正是其价值所在。

在我们观察、分析人们的生活习惯，开展生活方式管理的时候，还应注意到在个人生活习惯的背后，存在着社会、经济和文化的巨大影响。因此，在开展健康教育，树立健康信念，实施生活习惯干预的时候，一定要注意到服务对象的社会环境与地位，经济能力，文化背景，设计出符合现实的、服务对象能够理解并接受、同时有能力支付的健康教育计划和生活方式干预方案，不仅注意服务对象本人，还应该考虑到其家人、同事、工作及生活环境，这样才能取得切实的效果。此外，在对个体干预的同时，应配合政策及环境改变的综合性社区行为危险因素干预措施。

二、疾病管理

疾病管理是健康管理的又一主要策略，其历史发展较长。美国疾病管理协会（Disease Management Association of America，DMAA）对疾病管理的定义是："有效地控制某些疾病需要患者有较强的自我管理能力，疾病管理则是针对这些疾病人群实施协调性干预与信息交流的系统。它强调患者自我保健的重要性。疾病管理支撑医患关系和保健计划，强调运用循证医学和增强个人能力的策略来预防疾病的恶化，它以持续性地改善个体或群体健康为基准，评估临床、人文和经济方面的效果。"

该协会进一步表示，疾病管理必须包含"人群识别、循证医学的指导、医生与服务提供者协调运作、患者自我管理教育、过程与结果的预测和管理、以及定期的报告和反馈。

由此可以看出，疾病管理具有 3 个主要特点：

1. 目标人群是患有特定疾病的个体，如糖尿病管理项目的管理对象为已诊断患有 1 型或 2 型糖尿病的患者。

2. 不以单个病例和/或其单次就诊事件为中心，而关注个体或群体连续性的健康状况与生活质量，这也是疾病管理与传统的单个病例管理的区别。

3. 医疗卫生服务及干预措施的综合协调至关重要。疾病本身使得疾病管理关注健康状况的持续性改善过程，而大多数国家卫生服务系统的多样性与复杂性，使得协调来自于多个服务提供者的医疗卫生服务与干预措施的一致性与有效性特别艰难。然而，正因为协调困难，才显示了疾病管理协调的重要性。

第三节　健康管理在中国

一、健康管理在中国的需求

中国对健康管理的需求迫切而且巨大，主要体现如下。

（一）我国人口学特征的变化

我国的人口特征，不仅同世界上大多数国家一样步入老龄化社会，更有着以下特点。第一，人口老化起步晚，速度快，数量大。我国在 2000 年进入老年型国家的行列。尽管比发达国家晚了 50～100 年，但我国人口老龄化速度惊人，老年人口数占世界老年人的 1/5。第二，我国人口老龄化的地区发展不平衡。目前京、津、沪、江苏、浙江都已成为老年型地区，而西北、西南内陆及边疆地区老年人比例多在 7% 以下。第三，人口老龄化超过经济发展的承受力。西方发达国家人口老龄化出现在经济发达、国民生产总值较高的阶段，国民生产总值至少在 5 000 美元左右。我国在 20 世纪末成为老年型国家时，人均国民生产总值 1 000美元，只相当于西方国家的 1/5。在经济尚不发达，国民生产总值不高的情况下迎来人口老化，"未富先老"，犹如"穷人得了富贵病"，困难可想而知。

（二）慢性病患病率迅速上升，慢性病相关危险因素的流行日益严重

我国慢性病死亡占总死亡的比例已由 1991 年的 73.8% 上升到 2000 年的 82.9%，城市和农村分别为 85.3% 和 79.5%，导致伤残调整生命年（disability adjusted life years，DA-LYs）损失达近 70%。随之而来的则是个人、家庭及社会所面临的沉重医疗和经济负担。据科学推算，2003 年我国仅缺血性脑卒中一项的直接住院负担即达 107.53 亿元，脑卒中的总费用负担为 198.87 亿元，分别占国家医疗总费用和卫生总费用的 3.79% 和 3.02%。目前我国每年用于癌症患者的医疗费已近千亿元，换来的是对中晚期患者的不满意的治疗效果。2009 年，中国前十位主要死因中，心脑血管病和恶性肿瘤两种慢性病占死因构成的近 70%。

2002 年中国居民营养 和健康调查表明，我国 18 岁及以上成年人高血压患病率 为18.8%，全国有高血压患者 1.6 亿，其中 18～59 岁的劳动力人口中有 1.1 亿人有高血压。1991 年至 2000 年 10 年间，高血压患病率上升了 31%，患者数增加了 7 000 多万。

2010 年"中国糖尿病和代谢综合征研究组"关于我国糖尿病患病率调查结果显示：我国 20 岁以上成年人糖尿病患病率已达 9.7%，其中男性和女性分别为 10.6% 和 8.8%。同期糖尿病前期的患病率高达 15.5%。因此推算我国糖尿病总患者数达 9 200 万以上，糖尿病前期人数达 1.48 亿以上。糖尿病患病率在青中年人群增长更加迅猛，与 1994 年全国调查相比，25～34 岁的人群糖尿病患病率增加了 8 倍，55～64 岁的人群增加了 3 倍。该研究还发现，糖尿病的发生与体重之间有显著的正相关。如果按肥胖程度分组，糖尿病患病率在体质指数＜18.5，18.5～24.9，25～29.9 和＞30 kg/m² 的 4 个组，糖尿病患病率分别为 4.5%，7.6%，12.8% 和 18.5%。

2010 年全国疾病监测结果显示，18 岁及以上居民：①高胆固醇血症患病率 3.3%，男性 3.4% 和女性的 3.2% 接近，城市 4.2%，高于农村的 2.9%。18～59 岁劳动力人口，高胆固醇血症患病率 3.0%；60 岁及以上老年人，高胆固醇血症患病率 4.9%，其中城市老年人患病率高达 6.4%；②超重率 30.6%，肥胖率 12.0%；城市居民超重率和肥胖率均高于农村；18～59 岁劳动力人口，超重率 30.3%，肥胖率 11.8%；60 岁及以上老年人，超重率 32.3%，肥胖率 12.5%；城市中年女性的肥胖率最高，为 17.8%；与 2007 年监测结果比较，18～69 岁居民的超重率和肥胖率有所上升；③现在吸烟率为 28.3%，其中男性 53.3%，女性 2.5%，城市 27.9%，与农村的 28.4% 接近，也就是说，全国约有 3.6 亿以上吸烟者；④饮酒率为 36.4%，其中男性 57.7%，是女性 14.5% 的 4.0 倍，城市 39.8% 高于农村 34.9%；饮酒者日均酒精摄入量为 20.3 克，其中男性 24.0 克，是女性 4.7 克的 5 倍；饮酒者过量饮酒的比例 26.5%，其中男性 30.8%，女性 8.9%，城市 23.2%，农村 28.2%；危险饮酒的比例 8.1%，其中男性 9.3%，女性 3.2%，城市 7.4%，农村 8.5%，有害饮酒的比例 9.3%，其中男性 11.1%，女性 2.0%，城市 7.5%，农村 10.2%；⑤2010 年，居民家庭人均每日食盐摄入量 10.6 克，农村 11.5 克，高于城市的 9.1 克；有 80.9% 的家庭人均每日食盐摄入量超过 5 克，72.6% 的家庭超过 6 克，27.5% 的家庭超过 12 克，18.1% 的家庭超过 15 克；居民家庭人均每日烹调用油摄入量 49.1 克，城乡无明显差异；共有 83.4% 的家庭人均每日食用油摄入量超过 25 克，35.2% 的家庭超过 50 克；⑥人均每日畜肉类食物摄入量 75.8 克，其中男性 88.7 克，高于女性的 62.4 克，城市 86.3，高于农村的 71.1 克，随年龄增加居民畜肉类食物摄入量逐渐减少；居民人均每日畜肉类食物摄入量超过 100 克者的比例 27.4%，男性 33.5%，高于女性的 21.1%，城市 32.1%，高于农村的 25.3%。人均每日蔬菜水果摄入量 420.4 克，其中男性 413.9 克，女性 427.2 克，城市 467.8 克，农村 399.1 克，人均每日蔬菜水果摄入量不足 400 克的比例 52.8%，男性 53.8%，女性 51.7%，农村 55.7%，高于城市的 46.1%；⑦经常锻炼（每周至少 3 次、每次至少 10 分钟）的比例仅为 11.9%，从不锻炼的比例 83.8%，农村 88.6%，高于城市的 73.2%，女性 86.2%，高于男性的 81.4%；平均每日业余静态行为时间为 2.7 小时，其中男性 2.9 小时，女性 2.6 小时，城市 3.3 小时，农村 2.5 小时，业余静态行为时间随年龄增加呈下降趋势；⑧膳食不合理、身体活动不足及吸烟，是造成多种慢性病的三大行为危险因素。

（三）医疗费用急剧上涨，个人、集体和政府不堪重负

随着我国人口增长，城镇化进程加快，以及老年化、疾病结构的改变，卫生服务需要量大大增加。多项调查研究表明：人口老年化、疾病结构变化与医疗需求、医疗费用增加密切相关。同时，医学科学技术的进步，尤其是延长生命和减少残疾的治疗技术，如起搏器、器官移植、人工脏器、搭桥技术、CCU、ICU、介入疗法、基因治疗等的应用越来越广泛，也带来了医疗费用的数倍增加。据统计，过去 10 年，我国门诊和住院费用，由 1 363 亿元增加到 5 838 亿元，其中：30%归因于老年人医疗费用的增长。老年人门诊和住院医疗费，由 1993 年的 164 亿增加到 2003 年的 1487 亿，占总费用的比重由 12%上升到 26%。巨额的医疗费用给个人、家庭、集体和政府都造成了沉重的经济负担。

二、健康管理在中国的发展及现状

（一）市场需要是健康管理行业兴起的基础

尽管在 20 世纪的 60 年代就有医生采用健康危险评估（HRA）的手段来指导患者进行自我保健，健康管理作为一门学科及行业是最近 20～30 年才兴起的。由于人寿命的延长和慢性疾病发生的增加以及由此而造成的医疗费用大幅度持续上升，使得寻求控制医疗费用并保证个人健康利益的需求推动了健康管理的发展。

近年来，随着中国改革开放与经济的快速发展，社会结构、经济结构以及人们的生活方式都发生了一系列的变化。人们的健康意识，特别是城镇居民的健康意识正在发生着巨大的变化。健康的消费需求已由简单、单一的临床治疗型，向疾病预防型、保健型和健康促进型转变。患者群体、保健群体、健康促进群体、特殊健康消费群体和高端健康消费群体逐步形成。预防性医疗服务及体检市场的兴起、健康保险及社保的需求、人们对健康维护服务的需求、医疗市场分化的结果，使得健康群体受到越来越多的关注，也催生了健康管理在国内的诞生。以人的"个性化健康需求"为目标，系统、完整、全程、连续、终身解决个人健康问题的健康管理服务，在中国有着巨大的需求及潜力，也正在并逐步吸引着越来越多的投资，产业发展前景远大。

（二）理念先进，学术理论与技术研究相对滞后

自 2001 年国内第一家健康管理公司注册到今天，健康管理走过了艰难而重要的 5 年。其先进的理念，对国内健康服务的全新视角和理解，逐步获得了社会的认可和追捧。从 2006 年开始，我们明显地看到，以健康管理为主题的各类会议、论坛、培训在增多。同时，以"健康管理"命名的公司也在增多。但是必须看到的是，目前国内在健康评估、健康维护、健康产品、服务模式、运行模式、服务范围上都与国际水平存在着一定的差距。我国在健康管理学术理论和技术研究方面还有许多工作要做。

（三）专业人员匮乏

健康管理是一门综合性的交叉学科，涉及预防医学、临床医学、社会科学等领域，其中，循证医学、流行病学、生物统计学、生物信息学、健康促进学（包括心理学、社会学、行为科学等）、运动学和营养学都是与健康管理密切相关的重要学科。国内目前仅有 2 家院校（浙江林学院、重庆城市职业管理学院）设有健康管理方向，大家都是一边干一边学。浙江林学院健康管理系是中国最早成立的健康管理行业本科教育机构之一。2005 年在旅游专业设立了健康方向，2006 年建立旅游管理（休闲与健康促进）专业；2008 年批准以公共事业管理（健康管理方向）专业招生，年招生规模 60 人。

2005 年，卫生部职业技能鉴定指导中心组织健康管理及相关领域的专家启动了健康管理师国家职业的申报工作。同年 8 月，劳动和社会保障部批准健康管理师列为国家新职业。同年 11 月，决定健康管理师为卫生行业特有国家职业。卫生部职业技能鉴定指导中心作为唯一的管理部门，全面负责健康管理师国家职业标准、教材及试题库等要素的开发工作，并承担该职业国家职业资格的鉴定考核工作。这标志着我国健康管理专业人员的培养正逐步走上正轨，有望缓解专业人才的紧缺状况，促进健康管理行业的持续、稳定发展。

三、健康管理在中国的应用

健康管理在中国具有广泛应用前景。它能帮助医疗机构、企业、健康保险公司以及社区、集体单位采用一种有效的服务手段对个人的健康进行个性化的管理，以达到有效预防疾病、节约医疗支出的良好作用。

（一）健康管理在健康保险中的应用

健康保险/医疗保险是健康管理在国外应用的一个主要方面。在美国，首先广泛应用健康管理服务的正是保险行业。控制投保人群的健康风险、预测投保人群的健康费用，是健康管理在其保险业中的主要"用武之地"。

在我国，为实质性推动健康保险专业化经营的发展，2004 年，中国保监会连续颁发了人保健康、平安健康、正华健康、昆仑健康、阳光健康 5 家专业健康保险公司的筹建批文。其中，人保健康于 2005 年率先获准开业，成为我国第一家专业健康保险公司，其业务内容和服务模式也在一定时间内起到了"示范"的作用。

随着人保健康业务的不断展开和逐渐深入，该公司提出：从健康保险的经营目标看，健康管理通过提供专业化、个性化的健康管理服务，可以满足客户健康服务的需求；通过实施专业化的健康诊疗风险控制，可以降低保险公司的赔付率，扩大利润空间。从健康保险的现实需要看，健康管理涉及医疗服务全过程的管理，风险控制效果理想，是在保险经营各环节中实现费用保障与服务保障相结合的有效手段。高水平的健康管理服务能够体现健康保险专业化经营的水准，是体现健康保险专业化经营效益和水平的重要标志。由此不难预计，不远的将来，健康管理在健康保险中将扮演越来越重要的作用。

（二）健康管理在企业中的应用

企业人群是健康管理的又一重要目标人群。根据国外的实践经验，健康管理在企业的应用主要在企业人群健康状况评价、企业人群医疗费用分析与控制、企业人力资源分析等三个方面，其出发点及归宿点都是为了企业生产效率和经济效益的提高以及竞争力的增强。因此，除了健康效益（员工健康结果的改善和医疗费用的节约），企业的其他效益，如出勤率的提高、工作绩效的提高、士气/凝聚力的增强、以及员工流失率的降低等，都是企业健康管理项目期望和关注的重要结果。美国健康与生产效率管理学会（Institute for Health and Productivity Management，IHPM）对此进行了精辟的论述："健康与生产效率管理整合与员工健康有关，从而影响其工作绩效的所有数据和服务，它不仅测量健康干预措施对员工健康的影响，还测量干预措施对企业生产效率的影响。"

当前，越来越多的国内企业认识到员工健康对于企业的重要性，疾病预防而非治疗获得了企业广泛的关注和认同。不少企业已将员工定期体检作为保障员工健康的一项重要举措。部分企业引入了员工健康风险评估项目。随着健康管理服务的不断深入和规范，针对企业自身的特点和需求，开展健康调查和体检后的健康干预与促进，实施工作场所的健康管理项目将是健康管理在企业中应用的主要方向。

（三）健康管理在社区卫生服务中的应用

社区卫生服务在我国的医疗卫生体系建设中扮演着重要角色，是人民群众接受医疗卫生服务的"守门人"，也是社区发展建设的重要组成部分。社区卫生服务以基层卫生机构为主体，全科医师为骨干，合理使用社区资源和适宜技术，以妇女、儿童、老年人和慢性患者、残疾人等为服务重点，以解决社区主要问题，满足基本医疗卫生服务需求为目的，融预防、医疗、保健、康复、健康教育、计划生育技术服务六位为一体，旨在提供有效、经济、方便、综合、连续的基层卫生服务。

结合社区卫生服务的特点和需要，健康管理可在以下三个方面提供帮助。第一，识别、控制健康危险因素，实施个体化健康教育；第二，指导医疗需求和医疗服务，辅助临床决策；第三，实现全程健康信息管理。健康管理个性化的健康评估体系和完善的信息管理系统，有望成为社区利用健康管理服务的突破点和启动点。

（王培玉）

参考文献

1. 陈君石，黄建始. 健康管理师. 北京：中国协和医科大学出版社，2007.
2. 傅华等. 预防医学（第四版）. 北京：人民卫生出版社，2003.
3. 张拓红. 社会医学. 北京：北京大学医学出版社，2001.
4. 江晦鸣. 中国古代卫生，中国医学百科全书社会医学和卫生管理学分册. 上海科技出版社，1984.
5. W Yang，J Lu，J Weng，et al. Prevalence of Diabetes among Men and Women in China. N Engl J Med 2010；362：1090 - 101.
6. http://www. chinacdc. cn/gwswxx/mbsqc/201109/t20110906_52141. htm
7. Ralph Snyderman，R. Sanders Williams. Prospective Medicine：The Next Health Care Transformation. Academic Medicine，2003，11：1079 - 1084.
8. Ann Scheck Mcalearney. Population Health Management. Chicago：Health Administration Press. 2003.

第二章 流行病学和统计学基础

第一节 医学统计学基本知识

医学统计学是应用概率论和数理统计的基本原理和方法，结合医学实际，阐述统计设计的基本原理和步骤，研究资料或信息的收集、整理与分析的一门学科。

一、统计学方法概述

（一）统计学中的几个基本概念

1. 总体和样本　根据研究目的确定的、同质的全部研究对象称作总体。如研究 2003 年中国 45 岁以上者的血清总胆固醇含量，测定值的全部构成了一个总体。总体中的个体数有限，称为有限总体；总体中的个体数无限，则为无限总体（假设总体、虚拟总体）。如研究糖尿患者的空腹血糖测定值，由于对时间和空间未加限制，全部糖尿患者的空腹血糖测定值则是一个无限总体。

根据随机化的原则从总体中抽出的有代表性的一部分观察单位组成的子集称作样本，如从糖尿病患者中随机抽取的一组患者，测得的空腹血糖测定值。抽取样本的过程称为抽样。用样本来推断总体的特征称作统计推断。

2. 同质和变异　严格地讲，除了实验因素外，影响被研究指标的非实验因素相同被称为同质。

但在人群健康的研究中有些非实验因素是难以控制或未知的，如遗传、营养、心理等。因此，在实际研究工作中，对被观测指标有影响的、主要的、可控制的非实验因素达到相同或基本相同就可以认为是同质。同质是研究的前提。

在同质的基础上，被观察个体之间的差异被称作变异。如同性别、同年龄、同地区、同体重儿童的肺活量有大有小，称为肺活量的变异。变异性是统计数据的特性。

3. 参数和统计量　总体的统计指标称为参数，如总体均数（μ），总体率（π），总体标准差（σ）等；样本的统计指标称为统计量，如样本均数（$\bar{x}$），样本率（p），样本标准差（s）等。如某地 1995 年全部正常成年男子的平均红细胞数（μ）即为总体参数，而从该总体中随机抽取的 144 名正常成年男子的平均红细胞数（s）为样本统计量。一般情况下，参数是未知的，需要用统计量去估计。用统计量推论参数的方法，统计学上称为参数估计和参数检验（例如，总体均数的区间估计和 t 检验见第八章）。

4. 误差　医学科学研究中的误差，通常指测量值与真值之差，其中包括系统误差和随机测量误差；以及样本指标与总体指标之差，即抽样误差。

抽样研究时，只对样本进行观察研究，然后用样本信息推断总体特征。从同一总体中抽样，得到某变量值的统计量和总体参数之间有差别，称为随机抽样误差，简称抽样误差。抽样误差同样是不可避免的，但有一定的规律性。统计学中可以根据抽样误差的分布规律，对总体进行统计学推断。

5. 概率　概率是描述随机事件发生可能性大小的度量，常用 P 表示。P 值的范围在 0

和 1 之间，$P \leqslant 0.05$ 或 $P \leqslant 0.01$ 的随机事件，通常称作小概率事件，即发生的可能性很小，统计学上认为一次抽样是不可能发生的。

（二）统计资料的类型

统计分析需要有足够量的反映不确定性的数据。无论用何种方式收集数据，都应根据研究目的，划清同质总体的范围，确定研究对象和观察单位。观察对象的特征或指标称为变量。对变量的测量或观察结果称为变量值。变量值可以是定量的，也可以是定性的，分为数值变量和分类变量。

数值变量的变量值是定量的，表现为数值的大小，一般有度量衡单位。如溃疡患者的年龄（岁）、身高（cm）、体重（kg）、血压（mmHg）等。这类变量的观察值构成的资料也被称为计量资料或定量资料。

分类变量的变量值是定性的，表现为互不相容的类别或属性。根据类别之间是否有程度上的差别，又分为无序分类变量和有序分类变量。

无序分类变量的各类别之间无程度上的差别，有二分类和多分类两种情况。二分类观察结果只有两种相互对立的属性，如阴性和阳性、男性和女性、死亡和存活、正常和异常等。多分类的定性观察结果有两种以上互不包容的属性，如血型分为 A、B、O、AB 型等；然后分别清点各类别中的例数，这样得到的数据资料称为计数资料或无序分类资料。计数资料一般没有度量衡单位，是一种间断性的资料。

有序分类变量的各类别之间有程度上的差别，如对患者的治疗效果，可分为显效、有效、无效和恶化 4 个等级，然后分别清点各等级中的患者人数，这种数据资料称为等级资料。等级资料是介于计量资料和计数资料之间，通过半定量方法测定得到的，也称半定量资料或有序分类资料。

（三）统计工作的基本步骤

研究设计、收集资料、整理资料和分析资料是统计工作的 4 个基本步骤。这 4 个步骤是紧密联系不可分割的，某一环节发生问题，都将影响最终的统计分析结果。

1. 设计　统计工作最关键的一步，是整个研究工作的基础。通常包括调查设计和实验设计。调查设计主要是了解现场工作的实际情况。实验设计主要是了解干预措施的效果，主要特点是随机、对照、干预、前瞻。

2. 收集资料　指选择得到资料的最佳途径和获取完整、准确、可靠资料的过程。

3. 整理资料　资料整理的目的是将收集到的原始资料系统化、条理化，便于进一步计算统计指标和深入分析。

4. 分析资料　根据研究设计的目的、要求、资料的类型和分布特征，选择正确的统计方法进行分析。常常从两个方面分析，一是进行统计描述，即计算平均值、发病率等；二是进行统计推断，即推断总体的特征，如推断总体均数等。

二、数值变量资料的统计描述

统计描述就是计算相应的统计指标（如均数和相对数），并选用适当的统计图表等方法，描述样本的数量特征及分布规律。作为统计分析的基础，统计描述的作用不可忽视。

（一）频数分布

频数表是由变量值的分组和各组段的例数构成的统计表，可以了解一组同质观察值的分布规律。

例 2 - 1　某市 1997 年 12 岁男童 120 人的身高（cm）原始资料中最大值为 160.9cm，最小值为 125.9cm，编制频数表步骤如下：

1. 计算极差　找出观察值中的最大值和最小值，二者之差为极差或全距，常用 R 表示。本例最大值为 160.9cm，最小值为 125.9cm，极差 R = 160.9 - 125.9 = 35（cm）。

2. 确定组数、组距和组段　百余例的资料一般设 8～15 个组，若例数更多则组数可适当增加。本例将组数初步定为 10。组距是相邻两组的下限的差值，用符号 i 表示。编频数表时为了计算方便，一般采用等距分组，所以 i = 极差÷组数，然后取整。本例组数为 10，i = 35÷10 = 3.5≈4cm。每个组段的起点被称为该组的下限，终点为上限。第一个组段应包括最小值，下限取 124cm，最后一个组段应包括最大观测值，下限取 160cm。

3. 列表划记　根据上述组段序列制成表，将原始数据采用划记法或计算机汇总，得到各个组段的例数即频数，表 2 - 1 第（2）栏。

表 2 - 1　120 名男童身高的频数表

身高组段（1）	频数（f）（2）	频率（3）=（2）/$\sum f$
124～	1	0.0083
128～	2	0.0167
132～	10	0.0833
136～	22	0.1834
140～	37	0.3083
144～	26	0.2167
148～	15	0.1250
152～	4	0.0333
156～	2	0.0167
160～	1	0.0083
合计	120（$\sum f$）	1.0000

（二）频数分布图

为了更直观地反映表 2 - 1 的分布特点，可进一步绘制频数分布图，绘制方法是以身高组段为底，相应频数或频率密度为高作一系列密闭的矩形，如图 2 - 1 所示。频数分布图又称直方图。

从图 2 - 1 可见 120 名男童身高的频数分布特点为：以中等身高者居多，由中等身高者到较矮或较高者的频数逐渐减少，且两侧频数分布大体对称。统计上将具有这样频数分布特点的资料称为对称分布资料，或称身高变量服从对称分布。

（三）描述集中趋势与离散趋势的指标

1. 描述集中趋势的指标　平均数是描述一组同质观察值的平均水平或中心位置的指标。常用的平均数包括：算术平均数、几何平均数、中位数等。

（1）算术平均数：算术平均数简称均数，它是一组变量值之和除以变量值个数所得的商。总体均数用希腊字母 μ 表示，样本均数用 $\bar{x}$（读作 x 杠或 x bar）表示。其适用条件是资料呈正态分布（或近似正态或对称分布）。大多数正常生物的生理、生化指标，如血压、

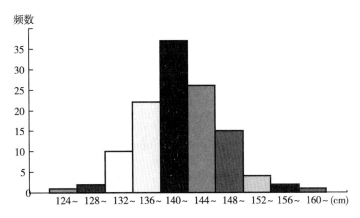

图 2-1 120 名 12 岁男童身高的直方图

血糖等都适宜用均数表达其集中趋势。

（2）几何均数：几何均数用 G 表示，是将 n 个观察值 x 的乘积再开 n 次方的方根（或各观察值 x 对数值均值的反对数）。其适用条件是：当一组观察值为非对称分布、其差距较大时，用均数表示其平均水平会受少数特大或特小值影响；数值按大小顺序排列后，各观察值呈倍数关系或近似倍数关系。如抗体的平均滴度、药物的平均效价等。

（3）中位数与百分位数：中位数是把一组观察值，按大小顺序排列，位置居中的变量值（n 为奇数）或位置居中的两个变量值的均值（n 为偶数）。

中位数是一个位次上的平均指标，以中位数为界，将观察值分为左右两半。其适用情况有：当资料呈明显的偏态分布；资料一端或两端无确定数值（如大于或小于某数值）；资料的分布情况不清楚，在这些情况下多选用中位数。例如，某些传染病或食物中毒的潜伏期、人体的某些特殊测定指标（如发汞、尿铅等），其集中趋势多用中位数来表示。

百分位数（percentile，P_x）是把一组数据从小到大排列，分成 100 等份，各等份含 1% 的观察值，分割界限上的数值就是百分位数。取任意一个百分位数 P_x 可以把全部数值分为左右两半。中位数是第 50 百分位数，用 P_{50} 表示。第 5，第 25，第 75，第 95 百分位数分别记为 P_5，P_{25}，P_{75}，P_{95}，是统计学上常用的指标。

对于任何分布的资料都可以用中位数反映平均水平。中位数不受个别特大或特小值的影响，只受位置居中的观察值波动的影响。若资料呈对称或正态分布，理论上讲，中位数应和算术均数相等。百分位数用于描述一组资料在某百分位置上的水平，常常用于医学参考值范围的估计。

2. 描述离散趋势的指标 平均水平指标仅描述了一组数据的集中趋势，可以作为总体的一个代表值。由于变异的客观存在，还需要描述资料的离散程度或变异情况。

（1）全距：亦称极差，全距用 R 表示，是一组资料的最大与最小值之差。全距越大，说明资料的离散程度越大。但全距仅考虑两端数值之间的差异，未考虑其他数据的变异情况，不能全面反映一组资料的离散程度，且不稳定易受极端值大小的影响。样本含量越大，抽到更加极端变量值的可能性就大，全距可能会越大。故全距通常与其他离散趋势指标联合使用。

（2）四分位数间距：四分位数间距用 Q 表示，若将一组资料分为四等份，上四分位数 Q_U（P_{75}）和下四分位数 Q_L（P_{25}）之差就是 Q。Q 值越大，说明资料的离散程度越大。通常用于描述偏态分布资料的离散程度。该指标的计算未用两端的数值，一方面比全距稳定，另一方面，若偏态分布资料的一端或两端无确切的数值，只能选择 Q 作为离散趋势指标。由于 Q 值的计算仅采用上、下四分位数，未考虑每个观察值，故也不能全面反应资料的离散趋势。

（3）方差和标准差：为了全面考虑到每一个观察值，离散情况可考虑用总体中每个观察值 x_i 与总体均数 μ 之差的总和（称为离均差总和）反映资料的离散程度。若计算离均差平方和，结果不为 0，但受观察例数多少的影响，为了消除这一影响，取离均差平方和的均数，称作方差。总体方差用 σ^2 表示，样本方差用 S^2 表示，公式分别为

$$\sigma^2 = \frac{\sum (x_i - \bar{x})^2}{N} \qquad 公式(2-1)$$

$$S^2 = \frac{\sum (x_i - \bar{x})^2}{n-1} \qquad 公式(2-2)$$

由于每一离均差都经过平方，使原来观察值的度量单位（如 cm、mmHg 等）也都变为单位的平方值。为了还原为本来的度量单位和便于解释，将方差开平方，取平方根的正值，这就是标准差，即

$$\sigma = \sqrt{\frac{\sum (x_i - \mu)^2}{N}} \qquad 公式(2-3)$$

$$S = \sqrt{\frac{\sum (x_i - \bar{x})^2}{n-1}} = \sqrt{\frac{\sum x_i^2 - \dfrac{(\sum x_i)^2}{n}}{n-1}} \qquad 公式(2-4)$$

$$S = \sqrt{\frac{\sum f_i x_i^2 - \dfrac{(\sum f_i x_i)^2}{\sum f_i}}{\sum f_i - 1}} \qquad 公式(2-5)$$

在此需要说明：公式（2-4）中的右边的式子是经过数学推导出来的，使计算相对简化；公式（2-5）用于频数表资料计算标准差，其中 x_i 为各组的组中值。公式（2-4）中的 $n-1$ 和公式（2-5）中的 $\sum x_i - 1$ 为自由度。

方差和标准差都是说明资料的变异程度，其值越大，说明变异程度越大。由于标准差与原始数据的单位一致，标准差在科技论文报告中经常与算术均数一起使用。标准差越小，说明观察值的离散程度越小，从而也说明用均数反映平均水平的代表性越好。

标准差的用途概括起来有 4 个方面：反映一组观察值的离散程度，标准差小，离散程度小，均数的代表性好；用于计算变异系数；计算标准误；结合均值与正态分布的规律估计医学参考值的范围。

（4）变异系数：变异系数用 CV 表示。CV 是将标准差转化为算术均数的倍数，以百分数的形式表示。CV 常常用于比较度量单位不同或均数相差悬殊的两组（或多组）资料的变异程度。公式为

$$CV = \frac{S}{\bar{x}} \times 100\% \qquad 公式(2-6)$$

三、分类变量资料的统计描述

（一）常用相对数指标及其意义

如前所述，分类资料的变量值是定性的，表现为互不相容的属性或类别。在一个样本

中，相同情形出现的次数称为频数，将互不相容的各情形的频数用统计表的形式列出就是频数表。

1. 比例 又称构成比，它指事物内部某一组成部分的观察单位数与该事物各组成部分观察单位总数之比，常用来说明事物内部各组成部分所占的比重或分布情况，可以百分数表示，也称百分比。

$$构成比 = \frac{事物内部某一组成部分的观察单位数}{事物内部各组成部分观察单位总数}（或 \times 100\%） \qquad 公式（2-7）$$

例 2-2 某市在一定时期内共收治某病患者 409 人，经一段时间的治疗后其病情转归为：其中治愈出院的有 300 人；好转出院 70 人；死亡 26 人；转院 13 人，各种转归的构成如表 2-2 所示。

表 2-2 409 名患者病情转归

类别	频数	构成（%）
治愈	300	73.35
好转	70	17.11
死亡	26	6.36
转院	13	3.18
合计	409	100.00

构成比的特点是各组成部分的构成比之和为 100% 或 1，其值在 0~1 之间变动。当某一部分所占比重增大时其他部分会相应地减小。

2. 率 又称频率指标，表示一定时间内，实际发生某现象的观察单位数与可能发生该现象的观察单位总数之比，用以说明某现象发生的频率或强度，常用百分率（%）、千分率（‰）、万分率（1/万）或十万分率（1/10 万）等表示。计算公式：

$$率 = \frac{实际发生某现象的观察单位数}{可能发生某现象的观察单位总数} \times 100\%（或 1000‰...） \qquad 公式（2-8）$$

例 2-2 中，409 名患者中，除去因转院而结局未知 13 人，有治疗结局的 409-13=396 人，其中死亡 26 人。该病病死率：

$$某病病死率 = \frac{治疗期内因某病死亡人数}{同期有结局的某病患者总数} \times 100\% = \frac{26}{409-13} \times 100\% = 6.6\%$$

3. 比 也称相对比，指两个有联系的指标比，常以百分数或倍数表示。

$$比 = \frac{甲指标}{乙指标}（或 \times 100\%） \qquad 公式（2-9）$$

例如，某年某地出生婴儿中，男性婴儿有 185 人，女性婴儿有 176 人，则：

$$出生婴儿性别比 = \frac{男性婴儿数}{女性婴儿数} = \frac{185}{176} = 1.05$$

在计算比时，分子分母可以是性质相同的两指标，也可以是性质不同的两指标。

（二）应用相对数时应注意的问题

1. 计算相对数的分母不宜过小 由于相对数是计算两个有联系指标的比值得到的，只有当分母足够大时，结果才比较稳定，能够正确反映实际情况。当观察例数过少时，不适合计算相对数，而要用绝对数表示。例如，某医师用祖传秘方治疗两名肝癌患者，一例有效，如果报道其有效率为 50%，显然是不可靠的。

2. 构成比说明事物内部各组成部分所占的比重，它不能用来说明单位时间内某现象发生频率的大小。要回答某现象在单位时间内是否容易发生，应计算率的指标。

表 2-3　某年某单位各年龄组代谢综合征患病情况

年龄组（1）	人数（2）	代谢综合征患者数（3）	各年龄组患者占总数的%（4）	年龄别患病率（%）（5）
20～	150	11	2.89	7.33
30～	198	36	9.47	18.18
40～	498	141	37.11	28.31
50～	230	97	25.53	42.17
60 及以上	233	94	24.74	40.34
合计	1 309	380	100.00	29.03

表 2-3 第（4）栏计算某年某单位各年龄组的代谢综合征患者在总例数中所占的比重，可以看到 40～组的患者数最多，占全部患者的 37.11%。但这并不能说明 40～组最容易患代谢综合征，因为该组的患者数最多的同时，其人口基数也相对较多。如要比较各年龄组中哪个年龄组的患代谢综合征的可能性最大，则应分年龄段来计算患病率。公式为：

$$年龄别代谢综合征患病率=\frac{同年某年龄组的代谢综合征现患病例总数}{期内受检人口总数}\times100\%$$

由第（5）栏的结果看出，高年龄组的人群患代谢综合征的可能性也较大。

3. 正确计算总率　要计算表 2-3 的代谢综合征患病总率时，应当用合计的代谢综合征患者数除以总人数，即 $380/1309\times100\%=29.03\%$，而不能用各年龄组的患病率相加后平均的方法求总率。

4. 注意资料的可比性　资料的可比性是指在作两组或多组资料比较时，除处理因素以外，其他对结果有影响的非处理因素在各组间应尽可能相同或相近。主要是保证所比较资料的内部构成要相同，若内部构成不同，则不能直接进行总率比较，只能分性别、分年龄别进行率的比较，或进行率的标准化后再作对比。

标准化法是指当要比较的两组或多组率的资料内部构成不同时，需要按"统一"的标准进行调整，使之具备可比性。经标准化校正后的总率，称为标准化率。

5. 样本率或构成比的比较应进行假设检验　样本率或构成比是由抽样得到的，可能存在抽样误差，所以样本率或构成比比较时，不能仅凭借数值相差的大小下结论，应进行假设检验。

四、数值变量资料的统计推断

（一）假设检验的基本思想和基本步骤

假设检验是统计推断的核心，其目的是比较总体参数之间有无差别。

例 2-3　通过以往大量调查，已知某地 45～60 岁男子平均收缩压为 126mmHg。今随机抽取该地某单位 25 名 45～60 岁男子，测得其平均收缩压为 131mmHg，标准差为 20mmHg，问该单位男子平均收缩压是否比以往高？

该样本某单位 45～60 岁男子收缩压均值与已知以往大量调查的 45～60 岁男子收缩压均值不同，差异的来源有两种可能：一是由于抽样误差所致；二是该样本所代表的某单位45～60 岁男子总体收缩压均数与当地以往 45～60 岁男子收缩压均值不同。究竟是哪一种可能引起的呢？可以通过假设检验来判断。

1. 建立检验假设和确定检验水准　检验假设有两种：一种是无效假设，或称为零假设，记作 H_0，即假设差异是由于抽样误差所致，总体参数相同，在例 2-3 中，指该单位45～60 岁男子的总体收缩压均值与当地以往 45～60 岁男子的总体收缩压均值相等（$\mu=\mu_0$）；另一种是备择假设，记作 H_1，即差别不是由于抽样误差所致，总体参数不同（$\mu \neq \mu_0$ 或 $\mu > \mu_0$ 或 $\mu < \mu_0$）。如果根据专业知识，μ 既可能大于 μ_0 也可能小于 μ_0，则这种检验称为双侧检验；若认为 μ 只可能大于或等于 μ_0 而不可能小于 μ_0 时（或相反情况），称这种检验为单侧检验。如果根据专业知识不能确定单侧的情况时应采用双侧检验。

确定检验水准亦称显著性水准，用 α 表示，是预先规定的拒绝域的概率值，实际中一般取 $\alpha=0.05$ 或 $\alpha=0.01$。

2. 选定检验方法，计算检验统计量　根据研究设计类型、资料特征和统计推断的目的，选用适当的检验方法和计算公式。假设检验的具体方法通常以选定的检验统计量来命名，如 t 检验、u 检验、F 检验和 χ^2 检验。实际应用时，应注意各种检验方法的适用条件。

3. 确定概率和作出统计推断结论　P 值的含义是指从 H_0 所规定的总体中作随机抽样，获得等于及大于（或等于及小于）现有样本的检验统计量值的概率。然后将概率 P 与检验水准 α 比较，从而得出结论。当 $P \leqslant \alpha$ 时，按所取检验水准 α，拒绝 H_0，接受 H_1，可以认为差别有统计学意义，两总体均数不相等；当 $P > \alpha$ 时，按所取的检验水准 α，不拒绝 H_0，差别无统计学意义，尚不能认为两总体均数不相等。然后结合实际资料作出专业结论。

本例 t 值为 2.674，在横轴上大于等于 2.674 对应的曲线外侧的面积远远小于 0.05。当 $P \leqslant \alpha$ 时，结论为按所取的 α 检验水准拒绝 H_0，接受 H_1；相反若 $P > \alpha$，按所取的 α 水准不拒绝 H_0。本例 $t=2.674$，$t_{0.05/2,24}=2.064 < 2.674$，$P < 0.05$。按 $\alpha=0.05$ 水准，拒绝 H_0，接受 H_1，差别有统计学意义，可认为该地难产男婴出生体重均数与正常男婴不同，难产男婴出生体重高于正常男婴。

（二）数值变量两样本的比较

1. 样本均数与总体均数的比较　总体均数是指大量观测所得到的稳定值或理论值，记作 μ_0，样本与总体均数比较的目的是推断样本所代表的未知总体均数 μ 与 μ_0 是否相同。

例 2-3　就是样本均数与总体均数比较的例题，具体步骤如下：

（1）建立检验假设，确定检验水准：

H_0：$\mu=\mu_0=3.26 \text{kg}$，即该单位 45～60 岁男子收缩压均值与当地以往 45～60 岁男子收缩压均值相等

H_1：$\mu \neq \mu_0$，即该单位 45～60 岁男子收缩压均值高于当地以往 45～60 岁男子收缩压均值

$\alpha=0.05$

（2）选定检验方法，计算检验统计量：

因为总体标准差 σ 未知，所以选用样本均数与已知总体均数比较的 t 检验。

$\mu_0=126 \text{mmHg}$　$\bar{x}=131 \text{mmHg}$　$s=20 \text{mmHg}$，按以下公式：

$$t = \frac{\bar{x} - \mu_0}{s/\sqrt{n}} = \frac{131 - 126}{20/\sqrt{25}} = 1.25, \nu = n - 1 = 25 - 1 = 24$$

（3）确定 P 值，作出推断结论：

查 t 界值表（附表 2-1），当 $\nu = 24$ 时，双侧 $t_{0.05/2,24} = 2.064$，本例 $t = 1.25 < 2.064$，所以 $P > 0.05$。按 $\alpha = 0.05$ 水准，不拒绝 H_0，还不能认为该单位 45～60 岁男子收缩压均数高于当地以往水平。

当样本含量 $n \geq 50$ 时，上式 t 值接近 u 值，可直接与相应检验水准的 u 值进行比较作出结论，省去查表的麻烦。

2. 两个样本均数的比较　调查研究通过随机抽样或实验研究通过随机分组得到两个样本的资料，比较的目的是推断两个样本所代表的两个总体均数（μ_1，μ_2）是否相同。

（1）两个大样本均数的比较：当两个样本含量较大（均 >50）时，自由度足够大，可用 u 检验。按公式（2-10）计算检验统计量 u 值：

$$u = \frac{\bar{x}_1 - \bar{x}_2}{S_{\bar{x}_1 - \bar{x}_2}} = \frac{\bar{x}_1 - \bar{x}_2}{\sqrt{S_{\bar{x}_1}^2 + S_{\bar{x}_2}^2}} = \frac{\bar{x}_1 - \bar{x}_2}{\sqrt{\frac{S_1^2}{n_1} + \frac{S_2^2}{n_2}}} \qquad 公式（2-10）$$

式中 $S_{\bar{x}_1 - \bar{x}_2}$ 为两样本均数差值的标准误。

例 2-4　某地随机抽取 20～30 岁健康男子 200 名，测得收缩压均数为 118mmHg，标准差为 15mmHg；随机抽取 20～30 岁健康女子 160 名，测得收缩压均数为 110mmHg，标准差为 14mmHg，问该地 20～30 岁健康男、女收缩压均数有无差别？

从专业知识无法认为男性收缩压水平应该高于或低于女性，故用双侧检验。

①建立假设，确定检验水准

$H_0: \mu_1 = \mu_2$　　$H_1: \mu_1 \neq \mu_2$　　$\alpha = 0.05$

②选择检验方法，按公式 2-1 计算检验统计量 u 值

$$u = \frac{\bar{x}_1 - \bar{x}_2}{\sqrt{\frac{S_1^2}{n_1} + \frac{S_2^2}{n_2}}} = \frac{118 - 110}{\sqrt{\frac{15^2}{200} + \frac{14^2}{160}}} = 5.219$$

③确定 P 值，判断结果：$u = 5.219 > 1.96$，$P < 0.05$，按 $\alpha = 0.05$ 水准，拒绝 H_0，接受 H_1，差异有统计学意义。可认为该地 20～30 岁健康人收缩压均数男性高于女性。

（2）两个小样本均数的比较：推断 μ_1 是否等于 μ_2，作 $\bar{x}_1$ 与 $\bar{x}_2$ 比较的 t 检验，其检验统计量的计算公式为：

$$t = \frac{\bar{x}_1 - \bar{x}_2}{S_{\bar{x}_1 - \bar{x}_2}}, \nu = n_1 + n_2 - 2 \qquad 公式（2-11）$$

$$S_{\bar{x}_1 - \bar{x}_2} = \sqrt{S_c^2 \left(\frac{1}{n_1} + \frac{1}{n_2} \right)} \qquad 公式（2-12）$$

$$S_c^2 = \frac{S_1^2(n_1 - 1) + S_2^2(n_2 - 1)}{n_1 + n_2 - 2} = \frac{\sum x_1^2 - (\sum x_1)^2/n_1 + \sum x_2^2 - (\sum x_2)^2/n_2}{n_1 + n_2 - 2}$$

$$公式（2-13）$$

$S_{\bar{x}_1 - \bar{x}_2}$ 为两样本均数差值的标准误，S_c^2 为合并方差。

例 2-5　某医师为了解某一新降压药的效果，将 30 名高血压患者随机分为试验组和对照组，试验组采用新降压药，对照组采用标准药物治疗，测得两组治疗前后的收缩压下降值（mmHg）如下。问新药和标准药物的疗效是否不同？

试验组：12　15　20　22　26　30　24　18　19　16　28　32　25　27　24

对照组：8　10　16　20　19　20　22　10　16　18　22　24　20　18　17

①建立检验假设，确定检验水准

H_0：$\mu_1 = \mu_2$，即两药治疗前后收缩压下降值的总体均数相等

H_1：$\mu_1 \neq \mu_2$，即两药治疗前后收缩压下降值的总体均数不等

$\alpha = 0.05$

②选定检验方法，计算检验统计量

本例样本含量 n_1、n_2 均小于 50，且两总体方差齐，采用完全随机设计的两样本 t 检验，

试验组：$n_1 = 15$　$\overline{X}_1 = 22.53$　$S_1^2 = 33.4095$

对照组：$n_2 = 15$　$\overline{X}_2 = 17.33$　$S_2^2 = 22.2381$

$$t = \frac{\overline{X}_1 - \overline{X}_2}{s_{\overline{X}_1 - \overline{X}_2}} = \frac{\overline{X}_1 - \overline{X}_2}{\sqrt{s_c^2 \left(\frac{1}{n_1} + \frac{1}{n_2}\right)}} = \frac{\overline{X}_1 - \overline{X}_2}{\sqrt{\frac{(n_1 - 1)s_1^2 + (n_2 - 1)s_2^2}{n_1 + n_2 - 2}\left(\frac{1}{n_1} + \frac{1}{n_2}\right)}}$$

$$= \frac{22.53 - 17.33}{\sqrt{\frac{(15 - 1)33.4095 + (15 - 1)22.2381}{15 + 15 - 2}\left(\frac{1}{15} + \frac{1}{15}\right)}} = 2.6998$$

$$\nu = 15 + 15 - 2 = 28$$

③确定 P 值，作出推断结论

查 t 界值表（附表 2-1），当 $\nu = 28$ 时，$t_{0.05/2,28} = 2.048$，本例 $t = 2.6998 > 2.048$，所以 $P < 0.05$。按 $\alpha = 0.05$ 水准，拒绝 H_0，接受 H_1，差异有统计学意义，可认为新药和标准药的疗效不同，新药降压效果好于标准药。

附表 2-1　t 界值表

自由度 ν	概率 P 双侧： 0.10	0.05	0.02	0.01	自由度 ν	概率 P 双侧： 0.10	0.05	0.02	0.01
	单侧： 0.05	0.025	0.01	0.005		单侧： 0.05	0.025	0.01	0.005
1	6.314	12.706	31.821	63.657	21	1.721	2.080	2.518	2.831
2	2.920	4.303	6.965	9.925	22	1.717	2.074	2.508	2.819
3	2.353	3.182	4.541	5.841	23	1.714	2.069	2.500	2.807
4	2.132	2.776	3.747	4.604	24	1.711	2.064	2.492	2.797
5	2.015	2.571	3.365	4.032	25	1.708	2.060	2.485	2.787
6	1.943	2.447	3.143	3.707	26	1.706	2.056	2.479	2.779
7	1.895	2.365	2.998	3.499	27	1.703	2.052	2.473	2.771
8	1.860	2.306	2.896	3.355	28	1.701	2.048	2.467	2.763
9	1.833	2.262	2.821	3.250	29	1.699	2.045	2.462	2.756
10	1.812	2.228	2.764	3.169	30	1.697	2.042	2.457	2.750
11	1.796	2.201	2.718	3.106	40	1.685	2.021	2.423	2.704
12	1.782	2.179	2.681	3.055	50	1.676	2.009	2.403	2.678
13	1.771	2.160	2.650	3.012	60	1.671	2.000	2.390	2.660
14	1.761	2.145	2.624	2.977	70	1.667	1.994	2.381	2.648

自由度 ν	概率 P				自由度 ν	概率 P			
	双侧： 0.10	0.05	0.02	0.01		双侧： 0.10	0.05	0.02	0.01
	单侧： 0.05	0.025	0.01	0.005		单侧： 0.05	0.025	0.01	0.005
15	1.753	2.131	2.602	2.947	80	1.664	1.990	2.374	2.639
16	1.746	2.120	2.583	2.921	90	1.662	1.987	2.368	2.632
17	1.740	2.110	2.567	2.898	100	1.660	1.984	2.364	2.626
18	1.734	2.101	2.552	2.878	200	1.653	1.972	2.345	2.601
19	1.729	2.093	2.539	2.861	500	1.648	1.965	2.334	2.586
20	1.725	2.086	2.528	2.845	∞	1.645	1.960	2.326	2.576

五、分类变量资料的统计推断

同数值变量资料一样，分类变量资料的统计推断也包括参数估计和假设检验两个方面。此部分将介绍分类变量总体率的估计、以及分类变量资料的 χ^2 检验。

（一）χ^2 检验

χ^2 检验是一种用途很广的假设检验方法，可以推断两个（或多个）总体率及构成比之间有无差别。

1. 四格表资料的 χ^2 检验　例 2-6 为了解生活方式综合管理在原发性高血压患者治疗中的效果，将 100 名高血压患者随机分为两组。试验组用药同时加生活方式综合管理，对照组单纯用药，结果见表 2-4，问生活方式综合管理治疗原发性高血压是否有效？

表 2-4　两种疗法治疗原发性高血压疗效比较

组别	有效	无效	有效率（%）
对照组	77 (a)	43 (b)	64.2
试验组	72 (c)	8 (d)	90.0
合计	149	51	74.5

本例为两样本率的比较，表 2-4 内有 4 个数 $\begin{array}{|c|c|} a & b \\ c & d \end{array}$ 是该表的基本数据，其余数据都是从这 4 个基本数据推算出来的，故称为四格表资料。

χ^2 检验的基本公式：

$$\chi^2 = \sum \frac{(A-T)^2}{T}, \nu = （行数 -1）（列数 -1） \qquad 公式（2-14）$$

式中，A 为实际频数，如 $\begin{array}{|c|c|} 77 & 43 \\ 72 & 8 \end{array}$ 4 个基本数据。T 为理论频数。理论频数是根据检验假设 $H_0：\pi_1 = \pi_2$ 确定的。如例 2-6，在假定 H_0 成立的前提下，p_1 与 p_2 的差异源自抽样误差，全部数据可视为一个总体的样本，即用合并治愈率 $p_c = 149/200 \times 100\% = 74.5\%$ 来估计总体率更准确。

在总体率等于 77.5% 的前提下，可分别计算四格表中四个实际数字相对应的理论频数。

对照组有效的理论值 $T_{11}=120\times74.5\%=89.4$

对照组无效的理论值 $T_{12}=120-89.4=30.6$

试验组有效的理论值 $T_{21}=80\times74.5\%=59.6$

试验组无效的理论值 $T_{22}=80-59.6=20.4$

由此可得出理论频数 T 的计算公式为：

$$T_{RC}=\frac{n_R n_C}{n}\qquad\qquad 公式(2-15)$$

式中，T_{RC}：第 R 行（row）、C 列（column）格子的理论频数；n_R：第 R 行的合计数；n_C：第 C 列的合计数；n：总例数。

χ^2 检验实际上是将两样本率的比较演绎为实际频数与理论频数之间的比较。若检验假设 H_0 成立，实际频数与理论频数相差就不应该很大，因此，得到较大 χ^2 值的可能性就比较小；反之，若实际频数与理论频数相差很大，则 $\sum\frac{(A-T)^2}{T}$ 相应地也大。当 $\chi^2\geqslant\chi^2_a$ 时，$P\leqslant\alpha$，则在 α 水准上，拒绝 H_0，接受 H_1，可认为两样本率来自同一总体的可能性比较小；若 $P>\alpha$，不拒绝 H_0，可认为两样本率来自同一总体的可能性比较大。

由公式 2-14 可见，χ^2 值的大小除与 A 和 T 差值有关外，还与格子数（即自由度）的多少有关。自由度 $\nu=$（行数-1）（列数-1）或 $\nu=(R-1)(C-1)$。

现以 2-6 为例说明 χ^2 检验的步骤。

①建立检验假设及检验水准

H_0：$\pi_1=\pi_2$ 试验组和对照组的总体有效率相等

H_1：$\pi_1\neq\pi_2$ 试验组和对照组的总体有效率不等

$\alpha=0.05$

②计算检验统计量

按公式 2-15 计算理论频数：

$T_{11}=120\times74.5\%=89.4$，$T_{12}=120-89.4=30.6$

$T_{21}=80\times74.5\%=59.6$，$T_{22}=80-60.0=20.4$

按公式 2-14 计算 χ^2 值：

$$\chi^2=\frac{(77-89.4)^2}{89.4}+\frac{(43-30.6)^2}{30.6}+\frac{(72-59.6)^2}{59.6}+\frac{(8-20.4)^2}{20.4}=16.86$$
$$\nu=(2-1)(2-1)=1$$

③确定 P 值并作出统计推断

查 χ^2 界值表，$\chi^2_{0.05(1)}=3.84$。因为 $\chi^2>\chi^2_{0.05(1)}$，拒绝 H_0，接受 H_1，可认为两组治疗原发性高血压的总体有效率不等，试验组有效率高于对照组。

2. 成组四格表资料 χ^2 检验的专用公式　对于成组四格表资料，为方便计算还可以直接用四格表专用公式 2-16 计算 χ^2 值。

$$\chi^2=\frac{(ad-bc)^2\cdot n}{(a+b)(c+d)(a+c)(b+d)}\qquad\qquad 公式(2-16)$$

公式中 a、b、c、d 分别代表四格表中的 4 个实际频数，总例数 $n=a+b+c+d$。该公式是基本公式 2-14 在四格表资料的简化公式。

3. 四格表资料 χ^2 检验的校正公式　利用公式 2-14 与公式 2-16 算得的 χ^2 值在 $n>40$，且所有理论频数 $T\geqslant5$ 时是准确的；而当 $n>40$，但有 $1<T<5$ 时，χ^2 值需做连续性校正。

四格表 χ^2 检验的校正公式可用公式 2-1-17 或公式 2-1-18

$$\chi^2 = \sum \frac{(|A-T|-0.5)^2}{T} \qquad\qquad 公式(2-17)$$

$$\chi^2 = \frac{\left(|ad-bc|-\dfrac{n}{2}\right)^2 n}{(a+b)(c+d)(a+c)(b+d)} \qquad\qquad 公式(2-18)$$

公式 2-17 为公式 2-14 的校正，公式 2-18 为公式 2-16 的校正。

若 $n \leqslant 40$，或 $T \leqslant 1$ 时，需用确切概率法计算（参见相关统计书）。

（二）行×列表资料 χ^2 检验

前面讲过四格表资料，为 2 行 2 列，又称 2×2 表。如果是多个（$R \geqslant 2$）独立样本资料的比较，其基本数据有 R 行 2 列，构成 $R×2$ 表。如果有 R 个分为 C 类的构成比，其基本数据有 R 行 C 列，称为 $R×C$ 表。上述各类表格统称为 $R×C$ 表，或行×列表。多个样本率或构成比 χ^2 检验的目的是推断其总体率或构成比是否不同。χ^2 检验的意义和计算公式仍可用基本公式 2-1-26 表示，但用行×列表专用公式 2-31 计算更为简便，两个公式完全等价。

行×列表资料的 χ^2 检验的专用公式为

$$\chi^2 = n\left(\sum \frac{A^2}{n_R n_C} - 1\right) \qquad\qquad 式(2-19)$$

公式中 n_R 为相应行的合计，n_C 为相应列的合计，n 为总例数。

行×列表资料 χ^2 检验时需要注意以下事项：

1. 行×列表 χ^2 检验对理论频数有要求　一般不宜有 1/5 以上的格子理论频数小于 5，或有一个格子的理论频数小于 1，否则会导致分析结果偏性加大。若出现上述情况，可通过以下方法解决：①适当增加样本例数以增大理论频数；②将理论频数太小的行或列与性质相近的邻行或邻列合并；③删去理论频数太小的格子所对应的行或列。但后两种处理有可能损失资料原有信息，也可能会损害样本的随机性，不同的合并方式所得结果也不一样，故不宜作为常规方法使用。

2. 当多个样本率（或构成比）比较时，如结论为拒绝检验假设，只能认为各总体率或总体构成比之间总的来说有差别，但并不能说明它们彼此之间都有差别，或某两者之间有差别。

六、常用统计表和统计图

统计表与统计图是分析统计资料的重要工具，也是统计结果表述的一种形式。统计表是以表格的形式列出统计指标，统计图是以各种几何图形显示统计数据的大小、升降、分布、结构以及关系等。

（一）统计表

统计表是将分析事物及其指标用表格的形式列出，用以表达被研究对象的特征、内部构成及研究项目之间的数量关系，其目的是简洁、清晰、直观，方便对比和阅读。因此，统计表制作合理与否，对统计分析质量有重要影响。

1. 统计表的编制原则和结构

（1）统计表的编制原则：①重点突出，简单明了。即一张表一般包括一个中心内容，使人一目了然，不要包罗万象；②主谓分明，层次清楚。即主语和谓语的位置一般不要错乱，标目安排及分组层次要清楚，并且要符合专业知识结构要求；③数据表达规范、文字和线条尽量从简。

（2）统计表的结构：统计表外观由标题、标目、线条、数字和备注等部分组成，有简单表和复合表两种，见表 2 - 5 和表 2 - 6。

表 2 - 5　某地 1998 年 10 岁小学生和 20 岁青年患龋率比较

年龄组	调查人数	患龋人数	患龋率（%）
10 岁	100	70	70.00
20 岁	120	60	50.00
合计	220	130	59.09

①标题：简明扼要地说明表的中心内容，必要时注明研究事物现象发生的时间、地点等。标题一般写在表的正上方；②标目：即表内所列的项目，分横标目和纵标目两种。横标目位于表的左侧，用来指明表内同一横行数字的含义，它在表中作主语，表示被研究事物。纵标目则用来指明表内同一纵列数字的含义，它在表中作谓语，表示被研究事物的各项统计指标。如果将横、纵标目连在一起阅读，可以组成一句完整而通顺的话。此外还要求标目的文字应简明，有单位的应给予注明；③线条：一般采用三横线表，即顶线、底线和标目线，不宜使用竖线和斜线。如果某些标目或数据需要分层表示，可用短横线分隔；④数字：表内数字一律用阿拉伯数字表示，同一指标的小数位数保留、单位和精度应一致，上下位次要对齐，表内不留空格。数据暂缺或未记录可用"…"表示，数据不可能得到时用"—"表示，数据为"0"时，则填明"0"；⑤备注：不是统计表的必备部分，一般不列入表内，必要时可用"＊"号标出，解释在表的下面。

表 2 - 6　某院复方猪胆胶囊治疗老年性慢性支气管炎疗效分析

类型	病例数	病情			疗效				有效率（%）
		重	中	轻	临床治愈	显效	好转	无效	
单纯性	221	136	54	31	60	98	51	12	94.6
喘息性	182	93	56	33	23	83	65	11	94.0
合计	403	229	110	64	83	181	116	23	94.3

（二）统计图

统计图是用几何图形的位置、大小、长短、面积等特征来表现数据信息，将数据形象化。

1. 统计图的结构与种类

（1）统计图的结构　统计图的形式多种多样，通常由 5 部分组成：

①标题：概括图的内容，应简明确切，一般置于图域的下方。一篇文献中有多幅统计图时，标题前应标注序号；②图域：即制图空间，从视觉舒适度出发，图域的长宽比例一般为 7：5 或 5：7；③标目：统计图一般有横轴和纵轴。纵轴的左侧和横轴的下方分别置放纵标目和横标目，并指明纵、横轴表示的指标与单位；④刻度：常用算术尺度和对数尺度，刻度值一般标注于纵轴外侧和横轴上侧；⑤图例：对于较复杂的统计图，常用图例来说明图中不同线条或颜色所表达的内容。图例一般放置在横标目的下方，图域中若有较多的空间，亦可放在图域中。

（2）统计图的种类：按图示形式有直条图、百分条图、圆图、普通线图、半对数线图、直方图和散点图等。应根据资料的性质和分析目的选择适当的图形。

2. 常用统计图及其绘制要求

（1）直条图：直条图是用等宽直条（柱）的长短表示指标值的大小，适用于彼此相互独立的现象间相同指标的比较。直条尺度必须从 0 开始，各直条宽度相等。直条可横放或竖放。

表 2-7　某年某地三种疾病的死亡率（1/10 万）

死因	死亡率（1/10 万）
肺结核	27.4
心脏病	83.6
恶性肿瘤	178.2

表 2-7 的肺结核、心脏病及恶性肿瘤 3 种疾病的死亡率不会相互影响，所以可以采用直条图来比较它们的数值大小，如图 2-2 所示。

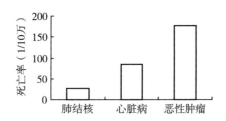

图 2-2　某年某地 3 种疾病的死亡率比较

（2）构成图：用于表示全体中各部分的比重，适用于构成比资料，常用的构成图有圆图和百分条图。如图 2-3 和图 2-4 所示。

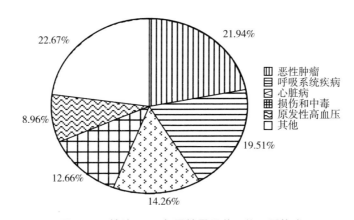

图 2-3　某地 1996 年男性居民前 5 位死因构成

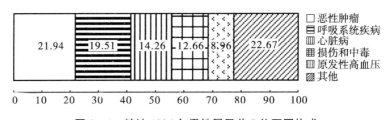

图 2-4　某地 1996 年男性居民前 5 位死因构成

（3）线图：用线段的升降来描述某指标随时间或条件而变动的趋势，或某现象随另一现象变迁的情况。

普通线图，横轴和纵轴均为算术尺度，横轴表示某一连续变量，纵轴表示事物现象发生的水平。根据表2-8绘制成的图2-5为普通线图。

表2-8　某市城区和郊县1989～1998年糖尿病死亡情况（死亡率为1/10万）

	1989	1990	1991	1992	1993	1994	1995	1996	1997	1998
城区	4.45	4.77	4.65	5.64	5.78	6.86	7.45	7.73	8.91	10.59
郊县	2.12	2.46	2.89	3.56	3.87	4.12	4.28	4.59	5.32	6.22

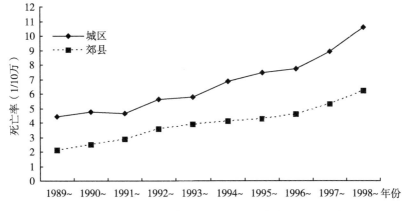

图2-5　某市城区和郊县1989～1998年糖尿病死亡率

（4）半对数线图：用于表示事物现象发展变化的速度（相对比）。半对数线图的横坐标是算术尺度，纵坐标是对数尺度。常用于两个或多个事物现象在发展速度上的对比。

（5）直方图：又称频数分布图。常用于描述某连续性资料的频数分布。直方图以各直条的面积表示各组频数的分布情况，面积总和相当于各组频数的总和。

（6）散点图：是用点的密集程度和趋势表示两事物现象间的相互关系，适用于双变量统计分析资料。

（刘爱萍）

第二节　流行病学的基本知识

一、基本概念

（一）流行病学的定义

流行病学的定义是随时代的发展和医学模式的转变而发展的。我国流行病学家根据现代医学卫生实践，对流行病学所下的定义是："流行病学是研究人群中疾病与健康状况的分布及其影响因素，并研究防制疾病及促进健康的策略和措施的科学。

（二）流行病学的任务

流行病学的任务大致分为3个阶段，第一阶段的任务是"揭示现象"，即揭示流行（主要指传染病）或分布（其他疾病、伤害和健康）的现象。第二阶段的任务是"找出原因或影响因素"，即从分析现象入手找出流行与分布的规律、原因或影响因素。第三阶段为"提供措施"，即合理利用前两阶段的结果，找出预防或处置的策略与措施。

二、流行病学基本研究方法及用途

（一）基本研究方法

1. 观察法

（1）描述性研究：是流行病学研究的基础。通过描述疾病和健康状况在人群中的分布，为建立病因假设提供线索，为疾病防治提出重点地区、时间和人群，亦为制定卫生决策提供参考。描述性研究中常用的方法有：现况研究、筛检和生态学研究。

（2）分析性研究：对由描述性研究提出的病因或流行因素的假设进行进一步分析检验的研究方法。有两种主要的方法：病例对照研究和队列研究：

2. 实验法

与观察法的不同之处在于实验法中实验者可人为控制研究因素的条件，因而结果更为真实可靠。流行病学实验主要有两类：临床试验和现场试验。

3. 数理法

它是抽象地用数学模型来研究疾病流行的规律，定量反映病因、宿主和环境对疾病发生的影响及其动态变化。

（二）用途

1. 描述疾病或健康状况的分布
2. 探讨病因与影响流行的因素
3. 临床诊断、治疗和估计预后
4. 疾病监测
5. 卫生政策和策略的制定和评估

三、常用指标

（一）发病率

1. 定义　发病率表示在一定期间内，一定人群中某病新发生的病例出现的频率。

$$发病率＝（一定时期某人群中某病新病例数/同期暴露人口数）\times K$$

$$K＝100\%，1000‰，10\ 000/万或100\ 000/十万$$

计算发病率时，观察时间可根据所研究的疾病病种及研究问题的特点来决定，一般多以年为观察时间。

2. 分子和分母的确定　分子为一定期间内的新发患者数。若在观察期间内一个人多次发病，则应分别记为几个新发病例。对发病时间难以确定的疾病（如肿瘤等）可将初次诊断的时间作为发病时间。

分母中所规定的暴露人口数是指观察地区内可能发生该病的人群数。对于那些不可能发病的人（如研究传染病时，因已经感染了传染病或因接种疫苗而获得免疫力者），理论上不应记入分母中。

3. 用途　发病率可用来描述疾病的分布，其变化可能是某些自然状况发生的波动，可能反映了病因因素的变化，也可能是某些有效措施的结果。通过比较不同特征人群某病的发病率，可用于病因学的探讨和防治措施的评价。

在比较不同地区人群的发病率时，应注意地区之间年龄、性别等特征构成的不同，如果两个人群构成不同，则应对发病率进行标化，然后再进行比较。

（二）患病率

1. 定义　是指某特定时间内一定人群中某病新旧病例所占比例。

患病率＝（特定时间内某人群中某病新旧病例数/同期观察人数）×K

$K＝100\%$，$1\,000\%_0$，$10\,000/$万或$100\,000/$十万

2. 患病率与发病率、病程的关系　当某地某病的发病率和该病的病程在相当长时间内保持稳定时，患病率、发病率和病程三者的关系是：

患病率＝发病率×病程

3. 用途　患病率是现况研究常用的指标，通常反映病程较长的慢性病的流行情况，可反映某地区人群对某疾病的疾病负担程度。患病率可为医疗设施规划、估计医院病床周转、卫生设施及人力的需要量、医疗费用的投入等提供科学的依据。

（三）死亡率

1. 定义　表示一定时期内，一定人群中死于某病（或死于所有原因）的频率

死亡率＝某期间内（因某病）死亡总数/同期平均人口数×K

$K＝100\%$，$1\,000\%_0$，$10\,000/$万或$100\,000/$十万

死于所有原因的死亡率也称全死因死亡率或粗死亡率。死亡率也可按年龄、性别、种族、病种等不同特征分别计算死亡专率，如年龄别死亡率、某病死亡率等。计算时应注意分母必须是与分子相对应的人口。比较不同地区死亡率时，若人口构成不同，需要先对死亡率进行标化，再进行比较。

2. 用途　用于衡量某一时期，一个地区人群死亡危险的大小。它可反映一个地区不同时期人群的健康状况和卫生保健工作的水平；也为该地区卫生保健工作的需求和规划提供科学依据，此外也可用于探讨病因和评价防治措施的效果。

（四）病死率

1. 定义　表示在一定时期内，患某病的全体患者中因该病死亡者所占的比例。

病死率＝某时期内因某病死亡的人数/同期患某病的人数×100%

2. 用途　病死率多用于急性病，可反映疾病的严重程度，以衡量疾病对人生命威胁的程度。病死率受疾病严重程度和医疗水平的影响，同时也与能否被早期诊断，诊断水平及病原体的毒力有关。因此，用病死率评价不同医院的医疗水平时，应注意不同医院入院患者的病情严重程度及医院的医疗设备条件等因素的影响。

四、现况调查

（一）概念

现况调查属于描述性研究，是流行病学研究方法中的一种基础性研究方法。指在某一时点或短时期内，按照研究设计的要求，在一定的人群中应用普查或抽样调查的方法，收集有关疾病或健康状况的资料，以描述疾病或健康状况的分布及观察某些因素与疾病或健康状况之间的关联。

现况调查在流行病学研究方法中应用比较广泛。进行现况调查时，所调查的疾病或健康状态与某些特征或因素是同时存在的，即在调查时因与果并存，因而在病因分析时只能对病因提出初步线索，不能得出有关病因因果关系的结论。

现况调查强调在一定时间内完成，这个时间要尽可能短，若调查的时间跨度过大，就会

给调查结果的分析和解释带来困难。现况调查主要用于调查疾病现患情况和人群的健康状态，也可用于调查感染率、带菌状况或免疫水平等。一般说来，现况调查多适用于病程较长而发病频率较高的疾病（如慢性疾病）。

（二）目的

1. 描述疾病或健康状况的分布；

2. 发现病因线索；

3. 确定并监测高危人群；

4. 确定各项生理指标和正常参考值范围；

5. 评价疾病监测、预防接种等防治措施的效果；

6. 为卫生保健工作的计划和决策提供科学依据。

（三）研究特点

1. 研究开始时一般不设对照组；

2. 研究周期尽可能的短；

3. 确定因果关系时受到限制；

4. 对不会发生改变的暴露因素（如性别、种族、血型等），可以提示因果关系。

（四）研究类型

1. 普查

（1）概念：普查（census）是为了解某病的患病率或某人群的健康状况，于一定时间内对一定范围的人群中每一成员所作的全面调查或检查。特定时间应该较短，甚至指某时点，一般为1~2天或1~2周，大规模的普查最长不应超过2~3个月。

（2）目的：①早期发现和及时治疗病例，这是普查的主要目的；②了解疾病的分布；③了解健康水平，建立生理指标的正常值范围；④了解某病的患病率以及流行病学特征。

（3）优点：①普查可以同时调查几种疾病，并能发现人群中的全部病例，使其能及早得到治疗；②由于是调查某一人群的所有成员，所以确定调查对象比较简单；③通过对普查资料制成相应的图、表，可较全面地描述和了解疾病的分布与特征，有时还可揭示明显的规律，为病因分析提供线索。

（4）缺点：①当普查工作量大，调查期限短暂时，工作不易细致，难免遗漏，造成偏倚；②参加普查工作人员多，掌握调查技术和检验方法的熟练程度不等，调查质量不易控制；③通常普查所用的诊断工具比较简单，诊断不能达到要求的标准；④对患病率低，诊断技术复杂的病不宜开展普查。

2. 抽样调查

（1）概念：抽样调查（sampling survey）是现况调查中最常用的方法，它是从研究人群的全体对象中随机抽取有代表性的一部分人进行调查，根据调查结果估计出该人群某病的患病率或某些特征的情况，是一种以局部推论整体的调查方法。在实际工作中，如果不是为了查出人群中全部患者，而是为了揭示某种疾病的分布规律或流行水平，就不需要采用普查的方法，而采取抽样调查的方法。

（2）优点：①抽样调查比普查花费少、速度快；②由于抽样调查范围远远小于普查范围，容易集中人力、物力、时间，因而具有调查精确细致等优点。

（3）缺点：①不适用于患病率低的疾病；②不适用于个体间变异过大的人群调查；③设计、实施和资料的分析均较复杂。

（4）抽样方法：单纯随机抽样、系统抽样、整群抽样、分层抽样和多级抽样。

①单纯随机抽样：是最简单的抽样方法，也是理解其他抽样方法的基础。它是从总体 N 个单位中随机抽取 n 个单位构成所需的样本。使用随机数字表是比较简单、可靠并且常用的随机化方法。

②系统抽样：又称机械抽样或等距抽样，是按一定比例或一定间隔抽取调查单位的方法。利用这种方法，从 N 个总体中选取 n 个单位作为样本时，首先给每个单位进行编号，然后确定抽样间距 r，即确定每隔 r 个单位抽取一个单位进入样本，再应用随机的方法从 1 至 r 中随机选出一个数，把它作为抽样起点，之后每隔 r 个单位选一个单位进入样本。系统抽样方法的优点是简便易行，如果样本的观察单位在总体中分布均匀，则抽样误差比单纯随机抽样法小。

③整群抽样：抽样的单位不是个体，而是由个体所组成的集体（即群体），如村、车间、班级、连队、居民小组等）。这些群体是从相同类型的群体中随机抽出的，被抽到单位的所有成员都是研究对象。整群抽样的主要优点是便于组织，节约人力、物力和财力，容易控制调查质量，因而多用于大规模调查。缺点是当样本含量一定时，其抽样误差一般大于单纯随机抽样。

④分层抽样：是将调查的总体按照不同的特征，例如性别、年龄、疾病的严重程度等分成若干层，然后在各层中运用单纯随机抽样或系统抽样法抽取一定数量的观察单位，合起来组成样本。

⑤多级抽样：又称为多阶段抽样。是将上述抽样方法综合运用的方法。具体方法是从总体中先抽取范围较大的单元，称为一级抽样单元，再从每个抽中的一级单元中抽取范围较小的二级单元，最后抽取其中部分范围更小的三级单元作为调查单位。进行大规模调查时常用此种抽样方法。

（5）样本含量的估计：任何一项抽样调查必须考虑到样本含量，样本含量过大会造成人力和物力的浪费，而且由于工作量大，不能保证调查质量而使结果出现偏倚；而样本含量过小则抽样误差偏大，调查结果不真实。

样本含量的决定因素：①预期现患率；②变异程度：调查个体之间的差别，即总体标准差（σ）越大，所需要的样本含量就越大；反之，则样本含量可以小些；③精确度 α：α 一般定为 0.05 或 0.01。α 越小，精确度越高；④把握度（power＝$1-\beta$）：β 为第二类错误（假阴性错误）的概率，一般规定 β 为 0.10。

确定样本含量的方法：①经验法；②公式法；③查表法。

（五）资料收集

①常规登记和报告：利用日常工作中已有的资料进行资料收集，如疾病报告登记、体检记录、医疗记录、职业档案或其他现有的有关记录资料。

②专题调查：需要设计专门的调查表，进行资料收集。

专题调查首先根据调查目的和研究内容制订调查表。根据调查方法和调查对象的情况，所设计的调查表分为自评问卷和他评问卷。

调查中应注意调查对象的无应答率。一般认为调查的无应答率不得超过 10％，否则将会影响结果的真实性。

专题调查可以有下面几种形式：现场访问调查、信函调查、电话询问调查。调查者可根据具体情况选择相应的调查方法，上述调查形式中以现场访问调查最为常用。

③体格检查及实验室检查：如身高、体重、血压、血糖、血脂等，这些检查往往与上述两种形式结合进行。

（六）资料分析与结果解释

资料分析包括下列步骤：资料核查、资料整理、指标的计算（可计算均数、率等指标）。

根据研究目的并结合分析的结果进行结果解释。如果现况调查的目的是了解疾病的分布，可根据"三间"分布特征的结果，结合有关因素解释疾病的分布特点。如果现况调查的目的是提供病因线索，可将描述性资料进行对比分析，寻找规律，为进一步进行分析性流行病学研究建立病因假设提供证据。

（七）研究实例

我国于 1959 年、1980 年和 1991 年进行了 3 次全国 15 岁以上人口高血压抽样调查。结果显示，我国高血压患病率呈上升趋势，临界和确诊高血压患病率 1959 年为 5.11%，1980 年为 7.73%，1991 年为 13.5%。其地区分布特点是北高南低，城市高于农村。其人群分布特征为患病率随年龄的增加而上升，60 岁以前，男性高于女性，60 岁以后，女性高于男性，血压上升幅度最大的年龄段为 35～65 岁；民族标化患病率最低的是彝族（3.23%）、哈尼族（4.35%）和京族（5.96%），最高的为朝鲜族（20.02%），哈萨克族（18.97%）和蒙古族（18.24%）。

五、病例对照研究

（一）定义

病例对照研究（case-control study）是以现在确诊的患有某特定疾病的人群作为病例组，以不患该种疾病但具有可比性的人群作为对照组，调查两组人群过去暴露于某种可能危险因素的比例，判断暴露危险因素是否与疾病有关联及其关联程度大小的一种观察性研究方法。

（二）病例对照研究的类型

1. 病例与对照不匹配　在设计所规定的病例和对照人群中，分别选取一定数量的研究对象，无其他特殊规定。其特点是简便易行，可以获得较多的信息。

2. 病例与对照匹配

（1）匹配的概念：匹配（matching）是以对结果有干扰作用的某些因素或特性作为匹配因素，使对照组与病例组在匹配因素上保持一致的一种限制方法。匹配的目的，首先在于可以用较小的样本增加分析时的统计学和流行病学效率。其次在于控制混杂因素的作用。

（2）成组匹配：指对照组与病例组在匹配因素的比例上相同，如病例组男女各半，45 岁以上者占 2/3，对照组同样如此。

（3）个体匹配：是指病例与对照以个体为单位进行匹配。进行 1∶1 匹配时称为配对，进行 1∶2、1∶3……1∶M 匹配时则称为匹配。

（三）病例对照研究的用途

1. 探索疾病的可疑危险因素；

2. 检验病因假说；

3. 提供进一步研究的线索。

（四）研究对象的来源与选择

1. 病例的选择　病例尽量采用国际通用或国内统一的诊断标准。需要自定标准时，要同时考虑诊断标准的假阳性率及假阴性率的大小。

病例的类型：新发病例、现患病例和死亡病例 3 种类型的病例可选择。

比较而言，新发病例由于新近发生疾病尚未受到预后因素的影响，且暴露时间接近而回忆准确，可以获得较为全面而真实的信息，因而应作为首选病例类型。

病例的来源：一般以社区来源为优，代表性强，但不易获得。使用医院的病例，可节省费用，容易获得，依从性好，所获得信息较完整、准确，但容易发生选择偏倚。

2. 对照的选择　对照采用与病例相同的诊断标准明确排除的非患者作为对照，并使对照的人口学和其他外部特征与病例保持相同。

3. 对照的来源

（1）从医院的其他患者中选择对照：注意病种以愈复杂愈好。但要特别注意，对照组患者所患疾病的病因，一定不能与所研究疾病的病因相同或相互有影响。

（2）当病例是一地区的全部或大部分病例时，可以从该地区未患该病的人群中选择对照，如病例的邻居、社会团体人群中非研究疾病的患者或健康人，其优点是对照有代表性，研究结论推及总体的真实性好。

（五）资料的收集

1. 资料的来源　来源有访问调查、通信调查、登记报告、医疗记录、职业史记录等。

2. 暴露因素的收集　主要是在研究现场以询问方式，填写调查表。

（六）资料的分析

1. 描述性分析

描述研究对象（病例和对照）的一般特征，如性别、年龄、职业、出生地、居住地、疾病类型的分布等并进行均衡性检验，目的是考察病例组和对照组间的可比性。通常应用统计学 t 检验和 χ^2 检验

2. 统计推断

（1）非匹配或频数匹配的资料分析：

表 2 - 9　病例对照研究（不匹配或频数匹配不分层）资料整理表

暴露史或特征	病例	对照	合计
有	a	b	$a+b=n_1$
无	c	d	$c+d=n_0$
合计	$a+c=m_1$	$b+d=m_0$	$a+b+c+d=n$

统计学假设检验：检验病例组和对照组的暴露率差异是否有统计学意义，采用 2×2 四格表的 χ^2 检验：

$$\chi^2 = \frac{(ad-bc)^2 n}{(a+b)(c+d)(a+c)(b+d)}$$

若两组差异有统计学意义，说明该暴露因素与疾病的关联不是由抽样误差造成的，则可以进一步计算暴露与疾病的关联强度。

计算暴露与疾病的关联强度：计算"比值比"（odds ratio，OR）来估计暴露因素与疾病的关联强度。

$$比值比\ OR = \frac{病例组的暴露比值}{对照组的暴露比值} = \frac{a/c}{b/d} = \frac{ad}{bc}$$

OR 的含义：与相对危险度（relative risk，RR）相同（见后面队列研究）。

OR 的置信区间：可采用 Miettinen 法计算。

$$OR_L, OR_U = OR^{(1 \pm z_a / \sqrt{\chi^2})}$$

z_a 为正态离差值，OR 的 95% 置信区间 $z_{0.05} = 1.96$，计算 OR 置信区间除了有助于估计变异范围的大小外，还有助于检验 OR 值的判断意义，如区间跨越 1，则暴露与疾病无关联。

（2）配对资料的分析：

表 2 - 10　1 ∶ 1 配对病例对照研究资料整理表

		病例		合计
		有暴露史	无暴露史	
对照	有暴露史	a	b	a+b
	无暴露史	c	d	c+d
	合计	a+c	b+d	a+b+c+d

字母 a、b、c、d，分别代表四种情况的对子数，a 代表病例与对照均有暴露史的对子数，b 代表病例无暴露而对照有暴露的对子数，c 代表病例有暴露而对照无暴露的对子数，d 代表病例和对照均无暴露的对子数。$a+b+c+d$ 是总对子数，$2 \times (a+b+c+d)$ 是总人数。

χ^2 检验，采用下列公式计算：

$$\chi^2 = \frac{(b-c)^2}{b+c}$$

计算 OR，其专用公式为：

$$OR = c/b \quad (b \neq 0)$$

计算 0R 的 95% 置信区间，

$$OR_L, OR_U = OR^{(1 \pm z_a / \sqrt{\chi^2})}$$

（七）优缺点

1. 优点

（1）特别适用于罕见病的研究；

（2）研究时间较短，节省人力物力，容易组织，所需样本较少，出结果较快；

（3）在一次调查中可以调查一个（或多个）因素与一种疾病的联系；此外，当一种疾病病因不明需探讨多种因素的作用时比较适用。

2. 缺点

（1）不适用于研究人群中暴露比例很低的因素；

（2）暴露信息是通过调查对象回忆得到的，难以避免回忆偏倚；

（3）通常病例不能代表全部病例，对照也不能代表所属的人群，因而易产生选择偏倚；

（4）由于不知道总人口中的病例数和未病者人数，因而一般不能计算发病率、死亡率，故不能直接分析相对危险度，只能计算 OR；

（5）不能确切地证实某因素与某疾病的因果关系。

六、队列研究

（一）定义

队列研究（cohort study）是选定暴露和未暴露于某种因素的两种人群，追踪其各自的发病结局，比较两者发病结局的差异，从而判断暴露因素与发病有无因果关联及关联大小的一种观察性研究方法。

（二）用途

1. 检验病因假设；

2. 描述疾病的自然史；

3. 评价自发的预防效果；

（三）研究对象的选择

1. 暴露人群的选择

（1）特殊暴露人群：

①职业人群：选择由于特殊职业原因暴露于某种特殊危险因素的人群作为暴露人群，不但所需要的人数较少，而且较易发现暴露与疾病之间的关联。

②特殊暴露人群：选择由于特殊原因暴露于特殊因素的人群作为暴露人群，如暴露于核泄漏事故的人群。

（2）一般人群

①一般居民：选择一个地区的全部人口或其无偏样本中的暴露者作为暴露人群。若可疑病因有较高的人群暴露率，就适合在一般居民中进行队列研究。

②有组织的人群团体：虽然此类样本对全人群的代表性可能稍差，但是此类人群有利于医疗就诊和随访观察结果，还可以节省人力、物力，并提高随访质量和结果判断的可靠程度。

2. 对照人群的选择　对照组应与暴露组具有可比性，即暴露因素以外的其他因素在两组人群中均衡可比。

（1）内对照：按照人群内部的暴露情况分为暴露组和非暴露组，该非暴露组称为内对照组。

（2）外对照：在某人群中选择一组有暴露的人群作为暴露组，在另一人群中选择一组非暴露的人群作为对照组，称为外对照组。

（3）多重对照：为了增强判断依据，可将上述方法综合起来，设立多种对照，进行多重比较。

（四）资料收集

（1）收集人口学资料：如年龄、性别、婚姻状况、文化程度、经济收入等。

（2）收集环境资料：环境资料包括家庭环境、居住环境、工作环境、区域环境等。根据不同的研究假设，可作不同暴露的测定，收集各类资料。

（3）查阅记录和档案：特殊暴露人群的职业史或医疗记录常有暴露水平或个体暴露剂量的资料，这是暴露史的可靠来源。

（4）询问调查研究对象或知情人：通常采用调查表方式由调查员询问填写或通信调查，也可以采用由调查对象自行完成的自评问卷方式调查。

（5）医学检查或检验以收集客观资料：有些研究因素属于研究对象的生理特征或生化指标，必须通过检查或检验才能获得数据，例如血压、身高、体重、血脂、血糖等。

（五）资料分析

队列研究的资料分析主要是检验各组的发病率或死亡率是否有显著性差异，从而分析暴露因素与疾病是否有联系。如有联系，进一步计算有关指标以分析联系的强度。队列研究的基本数据可按四格表形式归纳下表。

表 2 - 11   队列研究资料整理表

	病　例	非病例	合　计	发病率
暴露组	a	b	$N_1 = a+b$	a/N_1
非暴露组	c	d	$N_0 = c+d$	c/N_0
合　计	$M_1 = a+c$	$M_0 = b+d$	T	

1. 率的计算

（1）累积发病率（cumulative incidence rate，CI）：当研究对象人数较多，但比较固定，且观察时间较短时，可用固定的人口数作分母来计算累积发病率。累积发病率等于期内发病例数（D）除以随访期开始的人数（N）。

$$CI = \frac{D}{N}$$

（2）发病密度（incidence density，ID）：当人数较多，观察时间较长，人数不断变化而难以稳定的时候，用发病密度来计算发病率。发病密度又称人年发病率，是一定时期内的平均发病率。其分子仍是期内发病数（D），分母则采用随访人年（person-years，PY），即观察人数乘以随访年限。

$$ID = \frac{D}{PY}$$

2. 率的差异显著性检验　差异显著性检验也可以采用四格表资料的 χ^2 检验。以上检验方法可以参阅有关统计学书籍。

3. 计算暴露与疾病的关联强度

（1）相对危险度（relative risk，RR）：是暴露组发病率与非暴露组的发病率的比值，它反映暴露与发病（死亡）的关联强度，说明暴露组发病或死亡为非暴露组的多少倍。

RR 的计算公式如下：

$$RR = \frac{I_e}{I_o} = \frac{\dfrac{a}{N_1}}{\dfrac{c}{N_0}}$$

式中 I_e 或 a/N_1 为暴露组的发病率，I_o 或 c/N_0 为非暴露组的发病率。计算 RR 后，考虑到抽样误差的存在，需计算 RR 的 95％置信区间，估计 RR 值的总体所在范围。

其数值的意义为：$RR>1$，说明暴露因素与疾病有"正"的关联，暴露越多，发病越多，是致病的危险因素；$RR=1$，说明暴露因素与疾病无关联；$RR<1$，说明暴露因素与疾病有"负"的关联，暴露越多，发病越少，具有保护意义。

计算 RR95％置信区间，可用 Woolf 法。

$$V_{ar}(\ln RR) = \frac{1}{a} + \frac{1}{b} + \frac{1}{c} + \frac{1}{d}$$

$\ln RR$95％的置信区间＝$\ln RR \pm 1.96\sqrt{\mathrm{Var}(\ln RR)}$

其反自然对数即 RR 的 95％置信区间。

（2）归因危险度（attributive risk，AR）：是暴露组发病率（或死亡率）与非暴露组发病率（或死亡率）的差值。AR 表示疾病危险完全特异地归因于暴露因素的程度。

$$AR = Ie - I_0 = \left(\frac{a}{N_1}\right) - \left(\frac{c}{N_0}\right)$$

相对危险度和特异危险度的意义：RR 和 AR 同为估计暴露与疾病关联强度的指标，彼此关系密切，但其公共卫生学意义不同，RR 说明个体在暴露情况下比非暴露情况下增加暴露因素所致疾病的危险程度的倍数，具有病因学意义；AR 则是对于人群来说，在暴露情况下比非暴露情况下增加暴露因素所致疾病的超额数量，消除暴露因素，就可以减少这一数量的疾病，具有疾病预防和公共卫生学意义。

（六）队列研究的优缺点

1. 优点

（1）较适用于常见病；

（2）在疾病发生前按是否暴露于某因素分组，由"因"至"果"观察，故回忆偏倚少，论证因果关系的能力强；

（3）能测量两组间的相对危险度和特异危险度，直接估计暴露因素与发病的关联强度，所得结果真实可靠，可以充分而直接地分析病因的作用；

（4）可以同时调查多种疾病与一种暴露的关联，一次调查可观察多种结局；

（5）并能了解人群疾病的自然史；

（6）可计算"剂量-反应关系"，故其检验病因假说的能力比病例对照研究强。

2. 缺点

（1）不适用于研究人群中发病率很低的少见病的病因研究；

（2）观察时间长而难以避免失访，不易收集到完整可靠的资料；

（3）设计的科学性要求高，实施复杂，耗费人力、财力，花费的时间长；暴露人年计算工作量较为繁重；

（4）每次只能研究一个或一组暴露因素，有多种病因的疾病不适用此方法。

（七）研究实例

20 世纪上半叶，英国发现肺癌的死亡率与支气管炎、肺结核与其他呼吸系统疾病不同，呈上升的趋势，而且与烟草的销售量呈平行关系。这种状况使卫生工作者考虑肺癌与吸烟之间是否存在联系。所以，Doll 与 Hill 于 1948 年开始进行吸烟与肺癌的病例对照研究，发现肺癌患者中吸烟的比例明显高于非肺癌组，且具有统计学意义，因此，推论吸烟可能是肺癌的病因。为了进一步论证吸烟和肺癌的关系，他们从 1951 年开始又开展了队列研究，以证实此病因假设。他们选择英国医生作为研究对象，发函调查了 59 600 名医生的一般情况与吸烟状况，有 40 701 名医生的调查表有效。将这些资料按照是否吸烟分为暴露组和非暴露组，然后进行随访，详细记录发病和死亡情况。此研究持续了几十年，1964 年报告资料表明，35 岁及以上年龄组，每年不吸烟者的肺癌死亡率为 0.07%，而每日吸烟 1～14 支者肺癌死亡率为 0.57%，为不吸烟者的 8.1 倍；吸 15～24 支者为 1.39%，为不吸烟者的 19.8 倍；吸 25 支及以上者为 2.27%。为不吸烟者的 32.4 倍。这些数据表明吸烟者患肺癌的危险性高于不吸烟者，且呈现明显的剂量反应关系。

七、实验性研究

（一）定义

实验性研究是将来自同一总体的研究人群随机分为实验组和对照组，研究者对实验组人群施加某种干预措施后，随访并比较两组人群的结局变化情况有无差别及差别大小，从而判断干预措施效果的一种前瞻性、实验性研究方法。

与上述观察性研究不同的是，观察性研究是利用一些方法，在不干预、自然的情况下描述现状，分析规律，而实验性研究则是利用一些人为方法改变一个或多个因素，并前瞻性地观察其效应的研究。

（二）研究类型

1. 临床试验　临床试验是以患者为研究对象的实验性研究，常用于评价药物或治疗方法的效果。

2. 现场试验　是在社区或现场环境下进行的实验，以尚未患所研究疾病的人群作为研究对象。根据接受干预的基本单位不同，可分为个体试验和社区试验。个体试验以自然人群中的个体为干预单位，常用于评价疾病预防措施的效果，如评价疫苗预防传染病的效果。社区试验有人称为生活方式干预试验，它是以社区人群整体为干预单位的实验性研究，常用于评价人群预防措施的效果，如评价人群血脂的控制对防治心脑血管疾病的效果。

（三）研究设计的主要原则

由于健康管理师往往很少涉及临床试验和个体试验，下面主要以现场试验中的社区试验为主进行阐述。

1. 研究对象的选择

（1）对干预措施有效的人群：应选择某病的易感人群为研究人群；

（2）预期发病率较高的人群；

（3）干预对其有益至少无害的人群：要充分估计干预措施可能产生的不良反应，若干预措施对其有害，一定不能选作研究对象；

（4）容易随访的人群：可选择有组织的人群、离实验中心不太远的人群；

（5）依从性好，能将试验坚持到底的人群：由于各种原因有可能中途退出的人群尽量不要选作研究对象。

2. 确定研究现场

（1）人口稳定，流动性小，并有足够的人群数量；

（2）疾病发病率在该地区较高而且稳定；

（3）有较好的医疗卫生条件；

（4）领导重视，群众愿意接受，协作条件较好。

3. 随机化分组

（1）简单随机分组：以个人为单位用掷硬币、抽签、使用随机数字表等方法，将患者随机的分为两组。此方法简单易行，但是需要在分组前对所有研究对象进行编号，当研究对象数量较大时，较难以操作。

（2）分层随机分组：按研究对象的特征先进行分层，然后在每层内将研究对象分为实验组和对照组。此方法可增加组间的均衡性，但是同样存在简单随机分组的缺点。

（3）整群随机分组：以社区或较大群体为单位进行随机分组。这种方法比较方便，但必须保证两组资料的可比性。

4. 常用对照的方式

（1）标准方法对照：是实验性研究常用的一种对照方式，是以常规的预防措施作对照。

（2）自身对照：即实验前后以同一个人群作对比。

5. 盲法的应用　为了避免来自研究对象和研究者主观因素的影响，在资料收集过程中采用盲法收集资料，避免产生信息偏倚。所谓盲法就是避免知晓研究对象获何种处理的策略。根据"盲"设置的程度，一般分为单盲、双盲和三盲。

虽然盲法是实验性研究研究设计的基本原则之一，但是盲法不是所有研究都必须采用的或都能实行的。当有客观评价指标的试验中就可以采用非盲试验，如在某些社区生活方式干预（如饮食、锻炼、吸烟等）研究项目中，就可以采用客观的评价指标进行效果的评价，从而采用非盲试验的方法。

6. 评价指标的选择

（1）选择评价指标的基本原则：①尽可能采用客观的定量指标；②测量方法有较高的真实性和可靠性；③要易于观察和测量，且易为受试者接受。

（2）常用评价指标：社区干预试验中可以使用保护率和效果指数进行效果评价。对慢性非传染性疾病的评价指标常采用中间结局变量进行评价：①人群知识、态度、行为的变化；②行为危险因素的变化，如吸烟、膳食、体育运动等；③生命质量的变化，包括生理机能、心理机能、对健康总的感受和满意程度等。

此外还可采用卫生经济学指标进行评价，如成本效果比、成本效益比、成本效用比等。

（四）实验性研究的优缺点

1. 优点

（1）不存在回忆误差带来的信息偏倚；

（2）研究对象随机分组，均衡性好，能较好地控制研究中的混杂偏倚；

（3）为前瞻性研究，实验组和对照组同步比较，研究因素事先设计并人为控制，因而检验假设的能力比队列研究强；

（4）有助于了解疾病自然史，并且可以获得一种干预与多种结局的关系。

2. 缺点

（1）研究费时间、费人力、花费高；

（2）受干预措施适用范围约束，所选择的研究对象代表性不够，影响结果推论到总体；

（3）依从性不易做得很好，影响实验效应的评价；

（4）如果观察时间长，人群流动性大，长期的随访造成的失访难以避免；

（5）由于研究因素是研究者人为地施加于研究对象，故容易涉及医德问题。

八、筛检试验

（一）定义

筛检（screening）是运用快速简便的试验、检查或其他方法，在一般人群中将表面上健康，但患有或可疑患有某疾病的人鉴别出来，以便进一步诊断和治疗的一种方法。用于筛检的试验称为筛检试验（screeningtest）。筛检通常是在人群中针对某种潜在疾病所开展的一种简便、快速的筛选和探查，目的是为了早期发现患者，早期治疗患者。

（二）特点

1. 从疾病的防治过程看，筛检属于第一级预防和第二级预防的范畴；

2. 从筛检的对象和目的来看，筛检具有突出的公共卫生学意义；

3. 从筛检的实施来看，筛检强调检测方法快速、简便、经济、安全；

4. 筛检试验的目的是将可疑有病而实际无病的人与患者区别开来；

5. 筛检一般不具有临床确诊的目的和价值，筛检试验的结果要经过诊断试验加以确诊；

6. 筛检试验主要用于社区人群的健康体检、普查、普治或某些特殊意义的研究。

（三）筛检的应用原则

1. 筛检的疾病应是当地当时重大的公共卫生问题；

2. 筛检的疾病应具备有效的治疗方法；

3. 筛检阳性者应有进一步检查的方法和条件；

4. 筛检疾病的自然史应清楚；

5. 筛检的疾病应有较长潜伏期或可识别的临床前期指征；

6. 有适当的、安全有效的且易于接受的筛检方法；

7. 预期有良好的效益，方法经济、三早预防、改善预后。

（四）筛检试验的设计

研究新的筛检最基本的方法是将待评价试验与诊断该病的"金标准"进行盲法和同步比较，用以评价其对疾病诊断的真实性和价值。具体步骤为，首先选择一个"金标准"，用"金标准"去筛选一定数量的患者和非患者作为研究对象，然后用待评价试验再对这些研究对象进行一次测试，将所获得的结果与"金标准"的诊断结果进行比较，用一些指标评价待评价试验。这就是筛检或诊断试验的设计与评价程序。

1. 金标准的确定　金标准（gold standard）是目前医学界公认的诊断某种疾病最准确的方法，如病理学检查、手术探查、特殊影像学检查等，也可应用由专家制定并得到公认的临床诊断标准为金标准（如心绞痛的诊断、某些精神疾病和急性风湿热的临床诊断标准）。对于一些非自限性疾病，例如大部分癌症和退行性疾病，长期随访所获得确切诊断也可以用作金标准。使用金标准的目的是准确区分有病和无病人群，防止错误分类误差。

2. 研究对象的选择　考虑到试验方法的普遍适用性和鉴别疾病的能力，病例组选择的总原则为：病例组应当包括所研究疾病的各种临床类型，以使病例组对该病的患者总体具有代表性。

非病例组应选自确实无该病的正常人和其他病例，尤其应包括容易与该病产生混淆的其他疾病患者，其目的主要是为了考察待评价筛检试验对疾病的鉴别诊断能力。

3. 样本含量的估计　样本含量的大小与下列因素有关：①灵敏度的大小，一般用于疾病筛检的试验要求灵敏度较高；②特异度大小，一般用于诊断的试验要求特异度较高；③允许误差的大小。

（五）评价结果的整理与分析

1. 资料的整理　可以将检测结果整理成下列表格。其结果有 4 种情况：待评价试验检测阳性而实际有病，即真阳性；待评价试验检测阴性而实际无病，即真阴性；待评价试验检测阳性而实际无病，即假阳性；待评价试验检测阴性而实际有病，即假阴性。

表 2-12　评价诊断试验或筛检试验的资料整理表

		金标准		合计
		患者	非患者	
待评价试验	阳性	a（真阳性）	b（假阳性）	a＋b
	阴性	c（假阴性）	d（真阴性）	c＋d
合计		a＋c	b＋d	a＋b＋c＋d

2. 筛检试验的评价

（1）真实性评价：真实性又称为准确度和效度。真实性是指一种测量工具的实际测量结果与真值之间的接近程度。主要评价指标包括灵敏度、特异度、假阳性率（误诊率）和假阴性率（漏诊率）、约登指数和似然比。

①灵敏度（sensitivity，Sen）：又称真阳性率，指在金标准确诊的患者中待评价的试验检测为阳性人数所占百分比。

②假阴性率：又称漏诊率。指在金标准确诊的患者中待评价的试验检测为阴性人数所占百分比。假阴性率＝1-灵敏度。

③特异度（specificity，Spe）：又称真阴性率，指在金标准确诊的非患者中待评价的试验检测为阴性人数所占百分比。

④假阳性率：又称误诊率，指在金标准确诊的非患者中待评价的试验检测为阳性人数所占百分比。假阳性率＝1-特异度。

在上述指标中，当患者分布与正常人分布有重叠时，灵敏度和特异度、误诊率和漏诊率是两对矛盾的指标，即同一诊断或筛检试验，要提高灵敏度则必然降低特异度，若降低假阳性率（误诊率）就会使假阴性率（漏诊率）增加。

⑤约登指数（Youden's index）：又称正确诊断指数。约登指数＝灵敏度＋特异度-1。

⑥似然比（likelihood ratio，LR）：是指患者中出现某种检测结果的概率与非患者中出现相应结果的概率之比，说明患者出现该结果的机会是非患者的多少倍。分为阳性似然比（positive likelihood ratio）和阴性似然比（negative likelihood ratio）。

阳性似然比是真阳性率与假阳性率之比，说明正确判断阳性的可能性是错判阳性可能性的倍数，表明试验结果呈阳性时患病与不患病机会的比例，比值越大，患病的概率越大。计算公式如下：

$$阳性似然比＝灵敏度/（1-特异度）＝灵敏度/假阳性率$$

阴性似然比是假阴性率与真阴性率之比，表示错判阴性的可能性是正确判断阴性可能性的倍数，即试验结果呈阴性时患病与不患病机会的比例。计算公式如下：

$$阴性似然比＝（1-灵敏度）/特异度＝假阴性率/特异度$$

＋LR 值越接近 100，－LR 值越接近 0，试验的诊断价值越高。似然比与灵敏度和特异度一样，是一个相对稳定的评价指标，似然比不受患病率的影响。

（2）可靠性评价：是指相同条件下对相同人群，同一筛检试验或重复检测获得相同结果的稳定程度。可靠性高，说明试验结果受随机误差的影响不大。

①变异系数（coefficient of variance）：适用于数值变量资料的可靠性分析。

②符合率（agreement）：也称为准确度（accuracy）或一致率（consistency），适用于分类变量资料可靠性的分析。同一个试验在相同条件下对同一研究对象做两次相同的检测。符合率指两次检测结果相同的人数占受试者总数的百分比。

③影响试验可靠性的因素：受试者的生物学变异：受试者的各种生理、生化测量值均随测量时间、条件等变化而不断变化，即由一个测量员使用同一测量方法测量同一个人的血压、脉搏、血胆固醇水平，可因受试者的生物学变异和不同的测量时间而出现变异。

试验方法与条件的变异：包括试验的温度、湿度；试剂与药品的质量及配制方法；仪器是否校准以及操作者的熟练程度等。

观察者的变异：指由观察者对测量结果判断的不一致所致的差异。包括不同观察者之间对同一试验结果判断不一致和同一观察者在不同时间、条件下重复进行同一试验时所得结果的不一致性。

（3）收益评价：对试验收益的评价最终需要成本效益分析、成本效果分析和成本效用分析，在此仅介绍能间接反应试验收益的指标，即预测值。

预测值（predictive value）是指在已知试验结果时来估计患病可能性的大小。预测值包括阳性预测值（positive predictive value，记为 PV＋）和阴性预测值（negative predictive value，记为 PV－）。阳性预测值是指试验阳性的人中真正患病的概率；阴性预测值是指试验阴性的人中真正无病的概率。

3. 提高试验效率的方法

（1）联合试验

①并联试验：指同时采用几项试验去检测疾病，只要有一项试验呈现阳性即视为阳性。并联试验可提高灵敏度，但特异度降低；在实际工作中，当急需对患者迅速做出诊断时，或需要灵敏度较高的试验，但目前可供利用的试验方法灵敏度较低时，可采用并联试验。

②串联试验：指先后采用几项试验去检测疾病，只要有一项试验呈现阴性即视为阴性。串联试验可提高特异度，但灵敏度降低。该方法主要用于无需对患者做出快速诊断，而强调诊断的准确性时；当误诊能造成严重后果，需要高特异度的方法时，可采用串联试验。

（2）选择高危人群：当诊断试验的灵敏度和特异度固定时，随着患病率的升高，阳性预测值增大，阴性预测值减小。在临床上为获得更多的病例，可通过选择高危人群、有特殊临床症状和体征的人群进行筛查，以及设立专科门诊、对疑难病例的转诊或会诊等手段来提高被检查人群的患病率。

（王燕玲）

第三节　循证医学的基本概念

随着医学模式的转变，单纯依靠临床医生对同种疾病治疗的成功经验为依据是不够的。医务人员必须将个人的临床专业知识和临床经验与现有的最佳临床研究结果和患者的选择相结合，为患者制定最佳的医疗决策，这就是循证医学的核心思想。近 10 年来，随着循证医学的进一步发展，循证医学已不再像其发展初期一样仅仅局限于临床患者，而是扩展到整个保健系统，因此有人提出了循证保健的概念。但是在信息爆炸的年代，如何从大量的信息中收集到医学实践中所需要、有价值的资料或信息，又是众多医学工作者所面临的问题，现在循证医学为解决这些问题提供了有效的途径。

健康管理工作虽然与临床医疗工作在形式上可能有些不同，但最终目的是相同的。为了较好地开展健康管理工作，健康管理师仍然需要掌握循证医学和循证保健的基本思想和方法。

一、循证医学相关概念

（一）循证医学基本概念

1. 什么是循证医学　医学是一门古老的科学，循证的思想在很久以前就已有其雏形，但是尚没有形成系统的思想。1992 年，加拿大 McMaster 大学的循证医学工作组正式提出的循证医学（evidence-based medicine，EBM）的概念。随着对循证医学的认识不断加深，人们一致认为，循证医学是指在疾病的诊治过程中，将个人的临床专业知识与现有的最佳研究证据、患者的选择结合起来进行综合考虑，为每个患者作出最佳医疗决策。简单的描述为：循证医学是最佳的证据、临床经验和患者价值的有机结合。其核心思想是医务人员应该认真、明智、慎重地应用从临床研究中获得的最新、最佳研究信息来诊治患者。最佳研究证据是指与临床相关的研究，包括基础医学研究，特别是以患者为研究对象的临床研究及其系统评价或 meta 分析；患者的选择是指在临床决策中，患者对自身疾病状况的关心程度、期望和对诊断、治疗措施的选择。

2. 循证医学与传统医学的关系　　传统医学是以经验为主，依靠临床医生的直觉、经验或病理生理机制进行医疗决策。病理生理机制对于我们认识疾病的发生、发展规律，了解疾病的基础知识是必不可少的，但是实验室、动物实验和离体组织研究所获得的结果与复杂人体的情况间存在一定的距离，用于指导临床实践是不够的。而循证医学强调遵循以人体为研究对象的临床研究证据，正确地认识各种诊断和干预措施的真正价值。但是循证医学并不能取代临床经验、临床技能，任何临床研究证据必须结合患者的具体情况、临床医生的经验，才能决定能否应用于自己的患者。循证医学使传统医学实践更完善、更科学，两者之间的关系如下表所示。

表 2 - 13　传统医学与循证医学的关系

	传统医学	循证医学
证据查寻	不系统、不全面	系统、全面
证据来源	基础研究、零散临床研究、动物实验	以患者为研究对象的临床研究
评价证据	缺乏明确标准，不重视	标准明确、重视
判效指标	中间指标：实验室指标，影像检查结果	终点指标：事件发生率、死亡、生存质量
治疗依据	临床经验为主，参与可获得的信息	以最新、最佳的研究为依据，结合临床经验和患者的选择
医疗模式	疾病/医生为中心	患者为中心

（二）循证保健与循证实践

20 世纪末，随着循证医学的发展，它已不仅仅局限于临床患者，而是扩展到整个保健系统，并且提出了循证保健的概念。循证保健强调对个人、群体的任何保健策略的制定不仅要考虑资源和价值，还要以当前科学研究的最佳成果为依据。循证保健包括循证政策、循证采购、循证管理等内容，循证保健与循证医学的主要不同之处在于循证保健是把最好的证据用于患者群体和人群，而后者只限于患者个体。随着循证思想的日渐深入发展，循证医学与循证保健已不存在明显的界限，人们开始使用循证实践来概括风险、评价和应用科学证据制定临床决策和进行保健系统管理的整个过程。

二、循证医学实践的基本步骤

循证医学实践，分为 5 个步骤：

（一）提出问题

如何从实际工作中，发现一个明确的健康问题是整个循证实践的第一步，它关系到一名医生或健康管理师能否为服务对象提供满意的服务。健康问题可以来自于医学实践的各个环节。

（二）检索文献，寻找最佳的研究证据

对于提出的问题，循证医学强调寻找"最佳证据"，这些信息可以来源于同行评估的高质量期刊上发表的原始研究论著，也可以来自系统综述的各种出版物。目前有一些刊物或电子出版物刊登的文献资料已经过严格的评价，具有较好的真实性、可靠性和临床重要性，如Medline、Cochrane Library、Clinical Evidence、中国生物医学文献数据库（CBM database）等。

（三）严格评价证据

由于科学研究质量参差不齐，内容丰富多彩，因此，对于检索到的文献资料，应根据临床流行病学和循证医学评价文献的原则进行严格评价，评价证据的真实性、临床重要性，而不能盲目相信。不同研究类型的文献资料有不同的评价方法。

证据的分级：各种研究方法对检验因果关系和评价干预效果的论证强度不同，由强到弱依次为系统综述、随机对照试验、队列研究、病例对照研究、描述性研究。

（四）应用证据

评价的目的是为了指导实践，应用评价后的结果，结合专业知识、患者的选择解决实际问题。但是研究证据并不能取代临床判断，文献所获得的结果是所有研究对象的"平均效应"，由于服务对象与文献中的人群诸多特征上的差别，因此真实、可靠且具有价值的研究证据并不一定能直接应用于每一个服务对象，健康管理师必须结合专业知识、服务对象的具体情况、服务对象的选择进行综合考虑，作相应的调整。

通常各种社区预防服务指南都是经过严格评价、得到肯定的最佳证据，作为一名健康管理师，可以直接使用这些指南指导自己日常的实践工作。

（五）自我评估

循证实践的最后一步是自我评估。实际上，这种评估应该贯穿于循证实践的每一过程。

三、循证医学实践中最佳证据来源

（一）循证医学实践中最佳证据的类型

最佳研究证据主要有两种类型：

1. 一次研究证据　也称为一次文献。是作者根据自己的工作实践经验和科研成果写成的原始论文；主要涉及病因、诊断、治疗和预后，即原始论著，分为试验性研究和观察性研究。

2. 二次研究证据　也称为二次文献。是对一次文献的系统阅读、综合分析、加工提炼而成，包括：meta分析、系统评价、综述、评论、述评、实践指南、决策分析和经济学分析等。

（二）循证医学实践中最佳证据来源

下面介绍一些常用的循证医学证据来源。

1. Cochrane图书馆　Cochrane图书馆（Cochrane Library）是国际Cochrane协作网和英国国家卫生服务中心（系统评价传播）等组织的主要产品，1996年由英国牛津Update Software公司以光盘作为主要出版形式发行，并可通过其网站（http://www.cochranelibrary.com）查寻摘要。Cochrane图书馆的主要研究证据为系统评价。

2. 循证医学杂志和网站 这些期刊组织相关专家，根据明确的标准，对医学杂志上发表的文章进行严格评估，以结构摘要的形式二次出版并附有专家评述。这样可帮助阅读者节约时间、精力，避免阅读一些低质量的研究证据，较快获得所需的最佳研究证据。这类杂志有 Evidence-based Medicine（http：//ebm. bmjjournals. com）、Evidence-based Mental Health（http：//ebmh. bmjjournal. com）、Evidence-based Nursing（http：//ebn. bmj-journals. com）、Evidence-based Health Care Policy and Practice 和 Evidence-based Cardio-vascular Medicine 等。

此外还有些著名的医学杂志，刊登了许多高质量的论著和系统评价，且在网上发表，部分杂志限时可免费下载全文，保证使用者能及时获得最新的信息。如英国医学杂志（BMJ，http：//www. bmj. com）、美国医学杂志（JAMA，http：//jama. ama‐assn. org）、The Lancet（http：//www. thelancet. com）等。

3. 综合性循证医学数据库及网站

（1）TRIP index：TRIP index（http：//www. tripdatabase. com）。提供快捷的网上循证资源检索，可与收集循证医学信息的最大网站相链接，也可进入一些高质量的在线医学专业杂志如 BMJ，JAMA 和 NEJM 等。每次检索可同时显示多个数据库的结果，采用不同颜色表示，方便浏览。

（2）Netting the Evidence：Netting the Evidence（http：//www. nettingtheevidence. org. uk）提供循证保健的工具、资源、指南的各种链接，包括循证医学相关机构，教学材料，循证医学虚拟图书馆，软件和循证医学专著、循证医学专业杂志等方面的信息。

（3）AHRQ：AHRQ（http：//www. ahcpr. gov）为美国负责卫生保健研究质量的官方机构，为临床医生、用户和患者提供信息，内容包括：循证实践，结局和效力，技术评估，预防服务和临床实践指南，医疗质量和戒烟等。

（4）临床实践指南：临床实践指南（clinical practice guideline）是基于对研究证据的综合分析所制定的指导实践的原则，世界各国均根据自己的情况制定了指南，有关网站非常多，可互相参考。

①美国 national guideline clearinghouse：该网站（http：//www. guideline. gov）由美国卫生保健研究质量机构（Agency for Healthcare Research and Quality，AHPQ）、美国医学会（American Medical Association，AMA）和美国医院规划协会（American Association of Health Plans）主办，收集了近2 000个指南，并定期更新。

②EBM Guidelines：该网站（http：//www. ebm‐guidelines. com）收集了根据现有的最佳研究证据所制订的循证医学指南，包括1 000 种基于问题或疾病的指南，1 700 篇支持提出建议的科学证据报告，有关诊断试验和药物剂量的详细推荐意见。用户获取指南需要注册。

（5）卫生技术评估：卫生技术评估（Health Technology Assessment，HTA）是指对卫生技术的技术特性、安全性、有效性（效能、效果和生存质量）、经济学特性（成本-效果、成本-效益、成本-效用）和社会适应性（社会、法律、伦理、政治）进行系统全面的评价，为各层次的决策者提供合理选择卫生技术的科学信息和决策依据，对卫生技术的开发、应用、推广与淘汰实行政策干预，从而合理配置卫生资源，提高有限卫生资源的利用质量和效率。全世界有许多卫生技术评估机构，根据政府、医疗机构和用户的需求对某些高新、昂贵卫生技术进行了严格评估，以杂志、专著形式发表系列评估报告或网上发表。如国际卫生技术评估机构网络（International Network of Agencies for Health Technology Assessment，INAHTA，收集了有关卫生技术评估的信息、评估报告、卫生技术评估数据库等）、国际卫生保健技术评估协会（International Society of Technology Assessment in Health Care，ISTAHC，为医务人员和决策者提供针对某一题目的详细资料、技术报告等）。

4. 综合性生物医学文献数据库　为原始文献数据库，其收集的文献资料未经过严格评价。包括 Medline（美国国立图书馆研发，当前世界上检索生物医学文献的权威性数据库，网址为 http：//www. ncbi. nlm. nih. gov/Pubmed/）和我国的中文生物医学文献数据库（CMB database，网址为 http：//www. imicams. ac. cn）。

（王燕玲）

参考文献

1. 李立明. 流行病学（第六版）. 北京：人民卫生出版社，2007.

2. 黄悦勤. 预防医学. 北京：人民卫生出版社，2004.

3. 姜庆五. 流行病学. 北京：科学出版社，2005.

4. 傅华. 预防医学（第五版）. 北京：人民卫生出版社，2008.

5. 黄悦勤. 临床流行病学（第二版）. 北京：人民卫生出版社，2008.

6. 詹思延. 循证医学和循证保健. 北京：北京医科大学出版社，2002.

7. 王吉耀. 循证医学与临床实践. 北京：科学出版社，2002.

8. 金丕焕. 卫生统计学. 上海：上海医科大学出版社，2000.

9. Muir Gray，唐金陵，等. 循证医学·循证医疗卫生决策. 北京：北京大学医学出版社，2004.

第三章　健康教育的基本理论与方法

健康教育和健康促进的理论与实践与健康管理有着密切的联系。两者在分析问题、解决问题的思路上基本一致，都是以资料收集/需求评估-干预实施-效果评价为主线，只是在方法上，健康管理引入了健康风险评估和管理学的理念。另外，两者关注的重点不尽相同，健康教育本身就是健康管理干预实施过程中的主要手段之一。因此，学习健康教育的理论与方法对理解、丰富健康管理的理论和实践大有帮助。

第一节　健康教育与健康促进概述

20 世纪 70 年代以来，健康教育在全球迅速发展，完整的学科体系已逐步形成。尤其近二十年来，全球性健康促进活动的兴起，健康教育与健康促进在卫生保健总体战略中的地位得到了全世界的关注，健康教育与健康促进的内涵、特征、研究领域等诸多问题正处于不断地发展和完善之中。

一、健康教育、健康促进的含义与联系

（一）健康教育的含义

健康教育（health education）是通过信息传播和行为干预，帮助个人和群体掌握卫生保健知识、树立健康观念，自愿采纳有利于健康的行为和生活方式的教育活动与过程。其目的是消除或减轻影响健康的危险因素，预防疾病，促进健康和提高生活质量。

健康教育的实质是有计划、有组织、有评价的教育活动和过程，这就与传统意义上的卫生宣传有着较大的差别。卫生宣传通常只指卫生知识的单向传播，其特点是：宣传对象比较泛化；不注重反馈信息和行为改变效果；主要实际效果侧重于改变人们知识结构和态度。而健康教育具有对象明确，双向传播为主，注重反馈和行为改变效果等特点，是卫生宣传在内容上的深化、范围上的拓展和功能上的扩充。当前卫生宣传多作为健康教育的一种重要手段。

健康教育的着眼点是促进个人或群体改变不良的行为与生活方式。行为的改变以知识、信念、健康观的改变为基础，因此首先要使个体或群体掌握卫生保健知识，提高认知水平和技能，建立起追求健康的理念，并为此自觉自愿地而不是勉强地来改善自己的行为与生活方式。

世界各国的健康教育实践经验表明，行为改变是长期的复杂的过程，许多不良行为生活方式仅凭个人的主观愿望仍无法改变，要改变行为必须依赖于支持性的健康政策、环境、卫生服务等相关因素。单纯的健康教育理论在许多方面已无能为力，已经满足不了社会进步与健康发展的新需要，在这种情况下，健康促进开始迅速发展。

（二）健康促进的含义

世界卫生组织给健康促进（health promotion）作如下定义："健康促进是促进人们维护和提高他们自身健康的过程，是协调人类与他们环境之间的战略，规定个人与社会对健康各

自所负的责任"。美国健康教育学家格林（Lawrence W. Green）指出："健康促进是指一切能促使行为和生活条件向有益于健康改变的教育与环境支持的综合体"。其中环境包括社会的、政治的、经济的和自然的环境，而支持即指政策、立法、财政、组织、社会开发等各个系统。1995 年，WHO 西太区办事处发表《健康新视野》（New Horizons in Health）重要文献，指出"健康促进是指个人与其家庭、社区和国家一起采取措施，鼓励健康的行为，增强人们改进和处理自身健康问题的能力。"健康促进的基本内涵包含了个人和群体行为改变，以及政府行为（社会环境）改变两个方面，并重视发挥个人、家庭、社会的健康潜能。

1986 年在首届国际健康促进大会通过的《渥太华宣言》明确指出，健康促进涉及 5 个主要活动领域：

1. 建立促进健康的公共政策　健康促进的含义已超出卫生保健的范畴，各个部门、各级政府和组织的决策者都要把健康问题提到议事日程上。明确要求非卫生部门建立和实行健康促进政策，其目的就是要使人们更容易作出更有利健康的抉择。

2. 创造健康支持环境　健康促进必须为人们创造安全的、满意的和愉快的生活和工作环境。系统地评估快速变化的环境对健康的影响，以保证社会和自然环境有利于健康的发展。

3. 增强社区的能力，确定问题和需求是社区能力建设最佳的起点　社区人民有权、有能力决定他们需要什么以及如何实现其目标。因此，提高社区人民生活质量的真正力量是他们自己。充分发动社区力量，积极有效地参与卫生保健计划的制定和执行，挖掘社区资源，帮助他们认识自己的健康问题，并提出解决问题的办法。

4. 发展个人技能　通过提供健康信息，教育并帮助人们提高作出健康选择的技能，来支持个人和社会的发展。这样，就使人们能够更好地控制自己的健康和环境，不断地从生活中学习健康知识，有准备地应付人生各个阶段可能出现的健康问题，并很好地应付慢性病和外伤。学校、家庭、工作单位和社区都要帮助人们做到这一点。

5. 调整卫生服务方向　健康促进中的卫生服务责任由个人、社会团体、卫生专业人员、卫生部门、工商机构和政府等共同分担。他们必须共同努力，建立一个有助于健康的卫生保健系统。同时，调整卫生服务类型与方向，将健康促进和预防作为提供卫生服务模式的组成部分，让最广大的人群受益。

（三）健康教育与健康促进的联系

健康促进是一个综合的调动教育、社会、经济和政治的广泛力量，改善人群健康的活动过程，它不仅包括一些旨在直接增强个体和群体知识技能的健康教育活动，更包括那些直接改变社会、经济和环境条件的活动，以减少它们对个体和大众健康的不利影响。健康教育是健康促进的基础和先导，一方面健康教育在促进行为改变中起重要作用，另一方面健康教育对激发领导者拓展健康教育的政治意愿，促进群众的积极参与，促成健康促进的氛围的形成有着重要的作用，因此离开了健康教育，健康促进就会是无源之水，无本之木。同时，政府的承诺、政策、法律、组织等社会支持条件和社会、自然环境的改善对健康教育是强有力的支撑，而健康教育如不向健康促进发展，其作用就会受到极大限制。

二、健康教育在健康管理中的应用

（一）健康教育与健康管理的区别与联系

从健康教育和健康管理的内涵和基本操作步骤来看，两者都运用了资料收集-计划-实施-

评价的管理过程，在计划前研究和评估中，都会采用定量的问卷调查和一些定性的方法寻找问题的原因和可能的解决问题的办法，只不过健康教育主要侧重在知识、态度、信念、行为方面，而健康管理还重视从体格检查的资料获得信息、强调对于生活方式和行为的长期、连续的管理。在制订计划中，健康教育更加重视目标人群的知识、态度和行为的改变，而健康管理的计划要在风险评估的基础上，提出针对个人的个性化的措施。在实施的过程中，健康教育通常运用教育、传播乃至政策的策略，针对目标人群进行教育和干预，而健康管理通常运用对个体进行生活方式的干预和健康、疾病的咨询和指导。在评价方面，健康教育会进一步细分为过程评价、效应评价和结局评价，健康管理也类似，只是内容更侧重于行为的监测和健康指标的改善以及健康风险的变化。

表 3－1　健康教育与健康管理的区别和联系

内容	健康教育	健康管理
内含	有计划、有组织、有评价的教育活动和过程	健康监测、健康维护以及生活方式管理、疾病管理的过程
侧重点	知识、信念和行为改变 提高人们的健康素养	健康风险评估、健康危险因素管理、提高人们的健康水平和素质
对象	个体和群体，侧重群体	个体和群体，侧重个体
基本步骤	需求评估—计划制订—干预实施—评价	信息收集—风险评估—干预、咨询、指导—效果评估
干预方法	信息传播、行为干预	行为干预、健康和疾病的咨询与指导、生活方式管理、疾病管理
评价	活动实施、人群参与情况 知识、信念、行为的变化 健康指标的改善	健康相关行为、生活方式的改变 健康指标的改变 健康状况的提高、病情的改善 疾病或死亡风险的改变

（二）健康教育在健康管理中的作用

健康管理是把健康监测和维护、健康相关行为以及治疗和康复都纳入管理并实施干预，干预手段主要是非临床的方法，即教育和管理。因此，健康教育无论是针对个体的健康管理、还是针对群体的健康管理，都是一种非常基本和重要的方法和策略。因此，也可以说，健康管理是将迄今为止主要由公共卫生与预防医学工作者提倡、由政府支持的、以群体为主的健康教育、健康促进活动与临床医学结合，开展生活方式和疾病管理，形成兼顾个体性、具有可操作性并且可以持续的慢性病综合防治模式。

1. 在个体健康管理中的作用　针对个体的健康信息收集问卷的设计原理与健康教育常用的问卷相似，内容中所包含的行为和生活方式相关问题以及健康教育需求等问题在健康教育的问卷中也经常问及。在对个体进行的健康教育干预时，要应用健康教育中常用的人际传播和行为干预策略，因此，熟悉和掌握健康教育的理论和实践技能是实现有效的个体健康管理的基础。

2. 在群体健康管理中的作用　在健康管理领域，健康管理师除了要做个体化的健康管理外，还面临着社区、企事业单位、学校等以场所、人群为基础的群体健康干预。健康教育和健康促进是群体健康管理工作的重要工具、方法和策略。健康教育计划设计、实施和评价的基本步骤与健康管理的信息收集-健康风险评估-教育干预-效果评价基本一致。与个体信息收集相类似，群体信息收集的问卷内容也与健康教育常用的问卷相近。在群体健康干预中，健康管理师要运用到比针对个体更加全方位、多样化的手段，创造有利于健康的社会/社区环境以及工作和家庭氛围包括健康促进的社会动员策略、群体行为干预的理论与方法、大众传播和人际沟通的技巧与方法。

（孙昕霙）

第二节　健康传播

健康传播是健康教育、健康管理重要的干预措施之一。要成功地达到预防疾病、促进健康的目标，必须依赖于个体和社会的有效参与，因此需要广泛深入地开展健康传播活动。

一、传播的基本概念、分类与模式

（一）传播的基本概念

传播一词的本意为"共同分享"，它通常是指人与人之间通过一定的符号进行的信息交流与分享，是人类普遍存在的一种社会行为。1988 年出版的我国第一部《新闻学字典》将传播定义为："传播是一种社会性传递信息的行为，是个人之间、集体之间以及集体与个人之间交换、传递新闻、事实、意见的信息过程。"

健康传播是传播学的一个分支和部分，它是指以"人人健康"为出发点，运用各种传播媒介渠道和方法，为维护和促进人类健康的目的而制作、传递、分散、交流、分享健康信息的过程。健康传播是一般传播行为在医学领域的具体和深化，并有其独自的特点和规律。健康传播是健康教育与健康促进的重要手段和策略。

（二）传播的分类

人类的传播活动纷繁复杂，形式多样。按传播的规模可将人类传播活动分为五种类型：

1. 自我传播（intra-personnel communication）　又称人的内向传播、人内传播，指个人接受外界信息后，在头脑内进行信息加工处理的心理过程，如独立思考，自言自语等。自我传播是人最基本的传播活动，是一切社会传播活动的前提和生物学基础。一般来讲，自我传播属于心理学的研究范畴。

2. 人际传播（inter-personnel communication）　又称亲身传播，是指个人与个人之间直接的信息交流。人际传播是最典型的社会传播活动，是人际关系得以建立的基础，也是人与人社会关系的直接体现。

3. 群体传播（group communication）　每一个人都生活在一定的群体中，群体是将个人与社会相连接的桥梁和纽带。群体传播是指组织以外的一般群体（非组织群体）的传播活动。同伴教育就是典型的群体传播活动。

4. 组织传播（organizational communication）　组织是人类社会协作的群体形态之一，是一个结构顺序严密、有明确的目标、制度，严格分工和统一指挥的管理体系的社会结合体。组织传播是以组织为主体的信息传播活动，现代社会中，组织传播已发展成为一个独立的研究领域，即公共关系。

5. 大众传播（mass communication）　指职业性传播机构通过报刊、广播、电视、书籍、电影等大众传播媒介向范围广泛、为数众多的社会大众传播信息的过程。

在健康教育干预活动中，人际传播和大众传播应用最多，下文将详细介绍。

（三）传播模式

传播模式是指为了研究了解传播现象，采用简化而具体的图解模式来对复杂的传播现象、传播结构和传播过程进行描述、解释和分析，以求揭示传播结构内各因素之间的相互关系。最经典的传播模式就是拉斯韦尔5因素传播模式。

拉斯韦尔5因素传播模式是传播学的奠基人之一，美国著名社会学家、政治学家哈罗德·拉斯韦尔（H. D. Lasswell）在1948年提出了一个被誉为传播学研究经典的传播过程的文字模式，即"一个描述传播行为的简便方法，就是回答下列5个问题：①谁（who）；②说了什么（says what）；③通过什么渠道（through what channel）；④对谁（to whom）；⑤取得什么效果（with what effect）；"这就是拉斯韦尔5因素传播模式，又称5W模式（图3-1）。拉斯韦尔5因素传播模式把繁杂的传播现象用5个部分高度概括，虽然不能解释和说明一切传播现象，但抓住了问题的主要方面，不但提出了一个完整的传播结构，还进而提出了5部分的研究范围和内容，从而形成了传播学研究的5大领域，为传播学研究奠定了基础。

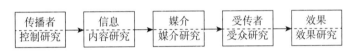

图3-1　拉斯韦尔5因素传播模式

1. 传播者（communicator）　是指在传播过程中"传"的一端的个人（如有关领导、专家、医生、讲演者、节目主持人、教师等）或团体（如报社、电台、电视台等）。传播者是信息传播的主动发出者和媒介的控制者。

2. 信息与讯息（information and message）　信息泛指情报、消息、数据、信号等有关周围环境的知识；而讯息是由一组相关联的信息符号所构成的一则具体的信息，是信息内容的实体。信息必须转变为讯息才能传播出去。但在一般情况下，"信息"和"讯息"两者常混用，实际上就是传播者所要传播的而受传者所要接受的内容。健康信息（health information）泛指一切有关人的健康的知识、技术、技能、观念和行为模式，即健康的知、信、行。如戒烟限酒、限盐、控制体重、合理膳食、有氧运动、心理平衡等预防慢性病的健康信息。

3. 媒介渠道（media and channel）　是讯息的载体，传递信息符号的中介、渠道。一般特指非自然的电子类、印刷类及通俗类传播媒介。如纸条、传单、信件、挂历、书刊、杂志、报纸、广告牌、电话机、传真机、收音机、电视机、光碟（LD，VCD，DVD）、计算机、互联网络及手机短信等新型的流媒体。人际传播是一种借助自然媒介传播信息的渠道。

4. 受传者（audience）　是指在传播过程中'受'的一端的个体或团体的谈话者、听众、观众的总称。受传者一般被视为信息传播中的被动者，但其却拥有接受或不接受和怎样接受传播的主动选择权。个人或个别团体的受传者称为受者、受方，若多数则简称为受众。

5. 效果（effect）指受传者接受信息后，在情感、思想、态度、行为等方面发生的反应。

（四）传播关系

人们通过信息交流和分享而在传播活动中建立起来的相互关系称为传播关系。建立传播关系必需依靠共同经验域、契约关系和反馈这3个基本条件。

1. 共同经验域（又称共同经验范围）　共同经验是指在人际传播过程中双方对信息能够共同理解、相互沟通，产生共识的经验范围；另外在大众传播中还要再加上传受双方对传播媒介的使用及理解的共识范围（图3-2a，图3-2b）。共同经验域是传播学里一个极为重要的概念。传播双方有没有共同经验域（共同的语言、知识、生活经历、经验和认识过程等），在传播中就会出现"酒逢知己千杯少，话不投机半句多"两种截然不同的局面。找到"共同语言"常常是传播关系的良好开端。

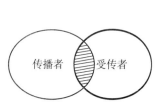

A：传受双方对媒介的共同经验域
A+B：传者与受者的共同经验域
A+C：传者对媒介的共同经验域
A+D：受者对媒介的共同经验域

图3-2a　人际传播的共同经验域　　　　图3-2b　大众传播的共同经验域

2. 契约关系　　契约关系是指在传播活动中传播双方相互依存的一种心理默契关系，传播双方以此来约束各自的传播行为。如在广播热线节目中，主持人与其固定听众之间的关系；又如在咨询门诊服务中，咨询医生与求询者之间的相互信赖与理解的关系。这在传播关系中是一个必不可少的因素。如果传播中缺乏这种契约关系，也会导致传而不通的局面。

3. 反馈　在传播学中，反馈特指传播者获知受传者接受信息后的心理行为反应。及时的信息反馈是使传播活动生动活泼地进行下去的重要条件。反馈越及时、越充分、越真实、准确和无误，越有利于传播双方的信息沟通。信息反馈有两种情况：第一种是在面对面直接传播中获得受传者的主动反映情况；另一种是在间接传播中，传播者需要运用反馈机制去收集受传者的反应或听取受众的意见。

二、人际传播

（一）人际传播的概念

人际传播也称人际交流，是指人与人之间进行直接信息沟通的一类交流活动。这类交流主要是通过语言来完成，但也可以通过非语言的方式来进行，如动作、手势、表情、信号（包括文字和符号）等。人际传播可以分成个体之间、个体与群体之间、群体与群体之间3种形式。

（二）人际传播的特点

1. 直接的人际传播不需要任何非自然的媒介。因此，人际传播简便易行，不受机构、媒介、时空等条件的限制。

2. 就传播活动中信息的发出者和接受者而言，在同一次人际传播活动中交流的双方可以互为传播者和受传者。接受信息的一方能够即时做出反应，而且使反应传递到传播者，这时，开始发出信息的传播者就转变成了接受信息的一方，成了受传者；而原来接受信息的一方转变成了信息的发出方，成了传播者。所以，在人际交流的过程中交流的双方或多方都在不断地变换着自己的角色，不断地接受信息和发出信息。

3. 由于人际传播中的反馈及时，所以双方的交流也就容易充分。交流的双方都可以即时了解对方对信息的接受情况和自己的传播效果，这样就能够及时地调整自己的传播策略和技巧，以提高传播的针对性。在健康教育的人际传播活动中，健康教育人员应该根据传播的目的、信息内容和传播对象的反馈随时了解传播效果，随时调整传播技巧，以提高传播效果，实现传播目标。

4. 相对大众传播而言，人际传播的信息量比较少；覆盖的范围比较小；传播的速度也比较慢。在一定时限内，人际传播的信息覆盖的人群远不及大众传播。

5. 在人际传播活动中，特别是在多级的人际传播活动中，信息容易走样。这是因为接受者的理解能力、知识背景、接受习惯，以及记忆力等原因造成的。因此，在开展健康教育人际传播活动时要特别注意对传播者的培训，使其理解、记忆和掌握信息的内容，并在传播活动的实际开展过程中注意对信息质量的监测。

（三）人际传播在健康教育中的应用

健康教育通过改变人们的行为来达到促进健康的目的，改变行为的过程是与传播健康知识、教授保健技能、干预不健康的行为习惯等紧密相连，而在这些活动中人际传播不可缺少。在健康教育的实践活动中经常会采用多种人际传播形式，基本的人际传播形式有以下几种。

1. 个别劝导（persuade）与干预（intervention）　在健康教育活动中健康教育人员经常会针对某一个干预对象的特殊不健康行为和具体情况向其传授健康知识、教授保健技能，帮助建立健康信念，说服其改变态度和行为。这是行为干预的主要手段，也是健康教育工作采用最多的人际传播形式。

2. 咨询（consultation）　健康咨询是近年来随着人们对健康关注程度增加而兴起的一项寻求有关疾病、健康、保健、医药、康复等有关信息和专业知识的服务项目。健康咨询是为满足人们对健康的需求而提供的一种健康服务的形式，应归类于健康教育的范畴。健康咨询的目标与任务是向求助者提供所需要的科学信息和专业技术帮助，使求助者能够自己选择有利于健康的信念、价值观和行为，了解和学习有关保健技能。从传播的角度讲，面对面的咨询活动是一种典型的人际交流。

3. 讲座（lecture）　是传播者根据受众的某种需要针对某一专题有组织、有准备地面对目标人群进行的健康教育活动。这种活动形式可以使比较多的目标人群同时接受影响，信息的传播比较直接，如演讲的人具有比较好的知识基础，又有比较好的演讲技巧，则可以给听众比较大的感染力，取得比较好的传播效果。

4. 培训（training）　健康教育人员运用教育的手段针对干预对象的需求进行保健技能的培训。这种培训是培训者和受训者面对面进行的，交流充分，反馈及时，培训者可以运用讲解、演示等方法逐步使受训者理解和掌握需要掌握的健康保健技能。这种培训不同于一般的知识培训，具有针对性强、目标明确、现学现用的特点。这种方式在健康教育活动中是不可缺少的，也是促进受训对象建立健康行为的重要环节。

三、大众传播

（一）大众传播的含义

大众传播是指职业性信息传播机构和人员通过广播、电视、电影、报纸、期刊、书籍等大众媒介和特定传播技术手段，向范围广泛、为数众多的社会人群传递信息的过程。

（二）大众传播的特点

1. 传播者是职业性的传播机构和人员，并需要借助非自然的特定传播技术手段；
2. 大众传播的信息是公开的、公共的，面向全社会人群；
3. 大众传播信息扩散距离远，覆盖区域广泛，速度非常快；
4. 大众传播对象虽然为数众多，分散广泛，互不联系，但从总体上来说是大体确定的；
5. 大众传播是单向的，很难互换传受角色，信息反馈速度缓慢而且缺乏自发性。

但随着大众传播中"热线"形式的开通与流行，部分弥补了传受双方信息反馈的不足。利用大众传播渠道开展健康教育，可以使健康信息在短时间内迅速传及千家万户，提高人们的卫生意识。加强对大众传播的特点和客观规律的研究，将有助于改变健康传播的质量，提高健康传播的效果。

（三）大众媒介的共同特点

大众传播媒介主要是指广播、电视、电影、报纸、杂志、书籍等媒介。此外，如健康教育中经常使用并广泛散发的卫生标语、卫生传单，以及置于闹市等公共场所的卫生宣传画廊等，也都属于大众传播媒介的范畴。这些媒介在传播方式、对象等方面各有自己的特点同时又具有一些共同点。

1. 间接性传播　通过机械性、技术性媒介传播信息，传播者与受传者之间的关系是间接性的。
2. 覆盖面广，资源利用率与传播效率高　大众传播媒介都拥有广大的受众，具备任何其他传播方式都不能达到的影响面。大众媒介的网络，覆盖了几乎社会的各个角落，把千千万万散在各处的人们联系起来。
3. 大众传播媒介面向整个社会，具有公开性，负有重大的舆论导向和社会责任　大众媒介传播出的每条确切或错误的卫生信息，可能使数以万计的人受益或上当受骗。
4. 大众传播媒介具有时效性　即传播信息一要新，二要快，特别体现在新闻报道方面。针对当前社会人群中普遍存在的卫生问题或中心性卫生工作，可以迅速通过适宜的大众媒介进行宣传教育，广而告之。
5. 传播材料的统一成批生产与重复利用，可确保信息的标准化和规范化。如电视录像片、小册子、广播录音节目等，一般都可以成批复制。

（四）传播媒介的选择

1. 大众媒介的比较　随着新的传播媒介和技术的不断出现，各种传播媒介各有所长，也有所短，因此传播者在诸多媒介面前面临着选择。表3-2列出了这些媒介的优缺点，以便传播者在选择时考虑。

表 3－2　大众媒介的优缺点与选择评定标准

标准	媒　介						
	报纸	电视	广播	杂志	户外广告	交通广告	邮寄
选择性	中	低	高	高	低-中	低	高
用于每个人的成本	高	低	公益服务低，广告高	中	中	低	高
接触最多的社会经济人群	中层上层	低层中层	所有阶层	中层高层	中层高层	低层中层	所有阶层
接触最多的年龄范围	中年老年	儿少青老年家妇	青少年老年	青、中年成人	青、中年成人	所有年龄	所有年龄
信息的复杂性	高	中	低	高	低	低	中
对于每个人的效果	中	低-中	中	中-高	低-中	低	高

2. 传播媒介的选择原则　恰当地选择传播媒介，是取得预期传播效果的一个重要保证。在选择传播媒介时，应遵循如下原则：

（1）保证效果原则：根据预期达到的健康传播目标和信息内容选择传播媒介。注意媒介对讯息内容表达的适应性及效果。如疫病流行期间，宜选用大众媒介的健康新闻发布或公益广告传播：例如，"O-157 致病性大肠菌污染食物发病死亡人数在日本急剧增加！"、"H5N1禽流感病毒夺命香港，引起全球关注！"以达到"广而告之"的目的。

（2）针对性原则：针对目标人群状况，选择传播媒介。针对性是指所选择媒介对目标人群的适用情况。比如对幼儿采用卡通视图与儿歌等视听电子媒介就比文字印刷媒介有针对性。

（3）速度快原则：力求将健康信息以最快、最通畅的渠道传递给目标人群。一般来讲，电视、广播是新闻传递最快的渠道。

（4）可及性原则：根据媒介在当地的覆盖情况，受众对媒介的拥有情况和使用习惯来选择媒介。

（5）经济性原则：从经济角度考虑媒介的选择，如有无足够经费和技术能力制作、发放材料或使用某种媒介。实际工作中，在通盘考虑上述 4 个原则后，这一原则可能具有决定性。

四、传播材料制作与预试验

健康传播材料是指配合健康教育与健康促进活动使用的印刷材料与声像材料。在制定健康传播计划时，首先应考虑在现有的传播材料中选择可利用的材料，使用这些材料可以节约时间和资源。但是，在现有的信息或材料不充足时，需要制作新的传播材料，材料制作应遵循以下六个程序。

（一）分析需求和确定信息

在制定传播材料之前，首先需要以查阅文献、受众调查等方法对目标人群所处的外部环境、有关政策、组织机构能力、媒介资源、文化背景、生活习俗、宗教信念和健康需求等进行调查分析，为初步确定符合目标人群的需求的健康传播材料提供依据，从而保证传播材料的针对性和可行性。

（二）制定计划

在需求分析基础之上，根据信息内容和技术、资源条件等，制定出详细材料制作计划，计划应包括确定目标人群、材料种类、数量、使用范围、发放渠道、使用方法、预试验与评价方案、经费预算、时间进度等。

（三）形成初稿

初稿的设计过程就是讯息的研究与形成过程。要根据确定的信息内容和制作计划，设计出材料初稿，印刷材料的初稿包括文字稿和画稿；录像带的初稿应有文字稿和重点画面；录音带初稿也应有文字稿。医护健康教育人员在初稿形成过程中要把好信息关，并根据目标人群的文化程度和接受能力决定信息复杂程度和信息量的大小。

（四）传播材料预试验

1. 预试验（pre-testing）的含义　是指在材料最终定稿和投入生产之前，健康教育传播材料设计人员一定要在一定数量的目标人群的典型代表中进行试验性使用，从而系统收集目标人群对该讯息的反应，并根据反馈意见对材料进行反复修改的过程。

2. 预试验的目的　是通过了解目标人群是否理解材料传播的信息内容，是否喜欢材料的表现形式和视觉舒适度，以及讯息的易读性、实用性、可接受性、趣味性等，以便为修订、完善和确定健康材料提供反馈意见，从而保证材料制作的质量和传播效果。

各种健康传播材料，例如印刷材料——小册子、小折页、传单、招贴画等，音像材料——广播稿和样带、影视片的脚本和样片、幻灯片等，均可作为预试验的对象。预试验的次数需根据初稿的质量、预试验对象的意见、修改稿的质量等情况来确定，一般来说需要2~3次。

3. 传播材料预试验方法　传播材料预试验的方法有多种。大多数预试验可以通过在目标人群的典型代表中进行小范围的预调查。预试验的方法主要采用定性研究的快速评估方法，包括重点人群专题小组讨论、中心场所阻截式调查、可读性测试、个人访谈、把关人调查、音像资料观摩法，等等。根据传播材料的性质不同，需采用不同的预试验方法。一般来讲，凡是适用于群体教育的材料，都可以用专题小组访谈的形式。例如，宣传画、画册、歌曲、广播稿、电视录像片、幻灯片、戏剧及其他形式的文艺节目等。用于文化层次较高的文字材料，可以先发给大家单独阅读，再组织小组讨论，这是由于有文化素养的人常常更加自信，不易受到小组中其他成员的影响。而用于文盲、半文盲人群的印刷性材料、折页，则应个别地进行预试验。

（五）材料的生产发放与使用

预试验结束后，将材料终稿交付有关负责人员审阅批准，按照计划安排制作和生产。确定和落实材料的发放渠道，以保证将足够的材料发放到目标人群手中，同时对材料的使用人员（社区积极分子、专兼职健康教育人员）进行必要的培训，使他们懂得如何有效地使用这些材料。

（六）监测与评价

一个完整的材料制作程序应该包括监测与评价。在材料使用过程中，认真监测材料的发放和使用情况，在实际条件下对材料的制作过程、制作质量、发放与使用状况、传播效果等做出评价，以便总结经验，发现不足，用以指导其他的传播材料制作活动和计划。如此循环往复，形成健康传播材料制作的不断循环发展的过程。参与评价的工作人员最好不是直接的材料制作者和相关人员，以利于评价结果的公正性。

（钮文异）

第三节 健康相关行为改变的理论

健康教育和健康管理都非常关注行为和生活方式，同时，行为是一种复杂的活动，生活方式更是已经形成的行为定型，行为和生活方式的改变是一个相当复杂、艰苦的过程，是一件说起来容易，做起来艰难并且痛苦的事。一些常用的行为理论可以帮助健康管理师充分的解释行为，找到改变行为的可能途径，有些行为干预理论也可以直接用来指导行为的干预。下面介绍几个比较成熟的理论模式——"知信行"模式、健康信念模式、自我效能理论、群体动力论。

一、"知信行"模式

知信行是知识、信念和行为的简称，健康教育的知-信-行（knowledge，attitude，belief，and practice，KABP 或 KAP）模式实质上是认知理论在健康教育中的应用。知信行模式认为：卫生保健知识和信息是建立积极、正确的信念与态度，进而改变健康相关行为的基础，而信念和态度则是行为改变的动力。只有当人们了解了有关的健康知识，建立起积极、正确的信念与态度，才有可能主动地形成有益于健康的行为，改变危害健康的行为。

知信行理论可以简单地表示为：

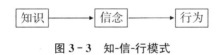

图 3-3 知-信-行模式

例如，吸烟作为个体的一种危害健康的行为已存在多年，并形成了一定的行为定式。要改变吸烟行为，使吸烟者戒烟，首先需要使吸烟者了解吸烟对健康的危害，戒烟的益处，以及如何戒烟的知识，这是使吸烟者戒烟的基础。具备了知识，吸烟者才会进一步形成吸烟有害健康的信念，对戒烟持积极态度，并相信自己有能力戒烟，这标志着吸烟者已有动力去采取行动。

但是，要使知识转化为行为改变，仍然是一个漫长而复杂的过程，有很多因素可能影响知识到行为的顺利转化，任何一个因素都有可能导致行为形成/改变的失败。知识、信念与态度、行为之间存在着因果关系，但有了前者并不是一定导致后者。知识是行为改变的必要条件，但不是充分条件，只有对知识进行积极的思考，才有可能逐步上升为信念，产生行为动机。在健康教育促使人们形成健康行为或改变危害健康行为的实践中，常常遇到"知而不信"、"信而不行"的情况，"知而不信"的可能原因在于：所传播信息的可信性、权威性受到质疑、感染力不强，不足以激发人们的信念；"信而不行"的可能原因在于：人们在建立行为或改变行为中存在一些不易克服的障碍，或者需要付出较大的代价，这些障碍和代价抵消了行为的益处，因此不产生行动。由此可见，只有全面掌握知、信、行转变的复杂过程，才能及时、有效地消除或减弱不利影响，促进形成有利环境，进而达到改变行为的目的。

二、健康信念模式

健康信念模式（Health Belief Model，HBM）理论强调感知（perception）在决策中的重要性，影响感知的因素很多，是运用社会心理学方法解释健康相关行为的理论模式。该理论认为信念是人们采纳有利于健康的行为的基础，人们如果具有与疾病、健康相关的信念，他们就会采纳健康行为，改变危险行为。人们在决定是否采纳某健康行为时，首先要对疾病的威胁进行判断，然后对预防疾病的价值、采纳健康行为对改善健康状况的期望和克服行动障碍的能力作出判断，最后才会作出是否采纳健康行为的决定。

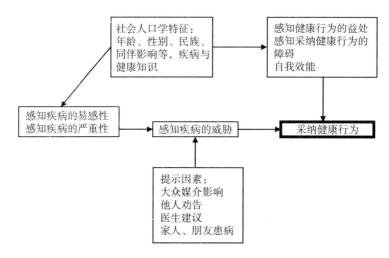

图 3 - 4   健康信念模式

（引自：Irwin M. Rosenstock，Historical Origins of the Health Belief Model，Health Education Monographs，2 （4），1974）

在健康信念模式中，是否采纳有利于健康的行为与下列因素有关：

（一）感知疾病的威胁（perceived threat）

对疾病威胁的感知由对疾病易感性的感知和对疾病严重性的感知构成。对疾病易感性和严重性的感知程度高，即对疾病威胁的感知程度高，是促使人们产生行为动机的直接原因。

1. 感知疾病的易感性（perceived susceptibility）　指个体对自身患某种疾病或出现某种健康问题的可能性的判断。人们越是感到自己患某疾病的可能性大，越有可能采取行动避免疾病的发生。

2. 感知疾病的严重性（perceived severity）　疾病的严重性既包括疾病对躯体健康的不良影响，如疾病会导致疼痛、伤残和死亡，还包括疾病引起的心理、社会后果，如意识到疾病会影响到工作、家庭生活、人际关系等。人们往往更有可能采纳健康行为，防止严重健康问题的发生。

（二）感知健康行为的益处和障碍

感知健康行为的益处（perceived benefit of action）指人体对采纳行为后能带来的益处的主观判断，包括对保护和改善健康状况的益处和其他边际收益。一般而言，人们认识到采纳健康行为的益处，或认为益处很多，则更有可能采纳该行为。

感知健康行为的障碍（perceived barrier of action）指个体对采纳健康行为会面临的障

碍的主观判断，包括行为复杂、时间花费、经济负担等。感觉到障碍多，会阻碍个体对健康行为的采纳。

因此，个体对健康行为益处的感知越强，采纳健康行为的障碍越小，个体采纳健康行为的可能性越大。

（三）自我效能

自我效能是后被补充到健康信念模式中的一个因素，强调自信心对产生行为的作用。参见下文自我效能理论。

（四）提示因素

提示因素（cues to action）指的是诱发健康行为发生的因素，如大众媒介的疾病预防与控制运动、医生建议采纳健康行为、家人或朋友患有此种疾病等都有可能作为提示因素诱发个体采纳健康行为。提示因素越多，个体采纳健康行为的可能性越大。

（五）社会人口学因素

社会人口学因素包括个体特征，如年龄、性别、民族、人格特点、社会阶层、同伴影响，以及个体所具有的疾病与健康知识。具有卫生保健知识的人更容易采纳健康行为。对不同类型的健康行为而言，不同年龄、性别、个性特征的人采纳行为的可能性相异。

下面以针对原发性高血压的低钠盐饮食行为为例，介绍健康信念模式的应用。某人60岁，近期查体发现患有原发性高血压，由于几十年来饮食口味很咸，医生建议他要把每天的钠盐摄入量降下来。如果他认识到自己口味很咸的饮食习惯会导致高血压（感知疾病的易感性），高血压病可能导致脑卒中，脑卒中可能带来严重的后遗症甚至导致死亡（感知疾病的严重性），他相信控制钠盐的摄入对控制血压有好处（感知健康行为的益处），同时，他觉得改掉多年来养成的饮食习惯太难了（感知健康行为的障碍），但是他相信自己通过努力可以逐渐把口味变淡（自我效能），在这种情况下，医生的建议（提示因素）帮助他做出减盐的决定，综合以上因素，这位患者可能逐渐采纳低钠盐饮食行为。

三、自我效能理论

自我效能（self-efficacy）是美国心理学家班杜拉在1977年提出来的，指个体对自己组织、执行某特定行为并达到预期结果的能力的主观判断。即个体对自己有能力控制内、外因素而成功采纳健康行为并取得期望结果的自信心、自我控制能力。自我效能是人类行为动机、健康和个体成就的基础，是决定人们能否产生行为动机和产生行为的一个重要因素。因为只有人们相信他们的行动能够导致预期结果，才愿意付出行动，否则人们在面对困难时就不会有太强的动机也不愿长期坚持。自我效能高的人，更有可能采纳所建议的有益于健康的行为。

自我效能可以通过以下4种途径产生和提高：①自己成功完成过某行为：一次成功能帮助人们增加其对熟练掌握某一行为的期望值，是表明自己有能力执行该行为的最有力的证据；②他人间接的经验：看到别人成功完成了某行为并且结果良好，而增强了自己通过努力和坚持也可以完成该行为的自信心；③口头劝说：通过别人的劝说和成功经历的介绍，对自己执行某行为的自信增加；④情感激发：焦虑、紧张、情绪低落等不良情绪会影响人们对自己能力的判断，因此，可通过一些手段消除不良情绪，激发积极的情感，从而提高人们对自己能力的自信心。

四、行为改变的阶段理论

1982 年，美国心理学家 Prochaska 和 DiClemente 首次提出行为改变的阶段理论，描述和解释了吸烟者在戒烟过程中行为变化的各个阶段以及在每个阶段主要的变化过程。该理论的主要依据是：人的行为变化是一个过程而不是一个事件，而且每个改变行为的人都有不同的需要和动机，只有针对其需要提供不同的干预帮助，才能促使教育对象向下一阶段转变，最终采纳有益于健康的行为。

行为改变的阶段理论，把行为转变分为 5 个阶段，对于成瘾行为来说，还有第 6 个阶段即终止阶段：

（一）没有打算阶段（pre-contemplation）

在最近 6 个月内，没有考虑改变自己的行为，或者有意坚持不改变，他们不知道或没意识到自己存在不利于健康的行为及其危害性，对于行为转变没有兴趣，或者觉得浪费时间，或者认为自己没有能力改变自己的行为。处于该阶段的人不喜欢阅读、谈论或考虑与自身行为相关的问题或内容，有些人甚至有诸多理由为自身的行为辩解。

（二）打算阶段（contemplation）

在最近 6 个月内，人们开始意识到问题的存在及其严重性，意识到改变行为可能带来的益处，也知道改变行为需要代价，因此在益处和代价之间权衡，处于犹豫不决的矛盾心态。

（三）准备阶段（preparation）

在最近 30 天内，人们郑重地做出行为改变的承诺，如向亲属、朋友宣布自己要改变某种行为，并有所行动，如向别人咨询有关行为改变的事宜，购买自我帮助的书籍，制定行为改变时间表等。

（四）行动阶段（action）

在 6 个月内，人们已经开始采取行动，但是由于许多人的行动没有计划性、没有设定具体目标、实施步骤、没有社会网络和环境的支持，最终导致行动的失败。

（五）维持阶段（maintenance）

改变行为已经达到 6 个月以上，人们已经取得行为转变的成果并加以巩固，防止复发。许多人在取得了行为改变的初步成功后。由于自身的松懈、经不起外界的诱惑等原因造成复发。

（六）终止阶段（termination）

在某些行为，特别是成瘾性行为中可能有这个阶段。在此阶段中，人们不再受到诱惑，对行为改变的维持有高度的自信心。可能有过沮丧、无聊、孤独、愤怒的情绪，但能坚持、确保不再回到过去的行为习惯上去。研究表明，一般 20% 的人达到这个阶段。经过这个阶段便不会再复发。

处在不同阶段的人，以及从前一个阶段过渡到下一个阶段时，会发生不同的心理变化过程。从无打算到打算阶段，主要经历对原有不健康行为的重新认识，产生焦虑、恐惧的情绪，对周围提倡的健康行为有了新认识，然后意识到应该改变自己的不健康行为；从打算阶段到准备阶段，主要经历自我再评价，意识到自己应该抛弃不健康的行为；从准备阶段到付诸行动，要经历自我解放，从认识上升到改变行为的信念，并做出改变的承诺；当人们一旦开始行动，需要有许多支持条件来促使行动进行下去，如建立社会支持网络、社会风气的变化、消除促使不健康行为复发的事件、激励机制等。

行为的干预首先要确定目标人群所处的阶段，然后有针对性地采取干预措施，才能取得预期的效果。表3-3中以戒烟为例，提出了针对不同阶段使用的干预策略。

表3-3 戒烟干预在不同阶段使用的干预策略

变化阶段	干预策略
没有打算阶段	普及吸烟对健康危害的知识，让人们对吸烟行为感到恐惧、焦虑、担心等，意识到在自己周围环境中，吸烟已经成为一种不健康行为；
打算阶段	刺激人们尽快行动，让他们充分认识吸烟的坏处，应该改变这种行为；
准备阶段	要求人们做出承诺，使他们的行动得到监督；
行动阶段	了解戒烟有哪些困难和阻碍，如何克服；
维持阶段	建立社会支持网络，取得家庭成员、同事和朋友的支持；对家庭、工作场所的戒烟行为给予奖励，或举办戒烟竞赛，形成一种以不吸烟为荣的社会风气；
终止阶段	较长期的随访，当戒烟者遇到其他生活问题时给予他们支持，帮助防止反复

五、群体动力论

群体动力论（Group Dynamics）借用了力学原理来解释群体对群体中个体的影响，进而揭示群体行为的特点。心理学家Kurt Lewin认为，人们结成群体后，个体间会不断相互作用、相互适应，从而形成群体压力、群体规范、群体凝聚力等，既影响和规范群体中个体的行为，也最终改变群体行为。

群体动力论中的要素包括：

1. 群体规范　指群体形成的、群体成员需要遵守的行为准则，可以是明文规定如守则、规范，也可以是不成文的、约定俗成的概念框架。群体规范可以约束群体中个体的行为，也有助于形成群体凝聚力。

2. 群体凝聚力　指的是群体对其成员的吸引力和群体成员间的相互吸引力。群体凝聚力与群体规范有关，但还受其他人文因素的影响。在凝聚力大的群体中，个体的集体意识强，人际关系良好，产生的群体行为强度大。

3. 群体士气　在行为科学中，把群体中个体对群体的满足感、自豪感、归属感等统称为群体士气。在士气高的群体中，个体对群体的满意度高，更能自觉遵守群体规范。

4. 群体压力　指的是群体中形成的一种氛围，使得个体不得不按照群体规范行事，与群体中的绝大多数保持一致。

在针对以学校、企事业单位、社区为基础的行为干预中，可以充分运用群体动力论。例如，在开展社区居民的运动、控烟干预时，如果对个体分散实施干预，个体的积极性不高，缺乏他人的监督和鼓励，往往难于坚持下去，最终半途而废，不了了之；但若将同一社区的几十名年龄及健康问题相似的个体组织起来，结成一个小组，开展群体干预时，其效果比个体分散干预好的多。由于群体所确立的目标是全体成员的行为指向，因此绝大多数成员会积极支持和参与团体的目标行为，并成为自己的自觉行为。群体成员之间往往具有亲密的关系，每个成员有群体归属感和集体荣誉感。在这样的群体环境下，率先改变行为的个体可能成为群体中的骨干，起到示范与带动他人共同行动的作用。另一方面，由于归属感和集体荣誉感的存在，群体成员会受到群体规范的制约，形成群体压力。这种支持与压力的联合作用，能有效的促使群体中的个体形成健康行为，改变危险行为。在群体间可以引入竞争与评价机制，利用群体凝聚力，激发群体的强大力量，促使群体成员健康行为的形成与巩固。评价可以总结成功的经验，发现存在的问题，激励行为干预取得良好效果的成员，督促还存在差距的个体，最终达到集体增进健康的目的。

（孙昕霙）

参考文献

1. 吕姿之. 健康教育与健康促进（第二版）. 北京：北京大学医学出版社，2002，9.

2. 常春. 健康教育与健康促进（第二版）. 北京：北京大学医学出版社　中国广播电视大学出版社，2010.

3. 孙昕霙，王培玉. 健康教育在健康管理中的应用. 中华健康管理学杂志，2009，3（3）：175-180.

4. 陈君石，黄建始. 健康管理师. 北京：中国协和医科大学出版社，2007.

第四章　信息收集、分析、管理

第一节　医学信息和数据的种类

医学信息包括卫生保健信息或临床信息，又包括医药科技文献信息两大部分。

数据类型是数据元素重要的属性，有许多不同的分类方法。数据类型的标准化直接影响数据的共享与可交换性。

GB/T 19253 规定的数据类型采用表 4 - 1 所示的方法表示。

表 4 - 1　数据类型表示法

表示符	数据类型	说明
S	字符型	可以包含汉字（中、国……）、字母字符（a～z，A～Z）、数字字符等
B	布尔型	用 0（false）或 1（true）形式表示值
N	数值型	用"0"到"9"数字形式表示的数值
T	日期时间型	采用 GB/T7408 中规定的 YYYYMMDD 或 YYYYMMDDhhmmss 格式
BY	二进制流	图像、音频、视频等二进制流文件格式

第二节　信息收集

一、信息来源

健康管理中健康风险评估是对个人的健康状况及未来患病和/死亡危险性的量化评估，因此健康信息的收集至关重要。健康信息的来源包括医院信息系统、门诊病历、健康体检资料和健康档案等。其中健康档案是较为理想的资料来源。

健康档案是用来记录一个人一生的生命体征的变化以及自身从事过的与健康相关的一切行为与事件。具体内容主要包括每个人的生活习惯、既往病史、诊断治疗情况、家族病史、及历次体检结果等。它是一个动态连续且全面的记录过程，通过其中详细完整的健康记录，为每个人提供全方位的健康服务。因此它是提供一切服务的依据，它的重要性不仅为医务界所认同，而且也受到社会各界人士的关注。

居民健康档案包括个人健康档案、家庭健康档案和社区健康档案。

1. 个人健康档案　个人健康档案主要由以问题为中心的个人健康问题记录和以预防为导向的周期性健康检查记录两个部分组成。社区医疗中的个人健康问题记录多采用以问题为导向的病例记录（problem - oriented medical record，POMR）方式，按照不同的健康问题分类记录，若日后患者发生同一健康问题，其资料可以添加在该问题栏目中，相当于每个问题都有自己的资料库，便于日后的追踪、查询。

POMR 由基本资料、问题目录、问题描述、病情流程表等组成。

基本资料：一般包括人口学资料、临床资料及健康行为资料。

问题目录：问题目录中所记录的问题可以是明确诊断的疾病，也可以是某种症状、体征及异常的化验结果；可以是生物因素所致的问题，也可以是社会、心理、行为方面的问题。从时间跨度上，包括发生在过去、现在和将来的任何时期。问题目录的主要作用是可以让医生通过对问题目录的扫视，迅速获取患者健康的基本信息。问题目录通常以表格形式将确认后的问题按发生时间顺序逐一记录。为了便于查询，可以把健康问题分成主要健康问题和暂时性健康问题两大类，前者是指慢性健康问题和健康危险因素（也可把健康危险因素另列），后者是指急性、一过性或自限性健康问题。问题目录表一般放在健康档案之首。

问题描述：通常采用 SOAP 格式，即按照主观资料（subject information，S）、客观资料（objective data，O）、评估（assessment，A）、计划（plan，P）的顺序进行描述。

S：是指由患者提供的主诉、症状、病史、家族史等。应尽量表述出患者的意愿，避免把医生的主观看法加入其中；

O：是指医生在诊疗过程中所观察到的患者资料，包括体检所获得的体征、实验室检查及其他辅助检查所获得的资料，还包括患者的态度、行为等；

A：是指医生根据获得的主、客观资料，进行综合、分析，对问题作出全面的评价，包括诊断、鉴别诊断、问题轻重程度及预后判断等。健康问题的名称采用 WOMCA 制定的"基层医疗的国际分类 ICPC"中的命名；

P：是指针对患者的健康问题所制定的处理计划，包括进一步明确诊断应作那些检查（诊断计划），针对健康问题应采取哪些措施（治疗计划），如何对患者进行健康教育，是否需要会诊、转诊等。

病情进展记录：对于主要健康问题，尤其需要长期监测的慢性病，应对其病情变化及治疗情况作连续性记录。在社区医疗中，较多是需要长期监测的慢性疾病，应对其病情变化及治疗情况作连续性记录。

周期性健康检查记录：根据管理人群主要健康问题的流行状况，按照不同性别、年龄设计终生性健康检查计划。

2. 家庭健康档案　主要包括家庭基本资料、家系图、家庭生活周期、家庭卫生保健记录和家庭主要问题目录及其描述。

3. 社区健康档案　包括社区基本资料、社区卫生资源、社区卫生服务状况和社区的健康状况 4 部分。

二、问卷设计

问卷也称调查表，是健康管理中收集信息的主要工具。问卷设计的好坏，关系到健康管理信息收集与分析的成败。在收集信息之前，应根据工作目的，结合相关工作经验和专业知识，广泛征询有关专家的意见，制定一份较完美的问卷。尤其重要的是在全面开展信息收集之前，应进行小范围的预调查，根据实际情况反复修改和完善调查表。

1. 种类　问卷的种类可以多种多样，以问卷填写者分为自评和他评调查表两大类，前者由问卷设计者设计一系列的项目和问题，由被调查者在问卷上根据要求自己回答。后者是由调查人员向调查对象提问或采集某些数据，由调查者填写结果。

2. 结构　调查问卷一般包括封面信、指导语和问卷主体。封面信是每份调查问卷前的一段话，它的作用在于向被调查者介绍和说明调查者的身份或调查主办单位、调查内容、调查的目的和意义、回收问卷的时间和方式及其他信息（如澄清本次调查的保密性、匿名性和感谢话语）等。封面信的篇幅不宜太长，一般 200～300 字较好。封面信在问卷调查中的作用不可忽视，一个好的封面信，有利于被调查者接受调查并如实填写问卷。指导语是问卷的填写说明，是对具体概念、填写方法等的解释和说明，问卷比较简单，问题较明确时该部分可以省略。问卷的主体部分包括问题和备选答案。

如在高血压相关危险因素调查中，其封面信的内容应根据调查目的来确定。如果调查目的是收集个人相关生活方式信息，进而进行患病或死亡危险性评估，则封面内容相对简单，因为这种情况多是个人主动进行健康危险因素评估，服务对象的依从性较好，得到的信息也比较真实可靠。对社区人群进行抽样调查时，封面信的作用较为明显，应说明调查的目的、内容等，尤其要指出调查的匿名性和保密性，并应有感谢性话语。指导语部分应注意的是应明确具体概念的含义及界定标准，如将吸烟定义为"吸烟每日 1 支以上，连续 1 年以上者"，将戒烟定义为"停止吸烟 1 年以上者"，将饮酒定义为"每周至少 1 次，连续 6 个月以上者"，这样可以增加收集信息的准确性。

问卷没有固定的格式，内容的繁简、提问和回答的方式应服从信息收集目的，并适应于整理和分析资料的要求。现在普遍采用的问卷格式是把拟收集的数据项目用恰当的措辞构成一系列的问题。

3. 确定调查主题和变量　一般而言，问卷分三个部分，第一部分为一般性项目，即人口学资料，可包括姓名、年龄、性别、出生年月、文化程度、职业、民族、工作单位、现住址等。第二部分为调查主题项目，包括所调查的健康指标和相关因素变量。第三部分为调查者部分（他评调查表中有此部分），列出"调查者"和"调查日期"，有助于查询和明确责任。

围绕调查目的来确定调查的内容，在高血压相关因素调查中，首先应确定所需要的一般资料：姓名（群体调查时应省去）、性别、身高、体重、民族、血型、文化程度、婚姻状况、职业、收入、住房等，由于许多生活方式疾病都与肥胖有一定关系，因此身高和体重作为基本资料时有时是必须测量的。其次应查阅相关文献，收集高血压常见危险因素，主要有以下几类：饮食结构、生活方式、遗传因素、年龄、性别、超重和肥胖、精神因素、经济水平等，应根据这些危险因素确定相应的题目，由于健康管理实践中更多关注饮食、生活习惯及行为方式等，所以这方面的题目应占大部分比重。但是其他部分也是必需的，如高血压的家族史对于评价个人的危险性是必要的。而收入状况可以为健康管理及干预方案提供参考。

4. 初步拟定问卷题目　拟定题目应该注意以下几点：

力求项目少而精。调查项目太多，一方面难以取得被调查者耐心合作，另一方面调查员也会不堪重负，影响调查的质量。所以要求与主题密切相关的项目一项也不能少，无关的项目一项也不能多。

用词简洁且通俗易懂。采用被调查者熟悉的语言，尽量避免使用专业术语、俗语和缩写词等。

问题要有针对性，避免双重甚至多重提问，即一个题目不能混杂两个甚至更多的问题，这样会导致被调查者难以做出准确回答，如"你父母是否患有高血压？"。

尽量选择能用客观指标描述的问题，减少主观的问题。

避免诱导性提问，因为这种提问会人为增加某种应答的概率，从而产生信息偏差，最好采用中性的提问，如"问题：您的压力主要来源于哪些方面？ 答案：A. 乏味的工作，B. 繁重的家务劳动，C. 拮据的经济状况"。这是一种典型的诱导和提示性问题，若将答案项目换为工作、劳动、经济状况则是相对客观的。

尽量避免敏感问题，如涉及伦理和个人隐私等问题，如确有必要，应充分强调保密性。

题目数量应适中，太多容易使被调查者产生逆反心理，太少则不能收集到足够的信息，一般以 15～20min 内完成为宜。

5. 调查表中问题设计的主要形式

定式问题：也就是将各种可能的答案列举在调查表上由被调查者选择。根据答案的多少又可分为以下两类：

是否式问题：答案就只有两种可能性，即是或否。这类问题的最大缺点就是限制了答案的范围。

多项选择式问题：根据具体情况，供选择的答案多种多样。这类问题的最大缺点是多种备选答案对被调查者会产生诱导效应，从而导致信息偏倚。

开放式问题，即回答问题可以不受限制。呈连续性分布的变量在调查表中常用此提问方式，如身高、体重只能按实际测量的数值填写。此外，有时调查前无法预想到一切可能的回答，这时可以在设定的选项之外增加"其他（请注明）"一项，以免丢失信息。除上述两种情况之外，一般不采用开放式问题，因为被调查人的答复不一定能满足设计者的要求。如对婚姻状况的调查，绝大部分被调查者可能只提供已婚或未婚的答案，不能进一步给出分居、离异等信息，这样一方面丢失了部分信息，另外也难以进行分类编码。

6. 编码　近年来电子计算机的飞速发展和广泛应用，以及专用统计软件包的设计开发，为流行病学调查的资料分析提供了方便条件。因此，目前流行病学调查表大部分采用编码设计，或者易于编码处理的形式。为了便于分类编码以及资料的计算机处理，现在多倾向于采用定式问题的方式。对于分类变量最好采用定式问题，并对备选答案进行编号。这样做的优点是在编制问题时提前进行编码，称为"预先编码"或者"自我编码"，调查表的问题回答完毕就完成了编码，不必事后再进行编码。

7. 问卷质量的评价　作为收集信息的工具，调查问卷的质量会影响收集资料的质量，因此为保证问卷设计的科学性，常采用信度和效度对其进行评价。

信度是指使用某调查问卷所获得结果的一致程度或准确度。稳定性、内在一致性和等同性是信度的 3 个主要特征。重测信度表示调查问卷的稳定性大小，即同一工具两次或多次测量同一调查对象所得结果的一致性，一致程度越高，则研究工具的稳定性越好，重测信度也就越高。一般两次测量应间隔 1～2 周时间，通常用重测相关系数来表示，其值越趋于 1，调查问卷的信度越高。另外也可用 Cronbacha 系数来反映问卷的内在一致性。内在一致性是指组成调查问卷的各项目之间的同质性或内在相关性，内在相关性越大或同质性越好，说明组成调查问卷的各项目都在一致地测量同一个问题或指标，也就是说明问卷的内在一致性越好，信度越高。

效度是指某一调查问卷能真正反映它所期望研究的概念的程度。反映期望研究的概念的程度越高，效度越好。对效度评价可采用 3 种方法：内容效度：是根据理论基础及实际经验来对问卷题目的合理性和完整性等所作出的直接判断。内容效度需建立在大量文献查阅、工作经验以及综合分析、判断的基础上，多由有关专家委员会进行评议；校标效度：侧重反映的是研究工具与其他测量标准之间的关系，而未体现问卷与其所测量概念的相符程度。相关系数越高，表示研究工具的效度越好；结构效度：表示工具的内在属性，即问卷与所依据理论或概念框架的相结合程度。它主要回答"该工具究竟在测量什么?","使用该工具能否测量出想研究的抽象概念?"这类问题,概念越抽象就越难建立结构效度,同时也越不适宜使用校标效度进行评价。

第三节　统计软件 SPSS 的使用

SPSS 系列软件是当今世界上最受欢迎的统计软件包之一。本章主要介绍常用统计学方法如何在 SPSS13.0 for Windows 应用及结果的解读。

SPSS 有 3 个主要窗口界面:数据管理窗口、程序编辑窗口和结果浏览窗口。

一、数据的录入

例 4-1　现有 14 例妇女体检的资料,见表 4-2,试建立一个文件名为例 4-1.sav 的数据文件。

表 4-2　某地 14 例妇女体检资料

编号	姓名	文化程度	出生日期	体检日期	身高(cm)	体重(kg)	疾病名称
1	张立文	初中	1965 年 11 月 4 日	2009 年 4 月 5 日	159	56	未患病
2	李晓霞	大学	1975 年 3 月 15 日	2009 年 4 月 5 日	157	45	宫颈糜烂
3	李红	大学	1976 年 10 月 2 日	2009 年 4 月 5 日	160	51	未患病
4	王晶	高中	1955 年 6 月 7 日	2009 年 4 月 6 日	158	57	子宫肌瘤
5	郭华	高中	1972 年 5 月 8 日	2009 年 4 月 6 日	166	52	未患病
6	钱灵	小学	1959 年 8 月 10 日	2009 年 4 月 6 日	160	50	未患病
7	周延	大学	1978 年 4 月 20 日	2009 年 4 月 6 日	163	51	未患病
8	陈晨	初中	1963 年 7 月 1 日	2009 年 4 月 7 日	160	54	子宫脱垂
9	刘华	大学	1977 年 11 月 15 日	2009 年 4 月 7 日	155	46	滴虫性阴道炎
10	朱英莹	大学	1952 年 9 月 25 日	2009 年 4 月 7 日	158	58	未患病
11	曹静英	高中	1973 年 2 月 19 日	2009 年 4 月 8 日	164	56	宫颈糜烂
12	王阳	硕士	1979 年 1 月 2 日	2009 年 4 月 8 日	167	59	未患病
13	章越美	大学	1974 年 12 月 10 日	2009 年 4 月 8 日	164	50	卵巢肿瘤
14	夏宇	初中	1956 年 4 月 17 日	2009 年 4 月 8 日	153	50	宫颈糜烂

1. 变量特征分析　本例的变量(variables)特征如表 4-3 所示。

表 4 - 3　表 4 - 2 的变量特征

变量名 （Name）	数据类型 （Type）	宽度 （Width）	小数位 （Decimals）	标识 （Label）	说明
编号	数值型	2	0		即顺序号
姓名	字符型	8	0		最多输入 4 个汉字
文化程度	数值型	4	0		代码：1-小学及以下，2-初中，3-高中，4-大学，5-硕士，6-博士，9-不详（缺失）
出生日期	日期型	10	0		mm/dd/yyyy，即月/日/年形式
体检日期	日期型	10	0	2009 年妇女疾病普查	mm/dd/yyyy，即月/日/年形式
身高	数值型	5	2	单位：kg	
体重	数值型	4	2	单位：cm	
疾病名称	数值型	4	0		代码：0-未患病，1-滴虫性阴道炎，2-宫颈糜烂，3-淋病，4-尖锐湿疣，5-艾滋病-HIV 感染，6-宫颈癌，7-子宫脱垂，8-子宫肌瘤，9-卵巢肿瘤

2. 单击［开始］/［程序］/［SPSS for Windows］/［SPSS 13.0 for Windows］，启动 SPSS13.0。选择 Type in data（录入数据），进入 Untitled - SPSS Data Editor（默认为 "SPSS 数据编辑器" 状态），如图 4 - 1 所示。

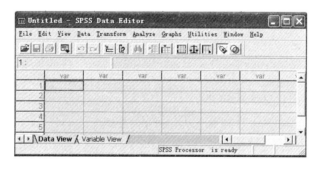

图 4 - 1　Data View（数据视图）界面

3. 定义数据文件的格式　单击［Variable View］标签，切换到 Variable View（变量视图）界面，见图 4 - 2。

（1）变量名（Name）:变量名可以是英文字母或中文。变量名的命名规则有：必须以字母或汉字开头，其他字符可以用任何字母、阿拉伯数字、标点或 "@"、"♯"、"＄" 等符号；不能以圆点结尾；应避免使用下划线结尾（以免与某些程序自动生成的变量名发生冲突）；最长不能超过 64 个字符（32 个汉字）；不能使用空格或某些特殊符号，如 "!"、"?"、

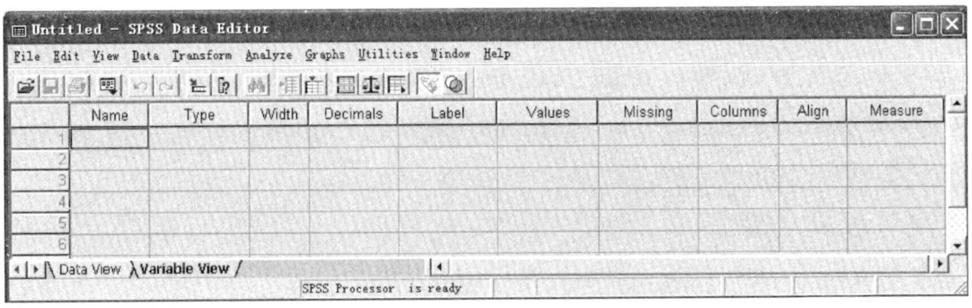

图 4 - 2 **Variable View（变量视图）界面**

"-" 和 " ＊ " 号；必须是惟一的，不允许有重复；下列单词不能作为变量名，包括 ALL、AND、BY、EQ、GE、GT、LE、LT、NE、NOT、OR、TO 及 WITH；可以为任意混合的大小写字符，仅起显示的作用；长变量名将在结果输出时被多行显示。

（2）变量类型（Type）：单击 [Type]，然后单击出现的 ▦ 按钮，打开 Variable Type（变量类型）对话框。SPSS 新变量默认为数值型变量。用户可在该对话框中设定数据的变量类型。

○ Numeric（数值型），录入的数据将以标准的数字格式显示。数据编辑窗口可显示数值的标准或科学计数法表示的数字格式。

○ Comma（带逗号的数值型），每 3 个数字用逗号分隔的数值型变量，且以圆点作为小数点。数据编辑窗口所显示的数值可含有或不含有逗号，也可以用科学计数法表示。

○ Dot（带圆点的数值型），每 3 个数字用圆点分隔的数值型变量，且以逗号作为小数点。数据编辑窗口所显示的数值可含有或不含有圆点，也可以用科学计数法表示。

○ Scientific notation（科学计数法），含有 E 并且显示 10 的指数的数值型变量。数据编辑窗口中的数值可以含有或不含有指数。E 或 D 可在指数之前自由显示，也可仅仅显示指数；如 123 显示为 1.23E2。

○ Date（日期型），可以显示数种日期或时间格式的变量。在列表中选择一种格式，用户可以键入含有斜线（/）、连字符（-）、圆点（.）、逗号（,）或空格为分隔的日期，年份的范围决定于用户的选择（在 [Edit] 菜单中，选择 [Options] 并且单击 [Data] 标签）。

○ Dollar（带美元符号的数值型），可显示带美元符号的数值型变量。用户可在列表中选择一种格式，可以使用标准数字类型或带逗号、用圆点作为小数点的数值型。

○ Custom currency（自定义货币类型），可以显示数种自定义货币格式的数值型变量。用户可在 [Options] 对话框中的 [Currency] 标签中对其进行自定义。被定义的货币特征将在数据编辑窗口中显示。

○ String（字符型），字符型变量不能用于数值计算。用户可在定义的长度范围内输入任意字符，且可区分字母的大小写，也可支持文字数字混排。

（3）变量标识（Label）：可设定变量的中英文标识，本例变量"编号"的标识为"编号"。

单击 [Values]，然后单击出现的 ▦ 按钮，打开 Value Labels（值标识）对话框。

设定变量"文化程度"的值标识。在 Value Labels（值标识）对话框的 [Value] 后面的文本框中输入"1"，在 [Value Label] 后面的文本框中输入"小学及以下"，然后单击 [Add] 按钮，同理，按照表 4 - 3 中所示的文化程度代码设定值标识。完成后单击 [OK]

按钮即可。值标识与数据文件一同保存，再次打开数据库时不需要重新定义。

Variable View（变量视图）界面中还有［Missing］，用于定于变量缺失值；［Colomns］，定义显示列宽；［Align］，定义显示对齐方式；［Measure］，定义变量类型是连续（Scale）、有序分类（Ordinal）还是无序分类（Nominal）。

4. 同理，可对变量"编号"、"姓名"、"文化程度"、"出生日期"、"体检日期"、"身高"、"体重"与"疾病名称"的变量特征进行定义。

5. 单击［Data View］，依次输入数据，完成数据录入。

6. 将当前的数据文件以例 4-1. sav 文件名存入电脑。单击［File］／［Save］，如果数据文件曾经储存过，则系统会自动按原文件名保存数据；否则，就会弹出和选择［Save as］对话框，存入相应的文件夹。

二、数据分析

1. 频数表和直方图的制作　例 4-2　应用 SPSS13.0 将例 4-1 的数据中的"身高"变量编制频数表和直方图。

（1）打开例 4-1. sav 数据文件。

（2）单击［Analyze］／［Descriptive Statistics］／［Frequencies］，在弹出的［Frequencies］（频数分布分析）对话框。单击左侧框中的"身高"变量，然后单击中间的 ▶ ，将该变量选入右侧的"Variable（s）"框中。

（3）Display frequency tables（显示频数分布表）：在其前面打"√"，则在结果中输出频数表。

（4）单击［Statistics］按钮。在弹出的［Statistics］对话框中，定义需要计算的其他描述统计量。

［Percentile Values］复选框组：定义需要输出的百分位数，可计算四分位数（Quartiles）、每隔指定百分位数输出当前百分位数（cut points for equal groups）、直接指定某个百分位数（percentiles），如直接指定输出 P_{25} 和 P_{75}。

［Central Tendency］复选框组：用于定义描述集中趋势的一组指标，均数（mean）、中位数（median）、众数（mode）、总和（sum）。

［Dispersion］复选框组：用于定义描述离散趋势的一组指标，标准差（Std. deviation）、方差（Variance）、全距（Range）、最小值（Minimum）、最大值（Maximum）、标准误（S. E. mean）。

（5）单击［Continue］→［Charts］按钮，弹出［Charts］对话框，用于设定所做的统计图。

Chart Type（图形类型）：

　　○ None（不做图）

　　○ Bar charts（条形图）

　　○ Pie charts（饼图）

　　○ Histograms（直方图）

□ With normal curve（带正态曲线），显示与直方图重叠的正态曲线，有助于判断数据是否服从正态分布或近似服从正态分布。

（6）单击［Continue］→［OK］按钮，得到如下结果。

结果 4-1　Statistics（统计量）

Statistics

N	Valid	14
	Missing	0
Mean		160.29
Std. Error of Mean		1.092
Median		160.00
Mode		160
Std. Deviation		4.084
Variance		16.681
Range		14
Minimum		153
Maximum		167
Sum		2244
Percentiles	10	154.00
	20	157.00
	25	157.75
	30	158.00
	40	159.00
	50	160.00
	60	160.00
	70	163.50
	75	164.00
	80	164.00
	90	166.50

结果 4-2　频数表

身高

		Frequency	Percent	Valid percent	Cumulative percent
Valid	153	1	7.1	7.1	7.1
	155	1	7.1	7.1	14.3
	157	1	7.1	7.1	21.4
	158	2	14.3	14.3	35.7
	159	1	7.1	7.1	42.9
	160	3	21.4	21.4	64.3
	163	1	7.1	7.1	71.4
	164	2	14.3	14.3	85.7
	166	1	7.1	7.1	92.9
	167	1	7.1	7.1	100.0
	Total	14	100.0	100.0	

（7）结果分析：14 名妇女身高的频数分布分析的统计量，包括有效例数（N，Valid）为 14、缺失例数（N，Missing）为 0、平均数（Mean）160.29、标准误（Std. Error of Mean）为 1.092、中位数（Median）为 160.00、众数（Mode）为 160、标准差（Std. Deviation）为 4.084、方差（Variance）为 16.681、极差（Range）为 14、最小值（Minimum）为 153、最大值（Maximum）为 167 及总和（Sum）为 2244。本例还得到等距为 10 的百分位数及第 25 百分位数（157.75），第 75 百分位数（164.00），见结果 4-1。还有频数表（Frequency tables）（见结果 4-2）与直方图（Histograms）（见图 4-3）。

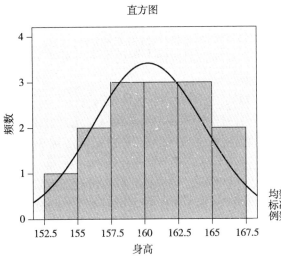

直方图

均数= 160.29
标准差=4.084
例数 = 14

图 4-3　14 名妇女身高的直方图

2. 样本均数与总体均数的比较　例 4 - 3　应用 SPSS13.0 计算例 4 - 1 的数据，试问：这 14 名参加体检的妇女的身高是否高于该市的平均值（假设为 160cm)?

（1）打开例 4 - 1. sav 数据文件。

（2）选择［Analyze］/［Compare Mean］/［One - Sample T Test …］，打开 One - Sample T Test（单样本 t 检验）主对话框。

Test Variable（s）（检验变量）列表：选择身高。

Test Value（检验值）：输入 160。

（3）单击［Continue］→［OK］，得到如下结果。

结果 4 - 3　One-Sample Statistics（单样本统计量）

One-Sample Statistics

	N	Mean	Std. Deviation	Std. Error Mean
身高	14	160.29	4.084	1.092

结果 4 - 4　One-Sample Test（单样本检验）

One-Sample Test

	Test Value = 160					
	t	df	Sig. (2-tailed)	Mean Difference	95% Confidence Interval of the Difference	
身　高	.262	13	.798	.286	-2.07	2.64

（4）结果分析，得到 $t=0.262$，Sig.（2 - tailed）$=0.798$；即 $P>0.05$，按 $\alpha=0.05$ 水平拒绝 H_1，接受 H_0，可认为 14 名参加体检的妇女的身高平均值与该市妇女平均身高差异无统计学意义。

3. 两个样本均数比较　例 4 - 4　应用 SPSS13.0 计算第二章例 2 - 5 的数据，试问：新药和标准药物的疗效是否不同？

（1）将例 2 - 5 的数据输入 SPSS，并保存为例 4 - 4. sav 数据文件。变量说明，分组情况：1 为试验组，2 为对照组。

（2）选择［Analyze］/［Compare Mean］/［Independent - Samples T Test …］，打开 Independent - Samples T Test（独立样本 t 检验）主对话框。

Test Variable（s）（检验变量）列表：选择 1 个或 1 个以上的变量，对每个变量分别进行 t 检验，本例为"收缩压下降值"。

Grouping Variable（分组变量）：本例为"分组情况"。

（3）单击［Define Groups …］，打开 Define Groups（自定义分组）对话框。

○ Used specified values（使用指定数值）：分别在 Group1 和 Group2 框中输入"1"和"2"。

○ Cut Point（割点）：输入一个数值，可根据此数值将分组变量分成两个数据集，分组变量小于割点的所有个案分成一组，而大于等于割点的所有个案分成另外一组。

（4）单击［Continue］→［OK］，得到如下结果。

结果 4-5 Group Statistics（分组统计量）

Group Statistics

分组情况		N	Mean	Std. Deviation	Std. Error Mean
收缩压下降值	试验组	15	22.53	5.780	1.492
	对照组	15	17.33	4.716	1.218

结果 4-6 Independent Samples Test（独立样本检验）

Independent Samples Test

		Levene's Test for Equality of Variances		t-test for Equality of Means						
							Mean Difference	Std. Error Difference	95% Confidence Interval of the Difference	
		F	Sig.	t	df	Sig. (2-tailed)			Lower	Upper
收缩压下降值	Equal variances assumed	1.166	.289	2.700	28	.012	5.200	1.926	1.255	9.145
	Equal variances not assumed			2.700	26.915	.012	5.200	1.926	1.247	9.153

（5）结果分析

得到两组均数（Mean）分别为 22.53 与 17.33，标准差（Std. Deviation）分别为 5.780 和 4.716，见结果 4-5。

方差齐性 Levene 检验：得 $F=1.166$，Sig. $=0.289$。即 $P>0.05$，可认为两总体方差齐，见结果 4-6。

独立样本 t 检验：取 Equal variances assumed 的 t 值（2.700）与 Sig.（2-tailed）值（0.012），即 $P<0.05$。按 $a=0.05$ 水准，拒绝 H_0，接受 H_1，即新药和标准药的疗效不同，新药降压效果好于标准药。见结果 4-6。

如果方差齐性 Levene 检验结果为 $P<0.05$，可认为两总体方差不齐。独立样本 t 检验，取 Equal variances not assumed 的 t 值与 Sig.（2-tailed）值。

4. χ^2 检验　例 4-5　随机抽取某企业男女职工各 12 人，其吸烟情况如表 4-4 所示，问：不同性别间吸烟率有无差异？

表 4-4　某企业男、女吸烟情况

编号	性别	吸烟情况	编号	性别	吸烟情况
1	男	吸烟	13	女	未吸烟
2	男	吸烟	14	女	未吸烟
3	男	未吸烟	15	女	未吸烟
4	男	吸烟	16	女	未吸烟
5	男	吸烟	17	女	未吸烟
6	男	吸烟	18	女	未吸烟
7	男	未吸烟	19	女	吸烟
8	男	吸烟	20	女	未吸烟
9	男	未吸烟	21	女	未吸烟
10	男	吸烟	22	女	未吸烟
11	男	未吸烟	23	女	吸烟
12	男	吸烟	24	女	未吸烟

（1）建立数据文件例 4 - 5. sav，变量名为编号、性别（1 男，2 女）、吸烟情况（1 吸烟，2 未吸烟）。

（2）选择［Analyze］/［Desccriptive Statistics］/［Crosstabs…］，打开 Crosstabs（列联表分析）主对话框。

Row（s）（行变量）列表：本例为性别。

Column（s）（列变量）列表：本例为吸烟情况。

Layer（分层变量）列表：本例未选择。

Display clustered bar charts（显示分类条形图）

□ Suppress tables（压缩表格），不显示列联表。

（3）单击［Statistics…］，打开 Crosstabs：Statistics（列联表：统计量）对话框，选中［Chi-square］复选框。

（4）单击［Continue］→［Cells…］按钮，打开 Crosstabs：Cell Display（列联表：单元格显示）对话框。

Counts（计数）：

□ Observed（观测频数），即实际数，为默认格式。

□ Expected（期望频数），即期望值。

Percentages（百分数）：选择 Row（行百分数）、Column（列百分数）及 Total（总百分数）。

（5）单击［Continue］→［OK］按钮，得到结果如下。

结果 4 - 7　Case Processing Summary（个案处理摘要）

Case Processing Summary

	Cases					
	Valid		Missing		Total	
	N	Percent	N	Percent	N	Percent
性别 * 吸烟情况	24	100.0%	0	.0%	24	100.0%

结果 4 - 8　性别 * 吸烟情况 Crosstabulation（列联表）

性别 * 吸烟情况 Crosstabulation

			吸烟情况		Total
			吸烟	未吸烟	
性别	男	Count	8	4	12
		% within 性别	66.7%	33.3%	100.0%
		% within 吸烟情况	80.0%	28.6%	50.0%
		% of Total	33.3%	16.7%	50.0%
	女	Count	2	10	12
		% within 性别	16.7%	83.3%	100.0%
		% within 吸烟情况	20.0%	71.4%	50.0%
		% of Total	8.3%	41.7%	50.0%
Total		Count	10	14	24
		% within 性别	41.7%	58.3%	100.0%
		% within 吸烟情况	100.0%	100.0%	100.0%
		% of Total	41.7%	58.3%	100.0%

结果 4 - 9　Chi - Square Tests（χ^2 检验）

Chi-Square Tests

	Value	df	Asymp. Sig. (2-sided)	Exact Sig. (2-sided)	Exact Sig. (1-sided)
Pearson Chi-Square	6.171[b]	1	.013		
Continuity Correction[a]	4.286	1	.038		
Likelihood Ratio	6.511	1	.011		
Fisher's Exact Test				.036	.018
Linear-by-Linear Association	5.914	1	.015		
N of Valid Cases	24				

a. Computed only for a 2x2 table

b. 0 cells (.0%) have expected count less than 5. The minimum expected count is 5.

（6）主要结果分析：从结果 4 - 8 可见，男性吸烟率为 66.7％（8/12），而女性吸烟率为 16.7％（2/12）。

由于本例总例数（24）小于 40，所以需进行 Fisher 精确概率检验（Fisher's Exact Test），双侧精确概率值（Exact Sig.（2-sided））为 0.036，单侧精确概率值（Exact Sig.（1-sided）为 0.018），由于 $P < 0.05$，差异有显著性，可以认为男性吸烟率比女性高，见结果 4 - 9。

从上例可以看出，SPSS 的 Crosstabs 过程不仅可以进行 χ^2 检验，也可以对分类变量资料进行描述性分析，可以产生二维至 n 维列联表，并计算相应的百分数指标。

若总例数大于 40，有 0 个格子的理论数小于 5，则选择 Pearson Chi - Square（皮尔森 χ^2 值）；若总例数大于 40，有 1 个及以上的格子的理论数小于 5 且大于 1，则选择 Continuity Correction（连续校正的 χ^2 值）；若总例数大于 40，有 1 个及以上的格子的理论数小于等于 1，则选择 Fisher 精确概率检验。

（刘宝花）

第四节　常用定性方法及资料收集与分析

一、定性研究概述

（一）定性研究的含义

定性研究是一个发现问题的过程，主要回答事件"为什么"会发生。定性研究为研究者提供一种特殊的技术以获得人们想法、感受等方面的较深层次的信息，所收集到的资料较为全面，是一种较好的、有时也是惟一可以应用的收集资料的方法。

定性研究主要用于以下几个方面：①对目前了解不多或很少有书面记载的问题进行探索性研究或进行需求评估；②可以探讨人们行为、情感、思想等领域里的一系列问题，了解这些问题的变化范围，为定量研究的问卷设计提供必要的信息；③可以帮助理解和解释定量研究的结果，帮助回答诸如"是什么"、"为什么"一类的问题，对定量资料进行解释、扩充和阐明，可更好地理解某些结果发生的原因。

定性调查方法侧重于探究运用定量调查研究不容易了解的问题，或不需要获得确切数据的问题。例如，通过定量研究可以了解目标人群卫生保健行为、疾病分布情况，但对于上述问题发生、发展、改变的社会经济、文化、宗教等影响因素的进一步了解就需要定性调查来获取相应的资料。此外，有些情况下，我们只需要了解目标人群的健康需求是什么，哪些是优先要解决的问题，也可以通过定性研究达到目的。

（二）定性研究的特点

与定量研究相比，定性研究最鲜明的特点表现在：①对特定问题的研究具有相当的深度；②信息更真实、生动、详尽；③可以发现和界定未知或模糊的问题和现象；④资料浩繁、庞杂，文字资料数量巨大；⑤有价值资料与无价值资料的混杂存在。由于不同的探讨者对问题的认识、理解不同，往往导致定性研究所记录、整理的资料是有价值资料与没有价值资料混合在一起；⑥资料形式的多样性，不仅包括传统的文字资料，音频、视频资料是定性研究中的重要部分。

（三）定性研究的优缺点

1. 优点：定性研究可以获得定量研究得不到的信息，所需经费较少，花费的时间相对较短，研究方法较灵活，研究设计可以随着研究的进展而不断地加以修改，所需的技术设备较简单。

2. 缺点：定性研究往往不够标准化，研究的成败通常与研究者有很大关系；定性研究的资料易产生观察者或研究者偏倚；不恰当地使用定性研究也可能会导致错误；有些定性研究所得的资料用了定量研究的分析方法来加以处理，容易给结果的解释带来误差。

（四）定性研究的基本步骤

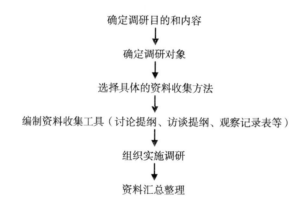

二、常用定性方法

（一）参与式快速评估

参与式快速评估是一种社会学定性研究方法，源于文化批评、社学科学和分析心理理论。其核心思想是直接接触目标人群，在通过各种技术对目标人群有了深入了解和理解后，得出有关人们认识、情感及其相关问题的描述性结论。该方法比较灵活、无需特定设备，节省时间，一般情况下费用也比较低。在参与式快速评估中使用的主要资料收集技术包括小组讨论、个别访谈、观察等，在整个过程中，强调目标人群的参与和决策。

在健康管理中，参与式快速评估方法主要用于：

1. 了解目标人群健康相关问题现状及其背景。

2. 了解目标人群对卫生服务的主观愿望，对已有卫生项目的意见与建议，帮助确定优先项目领域及改善现有项目。

3. 作为一种基本技术用于传播材料预试验、问卷预调查等。

4. 与定量研究相结合，以定性研究结果作为补充，加深对定量研究结果的理解。

在参与式快速评估中获得的资料可以用以下方式表达：

1. 描绘地图　描绘社区地图，清晰确认诊所、水源、疫源地等与人群健康密切相关的事物的地理位置和分布，帮助确定资源覆盖半径和问题影响面积。

2. 日常活动及时间　以时间表的形式描述目标人群一般的日常活动。从中可以发现哪些活动中包含健康隐患，健康教育干预活动安排在什么时间比较适宜等。

3. 社区大事记　与参与者共同回顾一定时期以来社区发生的重大事件，特别是与健康相关的重大事件以及这些事件对目标人群的影响，帮助理解目标人群健康状况、健康相关行为形成、发展、变化的历史背景。

4. 问题排序　组织社区参与者讨论和与之单独交谈，请他们确定社区的主要健康问题、健康教育与健康促进需求，并排列顺序，从而确定项目的优先领域。

（二）专题小组讨论

专题小组讨论是一种较为常见的定性研究方法，可以与其他定性研究方法同时使用，也可以单独使用。专题小组讨论又称专题小组访谈、焦点团体讨论或典型组专题讨论等，是指从某一特定的目标人群中选择 6～12 名具有类似背景和经验的人组成一组，在主持人的引导下，就与研究目的有关的话题进行深入、自由、自愿讨论的一种定性的研究方法。专题小组讨论的出发点是考虑在研究中如何使调查人员摆脱指导地位，以便让调查对象处于中心位置主动讲出他们认为重要而被研究人员忽视的信息。

专题小组讨论的效果往往取决于下列一些技术问题的处理。

1. 访谈提纲的制定　研究者根据研究目的制定访谈提纲，并将提纲编成一系列自然、简明、单一的开放性问题，按非敏感问题到敏感问题，由浅入深的按逻辑顺序排列，问题数量一般为 6～8 个。经预试验后确定最终访谈提纲。

2. 小组成员的选择　什么人作为小组讨论成员，取决于信息收集的要求和人群可及性，多采用同源抽样和标准抽样的方法进行选择。同源抽样是抽取目标人群中具有相同特征的人员组成 6～12 个人的小组，这些特征可能是社会阶层、年龄、知识水平、性别等。每个特征的组数没有统一的限制，一般到信息穷尽为止。

3. 主持人的要求　小组访谈应在一种自然、轻松的气氛中进行，因此需要主持人具有良好的人格特征，善于观察和倾听，必须严守中立，具备获取真实可靠信息的技巧，如讨论之初如何与被访者互相熟悉，解除顾虑，引入正题；实质性讨论阶段如何围绕访谈提纲，适时进行探索；结尾阶段如何总结归纳而不含判决性等。主持人还应具备随机应变的技巧，要能应对诸如支配性回答、冗长的回答、混淆性回答、胆怯性回答、提问性回答等各种场面。

4. 小组访谈的实施　①选择和培训工作人员，选择 2～3 名既有专业知识又有一定的社会学知识的人员来承担讨论中的主持、记录工作和讨论后的分析工作；②选择小组成员，每组 6～8 人，每类小组初步定为 4～6 个，通知小组成员讨论时间、地点、参加人员等；③选择安静、方便、舒适，同时让小组成员感觉可以自由发表看法的场所，以鼓励参与和互相影响的方式安排座位，如圆形或半圆形；④开始讨论时，主持人对小组成员表示欢迎，然后开始介绍小组讨论目的、过程和规则及保密性，主持人不评论和不发表的地位及记录员的作用，小组成员相互介绍，引到正题；⑤讨论阶段应围绕访谈提纲进行针对性讨论，主持人适时的进行探索；⑥结束时，主持人对小组成员的观点做一个基本的总结归纳而不要带有判决性，并对发现的问题综合整理。

（三）深入访谈

深入访谈一般以一对一、面对面的方式进行，由调查员和调查对象进行直接对话，收集符合调研目的是资料。

在实施深入访谈前，研究者需要根据研究目的准备访谈提纲，即把要调查研究的问题按照先一般后特殊、先易后难的原则以及时间顺序排列。为确保资料记录的及时和全面，不因记录而中断访谈，可以在征得调查对象同意的情况下使用录音技术，访谈后再对资料进行整理和归纳。

深入访谈的优点在于能够对不同个体某方面的问题进行深层面的理解和剖析，从个案中总结规律，发现具有普遍性的问题，为决策提供依据。该方法也可以直接反映一些涉及面不大的特殊问题，从而满足这一人群特定的卫生需求。通常情况下，深入访谈方法更适用于对与个人隐私有关的行为问题进行评估，可以作为形成雪球样本的前提。

深入访谈的局限性包括在有限的时间内访谈人数较少，只能获取个案的信息，同样不具备统计学代表性。

（四）选题小组工作法

选题小组工作法是一种确定优先项目，或选择优先干预活动的方法。其工作程序包括：

1. 确定调研目的：研究者明确调研目的，并由一人担任小组主持人。

2. 选择小组成员：通常选择对当地健康及其相关问题较为了解的 8～10 人参与小组工作。

3. 罗列健康问题：小组主持人要求每一位成员根据自己的判断罗列出 7 个（可以自行确定）主要健康问题。

4. 循环报告：按小组成员每人一次报告一个问题的原则进行问题的循环报告，主持人公开记录，如果有重复可以做标记。

5. 澄清问题：小组主持人带领大家澄清问题，目的是使每一位小组成员都准确理解所罗列每一个问题的含义。

6. 问题排序、赋分：要求每一位小组成员根据自己的判断，从所罗列的问题中选择出自己认为应该优先解决的 7 个问题，并按优先顺序从 7 到 1 赋分。

7. 综合统计：将每一位小组成员对各个问题的赋分标在问题之后，并做加和，得到每个健康问题优先程度得分，再依据得分高低排序，最终确定优先问题。

（五）观察

观察指的是研究者深入目标人群生活的环境，观察其生活环境、日常活动、健康相关行为等，进而了解目标人群健康状况、健康问题的社会环境因素、行为因素的方法。通过现场观察，研究者可以获得第一手材料，对目标人群的健康问题及影响因素，对当地的社会文化、经济状况，对可以利用的资源等有客观的理解，有助于明确健康教育需求、制定干预策略，使干预活动更加符合当地实际情况，为目标人群更好地接受。

根据观察者相对于观察对象的位置，观察法可分为参与观察与非参与观察。参与观察需要研究者在某种程度上参与到被研究者的群体中，与被观察者直接接触，成为其中一员，并参与他们的活动。这种观察方法可以真实地获取调查所需要的第一手资料，一般适用于调查研究周期较长或连续性的调查。非参与观察指观察者处于被研究客体之外，不参与被观察客体的任何活动，只是定期地、客观地观察记录被观察客体中出现的某些现象和事实。这种观察法不要求研究者长期参与到被观察客体中，通常以工作人员的身份定期去进行观察，节省时间和人力，对客观事物的了解不如参与观察全面、彻底。一般适用于间断性的调查和对被观察对象习惯性行为的观察。

在进行观察前，研究者需要在明确研究目的基础上确定观察内容，并统一对观察内容的判别标准和记录方式；最大限度地减少观察者个人的主观因素对观察结果的影响。必要时可事先编制观察记录表，使观察程序统一、规范，也便于对所收集资料的整理和分析。

三、定性研究资料的整理与分析

与定量分析不同，定性资料的分析并不依赖于量化与统计学的联系。对于定性研究的资料，研究者更关心收集到的资料所产生的概念和解释。在分析过程中，研究者利用已有的经验和对研究目标的理解，以达到以下目的：①界定概念：了解人们所处的状态，与他人之间的关系以及所具有的想法；②分类整理：按照有无共同特征、观点和经验的人或状况进行分类；③寻找联系：寻找与特别的状况或人有关联的想法和经验；④解释事件：在特定的环境下事件为什么会发生；⑤研究结论：资料的作用意义。

定性分析的过程是一个循环往复、螺旋式前进的动态过程，通过对定性资料整理、细分、归纳、演绎、再归纳、再演绎，直到找到最有核心价值的观点和结论。①归纳：在明确某次定性研究（如专题小组讨论）的"核心问题"以及具体要达到的深度挖掘目的以后，先对主题进行分解，确定提纲，然后对定性资料进行"文字内容剪切"，确定其所包含的具体信息。在对该转录文本和扩展笔记进行详细熟读后，对该部分资料进行信息归纳，依次提炼和总结。②演绎：在归纳出关于某个"讨论话题"的认识或意见后，研究者需要分析每个归纳出的观点对"该讨论话题"的意义以及所起到的作用。从而深度挖掘出调查者所重点关注的"核心性问题"。

定性研究资料的整理与分析可以通过手工整理和定性数据分析软件来完成。

（1）手工整理

为避免定性研究受到研究人员主观因素的影响，全面真实地揭示目标人群情况，资料整理遵循如下步骤：①逐字逐句转抄录音资料并加入现场观察记录；②反复阅读笔录资料以求对资料有总印象，找出被访者的主要观点和态度；③从笔录中除去因主持人的引导而回答的问题，找出特殊的观点和态度；④用短语标记所有观点和态度，对每一个话题用不同颜色笔进行标记，对独特的有用的段落进行星星标记；⑤在单独的一张纸记录下关键的内容，在另外单独的一张纸上把相关的彩色笔记裁剪下来进行粘贴；⑥相同问题归类并作出对同一问题各种观点的频数分布表，作为描述主要观点和次要观点的客观依据；根据频数表再读笔录，适当参考原话写出报告或文章。

（2）定性数据分析软件

定性数据分析软件有若干个公司开发了若干种，但多数都没有中文版本。目前，有中文版的是 QSR 定性分析软件，由 QSR International Pty Ltd（QSR）公司开发的一套强大而又灵活的定性分析软件（NVivo，N6 and Xsight）之一，操作平台为 Windows 98、2000、ME、NT4.0、XP，用于文本分析。该软件专为大规模定性研究项目设计而成，数据输入输出方便快捷，分析功能强大。可以读取视频、采访录音、文档、照片、媒体剪辑、音乐等资料，可导入 PDF、Video、Audio 及数码图片文件，并对其进行编码和检索，可建立二维、三维表格，并将其结果导出为 Word 或 Powerpoint 文件。从文档的详细解释到调查回答中的图案信息分析都可使用，还可以为使用者转到统计软件提供连接。主要适合分析下列资料：纵向研究、行为研究、内容分析、对话分析、人类学、文学回顾以及上述多种方法混合使用的定性研究数据。

由于定量和定性研究方法具有各自的优势与不足，所以在实际应用时通常是一种定量调查研究方法与一种定性调查研究方法同时使用，结合双方的优势，互相弥补不足，才能对目标人群的健康问题、健康教育需求、对策、效果等有全面和深入的了解。

（孙昕霙）

参考文献

1. 高岚. 医学信息学. 北京：科学出版社，2007.
2. 陈君石，黄建始. 健康管理师. 北京：中国协和医科大学出版社，2007.
3. 李志辉，罗平. SPSS for Windows 统计分析教程. 北京：电子工业出版社，2006.
4. 李朋. Excel 统计分析实例精讲. 北京：科学出版社，2006.
5. 王新玲，吕志明，吴彦文. Excel 财务管理教程. 北京：电子工业出版社，2007.
6. 吕姿之. 健康教育与健康促进（第二版）. 北京：北京大学医学出版社，2002.
7. 张拓红. 社会医学. 北京：北京大学医学出版社，2002.
8. 周建波，孙业桓，郝加虎. 定性研究及其数据分析简介. 疾病控制杂志，2007，11（5）：520 - 523.

第五章　健康风险评估和风险管理

健康管理的宗旨是调动个人、集体和社会的积极性，有效地利用有限的资源，达到最大的健康效果。其核心内容是针对健康危险因素所开展的干预和管理活动，因此，全面了解和掌握健康危险因素的相关知识、掌握健康危险因素的评价方法成为开展健康管理活动必备的知识基础和核心技能。

第一节　健康危险因素

根据生物-心理-医学模式对全球人类的主要死因进行归类，世界卫生组织 1991 年调查显示：行为生活方式占 60%，环境因素占 17%，生物遗传因素占 15%，医疗卫生服务因素占 8%。

一、环境因素

人群的健康和疾病始终与环境因素密切相关。环境因素是指以人为主体的外部世界，或围绕人们的客观事物的总和。包括自然环境和社会环境。一个完整的个体，不仅是生物学意义上的人，而且还处在特定的自然环境和社会环境之内，是自然环境和社会环境中的一部分。因此，在考虑个体的健康和疾病时，不仅要考虑其生物学特性，更要考虑自然环境和社会环境的影响，以使个体达到"天人合一"境界的最佳健康状态。

2004 年，世界卫生组织报告显示：在 102 类主要疾病、疾病组别和残疾中，环境风险因素在其中 85 类中导致疾病负担。在不同疾病状况中，归因于环境的疾病比例存在差别。估计全球有 24% 的疾病负担（健康寿命损失年）和 23% 的所有死亡（早逝）可归因于环境因素。

(一) 自然环境因素

自然环境是人类赖以生存的物质基础，存在着大量的健康有益因素和危害因素。生态被破坏会失去有益因素，增加危害因素，使水、空气、土壤、食物等受到细菌、病毒、寄生虫、生物毒物、化学物质的污染。环境污染必然对人体健康造成危害，其危害机制一般具有低浓度、长周期、慢效应、大范围、人数多、后果严重，以及多因素协同作用等特点。生产环境中的有害因素，如各种生产性毒物、粉尘、农药等均可构成对人们健康的威胁。

(二) 社会因素

健康不仅受自然环境因素的影响，同时也受社会因素的影响。即使是自然环境问题，也受社会因素的支配和影响。社会因素在疾病的发生、发展、转归和防治过程中都起着极其重要的作用。随着生物医学模式向生物-心理-社会医学模式的转变，与人类健康密切相关的社会因素也越来越重要。

社会因素是指社会的各项构成要素，包括一系列与社会生产力和生产关系有密切联系的因素，即以生产力发展水平为基础的经济状况、社会保障、环境、人口、教育以及科学技术等，和以生产关系为基础的社会制度、法律体系、社会关系、卫生保障以及社会文明等。社会因素所涵盖的内容非常广泛，主要包括环境、人口和文明程度三个方面。环境包括生物生态、物理化学和地理气候的自然环境，以及公共关系、家庭关系和人际关系的社会环境；人口包括免疫和遗传的生物属性，以及阶层、婚姻、家庭、生育、交际和情感的社会属性；文明包括生产水平、国民收入、国民营养的物质文明，以及政治制度、文化教育、卫生服务、法律立法、伦理道德、宗教信仰、风俗习惯和生活方式的精神文明。每一部分又可涉及人类社会的各个方面和人类生活的各个环节，各因素之间还存在着密切的联系。

社会因素对健康有着重大影响。在各类收入水平的国家中，健康和疾病与社会地位密切相关，社会经济地位越低，健康水平越差。经济发达国家，人们的生活工作条件、卫生状况、保健水平都随着经济水平的提高有显著改善，危害人群健康的疾病主要是慢性非传染性疾病，而传染病、寄生虫病的发病率明显下降。经济不发达国家，人们的衣食住行和医疗保健等方面都存在较大困难，营养缺乏性疾病、传染病等是威胁人群健康的主要卫生问题。从人们的社会地位、经济收入、居住条件、营养状况、文化程度等方面的状况而言，社会地位低的人，经济收入低，生活贫困，居住条件、卫生条件和环境安全都较差，其所面临的健康问题超过社会地位高的人。文化程度低的人，应激能力较差，同时也较难形成良好的卫生习惯，其所受危险因素的侵害超过文化程度高的人。另外，社会所带来的工作紧张、竞争、生活压力、以及人际关系矛盾等都能危害健康。

世界卫生组织健康问题社会决定因素委员会指出，造成穷人健康状况不良、社会地位影响健康、以及国家间卫生状况存在差异的原因是：全球和国家范围内权力、收入、产品和服务分配不均，以及随之造成的日常生活中明显不公正现象，如获得卫生保健、就读和受教育、工作和休闲环境、住宿、社区、城镇以及在享受丰富多彩生活上的不公平。健康问题上呈现的不公平现象，并非"自然"现象，而是社会政策和规划欠佳、经济安排不公和政策失误掺杂在一起造成的不良后果。

社会因素影响健康的规律与特点是非特异性与广泛性、持久性与累积性，并且社会因素作用与人类健康常常是以交互作用的方式产生效应，这主要是由其因果关系到多元性所决定的。

（三）心理因素

人不仅是一个生物体，更重要的是具有社会属性和心理活动。人是生物、心理和社会的统一体，身心是相互关联和互动的，健康与疾病现象与心理因素密切相关。

心理因素是指影响人类健康和疾病过程的认知、情绪、人格特征、价值观念以及行为方式等。其中，个体的认知、情绪及人格特征与生物遗传有较密切的联系，从而具有相对稳定的特点，影响了人们生活的各个领域，决定人们待人处世的行为模式，在个体的健康与疾病中有决定性意义，故又称为内在的心理品质。个体处理各种外界刺激的应对方式和日常活动中的生活方式则更多与后天获得性有关，通过后天学习，吸取教训、积累经验，使之在复杂的生活中应付自如，或者更好地满足自身的需要，故又称为外在的心理品质。一般认为心理因素赋予个体某些易病倾向，从而在社会文化等环境因素作用下易于表现出某些心理障碍和躯体疾病。人在精神上出现问题的时候，身体就会患病；而身体患病时，精神上也会痛苦。遭受精神创伤可以使机体内免疫物质下降，导致感染性疾病乃至癌症的发生。

美国心理学家马斯洛和麦特曼认为正常心理应具有：①充分的适应能力；②充分了解自己，并对自己的能力有适当的评价；③生活的目标能切合实际；④与现实环境保持接触；⑤能保持人格的完整与和谐；⑥具有从经验中学习的能力；⑦具有良好的人际关系；⑧适当的情绪发泄和控制；⑨能做有限度的人格发挥；⑩个人的基本要求符合社会规范，并有恰当的满足感。

二、生物遗传因素

现代的生物-心理-医学模式并不是否定生物遗传因素对健康的影响，而是更准确地认识和肯定了生物遗传因素的含义和医学价值，人体的基本生物学特征是健康的基本决定因素，遗传素质影响不同个体的健康问题和疾病状况。了解心理因素和社会因素对健康和疾病的影响，也需要深化对生物遗传因素的研究。

生物遗传因素包括病原微生物、遗传、生长发育、衰老等。随着对疾病认识的不断加深，有些疾病直接与遗传因素有关，如血友病、镰状细胞贫血症、蚕豆病、精神性痴呆等，发育畸形、寿命长短也不排斥有遗传方面的原因，同属生物性致病因素范围。但多数疾病，如高血压、糖尿病、部分肿瘤等则是遗传因素与环境因素、行为生活方式综合作用的结果。

三、行为生活方式因素

生活方式是个人或群体在长期的社会化进程中形成的一种行为倾向或行为模式，这种行为模式受个体特征和社会关系所制约，是在一定的社会经济条件和环境等多种因素之间的相互作用下形成的。健康相关行为指的是人类个体和群体与健康和疾病有关的行为，按照行为对行为者自身和他人健康状况的影响，健康相关行为可分为促进健康行为和危害健康行为两大类。前者指个人或群体表现出的、客观上有利于自身和他人健康的行为；后者指偏离个人、他人和社会健康期望、不利于健康的行为，人们的这种危害健康行为给个人、群体乃至社会的健康会带来直接或间接的危害，它对机体具有潜袭性、累积性和广泛影响的特点。不良行为生活方式包括吸烟、酗酒、不合理饮食、缺少体力运动、精神紧张、滥用药物等。

（一）影响健康的十大危险因素

2002 年世界卫生组织（WHO）在"减少风险，延长健康寿命"的报告中阐述了行为危险因素和健康的关系，并将这种关系数量化。通过用伤残调整寿命年（disability adjusted life year，DALY）衡量了 2000 年 10 个主要危险因素与 10 种主要疾病和损伤的疾病负担的比例，提出了全球影响人类健康的 10 大危险因素是：①低出生体重：在贫穷国家，每年有超过 300 万人死于饥饿和贫困所造成的营养不良；②不安全的性行为：不安全的性行为在 2000 年导致 290 万人死亡，主要是感染艾滋病病毒（HIV）所致。就全球而言，异性间不安全的性行为是 HIV 传播的最主要方式；③高血压：高血压可导致每年有 710 万人死亡，占全球死亡人数的 13%；④吸烟：WHO 预测，在 2020 年前，每年将有 840 万人因为吸烟而死亡；⑤过量饮酒：酒精中毒可导致每年有 180 万人死亡，酒精还是引发很多谋杀，车祸和自残等事件的一大因素；⑥不安全饮用水、不安全的卫生设施和卫生习惯：每年约有 170 万人死于使用劣质水源，以及生活在恶劣环境下或不良的卫生习惯导致的肠道传染病或与此有关的疾病；⑦铁缺乏：铁元素摄入不足可导致全球每年有 80 万人死亡；⑧室内烟雾：由于使用木材及煤炭等固体燃料而产生的室内烟雾引起 35.7% 的人发生呼吸道感染，22% 的人长期患肺部疾患，以及 1.5% 的人发生各种类型的癌症；⑨高胆固醇：由于体内胆固醇过高导致 440 万人死亡，并可以诱发 18% 的人患上心血管疾病；⑩超重与肥胖：报告同时还分别列出了发展中国家和发达国家用 DALY 衡量的影响人类健康的 10 大危险因素（表 5-1）。

10 大危险因素导致的死亡占全球死亡的 1/3 以上。在发达国家和工业化程度高的国家，全球疾病负担中至少有 1/3 归因于吸烟、过度饮酒、高血压、高胆固醇和肥胖。更有甚者，全球最大死因的心血管疾病有 3/4 以上归因于吸烟、高血压或高胆固醇，有的则是 3 种因素并存。各种危险因素多与行为生活方式密切相关，都可以通过改变行为与生活方式来降低和消除。改变或调整行为生活方式能有效地降低生活方式相关疾病的发病率。

表 5-1　用 DALY 衡量的 10 大危险因素导致全球主要疾病负担的百分位数

发达国家		发展中国家			
		高死亡率国家（%）		低死亡率国家（%）	
吸烟	12.2	低出生体重	14.9	过量饮酒	6.2
高血压	10.9	不安全性行为	10.2	高血压	5.0
过量饮酒	9.2	不安全饮用水、不安全的卫生设施和卫生习惯	5.5	吸烟	4.0
高胆固醇	7.6	室内烟雾	3.7	低出生体重	3.1
超重与肥胖	7.4	锌缺乏	3.2	超重与肥胖	2.7
水果蔬菜摄入不足	3.9	铁缺乏	3.1	高胆固醇	2.1
体力活动不足	3.3	维生素 A 缺乏	3.0	室内烟雾	1.9
滥用药物	1.8	高血压	2.5	水果蔬菜摄入不足	1.9
不安全性行为	0.8	吸烟	2.0	缺铁	1.8
缺铁	0.7	高胆固醇	1.9	不安全饮用水、不安全的卫生设施和卫生习惯	1.7

（二）行为生活方式与慢性非传染性疾病和传染病

慢性病的发生与不健康的行为生活方式密切相关。心脑血管疾病、肿瘤、糖尿病及慢性呼吸系统疾病等常见慢性病的发生都与吸烟、不健康饮食（过多摄入饱和脂肪、糖、盐，水果蔬菜摄入不足）、饮酒、静坐生活方式等几种共同的行为生活方式危险因素有关（表 5-2）。世界卫生组织估计，每年至少有 490 万人死于吸烟，260 万人死于超重或肥胖，440 万人死于高胆固醇，710 万人死于高血压。慢性病各种危险因素之间及与慢性病之间的内在关系已基本明确，往往是"一因多果、一果多因、多因多果、互为因果"（参见第一章图 1-3）。

表 5-2　主要慢性病的共同危险因素

危险因素	心脑血管疾病	糖尿病	肿瘤	呼吸道疾病
吸烟	√	√	√	√
饮酒	√	√		
营养	√	√	√	√
静坐生活方式	√	√	√	
肥胖	√	√	√	√
高血压	√	√		
血糖	√	√	√	
血脂	√	√	√	

20 世纪 70 年代以来，由于某些传染病的复燃和一些新传染病如艾滋病等的出现，使传染病的发病和死亡有了明显的回升，传染病死亡对人群健康的威胁再次引起了人们的关注。使得我国公共卫生领域既面临着慢性病的逐年上升，同时又面临新传染病的挑战，如艾滋病、SARS 等，而行为生活方式与这些疾病密切相关。

此外，意外死亡，特别是交通意外与工伤意外等也与不良行为有关。

四、卫生服务因素

卫生服务是防治疾病和促进健康的有效手段，因此，卫生服务的工作状况直接影响人群的健康水平。卫生服务是指卫生机构和卫生专业人员为了防治疾病、增进健康，运用卫生资源和各种手段，有计划、有目的地向个人、群体和社会提供必要服务的活动过程。卫生服务有两个方面的功能，即保健功能和社会功能。卫生服务的保健功能是指医疗卫生服务通过预防、治疗、康复及健康教育等措施，降低人群的发病率和死亡率；通过生理、心理、及社会全方位的保健措施，维护人群健康，提高生命质量。卫生服务的社会功能包括 3 个方面：第一，是提供医疗保健服务，使患者康复，恢复躯体和社会功能，延长寿命，有效地提高生产力水平；第二，是消除患者对疾病的焦虑和恐慌，维护人群健康，有利于社会安定；第三，是良好及时的卫生服务对患者是一种心理支撑，使人们体验到社会支持的存在，有利于社会凝聚力的增强。

以人为本，以健康为中性的健全的医疗卫生机构，完备的服务网络，一定的卫生经济投入以及合理的卫生资源配置，均对人群健康有促进作用；反之，如果卫生服务和社会医疗保障体系存在缺陷，如医疗资源的不合理布局、初级卫生保健网络的不健全、重治疗轻预防的倾向和医疗保健制度不完善等，就不可能有效地防治居民的疾病，促进健康。

第二节 健康风险评估概述

健康评估是将健康概念及与健康有关的事物或现象进行量化的过程，即依据一定的规则，根据被测对象的性质或特征，用数字来反映健康概念及健康有关的事物或现象。健康评估从对死亡和疾病的负向评估逐步扩大到以健康为中心的正向评估；从对生物学因素的评估扩大到对心理、行为因素和生活因素的综合评估。

一、健康风险评估的定义

健康风险评估（health risk appraisal，HRA）是通过所收集的大量的个人健康信息，分析建立生活方式、环境、遗传和医疗卫生服务等危险因素与健康状态之间的量化关系，预测个人在一定时间内发生某种特定疾病（生理疾患和心理疾患）或因为某种特定疾病导致死亡的可能性，即对个人的健康状况及未来患病或死亡危险性的量化评估。健康风险评估是健康管理过程中关键的专业技术部分，是健康管理的核心，并且只有通过健康管理才能实现，是慢性病预防的第一步，也称为危险预测模型。

二、健康风险评估的历史

现代健康风险评估的雏形形成于 20 世纪 40 年代。美国医生 Lewis C. Robbins 和 Jack Hall 在子宫颈癌预防实践工作中，总结出记录患者的健康风险有利于疾病的预防工作，开发了第一个健康风险评估工具（health hazard appraisal），包括问卷表、健康风险计算及反馈沟通方法等，并进一步发展编写了《前瞻性医学实践》一书，阐明了目前健康危险因素与未来健康结局之间的量化关系，从而促进了健康风险评估的广泛应用。同期 Framingham 心血管疾病研究也明确提出"危险因素"一词。

在随后几十年中，健康风险评估技术得到了长足发展。其中，密歇根大学健康管理研究中心的 HRA 系统是健康风险评估的先驱。20 世纪 80 年代初，美国疾病控制中心授权密歇根大学健康管理研究中心，向全国推广 HRA 系统，普及健康风险评估。同时，逐步建立与完善了以 HRA 技术为基础，与行为科学相结合，以进行健康教育、提倡科学生活方式为主导，面向美国大众的 HRA 系统。80 年代末，该中心推出了以死亡率作为主要计算依据的第二代 HRA 系统，90 年代中，随着计算机技术的成熟与普及，该中心的第三代以个人健康综合指数为主要评估指标的 HRA 系统应运而生。

目前健康风险评估已经被广泛应用于企业、医疗机构、健康管理公司等，成为健康管理、健康促进项目中必不可少的重要环节。

第三节　健康风险评估的技术与方法

健康风险评估主要用于测量或评估个体生理健康、功能健康、心理健康和社会适应状态的各纬度的健康问题。

一、健康风险评估的基本步骤

健康风险评估的步骤主要包括个人健康信息的收集（问卷调查、体格检查、实验室检查）、风险估算、风险沟通。

（一）个人健康信息的收集

个人健康信息的收集是进行健康风险评估的基础。包括问卷调查、体格检查、实验室检查。问卷的组成主要包括：①一般情况调查：年龄、性别、文化程度、职业、经济收入、婚姻状况等；②现在健康状况、既往史、家族史调查；③生活习惯调查：主要包括吸烟状况、身体活动状况、饮食习惯及营养调查、饮酒状况等；④其他危险因素，如精神压力等。体格检查及实验室检查主要包括：身高、体重、腰围、血压、血脂、血糖等。

（二）危险度计算

危险度的计算主要有两种方法：第一种是建立在单一危险因素与发病率基础上的单因素加权法，即将这些单一因素与发病率的关系以相对危险性表示其强度，得出的各相关因素的加权分数即为患病的危险性。由于这种方法简单实用，不需要大量的数据分析，是健康管理发展早期的主要危险性评价方法。典型代表是哈佛癌症风险指数。第二种方法是建立在多因素数理分析基础上的多因素模型法，即采用统计学概率理论的方法得出患病危险性与危险因素之间的关系模型。所采用的数理方法，除常见的多元回归外（logistic 回归和 Cox 回归），还有基于模糊数学的神经网络方法等。这类方法的典型代表是 Framingham 的冠心病模型，它是在前瞻性队列研究的基础上建立的。很多机构以 Framingham 模型为基础构建其他模型，并由此演化出适合自己国家、地区的评价模型。

风险评估或预测的结果主要用绝对风险和相对风险见表 5－4。

绝对风险评估基于队列研究构建，估计未来若干年内患某种疾病的可能性，用以估计多个危险因素对疾病的效应。如 5 年患病的绝对风险为 10%，表示 5 年内将发生被评估疾病的概率为 10%。

评估疾病绝对风险的主要目的在于确定干预措施的绝对效果，例如：如果人群平均 5 年绝对风险是 15%，意味着在未来 5 年内，整个人群中有 15% 的人需要进行被评估疾病的干预，也就是说，若未来 5 年内，在某一人群中采取有效地干预措施，则可能将人群被评估疾病的发病率降低 15%，如将人群被评估疾病发病率从 10% 降低至 8.5%。

相对风险是具有某一危险因素的个体与不具有这种危险因素的个体相比，发生某种疾病的概率之比。相对风险是对某一个危险因素单独表示，以提示人们对某些行为（如吸烟）或某种生理异常（如高血压）进行干预。这种表述方法在人群干预疗效的评价中存在一定问题，因为相对风险的降低程度与患者治疗前的绝对风险水平相关。例如有研究显示：血压或血脂处于人群平均水平，而心血管疾病绝对风险高的个体，其降压或降脂治疗的绝对益处是血压或血脂处于较高水平，而心血管疾病绝对风险较低的个体的 2～3 倍。因此，目前相对风险评估通常是指个体危险性与同年龄同性别人群平均水平之比，或增减量。

（三）风险沟通

风险沟通是个体、群体以及机构之间交换信息和看法的双通道的互动过程，是一个收集信息、组织信息、再现和修炼信息，并为决策服务的过程。风险沟通贯穿风险管理的全过程，起到互动和交流信息的作用，是风险管理的最重要的途径之一。因此在疾病的风险管理中，恰当的风险沟通方式，将有助于临床医生、全科医生和患者更好的理解疾病绝对风险的概念。

目前多数国家和地区在疾病风险管理过程中存在的主要问题在于：多数患者和医生不能很好的理解疾病绝对风险。研究显示，近 80% 的实际处于高风险个体过于乐观地自认为处于低风险中，同时近 20% 的实际处于低风险的个体过于悲观自认为处于高风险中。多数人更理解相对风险的概念：吸烟者发生心血管病事件的风险是不吸烟者的两倍，但这一信息只有知道不吸烟者心血管病事件的风险才有意义。同样，仅告知吸烟者，5 年发生心血管疾病事件的绝对风险是 10% 的意义并不大，只有同时告知他们，戒烟可使他们的风险水平降低的程度，并有相应的测量尺度测定平均改变量，才有意义。多数人对所暴露或预防的风险因素没有绝对等级的概念，因此也就不知道该如何应对这些信息。

其次，绝对风险是来自数学运算的抽象概念。对患者和临床医生而言，药物或其他干预降低血压或血脂的直接的、可理解的指标是血压和血脂水平，难以理解降压或降脂药能显著降低心血管疾病的风险，即使这些危险因素是在正常范围内，同样也很难理解相同的药物对血压、血脂处于平均水平的人比处于较高水平者更有效。

目前，疾病防治领域的国外研究者已将目光转向了在疾病绝对风险的基础上，构建、整合新的疾病风险沟通（risk communication）工具。如：Grover 等建立了评估患者"心血管年龄"的新的风险沟通工具。该模型以每年致死性冠心病、脑卒中和非心血管疾病的死亡危险为基础评估个体的期望寿命，并与同年龄同性别的平均期望寿命进行比较，计算出期望寿命的差值，称为年龄裂痕（age gap），实际年龄加上或减去该差值就得到"血管年龄"。例如，一个具备多种危险因素的人（50 岁）与不具备这些因素的同年龄、同性别的人相比，期望寿命会减少 5 年，那么他的心血管年龄就是 55 岁，虽然他的实际年龄只有 50 岁。这种风险沟通方法，既包含了绝对风险特征（年龄裂痕的大小），又包含了相对风险特征（你的实际年龄比血管年龄，更年轻了，还是更老了？）。Framingham 研究者在 2008 年发布的心血管综合风险预测模型中也采纳了血管年龄的沟通方法，将10年绝对风险值进行进一步转化，得到相应的血管年龄。

因此风险评估报告中，用有利于患者和医生理解的工具来表示风险评估所给出的结果，将更有利于风险沟通，更简单、直接的向患者和医生传达风险程度。

健康风险评估报告包括个体评估报告和群体评估报告。无论是个体评估报告还是群体评估报告都应与评估目的相对应。个体报告主要包括健康风险评估结果及分析，以及有针对性的健康教育信息。群体报告主要包括受评群体的人口学特征、患病状况、危险因素总结、建议的干预措施和方法等。

二、健康风险评估的种类与方法

健康管理中健康风险评估主要包括一般健康风险评估、疾病风险评估和健康功能评价，本章主要介绍前两种。

（一）一般健康风险评估（health risk appraisal，HRA）

一般健康风险评估主要是对危险因素和可能发生疾病的评估。对危险因素的评估包括生活方式/行为危险因素评估、生理指标危险因素评估，以及个体存在危险因素的数量和严重程度的评估，发现主要问题以及可能发生的主要疾病。

1. 生活方式/行为危险因素评估　生活方式是一种特定的行为模式，这种行为模式受个体特征和社会关系所制约，是在一定的社会经济条件和环境等多种因素之间的相互作用下形成的。不良生活方式和行为如吸烟、膳食不合理及身体活动不足，是主要慢性病（心血管疾病、糖尿病、肿瘤、呼吸道疾病）的共同危险因素。生活方式/行为评估主要是通过对吸烟状况、体力活动、膳食状况的评估，帮助个体识别自身的不健康行为方式，充分认识到这些行为和风险对他们生命和健康造成的不良影响，并针对性地提出改善建议，促使个体修正不健康的行为。

2. 生理指标危险因素评估　高血压、高血脂、高血糖、肥胖等本身既是疾病状态，同时又是冠心病、脑卒中、肿瘤、糖尿病及慢性阻塞性肺病的危险因素。生理指标危险因素评估就是通过检测个体血压、血脂、血糖、体重、身高、腰围等生理指标，明确个体或人群各项生理指标的严重程度、以及同时存在其他危险因素的数量，评估个体或人群的危险度，进行危险度分层管理，如高血压危险度分层管理，血脂异常危险度分层管理等。

高血压危险度分层，正常血压在120/80mmHg以下。血压超过140/90mmHg时，根据《中国高血压防治指南》对高血压患者进行心血管疾病危险度分层，将高血压患者分为低危、中危、高危和极高危，分别表示10年内将发生心、脑血管病事件的概率为<15%、15%～20%、20%～30%和>30%，量化估计预后。具体分层标准根据血压升高水平（1、2、3级）、其他心血管病危险因素、靶器官损害以及并发症情况，见表5-3。

（1）用于分层的其他心血管危险因素：男性≥55岁，女性≥65岁；吸烟；血胆固醇>5.72mmol/L（220mg/dl）；糖耐量受损（餐后2h血糖7.8～11.0mmo/L）和/或空腹血糖异常（6.1～6.9mmo/L）；早发心血管疾病家族史（一级亲属发病年龄，<50岁）；腹型肥胖（腰围：男性≥90cn　女性≥85cm）或肥胖（BMI≥28kg/m²）。

（2）靶器官损害：左心室肥厚（心电图或超声心电图）；颈动脉超声IMT≥0.9mm或动脉粥样斑块；颈-股动脉脉搏速度≥12m/s；踝/臂血压指数<0.9；肾小球滤过率低（<60 ml/min/1.73m²）或血肌酐轻度升高（男性：115～133μmol/L 或 1.3～1.5mg/dl；

女性：107～124μmol/L 或 1.2～1.4mg/dl）；微量蛋白尿 30～300mg/24h 或白蛋白-肌酐比值≥30mg/g（3.5mg/mmol）。

（3）并发症：心脏疾病（心绞痛，心肌梗死，冠状动脉血运重建术后，充血性心力衰竭）；脑血管疾病（脑出血，缺血性脑卒中，短暂性脑缺血发作）；肾脏疾病（糖尿病肾病；肾功能受损；血肌酐升高，男性＞133μmol/L 或 1.5mg/dl，女性＞124μmol/L 或 1.4mg/dl；蛋白尿（＞300mg/24h）；外周血管病；重度高血压性视网膜病变（出血或渗出，视乳头水肿）；糖尿病（空腹血糖异常≥7.0mmo/L，餐后 2h 血糖≥11.0mmo/L，糖化血红蛋白（HbAlc）≥6.5％）。

表5-3　高血压患者心血管危险分层标准

其他危险因素和病史	血压水平（mmHg）		
	1 级（收缩压 140～159 或舒张压 90～99）	2 级（收缩压 160～179 或舒张压 100～109）	3 级（收缩压≥180 或舒张压≥110）
无其他危险因素	低危	中危	高危
1～2 个危险因素	中危	中危	很高危
3 个以上危险因素，或靶器官损害	高危	高危	很高危
临床并发症或合并糖尿病	很高危	很高危	很高危

血脂异常的危险度分层，我国人群血胆固醇的合适范围是＜5.18mmol/L（200mg/dl），低密度脂蛋白胆固醇的合适范围是＜3.37mmol/L（130mg/dl）。TC 超过 5.18mmol/L 或 LDL-C 超过 3.37mmol/ L 时，根据《中国成人血脂异常防治指南》对血脂异常患者进行心血管疾病危险度分层，具体分层标准根据血脂异常水平（边缘升高和升高）、其他心血管病危险因素的多少、有无高血压、有无冠心病及其等症，见表 5-4。冠心病等危症是指非冠心病者 10 年内发生主要冠脉事件的危险与已患冠心病者同等，新发和复发缺血性心血管病事件的危险＞15％。

表5-4　血脂异常患者心血管危险分层标准

危险分层	TC5.18～6.19mmol/L（200～239mg/dl）或 LDL-C3.37～4.12mmol/L（130～159mg/dl）	TC≥6.22 mmol/L（240mg/dl）或 LDL-C ≥4.14 mmol/L（160mg/dl）
无高血压且其他危险因素数＜3	低危	低危
高血压，或其他危险因素数≥3	低危	中危
高血压且其他危险因素数≥1	中危	高危
冠心病及其等危症	高危	极高危

其他危险因素：包括年龄（男≥45 岁，女≥55 岁）、吸烟、低 HDL-C、肥胖和早发缺血性心管病家族史

（二）疾病风险评估（disease specific health assessment）

目前，健康风险评估已逐步扩展到以疾病为基础的危险性评价。疾病风险评估就是指对

特定疾病患病风险的评估。主要有以下 4 个步骤。第一，选择要预测的疾病（病种）；第二，不断发现并确定与该疾病发生有关的危险因素；第三，应用适当的预测方法建立疾病风险预测模型；第四，验证评估模型的正确性和准确性。本节主要介绍哈佛癌症风险指数和心血管疾病的风险评估模型的构建。

1. 哈佛癌症风险指数　哈佛癌症风险指数是哈佛癌症风险工作小组提出的，是基于生活方式及常规体检资料的癌症风险评估模型。其公式如下：

$$RR=\frac{RR_{l1}\times RR_{l2}\times\cdots RR_{ln}}{[P_1\times RR_{c1}+(1-P_1)\times 1.0]\times[P_2\times RR_{c2}+(1-P_2)\times 1.0]\times\cdots\times[P_n\times RR_{cn}+(1-P_n)\times 1.0]}$$

其中，RR 为被预测个体患某病与其同性别年龄组一般人群比较的相对风险。RR_l 指个体中存在的危险因素的相对危险度；P 为其同性别年龄组人群中暴露于某一危险因素者的比例；RRc 为由专家小组对某一危险因素（包括不同分层）的相对危险度达成共识的赋值。具体步骤如下：

（1）通过查阅文献确立所评估癌症的主要危险因素及相对危险度：选取资料时，尽可能选用基于评估地区人群、大样本的重大项目研究。如评估地区资料缺失或不充分，则由专家小组成员参考其他地区相关研究资料，讨论决定。

（2）预测个体发病的相对危险度：根据上述公式计算出个体患病的相对风险。用个体患病的相对风险与其同性别年龄组一般人群比较，根据哈佛癌症风险指数工作小组制定的从显著低于一般人群到显著高于一般人群 7 个等级标准（表 5-5），确定个体的危险等级。

（3）计算个体患病的绝对风险：相对风险乘以同性别年龄组一般人群某病的发病率，即可算出个体患病的绝对风险值。

国外学者 Kim 采用前瞻性队列研究对哈佛癌症指数进行了验证，结果表明哈佛癌症指数对女性的卵巢癌和结肠癌以及男性的胰腺癌均有较高的辨别能力。

表 5-5　被预测个体与同性别年龄组一般人群患者风险比较

相对风险	风险水平
<0	极显著低于一般人群
0～	显著低于一般人群
0.5～	低于一般人群
0.9～	相当于一般人群
1.1～	高于一般人群
2.0～	显著高于一般人群
5.0～	极显著高于一般人群

我国学者依据近 20 年来我国肺癌流行病学资料，运用哈佛癌症风险指数建立了肺癌发病风险评估方法，例如，一名男性，46 岁，每天吸卷烟 16 支，吸烟 20 年，无职业性粉尘接触史，生活在北京，无糖尿病，每日蔬菜水果摄入超过 400g。哈佛癌症风险指数计算公式所需的相应值见表 5-6：①我国肺癌发病危险因素及相对危险度（RRc），是依据近 20 年来我国肺癌流行病学资料，经讨论达成共识的赋值；②同性别年龄组人群中各危险因素的暴露比例（P）；③该个体存在的危险因素的相对危险度（RR_l）。

表 5 - 6　该男性计算哈佛癌症风险指数所需的相应值

危险因素	RR1	RRc	相应危险因素人群暴露率（%）
吸烟			
已戒烟	1.0	2.0	0.01
吸烟指数＜100	1.0	1.8	0.07
吸烟指数≤199	1.0	2.6	0.11
吸烟指数≤299	1.0	4.2	0.14
吸烟指数≤399	5.8	5.8	0.16
吸烟指数≥400	1.0	8.0	0.12
吸烟斗或旱烟	1.0	4.6	0.05
空气城市污染（大城市生活）	1.3	1.3	0.14
肺癌家族史	1.0	1.6	0.12
既往病史			
肺结核史	1.0	2.6	0.04
慢性支气管炎史	1.0	2.4	0.04
肺炎病史	1.0	2.0	0.06
蔬菜水果摄入＜400g/d	1.0	1.4	0.56

$$RR = \frac{RR_{11} \times RR_{12} \times \cdots \times RR_{ln}}{[P_1 \times RR_{c1} + (1-P_1) \times 1.0] \times [P_1 \times RR_{c2} + (1-P_3) \times 1.0] \times \cdots \times [P_n \times RR_{cn} + (1-P_n) \times 1.0]}$$

$= 5.8 \times 1.3 / [0.014 \times 2.0 + (1-0.014)][0.07 \times 1.8 + (1-0.07)][0.11 \times 2.6 + (1-0.11)]$
$[0.14 \times 4.2 + (1-0.14)][0.16 \times 5.8 + (1-0.16)][0.12 \times 8.0 + (1-0.12)][0.05 \times 4.6 + (1-0.05)][0.14 \times 1.3 + (1-0.14)][0.12 \times 1.6 + (1-0.12)][0.04 \times 2.6 + (1-0.04)][0.04 \times 2.4 + (1-0.04)][0.06 \times 2.0 + (1-0.06)][0.56 \times 1.4 + (1-0.56)]$

$= 7.54/11.3976 = 0.66$

表示该男性肺癌发病风险为其同性别同年龄组一般人群的 0.66 倍，按表 5 - 5 哈佛癌症风险指数工作小组制定的标准，该男性肺癌发病风险低于一般人群。我国男性该年龄组一般人群肺癌发病率为 32/10 万，其今后 5 年肺癌发病的绝对危险为：$5 \times 0.66 \times 32/10^5 = 105.6/10^5$。但应考虑肺癌发病风险随年龄增加而增加，评估值应该用年龄段的增长率校正。该年龄段每年肺癌发病率增加 10%，因此，该男性 5 年肺癌发病的绝对风险为：$105.6/10^5 \times (1+10\%)^5 = 0.170\%$

其中吸烟是可改变的危险因素。若该男性戒烟，则其肺癌的相对风险可降到一般人群的：$0.66 \times 2.0/5.8 = 0.22$ 倍，今后 5 年内肺癌发病风险可降为 0.057%，即可降低约 2/3。

2. 心血管疾病的风险评估　心血管疾病是造成世界范围内致残和过早死亡的主要原因。其基础病理是动脉粥样硬化，该病的发展可历经多年，通常在出现症状时已进入后期，通常见于中年人。急性冠心病事件（心脏病发作）和脑血管事件（脑卒中）通常为突然发生，常常来不及医治即告死亡。

心血管疾病预防实践的进展很大程度得益于对各种危险因素（如高血压、高胆固醇血症、糖尿病、肥胖等）的研究，其发病是多种危险因素综合作用的结果，已诊断为心血管疾病以及有一种或多种危险因素而处于高心血管风险者，可通过改变危险因素减少临床事件和过早死亡的发生。

如何根据各种危险因素水平综合评估心血管疾病发病危险对其防治十分重要。1993年新西兰最早引入了"综合风险"进行高血压管理，之后许多国家和地区在心血管疾病的防治指南中相继采用了"综合风险"的概念，并在实际中应用。心血管疾病风险评估正是"综合风险"的具体体现，是一种有效的鉴别高危人群的方法。心血管疾病发病危险评估是对人群进行危险分层，对不同发病危险人群有针对性地进行有效干预，强调对发生心血管疾病的危险度进行多因素评估，据此决定干预的方法和力度，是慢性病健康管理链上十分重要的一环，对早期识别、干预心血管病高危人群具有重要意义，同时风险评估本身也是一种健康管理的激励机制。

心血管疾病危险预测模型就是以是否发病或死亡作为因变量，以危险因素为自变量，通过 Logistic 回归和 Cox 回归建立回归方程，预测个体在未来某个时间（5 年或 10 年）心血管疾病发病或死亡的可能性（即绝对危险度），由于方程的结果反映了个体主要危险因素的综合发病或死亡危险，也被称为综合心血管病危险（total risk）。绝对危险度是以人群的平均危险因素水平和平均发病率对 Cox 生存函数进行调整，如 10 年发病危险概率（P）的计算公式为：

$$P = 1 - S_0(t)^{\exp(f[x,M])}$$

其中 $f(x, M) = \beta_1(x_1 - M_1) + \cdots + \beta_p(x_p - M)$，$\beta_1$ 至 β_p 为各危险因素不同分层的偏回归系数，$x_1 \cdots x_p$ 为每个人各危险因素的水平，$M_1 \cdots M_p$ 为本人群各危险因素的平均水平。$S_0(t)$ 为在 t 时间（如 10 年）的平均生存函数，即危险因素平均水平时的生存函数。

心血管疾病危险预测模型的典型代表是 Framingham 心脏研究建立的冠心病风险预测模型，该模型被用于预测不同危险水平的个体在一定时间内（如 10 年）发生冠心病危险的概率。西方国家多以 Framingham 心脏研究建立的风险评估模型为基础，制定适合本国的综合危险评估指南。由于 Framingham 心脏研究的对象是美国白人，有研究显示其预测结果并不适用于所有人群（不同地区或不同民族的人群）。因此许多国家和地区也利用自己的研究队列建立了适宜本民族人群特点的预测模型。

（1）我国心血管疾病风险评估模型：在我国，由于人群心血管病的疾病谱和危险因素流行特征与西方发达国家有明显不同，为此，研究者于 2003 年开始开发适合我国人群的危险预测模型。主要研究有：

①北京心肺血管研究所以 1992 年建立的"中国 11 省市队列研究人群"为基础，应用 Cox 比例风险模型进行危险因素与发病危险的多因素分析，以冠心病和缺血性脑卒中作为预测指标，以年龄、血压、TC、HDL-C、吸烟和血糖 6 个危险因素为主要参数，对男女两性分别建立冠心病和缺血性脑卒中发病危险的预测模型，同时利用该模型计算不同危险水平（即上述 6 个危险因素不同组合）个体 10 年冠心病和缺血性脑卒中发病绝对危险，结果显示：随着危险因素个数的增加缺血性心血管病发病的绝对危险增加，不同危险因素之间有协同作用，不同的危险因素组合对缺血性心血管病发病危险的作用强度有所差别。我国 35～64 岁人群缺血性心血管病发病绝对危险的分布情况是：发病危险概率＜10％者占 95.4％，发病危险概率≥10％者占 4.6％，发病危险概率≥20％者只占 0.8％。而冠心病和缺血性脑卒中的 25.5％发生在发病危险概率≥10％的人群中，表明危险因素与心血管病发病绝对危

险度的评估比相对危险度具有更重要的公共卫生意义。在评价不同个体的心血管疾病危险时不应仅看危险因素的个数，还应考虑危险因素的不同组合。该研究组同时采用 Framingham 模型评估我国 11 省市队列研究人群的冠心病发病危险，发现 Framingham 模型高估了我国人群冠心病的发病危险，于是以"中国 11 省市队列研究人群"为基础，分别建立了男女两性冠心病发病危险的预测模型。

② 国家"十五"攻关"冠心病、脑卒中综合危险度评估及干预方案的研究"。该协作组考虑到我国是冠心病相对低发、脑卒中相对高发的国家，如果采用冠心病发病危险来衡量个体或群体的心血管病综合危险，显然会很大程度的低估其危险，而不足以引起人们应有的重视。并发现冠心病和缺血性脑卒中二者的主要危险因素种类基本相同，各危险因素对发病的贡献大小顺序也相同，为了更恰当地反映我国人群存在的心血管病危险，该研究依据中美心肺血管疾病流行病学合作研究队列随访资料，将冠心病事件和缺血性脑卒中事件合并后的联合终点称为缺血性心血管病事件（即如某一个体兼患冠心病和缺血性脑卒中事件，则仅记为 1 例缺血性心血管病事件）。

该研究采用 Cox 比例风险模型，以缺血性心血管病事件作为预测模型的因变量，以年龄、收缩压（SBP）、体质指数（BMI）、血清总胆固醇（TC）、是否糖尿病（GLU）和是否吸烟等 6 个主要危险因素为自变量，拟合分性别的最优预测模型。

许多国家和地区在借鉴和引用 Framingham 模型的同时，也在积极研究和使用新的简易预测工具，该研究在预测模型的基础上，进一步将各连续变量危险因素转化为分组变量拟合出适合我国人群的心血管病综合危险度简易评估工具（表 5-7，5-8），该工具是根据简易预测模型中各危险因素处于不同水平时所对应的回归系数，确定不同危险因素水平的分值，所有危险因素评分之总和即对应于缺血性心血管病事件的 10 年发病绝对危险。

例如，一个 50 岁的男性，血压 150/90mmHg，BMI 25kg/m^2，血清总胆固醇 5.46mmol/L，吸烟，无糖尿病。评估步骤如下：第一步：年龄 50 岁＝3 分，SBP150mmHg ＝2 分，BMI 25kg/m^2＝1 分，TC5.46mmol/L＝1 分，吸烟＝2 分，无糖尿病＝0 分。第二步：评分求和 3＋2＋1＋1＋2＋0＝9 分。第三步：查表 9 分对应的 10 年发生缺血性心血管疾病的绝对危险为 7.3%。

如果年龄超过 60 岁，每增加 5 岁，得分加 1 分。比如，与上述例子指标相同的个体，如果年龄为 60 岁，则总得分为 10 分，绝对危险为 9.7%；如果年龄为 65 岁，则总得分为 11 分，绝对危险为 12.8%。

危险评估图是按评估危险因素的不同分类定义危险水平，在方格图中用不同的颜色表示不同风险水平等级的更便于临床应用的一种简易评估工具。根据缺血性心血管病事件 10 年发病危险预测模型，按性别、有无糖尿病、是否吸烟、年龄、总胆固醇和收缩压等危险因素的不同分类定义危险水平，在方格图中用不同的颜色表示不同的风险水平等级绘制了缺血性心血管病事件 10 年发病危险评估图（书末彩图 1，彩图 2）。评估结果分为 5 个等级，即 <5% 极低度危险、5%～10% 低度危险、10%～20% 中度危险、20%～40% 高度危险及 ≥ 40% 很高度危险，只要在图中找到个体各种危险因素水平所对应的位置，根据该位置表示的颜色即可判定个体 10 年内发生缺血性心血管病的绝对危险在哪个等级。

如上例，根据该男性无糖尿病、总胆固醇 >5.46 mmol/L、吸烟、BMI>24kg/m^2，选择相应的图，再根据年龄和收缩压水平确定危险水平的对应位置，为浅黄色，说明该个体 10 年内发生缺血性心血管病事件的绝对危险在 5%～10%，为低度危险。

表 5-7　缺血性心血管病事件（IVCD）10 年发病危险度评估表（男）

第一步：评分				第二步：求和		第三步：绝对危险	

第一步：评分

收缩压 (mmHg)	得分
<120	-2
120-	0
130-	1
140-	2
160-	5
≥180	8

年龄（岁）	得分
35-39	0
40-44	1
45-49	2
50-54	3
55-59	4
≥60每5岁累加1分	

第二步：求和

危险因素	得分
年龄	
收缩压	
体重指数	
总胆固醇	
吸烟	
糖尿病	
总计	

第三步：绝对危险

总分	10年 ICVD 危险 (%)
≤-1	0.3
0	0.5
1	0.6
2	0.8
3	1.1
4	1.5
5	2.1
6	2.9
7	3.9
8	5.4
9	7.3
10	9.7
11	12.8
12	16.8
13	21.7
14	27.7
15	35.3
16	44.3
≥17	≥52.6

体重指数 (kg/m²)	得分
<24	0
24～	1
≥28	2

总胆固醇 (mmol/L)	得分
<5.20	0
≥5.20	1

吸烟	得分
否	0
是	2

糖尿病	得分
否	0
是	1

10年 ICVD 绝对危险 参考标		
年龄	平均危险	最低危险
35-39	1.0	0.3
40-44	1.4	0.4
45-49	1.9	0.5
50-54	2.6	0.7
55-59	3.6	1.0

（2）世界卫生组织心血管病风险评估：世界卫生组织于 2008 年出版了《心血管疾病防治》（心血管风险评估和管理袖珍指南）。该指南主要针对具有心血管疾病危险因素，但尚无明确临床症状者，提供了 WHO/ISH 心血管风险预测图，并就如何降低冠心病（CHD）、脑血管疾病和周围血管疾病的首次和再发临床事件的发生提供基于循证医学的建议，对需要采取哪些特定的预防性行动并达到何种力度提供了指导意见。

WHO 和国际高血压联盟对具有心血管疾病危险因素，但尚无明确临床症状者给出了 14 个流行病学亚区域的 WHO/ISH 风险预测图，该预测图根据年龄、性别、血压、吸烟状况、血总胆固醇和有无糖尿病等因素可判断未来 10 年发生致死性或非致死性主要心血管事件（心肌梗死或脑卒中）的风险。图共有两套。一套用于可测血胆固醇的地方。另一套用于不能测血胆固醇的地区。这些图为没有诊断为冠心病、脑卒中或其他动脉粥样硬化疾病的患者提供了未来发生心血管疾病的可能风险。西太平洋中等收入国家（WPR）B 亚区域风险预测图是适合我国的 WHO/ISH 风险预测图（书末彩图 3，彩图 4）。

评估步骤：步骤 1，根据有无糖尿病选择适用的图 5-4；步骤 2，选择男性或女性用表；步骤 3，选择吸烟者或不吸烟者框图；步骤 4，选择年龄组框图（如年龄在 50～59 岁之间，选择 50；如果年龄在 60～69 岁之间，则选择 60；余类推）；步骤 5，在该框图内，找到与待评估者收缩压（mmHg）和血总胆固醇水平（mmol/l）交叉点最接近的单元格。根据此单元格的颜色判定 10 年心血管风险。

表 5-8　缺血性心血管病事件（IVCD）10 年发病危险度评估表（女）

第一步：评分					第二步：求和		第三步：绝对危险	
收缩压 (mmHg)	得分		年龄 (岁)	得分	危险因素	得分	总分	10年 ICVD 危险 (%)
<120	-2		35-39	0	年龄		-2	0.1
120-	0		40-44	1	收缩压		-1	0.2
130-	1		45-49	2	体重指数		0	0.2
140-	2		50-54	3	总胆固醇		1	0.3
160-	3		55-59	4	吸烟		2	0.5
≥180	4		≥60每5岁累加1分		糖尿病		3	0.8
							4	1.2
					总计		5	1.8
体重指数 (kg/m²)	得分		总胆固醇 (mmol/L)	得分			6	2.8
<24	0		<5.20	0			7	4.4
24～	1		≥5.20	1	10年 ICVD 绝对危险 参考标准		8	6.8
≥28	2				年龄	平均危险 最低危险	9	10.3
					35-39	0.3　0.1	10	15.6
吸烟	得分		糖尿病	得分	40-44	0.3　0.1	11	23
否	0		否	0	45-49	0.6　0.2	12	32.7
是	1		是	2	50-54	0.9　0.3	≥13	≥43.1
					55-59	1.4　0.5		

实践要点：如存在以下情况，心血管疾病实际风险可能会高于预测图所指示的风险：①已接受抗高血压治疗；②过早绝经；③接近下一个年龄组或下一个收缩压分级；④肥胖症（包括中心性肥胖）；⑤久坐型生活方式；⑥一级直系亲属中有早发 CHD 或脑卒中的家族史（男性＜55 岁，女性＜65 岁）；⑦三酰甘油水平升高（＞2.0 mmol/l 或 180 mg/dl）；⑧HDL胆固醇水平低（男性＜1 mmol/l 或 40mg/dl，女性＜1.3 mmol/l 或 50 mg/dl）；⑨C-反应蛋白、纤维蛋白原、同型半胱氨酸、载脂蛋白 B 或脂蛋白（a）或空腹血糖升高，或糖耐量低减；⑩微白蛋白尿（可使 5 年糖尿病风险升高约 5%）；⑪脉搏加快；⑫社会经济资源匮乏。

同时，WHO 对有心血管风险因素者根据个体总的风险水平给出了预防心血管疾病的指导性建议（表 5-9）。

表 5-9　WHO 对有心血管风险因素者预防心血管疾病的建议（根据个体总的风险[a]）

心血管事件 10 年风险[c]	建议
<10%	风险低。但低风险并不意味着没有风险。建议采取稳妥的管理方式，重点是生活方式干预[b]。
10%～	有中度风险发生致死性或非致死性心血管事件。每 6～12 个月监测一次风险状况。

续表

心血管事件 10 年风险[c]	建议
20%～	有高风险发生致死性或非致死性心血管事件。每隔 3～6 个月监测一次风险状况。
≥30%	有很高风险发生致死性或非致死性心血管事件。每隔 3～6 个月监测一次风险状况。

a：除外已诊断为 CHD、CeVD 或周围血管疾病者。

b：应制定相应的政策措施，创造戒烟、进行身体活动和消费健康饮食的良好环境，从而推动行为改变。这些政策措施将使整个人群受益。对于低风险类别人群来说，他们可以用较低的成本获得健康效果（与个别咨询和治疗性方法相比）。

c：如所在地区资源有限，应根据心血管风险将个别咨询和诊疗作为重点。

第四节　健康风险评估的目的

健康风险评估是通过合理有效的手段收集个人或人群详细健康相关资料的基础上，利用各种评估工具对健康相关信息进行整理、分析，最终形成对当前健康状态、健康发展趋势及未来可能出现的结果等多方面的判断。应用恰当的评估模型或工具进行评估，获得的准确结果有利于制定合理的健康干预计划，达到健康促进的目的。因此健康风险评估的目的在于：

一、健康风险评估应用于个人健康指导的目的

1. 帮助个体综合认识健康危险因素　健康危险因素（环境因素、生物遗传因素、行为生活方式因素、卫生服务因素等）在个体身上的发生和表现是多元化的并存且相互影响，可以出现病症也可以不表现病症。健康风险评估通过收集个人危险因素信息评估个体的健康状况及未来患病危险性，有利于帮助个体综合、正确地认识自身健康危险因素及其危害。

2. 鼓励和帮助人们修正不健康的行为　健康风险评估通过个性化、量化的评估结果，帮助个人认识自身的健康危险因素及其危害与发展趋势，指出了个人应该努力改善的方向，并制订针对性强的干预方案，帮助人们有的放矢地修正不健康的行为，促使人们自愿地改变不良的健康行为，消除或减轻影响健康的危险因素，预防疾病、促进健康、提高生活质量。

3. 制订个体化健康干预措施　通过健康风险评估，可以明确个人或群体的主要健康问题及其健康危险因素，并确定危险因素的属性是行为因素还是非行为因素，是可改变的因素还是不可改变的因素（不可改变的因素如年龄、性别、疾病家族史和遗传特征），进而有通过制定个体化、针对性地干预方案，提高个体或人群的健康水平。

4. 评价干预措施的有效性　健康干预是健康管理过程中多种形式的帮助个体采取行动、纠正不良生活方式和习惯，控制健康危险因素的手段。健康管理是一个长期的、连续不断的、周而复始的过程，即在健康干预措施实施一定时间后，需要评价效果、调整计划和干预措施。健康风险评估可通过自身的信息系统，收集、追踪和比较重点评价指标的变化，可对健康干预措施的有效性进行实时评价和修正。

二、健康风险评估应用于群体管理的目的

对群体进行健康管理时，为了使健康管理更有效，针对性更强，通常要筛选高危人群，进行人群分层管理，以监测疾病进程，降低医疗费用。健康风险评估是筛选高危人群，进行

风险分层的最佳方法。可按健康危险因素的多少、疾病危险性的高低等进行健康风险高低分层（如高血压患者心血管危险分层管理等），也可根据卫生服务的利用水平、设定的阈值或标准等进行医疗花费高低分层。通过对不同风险的人群采取不同等级的干预手段，可达到健康的最大效果和资源的最大利用。如对经常利用卫生服务的人群进行疾病管理，对偶尔利用的人群进行需求管理，对很少利用的人群进行生活方式管理等。

表 5 - 10 根据人群医疗费用分层进行健康管理

卫生服务利用水平	设定的阈值或标准
住院次数 急诊次数 门诊次数 ……	医疗费用为人群的上 10% 现患某种慢性病（如糖尿病） 自我报告健康状况差 自我报告服用多种药物 ……

三、健康风险评估应用于健康保险的目的

健康风险评估应用于健康保险时，目的在于进行核保及服务管理。通过健康风险评估进行健康保险费率的计算，制定合理化的保险费用，量化回报效果等。

（刘爱萍　王培玉）

参考文献

1. 陈君石，黄建始. 健康管理师. 北京：中国协和医科大学出版社，2007.

2. Greenland P，Grundy S，Pasternak RC，et al. Problems on the pathway from risk assessment to risk reduction. Circulation，1998，97：1761 - 1762.

3. Colditz GA，Atwood KA，Emmons K，Monson RR，Willett WC，Trichopoulos D，Hunter DJ. Harvard report on cancer prevention volume 4：Harvard cancer risk index. Cancer causes and control，2000，11：477 - 88.

4. Kim DJ，Rockhill B，Colditz GA. Validation of the Harvard cancer risk index：A prediction tool for individual cancer risk. J Clin Epi，2004，57：332 - 340.

5. Wilson PWF，Agostino RBD，Levy D，et al. Prediction of coronary heart disease using risk factor categories（Framingham）. Circulation，1998，97：1837 - 1847.

6. 吴海云，潘平，和耀，等. 我国成年人糖尿病发病风险评估方法. 中华健康管理学杂志，2007，1（2）：95 - 98.

7. Liu J，Hong Y，D'Agostino RB，Wu Z，Wang W，Sun J，Wilson PWF，Kannel W，Zhao D. Predictive value for the Chinese population of the Framingham CHD risk assessment tool compared with the Chinese Multi - Provincial Cohort Study. JAMA，2004，291：2591 - 2599.

8. Wu Y，Liu X，Li Xian，Li Y，Zhao L，Chen Z，Li Y，Rao X，Zhou B，Detrano R，Liu K. Estimation of 10 - Year Risk of Fatal and Nonfatal Ischemic Cardiovascular Diseases in Chinese Adults. Circulation，2006，114：2217 - 2225.

9. 国家"十五"攻关"冠心病、脑卒中综合危险度评估及干预方案的研究"课题组. 国人缺血性心血管病发病危险的评估方法及简易评估工具的开发研究. 中华心血管病杂志，2003，31（12）：893 - 901.

第六章　健康干预计划设计

第一节　计划设计概述

如前所述，健康管理是对个体或群体的健康进行全面监测，分析、评估、提供健康咨询与指导以及对健康危险因素进行干预的全过程。由此可见，健康管理的实质，是一个确定健康状况，发现存在的健康问题，然后有针对性地应对、解决存在问题，维护和促进健康的过程。在这个过程中，需要有系统的分析和判别，需要以问题为基础制定有针对性的干预方案，也需要适时评估干预成效，进而发现新问题，修订干预方案使其更为符合个体、群体的需要。另一方面，就管理一词本身而言，计划也是其重要职能之一。因此，计划设计，即制定健康干预计划，就成为健康管理中必不可少的重要环节。

一、计划设计概念

计划设计（planning）是一个组织机构根据实际情况，通过科学的预测和决策，提出在未来一定时期内所要达到的目标及实现这一目标的方法、途径等所有活动的过程。狭义而言，计划设计是一个制定计划的过程，它的产出是一份具有科学性和可行性的健康干预计划。但广义而言，一个完整的健康干预计划应该包括计划制定、实施及评价三个阶段，以上三个阶段是一个连续的过程，相互影响，缺一不可。任何一个良好的健康干预计划还有待严谨、认真的落实，才可能产生预计的效果，当然，计划是否真正凑效，又需要通过评价进行检验。这一过程周而复始循环运转，最终形成了连续的、不断深入和持续发展的健康管理项目，把健康管理不断推向前进。

计划是科学管理的体现，它能帮助我们明确目标和作用方向。由于健康管理涉及医务人员、目标人群、其他健康服务机构、社会保障与服务等多方面，因此，计划也能指导和协调各有关部门和人员共同行动，提高资源的利用效率。同时，计划也是质量控制的标尺和效果评价的依据，只有在计划中明确各项活动的具体要求以及所要达成的效果，在健康管理项目（或工作）实施与评价中，才能据此衡量活动质量、评价效果。因此，需要以相关理论和方法为指导，使健康管理计划更有科学性、预见性，更适合于我国国情。

二、计划设计原则

1. 目标原则　计划设计必须自始至终坚持以目标为导向，使计划活动紧紧围绕目标开展，以保证计划目标的实现。健康干预计划应有明确、可行的目标，只有这样才能体现计划的整体性和特殊性，才能保证以最小的投入取得最大的成功。

2. 整体性原则　健康管理是维护和增进个体、群体健康的重要策略之一，也有其独特的理论体系。那么，在制定健康管理计划时首先要确保计划本身的完整行，能站在提高综合健康水平、提高目标人群生活质量的高度上设计计划。其次，还需要考虑健康管理与我国当前卫生保健重点领域、主要工作相结合，使之融入区域范围的卫生保健政策与活动中，服务于卫生事业发展。

3. 前瞻性原则 一切计划都是面向未来的，为此，在制定健康管理计划时需要考虑未来发展的趋势和要求。前瞻性表现在目标要体现一定的先进性，如果目标要求过低，将失去计划的激励功能；在干预活动设计中则要体现新型、现代干预技术和方法的应用。

4. 动态性原则 计划有一定的时间周期，在这一时间周期内，不论群体还是个体，其健康状况、影响健康的因素都处于动态变化之中，因此，在制定计划时要尽可能预计到在计划实施过程中可能发生的变故，要留有余地并预先制定应变对策，以确保计划的顺利实施；而在计划实施阶段，要不断追踪计划的进程，根据目标人群/个体的变化情况作出相应调整。但遵循动态原则并不意味着随意更改计划，只有经过评价与反馈，有修改计划的指征，认为确有修改的必要时才能进行调整。

5. 从实际出发原则 遵循一切从实际出发的原则，第一，要借鉴历史的经验与教训，第二，要做周密细致的调查研究，因地制宜地提出计划要求。同时，要清晰地掌握目标人群的健康问题、认识水平、行为生活方式、用药情况、经济状况等一系列客观资料，实行分类指导，提出真正符合具体实际，有可行性的健康管理计划。

6. 参与性原则 鼓励社区卫生工作者、目标人群及其他相关部门积极参与健康干预计划的制定及确定适宜的干预活动。社区卫生工作者和目标人群从早期参与需求分析，能把目标人群关心的问题和他们喜欢的干预活动直接纳入计划中，能够更好地吸引目标人群的参与，在项目实施中也能得到他们更多的支持，并收到预期效果。

第二节 计划设计的基本程序

在科学研究和工作实践中，不同的学者、卫生项目工作者采用了不同的理论或工作框架进行计划设计，归纳这些项目计划的思维逻辑和系统工作方法框架可以看到，健康干预计划设计需要遵循以下基本程序。

1. 健康干预需求评估；
2. 确定干预目标；
3. 制定干预策略和活动；
4. 制定计划评价方案；
5. 制定计划执行方案；
6. 编制健康干预项目预算。

一、健康干预需求评估

如前所述，在制定健康管理项目计划时，首先要考虑的是目标人群的需求，即了解他们存在哪些健康问题，其中哪些问题最为迫切、需要优先解决；这些优先健康问题中有哪些是可以通过健康管理得到改善的；以往是否开展过健康管理干预，存在什么问题需要改进；开展健康管理的资源有哪些；目标人群适宜的干预措施有哪些等等。进行充分的信息收集与分析，是为设计科学、合理的健康管理计划奠定基础的工作，只有这样，才能使健康管理项目有最大的可能取得良好的效果。

（一）健康问题分析

健康问题分析的目的在于客观地确定目标人群的主要健康问题，并最终确定优先干预的健康问题。在这个过程中，需要了解个体或群体存在哪些健康问题，健康问题的严重性，健康问题对人群的生活质量、家庭和社会经济等方面的影响等。

在健康问题分析阶段常用的方法为流行病学、统计学方法，描述人群的躯体健康问题、心理健康问题、社会健康问题以及相对应的各种危险因素的发生率、分布、频率、强度等。国外有学者提出具有综合性的"5D"指标，即死亡（death）率、发病（disease）率、伤残（disability）率、不适（discomfort）和不满意（dissatisfaction），以确定健康问题的相对重要性，以及揭示健康问题随年龄、性别、种族、生活方式、住房条件和其他环境因素变化而变化的规律。特别是通过对与健康相关的行为危险因素发生、分布、强度、频率等研究所获取的信息，往往就是健康干预的重点。

关于健康问题是什么、健康问题严重性及其危害的信息，可以通过查阅卫生行政部门的统计信息、医疗卫生机构的数据统计、社区诊断资料或者是专门的调查获得。很多情况下，我们会发现无论群体还是个体，存在的健康问题可能不止一个，这就需要我们通过对数据的分析，依据健康问题的严重性、危害的大小，以及目标人群的关注程度、是否可以通过健康管理方法有效预防控制等方面进行权衡，最终确定一个或一组问题为重点干预的健康问题。

（二）健康问题的影响因素分析

健康问题的影响因素主要包括4个方面：遗传与生物因素、环境因素、卫生服务因素和行为生活方式因素。进行健康影响因素分析，就是分别分析个体、群体健康问题的各类影响因素有哪些，进而确定优先干预的影响因素。

1. 遗传与生物因素　遗传因素与个体的遗传基因、胎儿期的生长发育状况等有关，如基因特点、性别、年龄等。遗传与生物学因素对健康的影响除了表现在典型的遗传疾病外，还表现为现已查明的一些慢性非传染性疾病，如高血压、糖尿病、乳腺癌等的家族遗传性，而发育畸形、寿命长短也不排除有遗传方面的原因。再如，由于男性与女性生物学特点的差异，致使女性增加了与生育相关的健康风险以及女性生殖系统肿瘤的风险。同理，儿童阶段腹泻的发生高于成人，老年人群心脏病的风险明显高于年轻人。遗传生物因素对于个体健康的影响明显，在高血压的健康管理中，有高血压家族史的人应成为需要关注的重点人群。

此外，在20世纪初，人类已经逐步发现了引起传染病和感染性疾病的各类病原微生物，即生物性致病因素。当然，随着科学技术的发展与进步，人们在不断探索利用遗传与生物因素的特点进行疾病预防控制的手段，例如，疫苗的研制与使用，健康风险评估与管理等。

2. 环境因素　自然环境指的是人们的生活物质环境，是人类赖以生存的物质基础，与人们的生活、工作息息相关，例如，食物、水、空气、土壤，也包括居住条件、社区环境、工作环境等人们学习、生活、工作"圈子"的条件。在传统上，人们对于室外环境对健康影响的认识较多，如大气污染、基本卫生设施缺乏、没有安全饮用水等对健康造成的危害。近年来，人们越来越多地重视室内环境对健康的影响，例如，在许多低收入国家，妇女在室内从事做饭及其他家务劳动，由于居室通风条件差，室内烟尘极大地增加了妇女患呼吸系统疾病及哮喘的风险。此外，在职业环境中还大量存在着不安全的环境因素，如粉尘、有害化学物质等，当工作环境和防护措施缺位时，极大地增加了人们，特别是低收入流动人口暴露于职业伤害的风险。从更为广泛的视角看，全球生态环境的变化正在带来直接和间接的健康效应，如气候变化引起的光化学污染物和空气过敏原的暴露增加而导致的对呼吸系统的影响、虫媒传染病范围和活动性的变化、土地退化造成的食品安全问题等。自然环境因素对健康危害的机制比较复杂，一般具有浓度低、效应慢、周期长、范围大、人数多、后果重，以及多因素协同作用等特点。

社会环境的内涵丰富，包括了社会经济、政策、教育、人们所处的社会阶层、民族、文化、社会性别准则、社会支持等，也被认为是健康的社会决定因素。疾病的发生和转化直接或间接地受社会因素的影响和制约，而且健康与社会发展的双向作用已被不少国家和地区的实践所证实。例如受教育程度高的人更容易采纳有益于健康的行为生活方式，如较少吸烟、较少超重、更积极有效地利用卫生保健服务等。

3. 卫生服务因素 卫生服务系指卫生机构和卫生专业人员为了防治疾病、增进健康，运用卫生资源和各种手段，有计划、有目的地向个人、群体和社会提供必要服务的活动过程。缺医少药、低下的卫生服务能力、缺乏医疗卫生保障及昂贵的医疗费用会极大阻碍人们对卫生服务的可及性与利用，导致广泛的健康损害。为此，需要建立健全的卫生保健服务体系、医疗卫生保障体系，提供以人为本的高质量的医疗卫生服务，确保适宜的卫生服务价格，才能有效担负起卫生服务体系对健康的责任，促进人群的健康。如"看病贵"会影响到人们对卫生服务的利用，可能导致有就医需要的人因难以承受高昂的价格而放弃就医。从本质上讲，卫生服务因素是人们生活环境与条件的一个重要组成部分，因而，其影响范围也非常广泛。

4. 行为生活方式因素 行为生活方式因素是指能给人们个人、群体乃至社会健康带来直接或间接危害的不良行为和生活方式，它对机体具有潜袭性、累积性和泛影响性的特点。一些行为与发病、死亡、失能密切相关，而这些不利于健康的行为和生活方式涉及范围十分广泛。例如，不合理饮食、吸烟、酗酒、久坐而不锻炼、性乱、吸毒、药物依赖、驾车与乘飞机不系安全带、吸烟、高盐饮食、不按照医嘱服药等，使得行为生活方式因素在近年来得到了越来越广泛的关注和重视。1963～1980 年，通过干预，美国居民食用动物脂肪量下降了 38％，植物油和鱼类消费增加 57.6％和 22.6％，冠心病和脑血管病的死亡率分别下降近40％和 50％。欧洲一些国家运用教育与政策引导等策略改变不健康生活方式降低慢性病发病率方面也有建树，如芬兰北卡地区于 1972 年开始，在全区实施从改变不健康生活方式入手的全方位干预计划，经过 15 年努力，取得明显成绩，总吸烟率从 52％下降到 35％，吸烟量净下降 28％，血清胆固醇水平下降 11％，中年男性缺血性心脏病死亡率下降 38％。

事实上，行为生活方式与健康的关系不仅仅表现在作为慢性非传染性疾病的危险因素，同时也与感染性疾病的预防与控制、卫生服务的利用与疾病治疗密切相关。如孕妇能够按要求进行产前检查、高血压患者遵从医嘱坚持用药、糖尿病患者能根据医务人员的建议改善个人的饮食与运动行为等，还直接影响到患者对卫生服务的利用和健康的自我管理。可见，行为与生活方式对健康的影响具有举足轻重的意义。

（三）确定优先干预的健康问题

通过需求评估，很多时候发现目标人群或个体的健康需求是多方面、多层次的，而一些健康需求往往互相关联，满足一项优先的需求实际可以解决多个问题。另一方面，可供开展健康管理的资源又是有限的。因此，有必要对需要解决的健康问题进行分类、排序，把有限的资源应用于群众最关切，干预最有效的项目上。

确定优先干预的健康问题，通常可以遵循以下原则：

1. 对人群健康威胁的严重性

（1）该疾病发病率高，受累人群比例大；

（2）该疾病致残、致死率高；

（3）与该疾病相关的危险因素分布广；

（4）该疾病的危险因素与疾病的结局关系密切。

2. 危险因素（包括生物性、环境、卫生服务、行为因素）的可干预性

（1）该因素是明确的与健康问题相关的因素；

（2）该因素有明确的客观指标，可以定量的评价消长，能够长期的进行随防观察；

（3）该因素是预防措施之一，且有明确的健康效益；

（4）该因素的干预措施操作简便易行，易为干预人群所接受。

总之，确定优先干预的健康问题应能最大限度地反映群众的需求和愿望，同时，它应该是通过健康管理可以预防、或者控制疾病并发症，减少伤残最有效的问题。

二、确定干预目标

任何一个健康管理计划，无论针对个体还是针对群体，都必须有明确的目标，它是健康管理计划实施和进行效果评价的根据，如果缺乏明确的目标，整个计划将失去意义。

（一）总体目标（Goal，又称目的）

健康干预计划的总体目标是指计划理想的最终结果。它是宏观的，只是给计划提供一个总体上的努力方向。例如，高血压健康管理计划，其总目标是"控制高血压，减少高血压并发症，提高高血压患者的生活质量。"

（二）具体目标（Objective）

健康干预计划的具体目标是对总体目标进行的具体化、量化的表述，包含明确、具体、量化的指标。其要求可归纳为 SMART5 个英文字母。（S：special 具体的、M：measurable 可测量的、A：achieveable 可完成的、R：reliable 可信的，以及 T：time bound 有时间性的）。具体地说，计划目标必须能回答以下五个问题，即 5 个"W"。

Who——对谁？

What——实现什么变化（知识、行为、发病率等)？

When——在多长时间内实现这种变化？

Where——在什么范围内实现这种变化？

How much——变化程度多大？

例一：某社区高血压患者健康管理项目实施一年后，65％的高血压患者能有效地控制血压。

例二：某社区高血压患者健康管理项目实施一年后，80％的高血压患者能够遵医嘱服用降压药。

（三）具体目标的分类制定

人群或个体的健康干预通常可以产生如下后果，如健康状况改善、行为生活方式的变化，以及健康知识、自我保健技能等的增加。为此，健康干预的具体目标一般可以分为健康目标、行为目标和教育目标（实现行为改变所必须具备的知识、技能等）。

1. 健康目标　从执行健康管理计划到目标人群健康状况的变化，需要的时间不同。如通过健康管理，需要几个月就能看到体重的控制和血压的控制，但是需要若干年才能看到人群高血压患病率的变化。因此，不同的健康管理项目要根据干预的健康问题、项目周期确定健康目标。上述例一即为健康目标。

2. 行为目标　行为目标反映的是健康管理实施后，人群或个体行为生活方式的改善，如减少盐的摄入、能做到有规律运动、每月测量一次血压、遵从医嘱服用降压药等。上述例

二所显示的即为行为目标。

3. 教育目标　教育目标主要阐述通过健康管理，目标人群或个体在健康知识、技能方面的变化。众所周知，人们健康相关行为生活方式的改变，有赖于目标人群、个体对健康信息的了解、理解，以及技能，具备了这些，才有可能真正采纳健康行为。由此可见，教育目标是健康管理的一个中间产出。教育目标可以表述为"某社区高血压患者健康管理项目实施一年后，90％的高血压患者知晓高血压病的危害"。

三、制定干预策略

健康管理项目的干预策略的制定，需要综合考虑目标人群需求、健康管理机构资源与能力、目标人群所在场所的重视程度与能力、以及区域卫生服务机制与能力等因素最终进行确定。例如，《国家基本公共卫生服务规范（2011）》中包含了高血压患者健康管理、2 型糖尿病患者健康管理、孕产妇健康管理、65 岁以上老年人健康管理、重症精神疾病患者健康管理等项目，均已对不同类型目标人群健康管理提出了相应的要求。因此，社区卫生服务机构在制定城乡居民健康管理干预策略时，应依据《规范》并在规范的基础上，结合本地特点确定干预策略；健康管理机构在制定健康干预策略时，不能仅仅流于健康知识传播，还应该纳入行为指导、服务提供等。

常用的健康干预策略包括：

1. 目标人群/个体能力建设　目标人群/个体能力建设的目的在于提高其健康意识、健康知识水平，增加自我保健、健康管理的能力。常用的干预方法以提供信息、指导行为为主。

（1）随诊指导：在就诊过程中，由医务人员根据每一个人的健康状况、行为状况、认知状况等，给予有针对性的服务，提供信息、技术、行为指导。

（2）举办专门的讲座、培训：可以将目标人群集中在一起，根据他们的共同需求，举办讲座、培训，增加目标人群的知识和技能。通常一次讲座的人数可以在几十人，以普及知识、传递信息为主；也可以是十几人，进行专门的技能训练，如高血压患者如何在家庭进行血压的测量、准妈妈如何为母乳喂养做准备等。

（3）小组讨论：由医务人员或目标人群中的"领袖人物"组织带领其他人一起，围绕大家关心的健康问题展开讨论，分享信息、介绍经验，用目标人群中榜样的力量影响其他人。

（4）发放印刷类健康教育材料：折页、小册子等形式的印刷类健康教育材料，比较适宜用于健康干预。材料形式小巧，便于携带和保存，内容通常图文并茂，既包含健康知识、信息，也可以包括行为图解，帮助目标人群掌握行为操作技能。印刷类材料可以单独使用，也可以在随诊指导、讲座、培训时同时使用，帮助目标人群理解和掌握相关信息与技术。此外，不同的健康干预项目还可以根据具体情况设计印刷类材料，例如，指导辅食添加的材料可以是月历形式，既包含了不同月龄儿童辅食添加的知识与技能，也可以留出空白，便于儿童家长记录孩子食用辅食的实际情况，每月身高、体重的变化情况，使得材料更为生动、也可以使之成为孩子成长过程中的一份纪念。

（5）电子类材料：随着科学技术的发展，电脑、手机的普及率越来越高，使用者已不局限于年轻人，中老年人也越来越多开始接触这些新型媒体。因此，通过社区卫生服务机构网站、手机等，提供健康信息与行为指导、提醒按医嘱服药、定期进行血压/血糖监测、按时带孩子进行预防接种等，得到了越来越普遍的使用。

在进行人群能力建设中，可以应用的方法较多，还可以将上述方法有机组合在一起使用。在选择具体的教育、指导方法时，要注重人群的特点，根据其年龄、文化特点、个人喜好，以及拥有的资源进行选择，这样才能提高健康干预的成效。

（6）社区活动：在目标人群工作、生活的场所或社区，组织社区活动，如广播操比赛、烹饪大赛、健康演讲等，唤起目标人群对健康的关注，促使目标人群养成良好的行为生活方式。

2. 形成支持健康干预的环境

（1）建立制度：在目标人群工作、生活的场所或社区，通过工会、社区组织，建立相关的健康制度，用制度规范人们的行为。如在机关单位制定工间操制度、制定单位食堂限盐、减油制度、制定不在办公场所吸烟的制度，帮助员工采纳有益于健康的行为。

（2）改善环境：在目标人群工作、生活的场所或社区，通过工会、社区组织，改善社会环境和物质环境，使环境条件更有利于人们健康行为生活方式的采纳。如协同社区组织，帮助居民区建设健身场所，组织健身活动。

（3）提供服务：健康管理机构、社区卫生服务机构能够主动向目标人群、社区居民提供健康服务，并将健康服务的信息广泛发布，增加人们对于健康服务的利用率。如开展免费测量血压服务、测量血糖后提供免费早餐服务、为目标人群预约健康查体服务等。

表 6-1 是以社区烟草控制项目为例的健康干预框架，供参考。该项目以社区为场所，目标人群为社区全人群，包括在本社区居住的居民，以及在本社区内的学校、企事业单位。

表 6-1 控烟干预的框架结构表

干预策略	干预场所				
	教育机构	卫生机构	工作场所	公共场所	居民家庭
提高目标人群能力	• 在学校开设有关吸烟危害的专题讲座 • 在学校传授如何抵御吸烟的技术	• 对医生进行健康教育技术培训 • 医生对患者进行吸烟危害的咨询	• 开办戒烟培训班 • 在工间进行有关吸烟危害的讲座	• 标语、板报、橱窗、宣传画等多种媒介宣传	• 分发吸烟有害的宣传资料 • 印发戒烟日历
制定控烟政策	• 学校制定禁止吸烟的规定 • 学校制定奖惩办法	• 医院诊所禁止吸烟 • 卫生机构内禁止出售香烟	• 工作场所禁止吸烟 • 工作场所内不许出售香烟	• 公共场所禁止吸烟 • 禁止吸烟广告	• 家中无人吸烟作为评选模范家庭的必要条件
改善社区环境	• 学校布告栏张贴宣传资料 • 动员教师和家长不吸烟	• 医院门口禁止摆放烟摊 • 有禁止吸烟标志	• 工作场所门口禁止摆烟摊 • 有禁止吸烟标志	• 商店禁止向未成年人销售香烟 • 宣传人际和公共交往不以香烟作媒介	• 家中不摆放烟具

四、健康干预计划的执行及评价方案

健康干预计划中还应该包括各项干预活动何时实施、如何实施，需要的费用如何，以及如何评价干预效果的有关内容和安排，这样才能构成完整的健康干预计划。当然，各项活动安排是否合理、周密，关系到健康干预计划是否能有效落实，也最终影响到健康干预的成效。

（一）制定干预活动执行方案

1. 确定教育活动日程　健康管理项目的活动日程通常按照工作进程的顺序合理安排，遵循活动发生的先后顺序、节省时间等原则，将每一项活动列入日程表。例如，上述控烟项目中，医生培训和宣传画的设计制作可以由不同部门（人员）负责同步进行；而医生对患者进行吸烟危害的咨询则必须安排的医生培训之后，发放宣传材料必须安排在宣传材料的完成印刷之后。此外，每一项活动所需时间的设定，要有一定弹性和缓冲空间，避免太过僵硬，难以落实。安排好的详细的工作日程通常以图或表的形式加以表示。

2. 确定组织网络与执行人员　确定组织网络和执行人员是执行计划的根本保证。通常而言，健康干预计划的执行者为健康管理机构专业人员、社区卫生服务机构专业人员、基层CDC专业人员等。在干预项目计划中，要根据每一项活动的内容和要求，确定由相关专业的科室/人员负责执行。此外，还应确定在健康干预现场，如社区、机关、学校是哪个部门、谁负责，哪些人参与。明确任务分工，责任到科室、到人，可以提高健康干预项目的执行力，确保各项活动的有效落实。

（二）制定监测与评价方案

监测与评价是保证健康干预项目顺利进行并最终实现项目目标的重要手段。在健康干预计划中，通常需要明确监测指标、监测方法，以及效果评价指标和评价方法。

1. 监测指标与方法　一般而言，健康干预计划监测指标要根据各项干预活动的具体要求来确定，例如，干预活动之一是向社区居民家庭发放健康教育材料，监测指标应为"健康教育材料以户为单位的覆盖率"；高血压患者健康管理项目的干预活动之一，是每月为高血压患者免费测量一次血压，监测指标是"参与血压测量的高血压患者人数、比例"。

监测方法主要包括活动记录，定期核查活动的实际执行情况与计划是否一致，是否按时、保质、保量完成各项活动。

2. 评价指标与方法　效果评价是在健康干预各项活动实施结束后，旨在衡量项目效果的活动。大多数健康干预项目会采用干预前后比较的方法，确定干预效果，即在实施干预活动前进行一次测量，内容可以包括群体或个体的健康指标、行为生活方式、就医与用药情况、健康认知、个人基本信息等，其中的重点应为健康干预活动能够影响到的内容，在干预活动结束后，再次对上述指标进行测量，比较两次测量的结果，从而判断健康干预项目的效果，看看项目是否达到了预期的目标。所以，健康干预项目的效果评价指标一般来源于项目的具体目标。

例如，高血压患者健康管理项目中，目标之一是"某社区高血压患者健康管理项目实施一年后，65%的高血压患者能有效地控制血压"，那么，相应的效果指标可以是高血压患者血压控制率。

五、健康干预计划的预算

预算的制定依据是干预活动，首先要将每一项活动进行细分，确定活动中涉及哪些费用、费用标准以及活动要求达到的数量，进而计算出每一项活动的费用。然后再将每一项活动的费用累加在一起，形成健康干预项目的总预算。例如，假定设计制作一份小折页的平均费用为 1.5 元，在社区内以户为单位发放，社区有 1 万户居民，计划覆盖 70% 的家庭，则至少需要制作印刷 7 000 份，1.5 元/份 × 7 000 份 = 10 500 元。依此类推，这样可以得到总预算。

一种计划书是用于申请项目经费的，所以可以根据项目设计的要求去做预算。而另一种计划书可能是已经确定了经费额度，那么就需要在设计项目活动时对预算有所考虑，然后根据项目活动做预算，如果做出的预算与预计经费额度有差异，再对活动进行调整，直至符合经费要求。

第三节 健康干预计划设计的应用

在本节当中，将分别向大家介绍基于人群的健康干预计划书和基于个体的健康干预计划书的形式和主要内容。

一、基于群体的健康干预计划书

我国最新修订的《国家基本公共卫生服务规范（2011）》中，要求对社区高血压患者、糖尿病患者、重症精神病患者、0～6 岁儿童、孕产妇、65 岁以上老年人等重点人群进行健康管理，因此，社区卫生服务机构（包括社区卫生服务中心、站，乡镇卫生院、村卫生室）都需要制定相应的健康管理计划。此外，健康管理机构还可能为企事业单位提供健康管理服务，也需要制定基于人群的健康干预计划。

一个完整的基于群体的健康干预计划书应包括以下几部分：

1. 背景　在背景部分，通常需要揭示项目的必要性，开展项目的价值与意义。展示一个项目的价值、必要性，可以从以下方面入手。

首先是陈述健康问题的严重性。描述人群中某个健康问题的流行情况，使用相关数据，如患病率、患者人数，疾病造成的经济负担等，说明该健康问题的严重性，从而说明解决该健康问题的必要性和价值。例如，如果为某企业做健康干预计划书，那么最好通过下列数据呈现健康问题的严重性：体检结果显示的各类健康问题的患者数，占员工的比例；这些患者每年花费的医疗费用和健康保险费用；员工因病伤休假的天数及由此产生的经济效益损失；医疗费用和经济损失占企业年收入的比例等。通过这些数据，可以让企业老板看到某一个或主要的几个健康问题给企业带来的损失是什么，促使其下决心支持健康管理项目。

其次，健康管理或干预对于解决健康问题的作用。可以简要阐述健康管理的理念，再例举国内外通过健康管理项目，对于改善员工健康、增加企业效益以及树立企业形象、增加企业凝聚力的实例，进一步说明开展健康管理的意义。

2. 目标　可以根据背景中对目标人群健康状况的描述，以及企业（或社区、学校、机关）决策者、目标人群代表等对各类健康问题的关注程度、他们希望优先解决的问题是什么，最终确定健康干预项目的总目标。然后在总目标的框架下，设计具体目标。

例如，某 IT 企业，员工总数 200 余人，男性比例略大、人群的年龄构成偏年轻，目前显现出的疾病不多，但潜在的健康风险较高，包括久坐的生活方式、加班、膳食不合理等导致的高血脂、超重，以及竞争激烈引发的心理压力等。此外，企业效益较好，希望通过企业文化增加员工凝聚力，也希望通过好的待遇吸引优秀人才，如每年有带薪休假、每年组织春游、秋游、从某餐厅为员工订午餐等。

符合上述企业特点的健康干预目标可以是：①在特定时间周期内减少高血脂、超重比例；②在特定时间周期内增加运动锻炼人数及比例；③在特定时间周期内增加合理膳食人数和比例。

3. 干预策略与活动　制定策略和活动，主要依据企业特点和企业资源而定，例如，员工的年龄、文化结构，企业组织与企业文化，工作场所特点等，从而使干预策略和活动在企业中具有可操作性，与企业文化吻合，而且能吸引企业员工的参与。

与此同时，在设计策略与活动时要尽可能为企业发展的长效机制思考，帮助企业建立和完善有益于健康的规章制度，并将健康的理念融入企业文化，让员工感受到企业对员工的关心，而不是增加企业和员工的负担。因此，活动不宜太过繁琐，不能影响企业业务工作的开展。

为此，在设计干预策略和活动前，应与企业做很好的沟通，这样才能使设计的活动得到企业的认可。当然，在沟通过程中，还应该了解企业愿意为健康干预项目支付的费用是多少。这样在设计干预策略和活动时，才能避免超支，使所需经费控制在企业可以接受的范围内。

在上述案例中，我们可以考虑的干预策略和活动包括：

（1）制定工间操制度：每天上午 10：30～10：50，下午 3：00～3：20 为工间操时间，各科室员工在室内或走廊做两次第八套广播体操；每月累积 5 次未参加者，公布名单，以示提醒，累积三个月上名单者，年底扣发奖金 300 元。

（2）在楼梯、楼道醒目位置张贴鼓励走楼梯、减少用电梯的小贴士，每两个月更换一次。鼓励员工自行设计小贴士，对参与者提供一定奖励。

（3）健康管理机构每周为员工定制健康午餐食谱，由工会与供餐餐厅沟通，按照健康午餐食谱提供午餐。

（4）每月最后一个周五下午，下班前一小时为"健康时光"，用于举办健康讲座、健康心得分享、经验介绍、或其他与健康相关的活动。

（5）每年一次体检，连续 3 年血脂、BMI 正常者，可获得增加带薪休假一周的奖励。

（6）在企业网页上开辟健康栏目，介绍健康相关知识、企业健康管理政策、健康管理机构提供的服务等。同时开设健康咨询服务，员工可以通过与健康管理机构专业人员的电话、网络沟通获得咨询服务，也可以在网络上留言，健康管理机构专业人员五个工作日内给予答复。

4. 监测与评价

（1）各科室建立参加工间操登记制度，每周上报工会，每月由健康管理机构进行统计。计算每年参加工间操人群的比例＝参加工间操者/总人数×100％（参加工间操指实际参加次数达到应参加次数 90％ 及以上）。

（2）每次参加"健康时光"要有签到表，健康管理机构每季度进行统计。计算每年"健康时光"活动参与率＝参与者/总人数×100％（参与者指实际应参加活动 10 次及以上者）。

（3）每年体检时，完成健康知识与行为调查问卷，并同时进行健康查体。由健康管理机构统计：

高血脂比例＝高血脂者/总人数×100％

超重比例＝超重者/总人数×100％

参加运动锻炼的比例（即参加工间操比例，同上）

合理膳食者比例＝采纳合理膳食者/总人数 X100％（采纳合理膳食者指符合少油、低盐、荤素搭配饮食原则，每天能摄入奶或豆制品者）。

（4）健康管理机构每年向企业提交健康报告。

5. 进度　见表6-2。

6. 预算　如前所述，预算应该是首先计算各项活动的费用，然后再计算合计，得到健康干预项目的总费用。上述案例中，可能的经费包括如下各项。由于健康管理是一个新的学科，也是一个新的健康产业。因此，一些活动的收费缺乏标准，需要健康管理机构自行设定，或者与企业沟通，协商确定。

（1）支付健康管理机构费用：

健康干预方案设计费：每年一次性费用；

健康食谱设计费：每次设计费用×周数；

健康贴士设计费：每次设计费×次数；

讲座专家费用：每次讲座讲课费×讲座次数；

网络信息服务：每月费用×12月；

体检费用：每人体检费×人数；

健康问卷设计费：每年一次性费用；

健康问卷及体检资料分析与报告撰写费用：每年一次性费用。

（2）企业组织活动时可能的花费

对设计健康小贴士员工的奖励；

每月"健康时光"活动会场布置、茶点等需要的花费。

表6-2　某企业健康干预活动时间进度表

	1月	2月	3月	4月	5月	6月	7月	8月	9月	10月	11月	12月	备注
做工间操	▨	▨	▨	▨	▨	▨	▨	▨	▨	▨	▨	▨	科室负责，上交工会
健康午餐食谱	▨	▨	▨	▨	▨	▨	▨	▨	▨	▨	▨	▨	健康管理机构负责，工会配合
张贴健康贴士	▨		▨		▨		▨		▨		▨		工会从员工中征集，或健康管理机构设计
"健康时光"	▨	▨	▨	▨	▨	▨	▨	▨	▨	▨	▨	▨	健康管理机构与工会共同设计，工会负责组织，如需外聘讲座专家，由健康管理机构负责聘请
体检										▨			健康管理机构负责，工会组织
网络信息服务	▨	▨	▨	▨	▨	▨	▨	▨	▨	▨	▨	▨	健康管理机构提供信息，网络维护部负责网页设计、制作与维护
提交健康报告												▨	健康管理机构提交报告，向全体员工介绍

二、基于个体的健康干预计划

基于个体的健康干预计划，指的是由社区医生、家庭医生或者是健康管理机构为每一个服务对象量身打造的计划，其特点是针对性非常强，要尽可能符合每一个个体的特点和要求。随着社区卫生服务逐步深入，签约家庭医生正在一些地区推行。此外，很多健康管理机构还引入会员制，为高端客户提供更加有特色和针对性的服务，以满足人们日益增加的健康管理需求。由此可见，在健康管理发展中，为个体设计健康干预计划，也必然是社区医务人员和健康管理专业人员必须具有的技能之一。基于个体的健康干预计划通常包括：

1. 个体健康评估　个体健康评估的过程，是全面收集个体健康相关信息，综合评估其健康干预需求的过程，需要收集的个体信息包括以下几类：

（1）个体的社会人口学特征

● 个人情况：姓名、性别、年龄、文化程度、民族、婚姻状况、职业、收入、医疗费用支付方式等；

● 家庭情况：如家庭人口数，家庭成员与本人关系，是否一同居住，家庭居住条件、家庭经济条件等。

（2）个人疾病史与家族史

● 本人病史：如是否患有高血压、糖尿病、高血脂、哮喘、恶性肿瘤、结核病、肝炎等；是否有过敏史、过敏原是什么；是否有精神疾病史；是否有遗传疾病；是否有伤残，伤残情况；目前用药情况等；

● 家族史：如家庭成员，特别是亲属是否患有高血压、糖尿病、精神疾病、遗传疾病、恶性肿瘤、结核病、肝炎等。

（3）行为生活方式

● 吸烟情况：是否吸烟、开始吸烟年龄、吸烟量等；

● 饮酒情况：饮酒频次、饮酒种类、饮酒量等；

● 饮食情况：饮食是否油腻、是否偏咸、每天是否食用奶或奶制品、是否能做到荤素搭配、每日饮水量等；

● 运动情况：运动锻炼频次、每次运动锻炼时间、运动方式等；

● 职业暴露情况：是否存在有毒、有害物质职业暴露？有毒有害物质种类、从业年限、工作环境职业防护情况，本人使用防护设施情况等。

（4）心理情况

● 通过询问和心理量表测量，确定其人格、心理特征，是否存在抑郁、焦虑等心理问题。

（5）体检结果

● 身高、体重、腰围、臀围，BMI、腰臀比；

● 心率、血压、血脂、血糖；

● 血尿便常规、心肺功能、肝肾功能等。

通过上述测量，可以获得个体较为完整的健康相关信息，这些信息将用于判别个体的健康状况、现存的健康风险，为进一步制定健康干预目标和干预活动奠定基础。当前我国实行的基本公共卫生服务均等化，建立健康档案是基本公共卫生服务项目之一。上述健康相关信息可以从健康档案中获得，也可以通过专门的询问和检查获得，从而建立个体的健康信息档案。

例如，某男，42 岁，汉族，已婚，大学文化，某企业高管，月收入 1 万元。妻子为某银行职员，女儿高中在读，家庭经济条件较好，居住环境好，社区有健身中心。本人既往健康，无遗传病、慢病、传染病史，对青霉素过敏。其母亲在年轻时患过结核病，已治愈，父亲患有糖尿病。参加医疗保险。该男性不吸烟，极少饮酒，偏爱肉食，吃蔬菜少，但每天吃水果，每天早餐饮用一袋牛奶，吃一个鸡蛋和一片面包；在家吃饭时经常承担最后"打扫战场"的任务；此外由于职业关系参加应酬较多；每日饮水量约为 1 400ml。每周运动量较少，每 2～3 周游一次泳，平时开车上班。其工作在写字楼，办公条件好，经常需要出差。该男士事业成功，得到同事的一致认可，人际关系好，心理成熟、稳定。体检结果显示：身高 178cm，体重 86kg，心率 69 次/分钟，血压 85/130mmHg，总胆固醇 8.30 mmol/L、三酰甘油 4.12mmol/L，空腹血糖 5.2 mmol/L，血尿便常规正常、心肺功能正常，B 超显示有轻度脂肪肝。本人已经意识到了血脂高的问题，愿意改变现状。

将上述资料信息分析整理，可以确定个体健康问题是什么，存在哪些潜在的健康风险，需要改变的行为是什么等。

对上述男士，当前的主要健康问题为超重（BMI＝27.14）、高血脂和脂肪肝，主要原因包括偏好肉食、有时过量饮食，缺乏运动。由于有糖尿病家族史，未来的健康风险主要为缺血性心血管病和糖尿病。

2. 确定健康干预目标　根据上述健康评估结果，可以确定个体的健康干预目标，包括：

（1）在一年内，使体重减轻到 80kg 以下，BMI 减少到 25 以下；两年达到 76kg 以下。

（2）通过一年的努力，使血脂有所下降，两年使血脂指标达到正常范围。

（3）在两年内消除脂肪肝。

（4）形成均衡膳食、控制摄入量、保持运动的良好行为习惯。

3. 健康干预指导　为了实现上述健康干预目标，显然需要从合理膳食、增加运动入手。然而，不能简单地告诉服务对象要合理膳食、增加运动，而是要根据服务对象特点，对服务对象的饮食、运动行为提出明确、具体、具有可操作性的指导。

（1）合理膳食

● 通过对服务对象一周的膳食调查，计算出该服务对象每日的热量摄入情况。

● 确定服务对象理想的每日摄入热量。

● 依据理想热能摄入量确定每日膳食组合，给出组合的实例，数量。在指导个体掌握合理膳食技能时，可以用食物模型，帮助服务对象以实物的形态明确自己每日可以摄入的各类食物分别是多少，蛋白类食物之间如何替换、谷物类食物之间如何替换等，增加服务对象对合理膳食的感性认识，并掌握如何做到合理膳食。

● 教给服务对象在外就餐应酬时如何控制热量的摄入量，如先食用素菜，后食用肉菜，控制肉类、油炸食品的摄入以及控制食物总量等。

● 指导服务对象树立健康信念，不能为了图省事而把多余的饭菜"打扫掉"，充分认识到"打扫"多余饭菜的危害。

● 为服务对象提供膳食记录表，要求对方至少坚持两周膳食记录。

（2）增加运动

● 增加日常工作中锻炼的机会，如尽量选择步行上楼而不是下楼，以减少对膝关节的损伤；午餐后不要直接回办公室开始工作，而是在休息 15min 后，在公司楼下走 15min；

● 早晨到公司后（为了避免早高峰堵车，经常早到办公室），在办公楼下快步行走30min，让身体微微出汗；

● 在居住小区健身中心办家庭健身卡，周末尽可能与家人一起安排游泳、打羽毛球等自己喜好的运动，每次不少于1h；

● 晚上睡觉前躺在床上，双脚并拢，做缓慢抬起，直至与躯干成90°角，再缓慢放下。10次为一组，每天做2～3组；

● 为服务对象提供运动记录表，要求对方至少坚持两周运动记录。

4. 随访与评估　健康行为研究发现，人们行为生活方式的改变是一个不断认识-决策的过程，而且在改变的早期需要更多的信息、技术以及心理支持，一旦行为形成并且逐步转化为一种生活方式、习惯，则行为更有可能保持下去。为此，在行为干预开始后，定期的跟踪、随访，及时发现服务对象行为改变中的偏差、遇到的困难，要及时纠正偏差，帮助服务对象克服困难，调整干预活动。

一般而言，早期随访应该更加频密，如每1～2周进行一次随访，如果随访发现服务对象能够较好地按照行为指导去做，并且产生了预期的效果，则可以减少随访密度，以后可以延至每月随访一次，持续3个月左右，以后可以每2～3个月随访一次。当然，在进行行为干预期间，还需要给服务对象留下指导医生的联系方式，如电子邮件地址、电话等，便于服务对象有问题时随时向指导医生求助。

针对上述案例，需要进行的随访与评估包括：

（1）干预开始的第一周、第二周，主动与服务对象联系，查看膳食、运动记录，称体重，评估服务对象膳食、运动改善情况，以及相应的体重变化，记录测体重时间、体重值，并计算BMI；然后根据评估结果给予服务对象进一步的建议，必要时对膳食、运动干预措施进行适当调整。

（2）接下来每2周随访一次，连续3次，同时测量体重。这时，服务对象已经进入了干预的第二个月，行为习惯初步形成，要给予服务对象心理、情感的肯定与支持，还要发动服务对象的家庭成员对其行为改变给予支持和鼓励。另一方面，要关注其生活工作是否有变动，干预策略和活动是否需要进一步调整。

（3）在以后的干预过程中，可以每月随访一次，询问合理膳食和运动的执行情况，是否遇到阻碍，帮助服务对象克服。通过测量体重，计算BMI，让服务对象看到自身体重的变化，这也是激励服务对象坚持健康行为生活方式的有效手段。

（4）一年后将体检结果与最初的结果进行比较，确定BMI、血脂、脂肪肝的变化情况，看是否达到预期目标。

随访的方式可以根据医务人员自己和服务对象的情况自行约定，最为理想的方法是约服务对象到健康管理机构或社区卫生服务机构，便于健康管理专业人员、社区医务人员利用本机构的设施、条件，对服务对象进行指导、测量相关指标，当然也可以由医务人员入户进行随访。但是如果服务对象工作忙，可以通过邮件、电话等方式进行随访。

（常　春）

参考文献

1. 陈君石，黄建始，健康管理师. 北京：中国协和医科大学出版社，2007.

2. Bruce G. Simons - Morton，Walter H. Greene，Nell H. Gottlieb. Introduction to Health Education and Health Promotion（Second edition），Waveland Press，1995.

3. James F. Mackenzie，Jan L. Jurs. Planning，Implementing，and Evaluating Health Promotion Program，Macmillan Publishing Company，1993.

4. Lawrence W. Green，Marshall W. Kreuter. Health Promotion Planning，An Educational and Environmental Approach，黄敬亨主译. 健康促进计划设计. 上海：上海医科大学出版社，1994.

5. Michael P. O'Donnell. Health Promotion in the Workplace（Third Edition），常春等译. 工作场所健康促进. 北京：化学工业出版社，2009.

6. 马骁. 健康教育学. 北京：人民卫生出版社，2004.

7. 常春. 健康教育与健康促进（第二版）. 北京：北京大学医学出版社，2010.

8. 吕姿之. 健康教育与健康促进（第二版）. 北京：北京大学医学出版社，2002.

第七章 健康管理的实施与评价

健康管理项目（工作）的有效实施，是将科学的计划付之于行动的过程。如果没有高质量的各项健康干预活动，就无法实现健康管理的目标，那么再好的计划也只能是一纸空文，不能产生社会效果和经济效益。因此，在健康管理的实施阶段，特别强调组织与落实的过程，强调每一项工作的质量，具体来说，就是在组织、人员、条件齐备的基础上，严格按照各项活动的时间进度和质量完成各项活动。

健康管理的评价是一个系统地收集、分析、表达资料的过程，从而确定健康管理策略、项目的价值，帮助决策。对于开展健康管理项目的人员而言，评价包括两个部分，第一，是对健康管理活动和措施执行进度与质量的全面评估，第二，是对健康管理计划的效果和价值进行评价。如何开展健康管理过程与效果评价，需要在健康管理计划制定阶段就予以确定，从这个意义上讲，评价贯穿于整个健康管理项目过程的始终。

第一节 健康管理计划的实施

健康管理计划的实施是将科学的计划落实为具体操作的过程，是健康管理项目耗费时间最长、动用经费和人力最多的环节，是一个多部门合作，协调行动的复杂过程，也是确保健康管理项目实现其目标的关键。尽管每一个具体健康管理项目其项目目标、目标人群与场所、干预内容与方法可能存在差异，但在实施程序以及在实施过程主要注意的问题非常相似，有共同的特点与规律。通常，我们在健康管理项目的实施阶段，要完成5个方面的工作：落实工作时间表、建立实施的组织机构、培训相关工作人员、配置必要的设备和物件，进行项目活动的质量控制。

一、制定实施的工作时间表

制定项目实施的具体工作时间表的意义在于使各项活动在项目周期内得到合理安排，并且使项目人员能够遵循时间表协调一致地开展活动，从而保障项目的时间进度，为项目的顺利实施与完成奠定基础。

在项目实施时间表中，通常要明确开列以下内容：

1. 活动内容 即每一项项目活动的具体内容，明确工作范围，如"召开协调会"，"培训项目实施人员"，"举办健康讲座"等。

2. 工作指标 在工作指标中主要体现项目活动应该达到的要求和标准，如"培训项目实施人员"的要求包括培训对象有哪些人，培训者是谁，培训多长时间，培训哪些内容等。明确上述工作指标的主要目的是确保项目工作内容落到实处，并便于检查考核。

3. 活动时间 指项目活动在什么时间进行，可以是具体的时间点，也可以是一个时间段。如"举办讲座"为每月最后一个周五，而"培训项目实施人员"可以确定为某年某月。

4. 负责人员 指项目活动由哪个部门或具体的哪个人负责，以及活动中的工作人员包括哪些。如"召开协调会"的负责人为项目办公室主任，"培训项目实施人员"的负责人为培训部负责人。

5. 活动资源　明确开展上述活动需要的经费、设施设备，确保活动如期顺利实施。如"召开协调会"需要预先确定会议室、多媒体投影仪等设施设备；"培训项目实施人员"需要确定培训场所、教材等。

表 7 - 1　某 IT 企业健康管理项目实施时间表

实施时间（2008.8.—2009.7.）												工作内容	负责人	预算（元）	设施设备	指标要求
1	2	3	4	5	6	7	8	8	10	11	12					
—	—											项目启动会	××× ×××	—	会议室 投影仪	科室负责人参会
—												制作健康贴士	××× ××	500	—	楼道、办公室张贴
		—										人员培训	××× ×××	1 000	教材 30 本、教室	2 次，每次 3 小时
			—									工间操	××× ×××	—	广播操光盘、扩音器	每天 2 次，每次20分钟
				—								健康食谱	×× ×××	—	食谱	每周更换
					—							"健康时光"	××× ×××	1 200	会议室、投影仪	每月 1 次
							—					体检	××× ××	28 000	体检中心	见体检表
								—				网络信息服务	×××	—	源信息	每月更新，及时反馈
									—			监测	×××			每月出监测报告
										—	—	效果评价	××× ××	—		定量报告

二、组织机构建设

人群健康管理项目取得成功的影响因素是多方面的，要想有效动员目标人群参与，把各项干预活动落到实处，需要组织保障以及政策环境的支持，也可能需要多部门合作。因此，建立健康管理实施的组织网络是必不可少的环节。

1. 领导机构　健康管理的领导机构通常设立在人群所在工作场所或社区，全面对项目工作进行管理和协调，可以与工作场所、社区已有的负责人群及健康相关的科室、机构进行整合，在原有行政管理机构（如卫生局）的基础上单独成立或兼任。例如，基本公共卫生服务项目中的健康管理，是在政府卫生部门的统一领导下进行，那么健康管理的领导机构则为卫生行政部门。领导机构的职能是审核实施计划和预算，对项目给予政策支持，协调有关部门和机构协同工作，研究解决项目实施过程中的问题和困难。

2. 执行机构　健康管理项目的执行机构指具体负责实施和运行各项项目活动的机构，一般情况下由具体的业务机构担任（如健康管理机构、社区卫生服务机构、CDC、健康教育机构、妇幼保健机构等），对于在企事业单位、学校等场所开展的健康管理项目，在场所内也需要有相应的执行机构（例如医务室、工会等）。执行机构的专业人员需要具备开展项目工作和活动必备的专业技能，大多在实施项目前和实施过程需要对有关人员进行专业技术技能培训，达到项目的要求。执行机构人员的数量则需要依据项目工作量来确定，其职责是按照项目计划实施每一项工作任务和活动。

3. 组织间协调　健康管理项目在一些情况下，还需要与社区其他组织机构、企事业单位内不同科室协调，以确保项目各项活动的落实，如企业的各个科室要组织员工参加健康管理项目设计的活动。因此，要明确领导机构或执行机构负有组织间协调的职能，动员多部门的参与，并协调有关部门在项目中发挥积极作用。

4. 政策支持　政策与环境支持是改变人们行为生活方式的有效方法，也是健康管理项目取得成效的必要保障。通过项目领导机构和协调机制，可以有效促成社区、企事业单位、学校等开展健康管理项目的场所利用已有的健康相关政策，或制定有益于项目实施以及目标人群健康的政策，并通过政策动员资源投入，营造有益于项目实施的环境，也是项目组织机构的任务之一。

三、实施人员培训

对健康管理项目实施人员进行培训，从狭义而言可以为项目的成功建立并维持一支有能力、高效率的工作队伍，从广义而言，也可以加强健康管理人员的能力建设，全面提升健康管理工作的质量。

在健康管理项目实施阶段，首先是健康管理、社区卫生人员自身能力的建设，其次是对开展健康管理项目的社区、企事业单位、学校的相关人员的培训。在开展培训前，首先要确定人员必备的知识与能力，如负责人员需要全面了解项目，而具体实施人员更强调开展相关活动的知识和技能。为此，需要制定全面的技能发展培训计划，有组织、有步骤的对相关人员进行培训。培训的内容通常包括以下几方面：

1. 项目背景与目标　帮助项目工作人员对项目的意义、目的有比较全面的了解与理解，这样才能充分发挥项目管理人员和实施人员在实施计划过程中的能动性，使项目活动更好地为实现项目目标服务。

2. 专业知识与技能　不同的健康管理项目需要的专业理论和知识不尽相同，如慢性病管理项目侧重于高血压、糖尿病等常见慢性病预防与控制知识、技能，而在学校开展的传染病预防健康管理项目，需要实施项目人员掌握必要的传染病知识、特别是学校防控传染病的政策与技能。通过培训，可以使项目实施人员对各种健康问题本身的知识和预防技能有全面掌握。此外，在健康管理项目实施中，需要项目实施人员不断更新理念，掌握人际沟通方法和技巧，例如，参与式培训技术、同伴教育方法、人际沟通技巧、传播材料使用技巧等，有助于项目的有效实施。

3. 项目管理知识与技能　使项目工作人员，特别是项目管理人员了解项目管理的意义与基本理念，明确本职工作中的职责与任务，能够在项目实施阶段做好每一个环节的工作，例如，做好活动记录、项目资料的管理等，而不是单纯地完成项目活动，为实现全面的项目管理提供信息和技术保障。

　　健康管理项目人员培训的对象，通常是具有一定实践经验的成人，培训目的与内容非常明确，不是专业知识和能力的系统教育。因此，要充分发挥培训对象已经具备一定经验的特点，使他们在原有基础上学习，在分享中进步。常用培训方法包括：

　　（1）头脑风暴法：使学员在没有预先准备的情况下即刻回答问题，促使学员快速思考，积极应对，有助于集中学员的注意力，促使学员开动脑筋。

　　（2）角色扮演法：事先设计情景，请学员扮演其中的角色，在表演结束后引发讨论。该方法能充分调动学员的积极性，形式活泼生动，能给学员留下深刻印象，可用于增强学员的沟通技巧和决策技巧，也有助于转变学员的态度和观念。

　　（3）小组讨论法：组织学员分小组就特定的问题展开讨论，各抒己见，分享经验，其作用与角色扮演基本一致。

　　（4）案例分析法：将现实中的项目故事编写成典型案例，从案例中分析该项目科学、合理的部分，成功的经验，剖析不足与失败的教训，帮助学员增加决策能力，案例也可以成为学员在今后工作的范例。

四、设施设备与健康传播材料

　　在健康管理项目实施阶段，为了确保项目工作与活动的顺利进行，相关设施设备是必要的条件。这些设施设备通常分为以下几类：

　　1. 运用于目标人群的设施设备　这类设施设备因项目不同而可能存在比较大的差异，例如，社区高血压预防控制项目可能需要血压表、盐勺、体重计、计步器、健身设施等，学校健康管理项目中可能需要眼睛模型、牙齿模型、身高体重计等。

　　2. 运用于人员培训的设备与设施　笔记本电脑、多媒体投影仪、黑板、幻灯机、激光笔等。

　　3. 日常办公用品　电话机、传真机、照相机、录音机（笔）、摄像机、复印机、电脑、打印机、文具、纸张等。

　　4. 交通工具　各类车辆。

　　5. 健康传播材料　在健康管理项目中，健康传播材料也是常用到的开展干预活动最基本的用品。材料的类型较多，包括音像材料（录像带、录音带、光盘等）、印刷材料（招贴画、折页、传单、小册子等）、以及承载健康教育相关信息的日常用品（如水杯、扑克、围裙、纸巾、笔记本、日历等）。开发制作或选择使用已有的健康传播材料时，要对目标人群的文化程度、生活习惯、对材料的喜好、以及媒介的可及性和项目可用于生产或购买材料的资源有所了解，然后基于目标人群的特点去开发或选择材料，避免盲目性，从而提高材料的使用率，确保干预成效。

五、实施的质量控制

　　质量控制的目的是确保项目各项活动的质量都达到要求，符合质量标准。在各个健康管理项目中，不同的干预活动有不同的质量要求和标准，即使是同样的活动，可能因为种种原因而有不同的要求和标准。因此，在做项目计划时，就需要明确各项干预活动的数量、质量指标。例如，在社区举办健康大课堂的质量标准可以是：参加对象为某居民区的高血压患者30人，参与率达到90%以上，参与者对大课堂的满意程度要达85%以上。只有制定出这样的质量标准，才便于进行质量监测和控制。

1. 质量监测内容　健康管理项目活动质量监测通常包含以下几方面内容：进度监测、内容监测、活动数量与覆盖范围监测、费用监测以及目标人群监测。

（1）进度监测：主要关注项目活动进度是否与项目计划一致，是否在特定的时期完成了特定的工作或活动。如果项目活动有所延误，延误了多久、延误的原因是什么、如何进行弥补等。

（2）内容监测：内容监测关注的是项目活动内容是否属于项目计划，有无额外添加的活动或更改的活动，添加或更改的理由是什么。从原则上讲，项目计划一经确定，活动内容随即也得到了认定，各项目执行机构和个人应遵照执行。但在现实中可能发现实际情况与预期要求不完全一致，需要根据实际情况对项目工作和活动内容进行必要调整。

（3）数量与范围监测：工作、活动数量与范围是项目质量监测的重点内容，也是项目工作质量的基础。如在"实施人员培训"中，需要监测培训人员的人数是否达到计划要求的数量，培训覆盖范围是否与计划一致。

（4）费用监测：项目经费是经过了严格预算和审核的，因此，每一项工作或活动都有其特定的预算，只有每一项活动严格执行预算，才能确保整个项目的经费得到合理使用，既杜绝浪费，又能确保活动质量。

（5）目标人群监测：随时了解目标人群参与项目的情况、对项目的满意程度及建议，目标人群认知、行为的变化，可以帮助更好地对项目活动做出更加符合目标人群需要的调整，有益于项目成功和扩大影响。

2. 质量控制的方法

（1）记录与报告方法：实施记录可以反映实施过程、实施内容、实施方法、实施的现场情况，这对于项目负责人掌握实施的过程和控制实施质量、以及最后的总结都有着重要意义。

定期或不定期的报告制度有利于领导小组和实施负责人了解实施情况，监控实施质量。

（2）现场考察和参与方法：为了监测实施过程和控制实施质量，主管人员或监督小组人员可以对实施活动进行现场考察，或者亲自参与实施活动，在考察和参与中了解实施工作情况，发现问题、解决问题。通过考察和参与所掌握的第一手资料，是指导实施工作的可靠依据。实施负责人应该尽量多到实施现场，多参与实施活动。

（3）审计方法：审计方法主要用于财务方面的监测。审计的目的是监测经费的管理和使用情况，审计的结果可以用来指导经费的管理和分配，调整预算，保证经费的使用质量。亦可以用来向资助人报告经费的使用情况，在经费不足时争取补充经费。

（4）调查方法：通过调查来获取资料，监测实施过程和控制实施质量也是一种常用的方法。

第二节　健康管理评价概述

不同学者从不同学科领域或角度来理解评价，并给出许多有关评价的概念，但都公认评价是客观实际与预期目标进行的比较。健康管理评价是一个系统地收集、分析、表达资料的过程，旨在确定健康管理项目的价值，帮助健康管理中的决策。

泛义而言，评价具有以下几方面特性：

1. 评价是管理的重要组成部分，贯穿于项目的始终。评价不仅仅关注项目的产出、成效，是否实现目标，达到预期效果，还关注项目计划的科学性、可行性和适宜性，以及项目实施的进度和质量，即在项目设计、实施和效果评价的全过程中都存在评价。

2. 评价的基本原理是比较。评价是一个不断进行比较的过程，包括人群的认知、技能、行为及健康现状与理想状态的比较，干预活动的实施情况与计划方案的比较，项目客观结果与预期目标的比较等。通过比较才能找出差异，进而分析原因，修正计划、完善执行，使项目取得更好效果。

3. 确定价值标准是评价的前提。在比较的过程中，必须确定评价的标准，即拿客观现状与什么进行比较。通常而言，用于比较的标准既可以是公认的所谓"金标准"，如血压正常值、BMI 标准等，也可以是项目投资者或管理者确定的"标准"，还可以将项目活动计划或预期目标作为标准，用于与实际情况进行比较。

4. 测量是评价的重要手段，准确的信息是评价成功的保障。所谓测量，就是按一定的规则确定目标人群相关指标的水平的过程，在健康管理中经常需要对健康相关行为现状、健康指标等进行测量。设计科学合理的测量方法、选择或开发适宜的测量工具、对于测量者进行培训、在测量过程中遵守规范的操作程序，是最终得到准确测量信息的保障。测量方法可分为定量测量和定性测量。其中，定量测量包括问卷调查、生理生化指标测量等，也可以收集已有的资料、数据，通过对二手资料的分析得到测量结果；定性测量，多用于对政策、环境、社会文化等影响健康、影响行为因素的测量，可采用小组讨论、个别访谈、观察等方法进行定性测量。

健康管理评价可以依据目的不同，分为形成评价、过程评价和效果评价 3 种类型：

1. 形成评价（formative evaluation）　形成评价是一个为形成和发展健康管理项目计划而进行的评价，可以为制定计划提供全面、完整的信息，如目标人群健康风险、健康管理需求、政策、环境、资源等，其的目的是制定出的健康管理项目计划具有科学性、合理性、可操作性，从而确保项目最后可以取得成功。此外，在计划实施开始之前，请专家及相关人员对计划的科学性、可行性进行评估，使其具有最大的成功机会，也属于形成评价。

（1）了解目标人群健康管理需求：如卫生保健知识水平、态度、健康相关行为、健康状况、健康风险等。

（2）了解开展健康管理项目的资源：企业、社区的环境、有利因素与障碍、开展健康管理活动的条件和资源等。

在形成评价中，可采用多种技术为上述问题提供答案，以进行相应内容的评估。方法有文献、档案及资料的回顾、专家咨询、专题小组讨论、目标人群调查、现场观察、试点研究等。形成评价的指标一般包括计划的科学性、政策的支持性、技术上的适宜性、目标人群对策略和活动的接受程度等。

2. 过程评价（process evaluation）　过程评价起始于健康管理项目实施开始之时，贯穿于项目实施的全过程。过程评价的目的是通过对项目进度、质量等监测与控制，确保项目目标成功实现。完善的过程评价资料可以为解释项目的产出提供丰富信息。

过程评价内容包括以下两个层面：

（1）针对项目干预活动进行的监测；包括：①哪些个体参与了健康管理项目？②在项目中运用了哪些干预策略和活动？③这些活动是否在按计划进行？计划是否做过调整？为什么调整？是如何调整的？④目标人群对干预活动的反应如何？是否满意并接受这些活动？你是用什么方法了解目标人群的反应的？⑤目标人群对各项干预活动的参与情况如何？⑥项目资

源的消耗情况是否与预计相一致？不一致的原因是什么？⑦对上述各方面的改进建议。

（2）针对组织过程进行的监测；包括：①项目涉及到了哪些组织（科室）？②各组织（科室）间是如何沟通的？他们参与项目的程度和决策能力如何？③是否需要对参与的组织（科室）进行调整，该如何调整？④是否建立了完整的信息反馈机制？项目执行档案、资料的完整性、准确性如何？

过程评价方法可以分为查阅档案资料、目标人群调查和现场观察三类。例如，项目活动进度、目标人群参与情况、费用使用情况可以通过查阅资料获得；目标人群参与情况、满意度等可以通过目标人群定性、定量调查获得；此外，干预活动执行情况、目标人群参与情况、满意度等还可以通过现场观察来了解。

3. 效果评价（effect evaluation）　（详见本章第三节）

综上所述，评价贯穿于整个健康管理项目的始终。健康管理评价的目的和意义包括：

①评价是健康管理项目取得成功的必要保障：通过形成评价确定适宜的干预内容和方法，可以确保健康管理项目计划的先进性与合理性；通过过程评价，可以保证计划实施的质量和进度；②评价可以科学地说明健康管理项目的价值：通过效果评价，能够科学地说明健康管理项目对健康行为、健康风险、及健康状况的影响，确定健康管理计划是否达到预期目标，其可持续性如何，明确项目的贡献与价值；③项目进程中是否存在混杂因素，混杂因素的影响程度如何；④向公众和投资者说明项目结果，扩大项目影响，改善公共关系，以取得目标人群、社区、投资者的更广泛支持与合作；⑤评价可以丰富健康管理人员的经验，总结健康管理项目的成功经验与不足，提高其健康管理理论与实践水平。

第三节　健康管理的效果评价

如前所述，健康管理的效果评价指的是健康管理项目实施后，通过有效的数据，对项目产生的成效进行判断，从而科学地说明健康管理项目是否达到预期目标，其可持续性如何，明确项目的贡献与价值的过程。

一、健康管理效果评价内容与指标

健康管理的最终目的是改善人群健康状况、提高生活质量，其主要策略是通过提供健康管理服务，促使人们采纳预防保健行为以降低疾病发生风险，促使已经患病的人们遵从医嘱、规范用药、及时复诊，以控制疾病的发展和并发症的发生。基于此，健康管理效果评价可以分为行为影响因素评价、行为生活方式评价、健康风险评价、健康状况评价、生活质量评价，以及社会经济评价。

1. 行为影响因素评价　健康行为研究表明，人的健康行为生活方式的形成和发展会受到个体因素和环境因素双重影响，个体因素主要包括人们的卫生保健知识、健康价值观、对健康相关行为的态度，对疾病易感性和严重性的信念，采纳促进健康行为的动机、行为意向，以及实现健康行为生活方式必须的技能，这是个体、群体采纳健康行为生活方式的基础，决定人们是否了解健康行为、是否有意愿采纳健康行为、是否有能力采纳健康行为。环境因素指的是促进或阻碍人们的健康行为形成和保持的因素，如物质资源、运动条件、他人影响等，会影响到人们的健康行为意愿是否能够转变为现实。对于每一个人而言，要实现健康行为生活方式，既要有个人的意愿、动机，也需要外在的支持。例如要采纳均衡营养、合理膳食，不仅需要人们了解营养知识，还需要人们具备搭配、烹饪食物的技术，而市场供应低钠盐以及丰富的食物品种，则可以促进人们采纳健康饮食习惯的形成，同时，如果单位食堂、餐馆能够提供低油、低盐饮食，也是对人们健康饮食意愿的极大支持。另一方面，人们采纳合理膳食的行为是否会得到与其关系密切的人的支持也是重要影响因素，如果同伴、家人给予理解和支持，则有助于人们行为的形成和巩固。

常见的从个体角度评价影响行为因素的指标有：①健康知识知晓率＝知晓（正确回答）健康知识题目数/健康知识题目总数×100％；②健康行为技能水平：可以根据个体操作技能的表现进行评判；③健康素养水平：健康素养指人们获取、理解、处理健康信息和服务，并利用这些信息和服务做出正确的判断和决定，促进自身健康的能力，包括与健康相关的阅读、计算、交流、获得信息、对获取的健康信息加以分析判断，以及将健康知识运用到日常事件和生活中的能力。在国外已经形成了较为稳定的健康素养测量工具，我国的测评工具正在研制开发过程中。运用专门测量工具，可以测量个体的健康素养水平。

常见的从人群角度评价影响行为因素的指标包括：卫生知识均分、卫生知识合格率、卫生知识知晓率（正确率）、信念持有率，以及环境、服务、条件、公众舆论等方面的改变（如安全饮用水普及率）等。其中：

（1）卫生知识均分 $=\dfrac{受调查者知识得分之和}{被调查者总人数}$

（2）卫生知识合格率 $=\dfrac{卫生知识达到合格标准人数}{被调查者总人数}\times100\%$

（3）卫生知识知晓率（正确率）$=\dfrac{知晓（正确回答）某卫生知识的人数}{被调查者总人数}\times100\%$

（4）信念持有率 $=\dfrac{持有某种信念的人数}{被调查者总人数}\times100\%$

（5）社区行动与影响：如社区参与程度、社区能力发展程度、社会规范和公众舆论。

（6）健康政策：政策条文、法律法规等的出台，财政资源配置等。

（7）环境条件：如卫生服务提供情况、卫生设施、自然环境条件等。

政策、环境、服务、条件方面的改变，大多数难以用定量指标来反映，通常表现为定性指标，其中部分指标可以用定量指标，如安全饮用水普及率。

安全饮用水普及率 $=\dfrac{某地使用安全饮用水户数数}{当地总户数}\times100\%$

2. 行为生活方式评价　行为生活方式是影响健康的重要因素之一，也是健康管理的重点干预内容，如增加运动、控制饮食、戒烟限酒，从而减少发生心脑血管疾病、糖尿病的风险。可见，改善人们的行为生活方式是健康管理的任务，因而也是健康管理效果评价的指标。在健康管理效果评价中进行行为生活方式评价的目的在于观察项目实施前后目标人群、个体的健康相关行为发生了什么样的改变，各种变化在人群中的分布如何，如烟草使用、食物选择、运动锻炼等。

由于个体行为改变只是一个人自身的变化，无法用率、比例表示，通常对于个体某一特定行为生活方式进行评价，只用是否存在某行为表示，如是否吸烟、是否能达到每天6 000步的身体活动等。此外，当测量一组行为时，可以采用的指标为健康行为生活方式总评分。

健康行为生活方式总评分：是一种综合评估行为生活方式改变的指标。首先根据每一种健康行为生活方式对某健康问题的重要性对行为生活方式赋权重，即该行为是某健康问题的重要因素，则权重较高，若不是重要因素，则权重可以低一些。赋权重的过程可以通过特尔斐法进行。然后对测量的每一个行为进行评分，并进行加和，最终得到行为生活方式总评分。

常用的群体行为指标包括：

（1）某行为流行率 $= \dfrac{有特定行为的人数}{被调查者总人数} \times 100\%$

（2）某行为改变率 $= \dfrac{在一定时期内改变某特定行为的人数}{观察期开始有该行为的人数} \times 100\%$

（3）健康行为生活方式合格率：首先确定健康行为生活方式的合格水平，如健康行为生活方式总评分达到满分的 60% 为合格，当然也可以根据实际情况确定达到合格的标准，如达到满分的 70%、75%、80% 等，然后统计合格率。

健康行为生活方式合格率 = 达到健康行为生活方式合格水平的人数/测量总人数 ×100%

3. 健康风险评价　参看本书第五章第三节。

4. 健康状况评价　健康状况的改善是健康管理的本质，但是对于不同的健康问题，通过健康管理能达到的健康目标并不一致。如在学校实施健康管理项目，通过改变饮食、运动等行为降低超重、肥胖的发生，可能在数月就可以观察到健康结局，可以观察到儿童超重、肥胖等健康问题的改善，但无法看到由于超重、肥胖减少导致的心脑血管病患病的变化。但是在中老年群体开展的健康管理项目，一方面可以看到超重、肥胖比例的变化，另一方面也能看到血压、血脂、血糖控制情况的变化，如果项目持续的时间足够长，还可以看到心脑血管病患病情况的变化。所以不同群体、个体的健康干预重点不同，针对的健康问题也有差异，评价指标也不尽相同。建议尽可能找到相对敏感的健康指标进行测量。

常见的个体健康指标为反映躯体各器官、系统健康状况的指标，包括：

（1）体重、腰围、BMI（体质指数）

（2）血压、血糖、血脂、血色素等

（3）心电图、B 超、X 线片等

常见的反映群体健康状况的指标包括：

（1）超重（肥胖）率 = 测量人群中超重（肥胖）人数/测量总人数 ×100%

（2）高血压患病率 = 测量人群中患高血压人数/测量总人数 ×100%

（3）贫血患病 = 测量人群中患贫血人数/测量总人数 ×100%

（4）两周患病率 = 测量人群中近两周患患者数/测量总人数 ×100%

（5）婴儿死亡率、5 岁以下儿童死亡率、孕产妇死亡率

5. 生活质量评价　尽管健康管理的目的是改善健康状况，但对于个人、家庭、企事业单位和社会而言，健康不是终极目标而是资源。健康是个人发展、实现自我价值的基础，是家庭幸福的保障，是企事业单位创造产值、服务社会的资源，是社会进步与发展的力量。因此，健康管理效果评价中还要对健康管理项目导致的社会、经济影响进行评价。

目前大多数测量生活质量的工具，都是运用相关量表基于个体水平的测量，可以获得每一被测个体的生活质量现状。包括：

（1）生活质量指数

（2）美国社会健康协会指数

（3）日常活动量表评分

（4）生活满意度指数

群体生活质量指标大多由个体指标派生而来，包括：

（1）生活质量平均指数：生活质量指数的算术平均数

（2）日常活动评分均分

（3）生活满意度平均指数

（4）日常活动评分合格率：达到日常活动评分合格水平的比例

6. 社会经济评价

社会经济评价观察的是健康管理项目实施后对于目标个体、群体社会参与度、经济花费等方面的改变。

常见的个体评价指标为：

（1）月（年）度病假天数

（2）年住院日

（3）年门诊花费

（4）年住院花费

常见的群体社会经济评价指标包括：

（1）月（年）度患病总人数、总天数

（2）年住院总人数、总天数

（3）年医疗保健支出、年健康保险支出

二、健康管理效果评价方法

1. 影响评价结果可靠性的因素　评价健康管理项目的效果，是希望能科学、准确地说明健康管理项目本身导致的目标个体、人群影响行为的因素、行为生活方式、健康状况、生活质量以及社会经济的改变，但是由于项目实施有一定的时间周期，在项目周期内可能存在混杂因素加剧或削弱上述变化，如突发公共卫生事件、重大自然灾害等大环境变化，国家、地方健康相关政策的变化等。另一方面，健康管理项目的目标人群、项目实施者的能力、表现也会在一定程度上左右项目的产出。只有真正认识这些混杂因素，才能采取适宜措施有效避免混杂因素对评价结果的干扰。常见的混杂因素包括：

（1）时间因素：又称为历史因素，指在健康管理项目执行或评价期间发生的重大的、可能对目标人群健康相关行为及其影响因素产生影响的因素，如与健康相关的公共政策的出台、重大生活条件的改变、自然灾害等。历史因素不属于干预活动，但却可以对目标人群的行为、健康状况等产生积极或消极影响，以致加强或减弱健康管理项目本身的效果。此外，随着社会的发展，经济、文化等因素的变化，人群的行为、健康状况也会发生相应的改变。因此，当健康管理项目周期长时，这些历史事件也会作为时间因素影响到对项目真实效果的确认。

（2）测试或观察因素：指的是由于测试（或观察）不准确而出现的对效果的误判。测量与观察的真实性、准确性取决于测试（观察）者、测量工具、测量对象（目标人群）3个方面。如测量者或评价者的言谈、态度、行为等使目标人群受到暗示，则目标人群可能按照测量者的希望进行表现，这时就无法得到目标人群的真实情况。此外，随着项目的进展，测量者及其他项目工作人员能越来越熟练地开展项目活动，运用测量工具和技术，从而出现测量偏倚，表现为即使是用同样的工具测量同样的内容，在早期的测试结果不同于后期的测试结果。对于目标人群而言，当他们得知自己正在被研究或观察时可能表现出与平时不同的状况，也可能影响对项目效果的客观反映。

（3）回归因素：指由于偶然因素，个别被测试对象的某特征水平过高或过低，在以后又回复到实际水平的现象。回归因素的影响不像其他因素一样比较容易识别，可采用重复测量的方法来减少回归因素对项目效果的影响。

（4）选择因素：指的是在对目标人群进行测量的过程中，由于人为选择而不是通过随机方法，致使选择出来接受测量的样本不能很好地代表目标人群总体。或者设立的对照组的主要特征指标与干预组的特征不一致，而无法有效发挥对照组的作用。

（5）失访：指在健康管理项目实施或评价过程中，目标人群由于各种原因不能被干预或评价。当目标人群失访比例高（超过 10%）或是非随机失访，即只是其中有某种特征的人失访时，会影响评价结果。为此应努力减少失访，并对应答者和失访者的主要特征进行比较，以鉴别是否为非随机失访，从而估计失访是否会引起偏倚及偏倚程度。

为了科学地评价健康管理项目的效果，在健康管理项目计划制定阶段，就必须对如何进行效果评价进行规划，包括确定效果评价方案、确定评价指标、分析可能存在的混杂因素并制定消除或控制混杂因素的对策、测量中的伦理学考虑与做法等。

2. 常见的健康干预效果评价方案　为了便于对各种方案的理解与记忆，常采用以下符号表示各方案中的因子。

R（random）：随机化，指采取随机抽样的方法确定干预组和/或对照组。

E（experiment）：指接受健康干预的人群，称为干预组或实验组。

C（control）：指在健康管理项目中不对其进行干预，用做参照的人群，称为对照组。

O（observation）：指观察、调查、测量等收集资料的过程。

X：代表健康管理项目的干预措施。

（1）不设对照组的干预前后测试（before - after test）：这是评价方案中最简单的一种，其基本思想是实施健康干预前，对目标个体、人群的有关指标（认知、技能、行为、健康状况、生活质量、社会经济等）进行测量，然后实施健康管理干预，之后再次对目标个体、人群的有关指标进行测量，比较项目实施前和实施后有关指标的情况，从而确定健康管理项目的效果，通常以 EOXO 来表示。例如在大学生的健康管理项目中，可以在新学期开始的时候，对新生的吸烟行为、运动、膳食及其影响因素、体能等进行调查，然后开始为期一学年的健康管理综合干预，在干预周期结束时，再次对这些学生的吸烟行为、运动、膳食及影响因素、体能等进行调查，然后比较干预前后新生吸烟率、吸烟量、戒烟率、烟草危害知识水平、运动频次、运动量、膳食状况、体能状况等指标，确定综合健康干预对新生健康相关行为及健康状况产生了何种影响，这种影响和是否达到预期的目标。

该评价方案的优点在于方案设计与实际操作相对简单，能节省人力、物力资源，也是现实中健康管理项目最常用的效果评价方案。然而，由于项目实施后目标人群的表现可能除了受到干预的影响外，还同时受到时间因素、目标人群的成熟程度的影响，而不设对照组的自身前后测试无法控制这些因素的影响，影响到了对效果的准确认定。因此，这一方案比较适用于周期比较短或资源有限的健康管理项目效果的评价。此外，当健康管理项目更加注重目标个体、群体健康相关行为与生活方式、健康状况、社会经济是否发生预期改变，而不是十分注重这种改变是否完全源于项目自身，则不设对照组的干预前后测试是评价的最佳方案。

（2）非等同比较组设计（nonequivalent control group design）：非等同比较组设计属于类实验设计（Quasi-experimental Design），其设计思想是设立与接受干预的目标人群（干预组）相匹配的对照组，在健康干预实施前，对干预组和对照组人群的有关指标进行测量，然后仅对干预组（即目标人群）实施健康干预活动，对照组则不进行干预；干预周期结束后再次对干预组和对照组人群的相关指标进行测量，通过对干预组、对照组在项目实施前后变化的比较，评价健康管理项目的效应和结局。通常以 $\frac{EOXO}{CO\ O}$ 表示。

同样以大学生健康管理项目为例，非等同比较组设计的做法是在开展大学生综合健康干预前，为该大学选择一个各方面条件相当（如男女生比例基本一致、学生家庭经济状况相当、学校性质相同、学校所处社会环境相近等）的另一所高校作为对照学校，首先对两所大学的新生都进行吸烟行为、运动、膳食及其影响因素、体能等的调查，然后在实施健康管理项目的学校开始为期一学年的健康综合干预，而对照校不开展任何干预活动。在干预周期结束时，再次对两校新生的各个指标进行调查，然后比较干预前后两校新生吸烟率、吸烟量、戒烟率、烟草危害知识水平、运动频次、运动量、膳食状况、体能状况等指标。通过干预组和对照组的比较，可以从干预校学生有关指标的变化中，扣掉对照校学生有关指标变化的量，得到的结果就是消除了历史因素等混杂因素影响后学生的变化，即可以将这些变化认定为健康管理项目的结果，从而使健康管理项目效果评价结果更加科学和准确。

该评价方案的优势在于通过干预组与对照组的比较，可以有效地消除一些混杂因素，如时间因素、测量与观察因素、回归因素等对项目效果和结局的影响，从而更科学、准确地确定健康管理项目对人群卫生保健知识、行为、健康状况、生活质量、社会经济的作用。在非等同比较组设计中，对照组的选择会在很大程度上影响方案的精确性。选择各主要特征十分接近干预组的人群作为对照组，可以保证两组的可比性，也能有效避免选择因素对项目效果准确评估的影响。此外，要保持对照组与干预组的观察时间一致，即在对干预组进行基线观察及进行干预效果观察时，对照组也同时进行观察，并应用与观察干预组完全相同的方法与内容观察对照组。一般情况下，在健康管理研究中，为了科学地说明健康干预策略和活动的有效性，说明健康管理项目效果，建议采用非等同比较组的评价设计方案，在基层的日常工作中则可以采用前述不设对照组的前后测试方案。

3. 实验研究　本评价方案的特点是将研究对象随机分为干预组和对照组，充分地保证了干预组与对照组之间的齐同性，故可以有效控制选择偏倚，同时又克服了历史因素、测量与观察因素及回归因素的影响。实验研究用 $\frac{REOXO}{RCO\ O}$ 来表示。

例如，在某社区开展的高血压患者健康管理项目中，可以将前来体检或就诊的高血压患者编号，从中筛选出没有严重并发症、愿意参加健康管理项目的患者。然后将全部患者随机分成两个组，随机确定其中的一组为干预组，另一组为对照组。对于干预组的患者，在常规的用药与行为指导外，增加富有特色的健康干预活动，而对照组患者仍维持常规的用药和行为指导。在干预周期结束后，分别对两组高血压患者进行有关知识、行为、血压水平、高血压并发症、医疗费用、生活质量等的测量，并比较干预组和对照组的变化，从而评价健康管理项目的效果。

在这个评价方案中，由于干预组和对照组是随机确定的，最大限度地保障了这两个组的可比性，与非等同比较组设计方案相比，避免了人为确定对照组造成的两个组不一致的情况。从理论上讲，实验研究设计是最为理想的评价方案，但在实际的健康管理项目中操作难度大，特别是在社区、学校、工作场所这类场所中，随机化不易实现，但仍有一些评价研究可以根据具体情况选择此方案。

此外，在组织实施健康管理效果评价中，还应该注重：①调查对象对目标人群的代表性，应采取规范的抽样方法获得调查对象，避免和控制选择因素的影响；②对参与调查、测量的工作人员进行技能培训，确保调查与测量的质量，这也是效果评价获得科学、有效结果的基础；③在调查中遵守伦理原则，做到知情同意，保护目标人群隐私。此外，在选用有对照组的评价方案时，要考虑干预活动本身对目标人群是有益的，但在项目中可能仅仅惠及干预组而没有惠及对照组，可以通过在评价后再对对照组提供干预的方式，照顾到对照组的利益；④在调查与测量实施中，考虑目标人群的生活节奏与习惯，提高应答率和参与率，控制和减少失访，提高项目效率。

（常　春）

参考文献

1. 陈君石，黄建始. 健康管理师. 北京：中国协和医科大学出版社，2007.
2. Bruce G. Simons - Morton，Walter H. Greene，Nell H. Gottlieb. Introduction to Health Education and Health Promotion. 2nd ed. Waveland Press，1995.
3. James F. Mackenzie，Jan L. Jurs. Planning，Implementing，and Evaluating Health Promotion Program. Macmillan Publishing Company，1993.
4. Lawrence W. Green，Marshall W. Kreuter，Health Promotion Planning，An Educational and Environmental Approach，黄敬亨主译. 健康促进计划设计. 上海：上海医科大学出版社，1994。
5. Michael P. O'Donnell，Health Promotion in the Workplace (Third Edition)，常春等译，工作场所健康促进. 北京：化学工业出版社，2009.
6. 马骁. 健康教育学. 北京：人民卫生出版社，2004.
7. 常春. 健康教育与健康促进（第二版）. 北京：北京大学医学出版社，2010.
8. 吕姿之. 健康教育与健康促进（第二版）. 北京：北京大学医学出版社，2002.

第八章　健康干预基础知识

第一节　营养与膳食

一、营养学基本知识

（一）人体需要的营养素

人体的生长发育和维持正常的生理功能必须从食物摄取营养素，主要包括蛋白质、脂肪、碳水化合物、维生素和矿物质，前三类营养素可以提供能量，又称能量营养素。近年来，水和膳食纤维常被称为第六大营养素和第七大营养素。

（二）蛋白质

蛋白质（protein）是由氨基酸组成的高分子化合物，含有碳、氢、氧、氮、硫、磷等元素。由于碳水化合物和脂类中不含氮或者含氮量极低，所以，蛋白质是机体氮的最主要来源。

1. 蛋白质生理功能　蛋白质是构成生物组织的重要成分，成年人体内蛋白质含量约为16.3%。机体内许多重要生理活性物质本质上就是蛋白质，如参与氧运输的血红蛋白，具有催化作用的酶蛋白，维持机体体液免疫功能的免疫球蛋白等。当食物中其他两种产热营养素供应不足时，体内组织中蛋白质或由食物提供的蛋白质分解产生氨基酸，再进一步氧化分解产生能量（1g蛋白质产生4kcal能量），以满足机体的能量需要。

2. 必需氨基酸　氨基酸为组成蛋白质的基本单位，人体内有20余种，其中8种为人体不能合成或合成量较少的氨基酸，必须由食物提供，称为必需氨基酸（essential amino acid），包括亮氨酸、异亮氨酸、赖氨酸、蛋氨酸、苯丙氨酸、苏氨酸、色氨酸、缬氨酸共8种。组氨酸为婴儿必需氨基酸。半胱氨酸、酪氨酸在体内可替代或节省部分蛋氨酸、苯丙氨酸，故称为条件必需氨基酸。其他氨基酸如甘氨酸、精氨酸等属于非必需氨基酸。

3. 蛋白质的来源与供给量　蛋白质按食物来源分为植物性蛋白质与动物性蛋白质两大类。植物性蛋白质除了豆类蛋白质以外营养价值均较低，而豆类蛋白质与动物性蛋白质营养价值均较高，因此又称为优质蛋白质。日常生活中，蛋类、奶类以及各种瘦肉类所含蛋白质是食物蛋白质的良好来源。蛋白质摄入不足将引起蛋白质能量营养不良，处于生长发育阶段的儿童尤其敏感。

4. 蛋白质营养不良　蛋白质营养不良通常与能量缺乏同时发生，称为蛋白质-能量营养不良，多数是因贫穷饥饿引起的，主要分布在非洲、南美洲及亚洲地区。

（1）水肿型营养不良（夸希奥科病）　5岁以下儿童多见。主要表现为腹部、腿部水肿、虚弱、表情淡漠、生长迟滞、头发变色易脱落、易感染。其他疾病等。此类营养不良多见于能量摄入基本满足而蛋白质严重不足。安徽阜阳假奶粉事件受害的儿童就属于此类营养不良。

（2）消瘦病　婴幼儿多见。主要表现为消瘦乏力、肌肉萎缩、皮下脂肪消失、头发稀疏脱落、表情淡漠、摄食过少。此类营养不良既缺乏蛋白质也缺乏能量。

蛋白质摄入过多同样对机体有害，因为大量蛋白质进入体内后代谢产生含氮的代谢产物，增加了肾脏的负担；蛋白质摄入过多还将增加尿钙的排出，此外，蛋白质摄入过多往往伴有动物性食物摄入的增加，造成动物脂肪和胆固醇摄入过多。

中国营养学会 2000 年修订的膳食参考摄入量，建议我国成年男性轻、中、重度体力活动蛋白质推荐摄入量（RNI）分别为 75g、80g、90g；成年女性分别为 65g、70g、80g。

（三）脂类

脂类（lipid）包括中性脂肪和类脂。中性脂肪即三酰甘油，类脂又分为磷脂、脂、糖脂、胆固醇及植物固醇。

1. 脂类的生理功能 脂类在体内以三酰甘油形式储存能量，需要时动员氧化提供能量（1g 脂肪产生 9kcal 能量）。人体在休息状态下，60％的能量来源于体内脂肪；脂肪酸与类脂则参与构成机体组织（如生物膜）。此外，脂类还具有促进脂溶性维生素吸收、提供必需脂肪酸、节约蛋白质、维持体温、保护脏器以及增加菜肴色、香、味等作用。

胆固醇是体内合成胆汁酸、类固醇激素和维生素 D 的原料，也是组成细胞的组成成分，所以膳食中供给一定量的胆固醇是必要的。由于胆固醇摄入过多与人类高脂血症、动脉粥样硬化、冠心病等有关，因此，人们一般多关注胆固醇的危害，其实这种观念有失偏颇。

2. 脂肪酸与必需脂肪酸 三酰甘油中的脂肪酸按链的长短分为长链脂肪酸（14 碳以上）、中链脂肪酸（8～12 碳）、短链脂肪酸（6 碳以下）；按有无不饱和键分为饱和脂肪酸和不饱和脂肪酸。不饱和脂肪酸根据不饱和键数目又分为单不饱和脂肪酸和多不饱和脂肪酸；根据不饱和键的位置又分为 n-3、n-6、n-7、n-9 系列或 ω-3、ω-6、ω-7、ω-9 系列脂肪酸；根据氢原子在不饱和键的同侧或两侧又分为顺式不饱和脂肪酸和反式不饱和脂肪酸。动物性脂肪含的脂肪酸主要是饱和脂肪酸，植物性脂肪含的脂肪酸主要是不饱和脂肪酸，某些植物油饱和脂肪酸含量较高如棕榈油、椰子油、巧克力里面的可可豆脂。单不饱和脂肪酸以橄榄油、野茶油中含量较高。

体内不能合成的脂肪酸为必需脂肪酸，必须由食物提供。亚油酸、亚麻酸为机体必需脂肪酸。必需脂肪酸与胆固醇代谢有关，为细胞膜成分及磷脂的主要成分，是前列腺素合成的前体，与精子形成、人的记忆力、认知能力、注意力有关。

关于必需脂肪酸，亚油酸属于 n-6 多不饱和脂肪酸，亚麻酸属于 n-3 多不饱和脂肪酸。研究发现，体内的两类必需脂肪酸处于 4：1 的比例，心脑血管疾病危险性最低。我国目前摄入的油脂中两者的比值为 30：1。

人造奶油是用植物油经氢化饱和后制得，其中一些不饱和脂肪酸的结构由顺式转变为反式，产生反式脂肪酸，有研究表明反式脂肪酸不仅可以使低密度脂蛋白（LDL）水平升高，同时还能降低高密度脂蛋白（HDL）水平，从而增加心血管疾病的危险。

大量研究表明，鱼油富含的二十碳五烯酸（$C_{20:5}$，eicosapentaenoic，EPA）和二十二碳六烯酸（$C_{22:6}$，docosahexaenoic，DHA）在体内具有重要的生理功能，除了与视网膜和脑发育有关外，还具有舒血管、抑制血小板聚集和免疫调节作用，临床应用已取得一定效果。

3. 脂类的来源与供给量 脂类主要来源于动物性食物与植物油、油料作物的种子等。必需脂肪酸的最好食物来源是植物油类。必需脂肪酸缺乏引起皮炎、皮肤干燥脱屑、湿疹、生长发育不良、肝脏损伤、不孕症等。必需脂肪酸摄入过多有可能引起体内的过氧化物产生增加，引起危害。由于脂肪，尤其是动物性脂肪摄入过高将引起肥胖、高脂血症、心血管疾病等慢性疾病，中国营养学会建议，我国成年人每日摄入脂肪所产生的能量应占总能量的20％～30％，饱和脂肪不得超过总脂肪摄入量的10％，饱和脂肪酸、单不饱和脂肪酸、多不饱和脂肪酸比例以1：2：1为宜，胆固醇每日摄入量不超过300mg。

（四）碳水化合物

碳水化合物（carbohydrate）又称糖类，是由碳、氢、氧组成的一大类化合物。按结构分为单糖、双糖、寡糖和多糖。常见的单糖有葡萄糖、果糖、半乳糖等；双糖由二分子单糖脱去一分子水缩合而成，常见的双糖有蔗糖、麦芽糖、乳糖、海藻糖等。寡糖（低聚糖）是指由3～10个单糖构成的小分子多糖，如大豆中的棉子糖、水苏糖等。多糖是指由10个以上单糖以直链或支链形式缩合而成，包括淀粉、糖原和纤维等。淀粉主要存在于谷类、薯类和豆类中。

植物组织中的淀粉通常分为直链淀粉和支链淀粉两种。直链淀粉呈线性结构，含直链淀粉的食物容易"老化"，形成难消化的抗性淀粉，在冷水中不易溶解、分散。支链淀粉呈树枝分叉结构，容易吸收水分，吸水后膨胀成糊状，提高其消化率。在一般玉米和小麦中，含有20％～25％的直链淀粉，75％～80％的支链淀粉，糯性粮食如糯米、糯玉米、糯高粱等含更多支链淀粉。膳食纤维主要存在于植物细胞中，是植物性食物中不能被消化吸收的成分，分为可溶性纤维（如果胶和树胶等）和不可溶性纤维（包括纤维素、半纤维素、木质素等）。

1. 碳水化合物的生理功能　碳水化合物在体内氧化释放能量较快，是体内主要的能源物质（1g碳水化合物产生4kcal能量），部分以糖原的形式储存。当膳食中碳水化合物供应不足时，体内蛋白质和脂肪动员分解，严重时引起负氮平衡、酮血症和酮尿症等，影响机体的生理功能。因此，碳水化合物具有节约蛋白质、抗生酮作用。蛋白质、脂肪属于能量营养素中的功能成分，与细胞的结构、功能有关；而碳水化合物是能量营养素中最经济的能量来源。作为中国居民传统膳食的主体的谷类食物是碳水化合物的主要来源。此外，碳水化合物以糖脂、糖蛋白、核糖等形式参与机体组织构成。简单的糖类如葡萄糖、蔗糖等还具有一定的甜度，可以用来改善食物的风味。膳食纤维具有吸水、结合胆酸、刺激消化液分泌和肠蠕动、抑制腐生菌生长、促进益生菌繁殖、产生丁酸类物质等作用，有助于预防便秘、肠道肿瘤、高脂血症等。

2. 碳水化合物的来源与供给量　膳食碳水化合物主要来源于含淀粉丰富的食物，如谷类、薯类以及豆类；单糖、双糖主要来源于蔗糖、糖果、甜食、含糖饮料和蜂蜜等。中国营养学会建议，我国居民每日摄入的碳水化合物产生的能量应占总能量的55％～65％，推荐的膳食纤维每日适宜摄入量为25～35g。

3. 膳食纤维与疾病

（1）胃肠道疾病　部分膳食纤维（如纤维素）可减轻腹泻症状。高膳食纤维可增加肠道运动的频率，改善成人慢性便秘的症状，预防痔疮的发生。高纤维膳食的憩室病患者，大部分症状减轻甚至消失。

（2）膳食纤维与糖尿病　膳食纤维补充剂或富含膳食纤维的食物有明显的降低血糖的作用，降低餐后血糖生成和血胰岛素升高。糖尿病患者摄入高纤维饮食，尤其是可溶性膳食纤维（如魔芋葡甘聚糖、褐藻胶、卡拉胶、黄蓍胶等胶质），在降低餐后血糖及增加胰岛素敏感性方面较不可溶性膳食纤维具有更强的作用。美国FDA推荐健康成人膳食纤维摄入量每日应增加至20～35g（相当于10～13g/1000kCal）。美国糖尿病学会（ADA）推荐糖尿病患者膳食纤维的摄入量也是 20～35g。

（3）膳食纤维与肥胖　高纤维膳食可减少能量摄入，有人认为当饮食中缺乏纤维并摄入过量能量时发生肥胖的可能性大大增加。吃高纤维的食物需要的时间较长，纤维减少了食物的能量密度，某些纤维如瓜尔豆胶和果胶减慢了胃排空时间，减少了食物的消化率。高纤维膳食的能量可能在粪便中损失较多。大多数富含纤维的食物，如谷物、豆类、果蔬中脂肪含量一般都很少，有实验还发现用麦麸、瓜尔豆胶、果胶等补充于膳食可增加粪便中的脂肪量，在控制能量摄入的同时，摄食富含纤维的膳食会起到减肥的作用。

4. 膳食纤维与心血管疾病　不同组分的膳食纤维降低血脂、胆固醇的效果差异很大。瓜尔豆胶、洋槐豆胶、果胶、接甲基纤维素及富含可溶性纤维的食物，如燕麦麸、大麦、菜豆和蔬菜降低胆固醇作用显著，可使血浆胆固醇降低 5%～10% 甚至可达 25%，且主要是降低 LDL-C，而 HDL-C 降得很少或不降低。果胶对高血脂患者血脂和血胆固醇的降低作用最明显。相反，分离的纤维素或不溶性纤维，如玉米麸和小麦麸则很少改变血浆胆固醇水平。

5. 膳食纤维与癌症　膳食纤维可降低肠癌。有报道，膳食纤维的摄入量与乳腺癌的降低以及与乳腺癌的死亡率或发生率相关。全谷类食物对预防乳腺癌有效。

（五）能量

1. 能量的来源　人体内主要的产能营养素有碳水化合物、蛋白质、脂肪。1g 碳水化合物、蛋白质和脂肪在体内氧化时分别释放 4kCal、4kCal 和 9kCal 的能量，碳水化合物和脂肪在体内完全氧化成 H_2O 和 CO_2，为三大能量营养素中的清洁能源。蛋白质在体内不能完全氧化，除 H_2O 和 CO_2 等产物外，代谢废物中还有尿素、尿酸等含氮有机物。脂肪代谢过程中容易产生酮体。

此外，酒精也在体内产生能量，每克纯酒精产能约为 7kCal，每克有机酸产能约 3kCal。

食物中往往含有多种营养素。计算时按其营养素构成比例可求出总能量。食物含能量的高低取决于它的构成。例如巧克力、蛋糕、猪肉、羊肉等，产能营养素的含量较高，为高能量食品；而蔬菜、水果中产能营养素的含量较低，为低能量食品，这可指导人们对食物的选择。

2. 人体能量消耗和供给　人体每日的能量消耗主要由基础代谢、体力活动及食物热效应三方面构成。另外，处于生长期的婴幼儿、儿童、青少年需要额外的能量用于机体生长发育，孕妇要摄入更多的能量供子宫、乳房、胎儿、胎盘等的生长发育和母体体脂的储备，哺乳期妇女要储存能量以供泌乳。一般来说，健康成人的基础代谢及食物热效应两部分基本不变，体内的能量消耗主要受体力活动的大小控制。中国营养学会建议产热营养素的推荐摄入量：蛋白质占总热能的 10%～15%；脂肪占总热能的 20%～30%；碳水化合物占总热能的 55%～65%。

（六）维生素

维生素为维持机体正常代谢和生理功能所必需的一类有机化合物的总称。它们在体内不能产生能量，也不是组织构成成分，大部分不能在机体内自身合成，也不能大量储存于体内，必须从膳食中摄取，机体对其需要量较小，但是，一旦缺乏将导致缺乏病的产生。维生素分为脂溶性与水溶性两大类。脂溶性维生素包括维生素 A、D、E、K，水溶性维生素包括维生素 B_1（硫胺素）、B_2（核黄素）、B_6（吡哆醇）、PP（烟酸或尼克酸）、B_{12}、叶酸、生物素、泛酸、肌醇、胆碱以及维生素 C（抗坏血酸）等。

1. 维生素A与胡萝卜素　动物体内具有视黄醇生物活性的维生素A称为已形成的维生素A，包括视黄醇、视黄醛、视黄酸等。植物中不含有已形成的维生素A，而含有类胡萝卜素，这部分类胡萝卜素称为维生素A原。其中，以β-胡萝卜素活性最高。

维生素A与暗适应功能密切相关。若体内维生素A不足，暗适应恢复时间延长，严重时出现夜盲症。维生素A还与上皮组织的完整性有关，维生素A严重缺乏时将导致干眼病的发生。维生素A还与造血功能、免疫功能、骨骼发育以及生殖功能等有关，维生素A缺乏的儿童生长停滞、发育迟缓，容易发生呼吸道和消化道的感染；一些实验研究发现维生素A还具有抗氧化、抑制肿瘤生长的作用。作为维生素A的前体，胡萝卜素除了具有维生素A活性外，本身还具有抗氧化、预防自由基损伤的作用。

长期或短期摄入过量维生素A均可导致头疼、呕吐、复视、脱发、黏膜干燥、脱屑、骨髓异常和肝脏损害等中毒现象。胡萝卜素过量摄入后，除引起皮肤颜色变化外，无其他明显中毒症状。由于体内维生素A来源于动物性食物的维生素A和来源于植物性食物的胡萝卜素等，因此，考虑维生素A供给量时一般以视黄醇当量（RE）计算。

膳食视黄醇当量（RE）（μg）＝视黄醇（μg）＋β-胡萝卜素（μg）×0.167＋其他维生素A原（μg）×0.084

中国营养学会2000年修订的膳食营养参考摄入量，建议我国成年男性维生素A推荐摄入量（RNI）为800μgRE；女性为700μgRE。维生素A最好的来源是各种动物的肝脏、鱼肝油、乳制品、禽蛋等；维生素A原的良好来源是深色蔬菜和水果，如胡萝卜、南瓜、红薯、辣椒、菠菜、西兰花及芒果、柿子和杏等。

2. 维生素D　维生素D为类固醇类化合物。维生素D_3可由皮肤中7-脱氢胆固醇经紫外线照射形成；维生素D_2由植物体内麦角固醇经紫外线照射形成，进入体内代谢后只有维生素D_3的1/3活性。

膳食维生素D_3进入体内后，在肝脏、肾脏活化后转变为维生素D_3的活化形式。

具有活性的维生素D_3可促进钙吸收转运入血，维持血钙水平的稳定。此外，维生素D_3还促进骨组织钙化以及肾小管对钙、磷的重吸收。维生素D可以通过不同的途径增加机体对钙、磷的利用，促使骨、软骨及牙齿的矿化，并不断更新以维持正常生长，预防儿童佝偻病和成人骨质软化症，转运至小肠的维生素D可以促进小肠黏膜上皮中钙结合蛋白的合成，从而提高钙的吸收。维生素D_3能直接作用于肾脏，促进肾小管对钙、磷的重吸收，减少丢失；维生素D还具有免疫调节功能，可改变机体对感染的反应。

婴幼儿维生素D缺乏可引起佝偻病。成年人维生素D缺乏可引起骨质疏松症和骨质软化症。维生素D过量可引起中毒，表现为厌食、恶心、呕吐、头痛、多尿、烦渴、血钙和尿钙增高，严重时肾、心、血管及其他软组织有钙沉着，甚至器官钙化。

含维生素D_3丰富的食物有海水鱼、动物肝脏、禽蛋以及鱼肝油制剂等。

由于维生素D既可来源于膳食，又可由皮肤合成，因此，较难估计膳食维生素D的摄入量。中国营养学会2000年修订膳食营养参考摄入量时，根据国内外有关研究资料，建议我国成年男女维生素D推荐摄入量（RNI）为5μg。

维生素D在一般食物中含量都比较低，动物性食物是维生素D的主要来源，如鱼肝油中维生素D的含量可高达（210μg/100g），含脂肪高的海鱼和鱼卵（0.5～12.5μg/100g），其他如肝脏、蛋黄、奶油和乳酪中维生素D的含量也相对较高（1.25～2.5μg/100g）。瘦肉、坚果、人乳和牛乳中维生素D含量较低，而蔬菜和谷物中几乎不含维生素D。目前多采用在牛奶和婴幼儿食品中强化维生素 D。作为预防维生素 D 缺乏的措施之一。

3. 维生素 E　维生素 E 包括生育酚与生育三烯酚两大类。

抗氧化作用为维生素 E 的主要功能。维生素 E 保护细胞膜脂质中的不饱和脂肪酸免受自由基攻击，对血小板黏附力和聚集作用也有调节作用。婴儿维生素 E 缺乏可出现水肿、网状细胞增多症及血小板增多症，成年人维生素 E 缺乏可出现溶血性贫血，维生素 E 缺乏还可使脂褐素生成增加。因此，维生素 E 具有预防衰老的作用，维生素 E 还具有降低血浆胆固醇水平的作用。服用大剂量维生素 E 也能引起头晕等副作用。

维生素 E 活性可用 α-生育酚当量（α-TE）来表示，规定 1mg α-TE 相当于 1mg RRR-α-生育酚（d-α-生育酚）的活性，维生素 E 活性又可用国际单位（IU）表示，1IU 维生素 E 等于 1mg dl-α-生育酚乙酸酯活性，各种维生素 E 的换算关系如下：

$$1IU 维生素 E = 0.67mg\ d-\alpha-生育酚$$
$$= 0.74mg\ d-\alpha-生育酚乙酸酯$$
$$1mg\ d-\alpha-生育酚 = 1.1mg\ d-\alpha-生育酚乙酸酯$$
$$1mg\ dl-\alpha-生育酚 = 1.1mg\ dl-\alpha-生育酚乙酸酯$$
$$1mg\ dl-\alpha-生育酚 = 1.1IU 维生素 E$$

中国营养学会 2000 年修订膳食营养参考摄入量，建议我国成年男女每日维生素 E 适宜摄入量（AI）为 14mg α-TE。有人建议维生素 E 摄入量应根据膳食能量摄入或膳食多不饱和脂肪酸摄入量而定，每摄入 1g 多不饱和脂肪酸时应摄入 0.4mg 维生素 E。

维生素 E 含量丰富的食物有植物油、麦胚、坚果、豆类和谷类；肉类、鱼类等动物性食品和水果、蔬菜中含量很少。

4. 硫胺素　硫胺素又称维生素 B_1、抗神经炎因子、抗脚气病因子，耐酸、耐热、不耐碱。组织中以硫胺素焦磷酸含量最为丰富，占 80%，与三大能量物质的能量转化有关。此外，硫胺素对神经组织、心肌都有保护作用，人类缺乏硫胺素可发生脚气病。

导致硫胺素缺乏的原因主要有：①摄入不足：如长期食用精白米、面，加工或烹调方法不当，致使食物中的硫胺素损失较多；②机体处于特殊生理状态（如妊娠、哺乳）、应激状态（如高温环境）、病理状态（如甲状腺机能亢进）等，致使机体对硫胺素的需要量增加；③机体吸收或利用障碍：如长期腹泻及肝、肾疾病影响 TPP 合成及酗酒等。

硫胺素缺乏症又称为脚气病，主要影响心血管系统和神经系统，成人与婴幼儿表现不同。

硫胺素长期过量摄入一般无毒性作用，多可随尿排出，仅有少数人出现胃肠功能紊乱。

硫胺素广泛存在于各种食物之中。我国居民以谷类为主食，因此，谷类食物为硫胺素的主要来源，谷类食物加工过细、淘洗过度或加碱熬粥导致硫胺素下降。生鱼片含有硫胺素酶，可以破坏其他膳食中的硫胺素。由于硫胺素与碳水化合物的代谢密切相关，因此，一般认为硫胺素供给量与能量摄入成正比。中国营养学会 2000 年修订膳食营养参考摄入量，建议我国成年男性硫胺素推荐摄入量（RNI）为 1.4mg，女性为 1.3mg。

5. 核黄素　核黄素又称维生素 B_2。在中性或酸性溶液中对热较稳定，但在碱性溶液中不耐热，光照下很快被破坏。尽管核黄素为水溶性维生素之一，但是，常温下 100mg 水中只能溶解 12mg 核黄素，溶解度较低。

人类核黄素缺乏后表现为以口角炎、唇炎、舌炎和阴囊皮炎为特征的"口腔生殖系统综合征"及脂溢性皮炎；儿童核黄素缺乏还可引起贫血。由于机体对核黄素吸收能力有限，因此，过量摄入核黄素不产生明显毒性作用。

核黄素主要来源为各种动物性食物，以动物内脏、蛋类和奶类中含量较丰富，其次为豆类和绿叶蔬菜。谷类和蔬菜是我国居民核黄素的主要来源，但是，谷类加工对核黄素存留有显著影响，如精白米中核黄素存留率只有 11％，小麦标准粉中核黄素存留率只有 35％。此外，谷类烹调过程还会损失一部分核黄素，因此，谷类加工不应过度。

中国营养学会 2000 年修订膳食营养参考摄入量，建议我国成年男性核黄素推荐摄入量（RNI）为 1.4mg，女性为 1.2mg。

6. 烟酸　烟酸又名尼克酸、维生素 PP、抗癞皮病维生素。

烟酸在体内以辅酶 I（NAD）、辅酶 II（NADP）形式作为脱氢酶的辅酶，参与生物氧化过程，还参与蛋白质核糖基化过程，与 DNA 复制、修复和细胞分化有关。此外，烟酸是葡萄糖耐量因子组分，具有辅助胰岛素降血糖的作用。大剂量烟酸还能降低血三酰甘油与胆固醇水平，可以降低低密度脂蛋白胆固醇（LDL-C）和极低密度脂蛋白胆固醇（VLDL-C），升高高密度脂蛋白胆固醇（HDL-C），并且可以减少非致命性心肌梗塞的复发率。但烟酰胺无此作用。

烟酸缺乏会引起癞皮病或称为糙皮病，主要出现于以玉米或高粱为主食的人群。至今，在亚洲或非洲的某些地区仍有发生。

另外烟酸缺乏常与硫胺素、核黄素及其他营养素缺乏同时存在，因此常伴有其他营养素缺乏的症状。口服避孕药可导致烟酸缺乏。

烟酸广泛存在于动物内脏以及植物性食物中。玉米中烟酸多为结合型，影响吸收利用，碱处理后，结合型烟酸可转变为游离型烟酸。色氨酸在体内可转变为烟酸，一般 60mg 色氨酸可转变为 1mg 烟酸。由于色氨酸可转变为烟酸，因此，计算烟酸摄入量时采用烟酸当量（nicotinic equivalence，NE）表示，即 NE（mg）＝烟酸（mg）＋ 1/60 色氨酸（mg）。

中国营养学会 2000 年修订膳食营养参考摄入量，建议我国成年男性烟酸推荐摄入量（RNI）为 14mgNE，女性为 13mgNE。

7. 叶酸　叶酸在酸性溶液中对热不稳定，而在中性和碱性溶液中十分稳定。食物中叶酸经烹调后损失率可高达 50％～90％。

膳食中抗坏血酸、葡萄糖和锌可促进叶酸吸收，酒精、抗癫痫药物和口服避孕药则抑制叶酸的吸收。人体内叶酸主要以 5-甲基四氢叶酸的形式存在，其中一半储存于肝脏。

叶酸缺乏可导致巨幼红细胞贫血。叶酸缺乏还可引起同型半胱氨酸向胱氨酸转化出现障碍，发生高同型半胱氨酸血症。孕妇孕早期缺乏叶酸将导致胎儿神经管畸形，同时，引起胎儿在宫内发育迟缓、早产及新生儿低体重等。神经管畸形是指由于胚胎在母体内发育至第 3～4 周时，神经管未能闭合所造成的先天缺陷。

研究表明，育龄妇女在妊娠前 1 个月至妊娠后 3 个月每天服用 400μg 叶酸，可有效预防神经管畸形的初发和复发。

服用大剂量叶酸亦可产生毒副作用，包括引起胎儿发育迟缓，还可干扰抗惊厥药物的效果。

叶酸广泛存在于动植物食物中，广泛存在于各类动植物性食品中。含量丰富的食物有动物肝、肾、蛋类、鱼类、豆类、酵母、绿叶蔬菜、水果及坚果类。

需要注意的是，在所有维生素中，叶酸是最可能与药物发生交互作用的一种。目前发现有包括抗酸药、阿司匹林在内的十大类药物可以干扰机体对叶酸的利用。偶尔服用这些药物来治疗头痛、胃功能紊乱可能不会有太大的影响，但是，长期服用这些药物的患者应该注意膳食叶酸的摄入量，例如长期依赖阿司匹林和抗酸药的慢性疼痛和溃疡患者，以及吸烟者、服用口服避孕药和抗惊厥药的患者等。

中国营养学会 2000 年修订膳食营养素参考摄入量，建议我国成年男女叶酸推荐摄入量（RNI）为 $14\mu gDFE$，孕妇、乳母、婴儿叶酸供给量应相应增加。

8. 维生素 B_{12} 维生素 B_{12} 又名钴胺素、氰钴胺素和抗恶性贫血因子，是一种可以预防和治疗由于内因子缺乏活性以致吸收障碍而引起的恶性贫血的维生素。

缺乏维生素 B_{12} 可导致高同型半胱氨酸血症；导致神经组织的脂质生成异常，引起神经系统功能障碍。严格的素食者由于不吃动物性食物可能发生维生素 B_{12} 缺乏，胃肠道疾病患者（如老年人萎缩性胃炎和胃切除患者）由于胃酸过少可引起维生素 B_{12} 的吸收不良。

维生素 B_{12} 缺乏导致巨幼红细胞贫血、神经系统损害及高同型半胱氨酸血症。

膳食中的维生素 B_{12} 通常来源于动物性食品，主要食物来源为肉类及肉制品、动物内脏、鱼、禽、贝类及蛋类，乳及乳制品中亦含有少量。

9. 抗坏血酸 抗坏血酸又称维生素 C，在热、光照、碱性溶液中或有过渡态金属离子如铁、铜离子存在的条件下极不稳定。

抗坏血酸在体内作为抗氧化剂发挥作用，可以直接清除多种自由基。抗坏血酸在体内还作为羟化酶辅酶参与脯氨酸、赖氨酸等的羟化，与胶原、5-羟色胺、去甲肾上腺素、胆汁酸、肉碱、抗体等的合成有关。抗坏血酸在胃中还具有阻断亚硝胺生成；促进铁在肠道内吸收的作用。

人类不能合成维生素 C，必需从食物中摄取。如经常能吃到足量的多种蔬菜和水果，注意合理的烹调，一般不会发生维生素 C 缺乏。当膳食摄入不能满足需要时，则可引起维生素 C 不足或缺乏。

维生素 C 缺乏的最早症状是轻度疲劳，无其他伴随症状。严重缺乏可引起坏血病。维生素 C 缺乏最特异的一个体征是毛囊过度角化带有出血性晕轮。继而出现典型的坏血病症状，包括牙龈肿胀出血、球结膜出血、皮下淤斑、紫癜、关节疼痛及关节腔积液、机体抵抗力下降、伤口愈合迟缓等，同时还可伴有轻度贫血以及多疑、抑郁等精神症状。随着病情发展可发生身体不同部位的疼痛，尤其是胸部疼痛以及全身鳞状皮肤损伤，晚期常因发热、痢疾、水肿、麻痹或肠坏疽而死亡。坏血病的典型症状通常被归纳为 "EFGH"，即淤斑（ecchymosis）、疲劳（fatigue）、牙龈出血和压痛（gum bleeding and tenderness）、角化过度（hyperkeratosis）。

维生素 C 主要来源是新鲜蔬菜和水果：如绿色和红、黄色的辣椒、菠菜、西红柿、红枣、山楂、柑橘、柚子、草莓等；野生的蔬菜和水果如苜蓿、刺梨、沙棘、猕猴桃和酸枣等维生素 C 含量尤其丰富。

中国营养学会 2000 年修订膳食营养参考摄入量，建议我国成年男女抗坏血酸推荐摄入量（RNI）为 100mg。

（七）矿物质

人体组织中除碳、氢、氧、氮以外的其他元素统称为矿物质，亦称无机盐或灰分，人体不能自行合成，必须由膳食和饮水中摄取，其中，占体重 0.01% 以上的矿物质称为常量元素，如钙、磷、钾、钠、氯、镁、硫等，占体重 0.01% 以下的矿物质称为微量元素。1995 年 FAO/WHO 将所发现的微量元素分为三类，第一类为人体必需，包括碘、锌、铁、铜、硒、钼、铬、锰、钴、氟；第二类为人体可能必需，有硅、镍、硼、钒；第三类为具有潜在毒性但低剂量可能具有作用，包括铅、镉、汞、砷、铝、锂、锡。

1. 钙　钙是机体组成中含量最多的无机元素，总量约为 1.0～1.2kg。

（1）钙的吸收　有利钙吸收的因素：活性维生素 D、乳糖、膳食蛋白质充足，增强了小肠对钙的吸收能力。适宜的钙磷比例（1∶1～2）有利于钙的吸收。

干扰钙吸收的因素：膳食中草酸盐、植酸盐与钙结合成难吸收的盐类，从而降低钙在肠道的吸收。粮谷中植酸较多，某些蔬菜（如雍菜、菠菜、苋菜、竹笋、厚皮菜、折耳根等）中草酸较多，不但其中的钙难吸收，而且影响其他食物钙在胃肠道的吸收。膳食纤维干扰钙的吸收。脂肪消化不良影响钙的吸收。膳食蛋白质摄入过多，可使钙排出增加。

机体状况影响钙吸收利用：人体对钙的需要量能影响钙的吸收。婴幼儿、青春期、孕妇、乳母因为对钙的需要增加，钙吸收率也相应增加，有文献报道，青春期儿童、孕妇其钙的吸收率可达 50～70％；而随年龄增长，钙吸收率也逐渐下降，70～79 岁老人与 20～50 岁的人比较，钙的吸收率下降了 1/3 左右。此外，体力活动、负荷运动等对骨骼强度需要的增加，增加了机体对钙的需要，可间接促进钙在肠道的吸收。

（2）钙的生理功能　人体内含钙总量约为 1 000～1 200g，其中 99％ 与磷形成羟磷灰石，构成骨骼，成为人体最根本的支柱。还有少量分布于牙齿中。钙还具有调节神经肌肉兴奋性与心脏博动的作用，对血液凝固过程、酸碱平衡也有影响。钙对一些酶如腺苷酸环化酶、鸟苷酸环化酶、磷酸二酯酶、酪氨酸羟化酶等的活性也有调节作用。

婴幼儿缺钙可导致佝偻病，成年人缺钙可导致骨质疏松与骨质软化。

长期摄入高钙可引起便秘，增加尿路结石的危险，影响其他矿物质的吸收，严重时造成肾功能损害。

中国营养学会 2000 年修订膳食营养参考摄入量，建议我国成年男女钙适宜摄入量（AI）为 800mg。不同年龄、生理时期中国居民钙需要量不同。

乳及乳类制品含钙高（110mg/100g），加上乳糖的作用，吸收率也高，是优质的钙来源，中国营养学会推荐每日饮奶。此外，小虾皮、酥炸小鱼、芝麻酱也含钙较高，可以常食用。传统加工的豆制品由于加工时添加钙剂作为凝固剂，含钙也较高，不失为钙的良好来源。

2. 铁　成年人体内含铁 3～5g。70％ 的铁存在于血红蛋白、肌红蛋白、血红素酶类（如细胞色素氧化酶、过氧化物酶、过氧化氢酶等）、辅助因子及运载铁中，称为功能性铁，其余 30％ 的铁作为体内的储存铁，主要以铁蛋白和含铁血黄素形式分布于肝、脾和骨髓中，需要时释放入血，与运铁蛋白结合后转运到外周组织。

食物中的铁分为血红素铁和非血红素铁。血红素铁主要存在于动物性食物中。血红素铁可与血红蛋白和肌红蛋白中的原卟啉结合，不受膳食中植酸和草酸影响，直接由肠黏膜上皮细胞吸收，因此吸收率较高。非血红素铁主要存在于植物性食物中，吸收受植酸和草酸等的影响，因此吸收率较低（3％～5％）。

（1）生理功能　铁在体内参与组成血红蛋白、肌红蛋白，与氧的运输密切相关；铁还作为一些酶的辅助因子，如过氧化物酶、过氧化氢酶、细胞色素氧化酶等；铁还参与维持正常免疫功能。

（2）缺乏与过量　铁缺乏是一种很常见的营养缺乏病，特别是在婴幼儿、孕妇和乳母中更易发生。2 岁前因生长发育快，需要量相对增加，且膳食含铁量少，故易造成铁缺乏，青春期少女因发育快及月经失血，易处于铁缺乏状态。2002 年我国第四次营养调查表明，我国的贫血患者中缺铁性患病率高达 15.2%，其中尤以儿童、育龄妇女和老年患者多见。铁缺乏的症状由轻到重一般可分为三个阶段，第一阶段仅有铁贮存减少，表现为血清铁蛋白测定结果降低，此阶段尚不会引起有害的生理学后果。第二阶段为红细胞生成缺铁期，其特征是血清铁蛋白、血清铁、运铁蛋白饱和度等都下降，但因血红蛋白尚未下降，故称为无贫血的铁缺乏期。第三阶段为缺铁性贫血，此时血红蛋白和红细胞比积均下降，贫血的严重程度取决于血红蛋白减少的程度。

缺铁性贫血可导致儿童和母亲的死亡率增加，贫血能引起机体工作能力明显下降，儿童铁缺乏可引起心理活动和智力发育的损害以及行为改变。铁缺乏导致的儿童认知能力的损害，即便以后补充铁也难以恢复。此外还有自述心慌、气短、头晕、眼花、精力不集中。儿童易烦躁、注意力不集中、学习能力下降等，也同缺铁性贫血有关。

铁的膳食适宜摄入量（AI），成年男子为每日 15mg，成年女性为每日 20mg，孕妇和乳母分别为每日 25～35mg 和 25mg。其可耐受最高摄入量（UL）为 50mg。膳食铁的良好来源为动物肝脏、动物全血、畜禽肉类、鱼类等。含铁酱油是一种强化铁食品。

3. 锌　成人体内含锌 2～3g。锌分布于人体所有的组织器官，以肝、肾、肌肉、视网膜、前列腺内含量较高，血液中 75%～85% 的锌分布于红细胞内。

缺锌使生长发育停滞、机体免疫力降低、记忆力丧失和学习能力下降。缺锌还可以导致食欲减退、性成熟障碍、睾丸萎缩、肝脾肿大、皮肤粗糙等。

锌过量对人体有害。急性锌中毒可引起胃部不适、眩晕和恶心等。

海产品是锌的良好来源，奶类和蛋类次之，蔬菜、水果含锌较少，植酸、鞣酸和纤维素影响锌的吸收，铁也可抑制锌的吸收。WHO（1997 年）按锌的吸收率为 20% 计算，推荐的日供应量：0～12 月龄 6mg，1～10 岁 8mg，男性 11～17 岁 14mg，>18 岁 11mg，女性 10～13 岁 13mg，14 岁以上 11mg，妊娠妇女 15mg，哺乳期妇女为 27mg。我国规定 1～9 岁 10mg，10 岁以上为 15mg，孕妇、乳母为 20mg。

（八）水

水是一切生命必需的物质，但是，由于大多数状况下没有缺水情况发生，因此，水的营养问题一般没有引起充分重视。水是体内含量最多的成分，成年男子含水量约为体重的 60%，女子为 50%～55%。体内含水量与年龄有关，年龄越小，含水量越多，胚胎含水量可达体重的 98%。水在体内分布于细胞内、外，细胞内水分占 2/3，细胞外水分占 1/3。体内各器官中血液水分最多，脂肪组织水分最少。体内水来源于饮水、食物中的水以及体内代谢内生水，通常每日每人约饮水1 200ml，食物含水约1 000ml，代谢内生水 300ml。体内水的排出主要是通过肾脏，约占 60%，其次是经肺、皮肤和粪便，每日人体水平衡维持在 2 500ml 左右。

水在体内的主要功能是组成体液、润滑或滋润各种组织器官，同时，水又是营养物质的载体、代谢产物的溶剂，直接参加各种物质代谢过程，包括转运、转化以及排泄等。此外，水还有调节体温的作用，通过蒸发或出汗过程，维持体温的恒定。

水摄入不足或丢失，可引起体内失水。若失水达体重 2% 时，产生口渴、尿少等症状；失水超过体重 10% 时，可出现烦躁、眼球内陷、皮肤失去弹性、全身无力、体温与脉搏增加、血压下降等表现；失水达体重 20% 时，将导致死亡。水摄入过多，超过肾脏排泄能力，可引起水中毒，这种情况可见于肾脏疾病、充血性心力衰竭等，临床表现为渐进性精神迟钝、恍惚、昏迷、惊厥等，严重时将引起死亡。

水的需要量受代谢状况、年龄、体力活动、环境温度、膳食等因素的影响，因此，需要量变化较大。美国曾提出成年人水的需要量为1ml/kCal，考虑到活动、出汗、环境等因素的变化以及发生水中毒的危险性极小，推荐的水需要量可增加到1.5ml/kCal。

二、中国居民膳食指南与膳食营养参考摄入量

（一）中国居民膳食指南与膳食平衡宝塔

《中国居民膳食指南》是根据营养学原则，结合国情制定的，是教育人民群众采用平衡膳食，以摄取合理营养、促进健康的指导性意见。为了帮助人们在日常生活中实践该指南，专家委员会进一步提出了食物定量指导方案，并以宝塔图形表示。它直观地告诉居民食物分类的概念及每天各类食物的合理摄入范围，即每日应吃食物的种类及相应的数量，对合理调配平衡膳食进行具体指导。

1. 中国居民膳食指南　我国的第一个膳食指南是1989年制定的，已使用多年。中国营养学会分别于1997年和2007年公布了两次修订的《中国居民膳食指南》，同时提出了针对婴儿、幼儿与学龄前儿童、学龄儿童、青少年、孕妇、乳母、老年人的《特定人群膳食指南》，作为补充。

一般人群膳食指南（2007）：

（1）食物多样，谷类为主，粗细搭配；

（2）多吃蔬菜水果和薯类；

（3）每天吃奶类、大豆或其制品；

（4）常吃适量的鱼、禽、蛋和瘦肉；

（5）减少烹调油用量，吃清淡少盐膳食；

（6）食不过量，天天运动，保持健康体重；

（7）三餐分配要合理，零食要适当；

（8）每天足量饮水，合理选择饮料；

（9）如饮酒应限量；

（10）吃新鲜、卫生的食物。

2. 中国居民平衡膳食宝塔　中国居民平衡膳食宝塔是根据《中国居民膳食指南》结合中国居民的膳食结构特点设计的，它把平衡膳食的原则转化成各类食物的重量，并以直观的宝塔形式表现出来，便于群众理解和在日常生活中实行（图8-1）。

（二）膳食营养素参考摄入量

膳食营养素参考摄入量（dietary reference intakes，DRIs）是一组每日平均膳食营养素摄入量的参考值，各国公认的DRIs包括以下4个营养水平指标。

1. 估计平均需要量　估计平均需要量（estimated average requirement，EAR）是根据个体需要量的研究资料制订的，根据某些指标判断可以满足某一特定性别、年龄及生理状况群体中50%个体需要量的摄入水平。这一摄入水平不能满足群体中另外50%个体对该营养素的需要。EAR是制订RNI的基础。

2. 推荐摄入量　推荐摄入量（recommended nutrient intake，RNI）是指可以满足某一特定性别、年龄及生理状况群体中绝大多数个体（97%～98%）的需要量的摄入水平。长期摄入RNI水平，可以满足机体对该营养素的需要，维持组织中有适当的营养素储备和保持

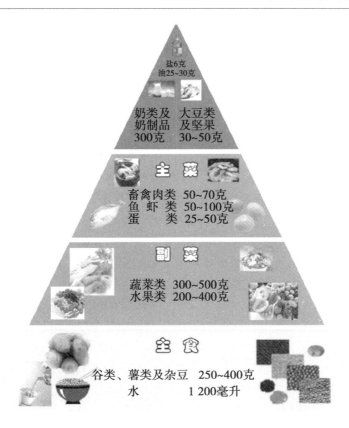

图 8 - 1 中国居民平衡膳食宝塔（2007）

健康。与 EAR 相比，RNI 在评价个体营养素摄入量方面的作用有限，当某个体的营养素摄入量低于 RNI 时，并不一定表明该个体未达到适宜营养状态。

3. 适宜摄入量 适宜摄入量（adequate intake，AI）是基于对健康人群所进行的观察或实验研究，得出的具有预防某种慢性病功能的摄入水平。它的数值一般大于 EAR，也可能大于 RNI。在缺乏肯定的资料作为 EAR 和 RNI 的基础时，AI 可作为营养素供给量目标。

4. 可耐受的高限摄入水平 可耐受的高限摄入水平（tolerable upper intake，UL）是指在生命某一阶段和性别的人群中，几乎对所有个体健康都无任何副作用和危险的每日最高营养素摄入量。它的制订是基于最大无作用剂量，再加上安全系数（人体试验结果则无须安全系数），目的是为了限制膳食和来自强化食物及膳食补充剂的某一营养素的总摄入量，以防止该营养素引起的不良作用。

三、膳食平衡与膳食指导技巧

平衡膳食、合理营养是健康饮食的核心。完善而合理的营养可以保证人体正常的生理功能，促进健康和生长发育，提高机体的抵抗力和免疫力，有利于某些疾病的预防和治疗。合理营养要求膳食能供给机体所需的全部营养素，而不发生缺乏或过量的情况。平衡膳食则主要从膳食方面保证营养素的需要，以达到合理营养，它不仅需要考虑食物中含有营养素的种类和数量，还必须考虑食物合理的加工方法、烹饪过程中如何提高消化率和减少营养素的损失等问题。

营养配餐，就是按照人们身体的需要，根据食物中各种营养物质的含量，设计一天、一周或一个月的食谱，使人体摄入的蛋白质、脂肪、碳水化合物、维生素和矿物质等几大营养素比例合理，即达到平衡膳食。营养配餐是实现平衡膳食的一种措施。平衡膳食的原则通过食谱才得以表达出来，充分体现其实际意义。

（一）营养配餐的理论依据

营养配餐是一项实践性很强的工作，与人们日常饮食直接相关。要做到营养配餐科学合理，需要以一系列营养理论为指导。

1. 中国居民膳食营养素参考摄入量（DRIs）　中国居民膳食营养素参考摄入量（DRIs）是每日平均膳食营养素摄入量的一组参考值，DRIs 是营养配餐中能量和主要营养素需要量的确定依据。DRIs 中的 RNI 是个体适宜营养素摄入水平的参考值，是健康个体膳食摄入营养素的目标。编制营养食谱时，首先需要以各种营养素的推荐摄入量（RNI）为依据确定需要量，一般以能量需要量为基础。制定出食谱后还需要以各种营养素的 RNI 为评价食谱的制定是否合理，如果 RNI 相差不超过 10%，说明编制的食谱合理可用，否则需要加以调整。

2. 中国居民膳食指南和平衡膳食宝塔　膳食指南本身就是合理膳食的基本规范，平衡膳食宝塔则是根据膳食指南量化和形象化的表达，使人们日常生活中贯彻膳食指南的工具。根据膳食平衡宝塔，我们可以很方便的制定出营养合理、搭配适宜的食谱。

3. 食物成分表　食物成分表是营养配餐工作必不可少的工具。要开展好营养配餐工作，必须了解和掌握食物的营养成分。中国疾病控制中心营养与食品安全所于 2002 年出版了新的食物成分表，所列食物以原料为主，各项食物都列出了产地和食部，包括了 1 506 条食物的 31 项营养成分。"食部"是指按照当地的烹调和饮食习惯，把从市场上购买的样品去掉不可食的部分之后，所剩余的可食部分所占的比例。列出食部的比例是为了便于计算食品每千克（或其他零售单位）的营养素含量。食品的食部不是固定不变的，它会因食品的运输、储藏或加工处理不同而有改变。因此当认为食部的实际情况和表中食部栏内所列数字有较大出入时，可以根据实际测量食部的量。通过食物成分表，我们在编制食谱时才能将营养素的需要量转换为食物的需要量，从而确定食物的品种和数量。在评价食谱所含营养素摄入量是否满足需要时，同样需要参考食物成分表中各种食物的营养成分数据。

4. 营养平衡理论

（1）膳食中三种宏量营养素需要保持一定的比例平衡：膳食蛋白质、脂肪和碳水化合物为"产能营养素"。在膳食中，这三种产能营养素必须保持一定的比例，才能保证膳食平衡。若按其各自提供的能量占总能量的百分比计，则蛋白质占 10%～15%，脂肪占 20%～25%，碳水化合物占 55%～65%。打破这种适宜比例，将不利于健康。

（2）膳食中优质蛋白质与一般蛋白质保持一定的比例：在膳食构成中要注意将动物性蛋白质、一般植物性蛋白质和大豆蛋白质进行适当的搭配，并保证优质蛋白质占蛋白质总供给量的 1/3 以上。

（3）保持饱和脂肪酸、单不饱和脂肪酸和多不饱和脂肪酸之间的平衡。

（二）营养指导的一般原则

基于上述理论原则，营养指导的原则可以简化为"一多三少"，即"摄食种类多、量少、盐少、油少，"。

"摄食种类多"是营养平衡的最大原则。各类食物所含的营养成分不同，适当有意地增加摄食品种，粗、细粮搭配，主、副食结合，各种肉奶蛋、海产品和蔬菜水果的平衡使用，才能营养互补，饮食合理。不论营养多么丰富，或者多么健康的食品，如果天天吃、顿顿吃，都会引起营养不平衡的问题。林光长、张悟本提倡人们每天吃每餐吃的红薯、茄子、绿豆，都是很健康的食品，可他们那种偏执、疯狂的吃法本身就违反了膳食多样化这个基本原则。

以谷类食物为主：在多样的食品中，应以谷类食物为主。谷类是我国居民的传统主食，南方大米为主，北方小麦为主。谷类是最好的能量来源，全谷还提供丰富的膳食纤维。

"量少"就是食不过量，这是控制能量摄取，保持健康体重的关键所在。我国超重肥胖人群增速惊人，2002 年全国营养调查显示，肥胖和超重的患病率分别为 7.1％和 22.8％，比 10 年前增长了 97.2％和 40.7％，而且在未来的 20 年里可能还要翻倍。2007 年我们调查了两万名北京郊区的成年人，发现超重的患病率已高达 31.9％。肥胖是多种慢性病共同的危险因素，我国肥胖人群发生高血压、心脏病、中风和糖尿病的危险性分别是正常人群的 5.2，1.7，2.0 和 4.0 倍。因此，控制体重是预防慢性病、保持健康的基础。

"盐少"强调了吃清淡少盐膳食。我国是传统的高盐饮食国家，1982 年、1992 年和 2002 年三次中国居民营养与健康状况调查结果显示，我国居民食盐摄入量一直居高不下。2002 年的调查显示，我国居民人均每天消费食盐 10.7g，远高于 WHO 推荐的食盐摄入量（每日＜5g）和中国居民膳食宝塔塔顶食盐不超过 6g 的建议。食盐消费和高血压有明显关系。在我国，高血压患病率由南向北呈上升趋势，与"南甜北咸"的饮食习惯相关联。因此，改变"口重"的饮食习惯，限制食盐摄入是高血压防治的核心。

"油少"则要求我们减少烹调油用量。2002 年中国居民营养与健康状况调查结果显示，我国居民平均每天摄入烹调油 42g，远高于中国居民膳食指南的推荐量 25g。人们日常食用的烹调油包括植物油和动物脂肪，总体上说，动物脂肪中饱和脂肪酸和胆固醇含量高。高脂肪、高胆固醇膳食是高脂血症的危险因子。美国膳食指南尤其强调食品油少，并指导食品加工企业开发各种低脂食物，如去皮鸡肉、低脂牛奶、精瘦肉等。最近，反式脂肪酸的危害备受关注，膳食中的反式脂肪酸主要来源于油脂氢化（人造奶油）和高温烹调过程。研究表明，反式脂肪酸能升高低密度脂蛋白胆固醇、降低高密度脂蛋白胆固醇，而且可能是某些肿瘤的危险因子。

（三）营养食谱的编制原则

根据营养配餐的理论依据，营养食谱的编制可以遵循以下原则。

1. 保证营养平衡　　按照《中国居民膳食指南》的要求，膳食应满足人体需要的能量、蛋白质、脂肪，以及各种矿物质和维生素。不仅品种要多样，而且数量要充足，膳食既要能满足就餐者需要又要防止过量。对于一些特殊人群，如生长儿童和青少年、孕妇和乳母，还要注意易缺营养素如钙、铁、锌等的供给。

2. 各营养素之间的比例要适宜　　膳食中能量来源及其在各餐中的分配比例要合理。要保证膳食蛋白中优质蛋白质占适宜比例。要以植物油作为油脂的主要来源，同时还要保证碳水化合物的摄入。各矿物质之间也要配比适当。

3. 食物搭配要合理　　注意酸性食物与碱性食物的搭配、主食与副食、杂粮与精粮、荤与素等食物的平衡搭配。

4. 膳食制度要合理　　一般应该定时定量进餐，成人一日三餐，儿童三餐以外再加一次点心，老人也可在三餐之外加点心。

5. 照顾饮食习惯，注意饭菜的口味　　在可能的情况下，既要多样化，又要照顾就餐者的膳食习惯。注意烹调方法，做到色香味美、质地宜人、形状优雅。

6.考虑季节和市场供应情况　主要是熟悉市场可供选择的原料，并了解其营养特点。

7.兼顾经济条件　既要使食谱符合营养要求，又要使进餐者在经济上有承受能力，才会使食谱有实际意义。

（四）常见慢性病的营养指导

高血压、糖尿病等慢性病的营养指导原则是广大医护人员、健康管理工作者所熟悉的，但指导成功的例子却很少，主要的问题在于指导中只注意了低盐、低脂、膳食纤维等营养问题，忽略了人们追求快乐、美食和生活质量这个最基本的人文需求。所以开出来的膳食处方往往是一大堆粗粮、蔬菜、水果，这样苦行僧般的饮食只能维持几天或几周，难以长久。因此，真正科学的饮食应该是既考虑健康因素，又顾及人的口味、美食需求和当地的食材、食文化，这样的膳食处方才具有可行性、可操作性，才能长期推广下去。

一个健康教育中的成功例子可以供我们参考或学习。上海某社区在开展糖尿病患者的饮食指导，每个小组有20名患者，大部分是确诊为糖尿病半年左右的人。这些人基本上都接受过医师的营养指导，初步了解糖尿病需要注意的饮食营养问题。他们都根据医师的指导原则和自己的饮食习惯，在日常生活进行了摸索，大部分人都有5～10种经常食用的菜肴，这些食谱既有利于血糖控制，味道又可口。每个人提供5～10种，20个人加起来就有100～200个菜肴，足够一个人一个月的菜谱。这种患者共同学习、互相提供的食谱考虑了患者的美食需求，可操作性强，比起营养师自己制定的糖尿病食谱效果好得多。

1.高血压的营养指导　无论在发达国家还是发展中国家，高血压都是一个值得关注的严重的公共卫生问题。我国城市成年人高血压患病率已高达28.7%，而且知晓率、控制率都低得惊人。除了遵循一般原则外，还要根据高血压的特点做好营养指导。2001年美国提出了通过饮食控制终止高血压的DASH计划（dietary approach to stop hypertension）。DASH膳食的主要特点是富含蔬菜、水果和低脂奶制品，如果配合低钠盐膳食，控制血压的效果更加明显。中国高血压防治指南提出了改善膳食结构以防治高血压的建议，具体包括减少钠盐、减少膳食脂肪、注意补充钾和钙、多吃蔬菜和水果、限制饮酒。酸奶中的活性物质（如三肽）以及大豆蛋白有明显降低血压的效果。

2.心血管疾病的营养指导　心血管疾病是我国居民的主要死因之一，其中脑卒中占40%。美国国立卫生研究院认为，做好心血管疾病的预防，可以推动肿瘤、糖尿病、慢性阻塞性肺病、肾脏病和视力障碍等五大慢性病的防控。高血压是心血管疾病的重要危险因子，因此，高血压患者的营养指导完全适用于心血管疾病患者的营养指导。地中海地区居民心血管疾病发病率很低，当地的膳食结构（地中海膳食模式）受到推崇，地中海膳食模式的特点是富含膳食纤维、ω-3多不饱和脂肪酸、抗氧化维生素和必需微量元素。Framingham研究证实，饮食越接近地中海膳食模式，心血管疾病的发病率越低。ω-3多不饱和脂肪酸主要来源于鱼类（如海鱼的EPA、DHA）和植物油，每周食用一次鱼产品就能起到保护心血管的作用，而且保护作用随食用频率增加而增加。

3.糖尿病患者的营养指导　糖尿病是另一个严重威胁我国国民健康的疾病。我国成年人2型糖尿病和糖尿病前期的患病率分别达到了9.7%和15.5%。和非糖尿病人群比较，糖尿病患者死于心血管疾病的危险性为2.3倍，死于肿瘤的危险性为1.3倍。饮食治疗是糖尿病治疗的一项最重要的基本措施。Meta分析显示，增加蔬菜水果、全麦、鱼和禽肉的摄取，减少红肉、加工食品、含糖饮料的摄取能阻滞糖尿病的发生、发展。中国糖尿病防治指南明确规定了饮食治疗的目标和原则，其中包括合理控制总能量，碳水化合物所提供的热量应占总热量的 55％～65％，应鼓励患者多摄入复合碳水化合物及富含可溶性食物纤维素的碳水化合物和富含纤维的蔬菜，食物中的胆固醇含量应减少至每日 200mg。糖尿病患者碳水化合物的摄入量经过了一个逐渐认识的过程，1921 年、1950 年、1971 年、1986 年美国的糖尿病患者推荐碳水化合物摄入量分别为占总能量的 20％、40％、45％和≤60％。膳食纤维对糖尿病患者的重要性也应该受到重视，美国糖尿病协会建议，糖尿病患者每日摄取 35～40g 膳食纤维为宜。一项随机对照研究发现，高于该推荐摄入量能更明显改善糖尿病患者血糖控制、降低高胰岛素血症和血脂水平。

4. 肿瘤患者的营养指导　　肿瘤的发生是环境与遗传因素共同作用的结果，在诸多环境因素中膳食所占的比例约为 20％～60％，合理膳食可以预防肿瘤。总的来说，高脂（高能量）饮食增加结肠癌、乳腺癌和直肠癌的发病危险，高碳水化合物低蛋白质（或者高盐）饮食可增加胃癌的发病风险，大量饮酒与口腔癌、食管癌、肝癌发生有关。食物中存在许多致癌物，如 N-亚硝基化合物、黄曲霉毒素、多环芳烃类化合物以及杂环胺类化合物已被国际癌症研究所（IARC）列入致癌或可疑致癌物名单，在日常饮食中应尽量避免摄取。同时食物中的许多营养素能起到抗癌效果，如维生素 A、C、E，微量元素硒、锌，多不饱和脂肪酸，膳食纤维等。2007 年世界癌症研究基金会（WCRF）发布了 10 条建议预防癌症，其中 6 条与营养指导有关，具体如下：①多喝水，少喝含糖饮料；②多吃各种蔬菜、水果、全麦和豆类；③限制红肉（猪肉、牛肉、羊肉）摄入，避免加工的肉制品；④如果喝酒，男性每天不超过 2 份，女性不超过 1 份（一份为含酒精 10～15g）；⑤限制盐腌食品或用盐加工的食品；⑥不用膳食补充剂预防癌症。

四、食品安全常识

（一）食品的污染

食品的污染可分为生物性、化学性、物理性污染，生物性污染是引起食品的腐败变质以及食物中毒的主要因素之一。

1. 食品的腐败变质　　食品的腐败变质是指食品在一定环境因素的影响下，由微生物作用而引起的食品成分与感官性状发生改变，并失去食用价值的一种变化。

食品腐败变质的原因有：食品本身的组成和性质；环境因素以及微生物作用等。食品腐败变质可使食品的感官性状发生改变，食用价值降低，甚至不能食用，造成食源性疾病和食物中毒。

食品腐败变质的鉴定一般是从感官、物理、化学、微生物等方面进行评价。可通过低温冷藏或冷冻，高温灭菌防腐，脱水干燥，腌制或烟熏提高渗透压防腐，添加化学防腐剂及辐照保藏等措施防止食品腐败变质。

2. 食品的污染种类

（1）食品细菌污染及指标：不得含有致病菌，菌落总数、大肠菌群保证在国家规定的限度内。

菌落总数是指在被检样品的单位重量（g）、容积（ml）或表面积（cm^2）内，所含在严格规定的条件下培养所生成的细菌集落总数。菌落总数是食品清洁状态的标志，也可用于预测食品的耐保藏性。

大肠菌群包括肠杆菌科的埃希氏菌属、柠檬酸杆菌属、肠杆菌属、克雷伯菌属，均系来自人和温血动物肠道的革兰氏阴性杆菌。食品中大肠菌群的数量采用相当于 100g 或 100ml 食品中的可能数来表示，简称大肠菌群最近似数（maximum probable number，MPN）。大肠菌群可作为人与温血动物粪便污染的指示菌；也作为肠道致病菌的指示菌。大肠菌群在 5℃ 以下不能生长，因此对于冷冻食品或者冷藏食品可选择肠球菌作为污染的指示菌。

（2）食品的霉菌污染：粮食、豆类及干菜等易受霉菌污染，污染后产生霉菌毒素。黄曲霉毒素是由黄曲霉和寄生曲霉产生的代谢产物，可以致癌，并可损伤肝脏等器官。调查发现，我国长江以南地区肝癌发生率与黄曲霉毒素污染呈正相关。

黄曲霉毒素主要污染花生、玉米，也可污染干菜、咸鱼等。可通过防霉、去毒、限制含量等措施预防黄曲霉毒素的污染。

（3）食品的化学性污染：包括环境中的农药污染、有害金属等污染。

（二）食物中毒及其预防

食物中毒是指摄入了含有生物性和化学性有毒、有害物质的食品，或把有毒、有害物质当作食品摄入后出现的非传染性的急性或亚急性疾病。

食物中毒的特点包括：①潜伏期短，发病急剧，短时间内可能出现大量患者；②中毒患者临床表现相似，常常出现恶心、呕吐、腹痛、腹泻等消化道症状；③发病与食物有关，患者在近期内都食用过同样的食物，发病范围局限在食用该有毒食物的人群，停止食用该食物后很快停止，发病曲线呈突然上升之后即突然下降的趋势，无传染病所特有的余波；④中毒患者对健康人不具传染性。

食物中毒分为细菌性食物中毒，有毒动、植物中毒，化学性食物中毒，真菌毒素中毒和霉变食品中毒。

1. 细菌性食物中毒　细菌性食物中毒在食物中毒中发病率高，但一般病程短、恢复快、预后良好。常见的细菌性食物中毒包括沙门氏菌食物中毒，葡萄球菌肠毒素引起的食物中毒，肉毒梭菌食物中毒及副溶血性弧菌引起的食物中毒。

沙门菌中毒较为常见，其污染的食物比较广泛，但以肉类食物污染为主，如熟肉等，沙门菌污染食物常不引起感官的改变。

葡萄球菌肠毒素引起的食物中毒表现为典型的胃肠道症状，表现为恶心、剧烈而频繁地呕吐（严重者可呈喷射状，呕吐物中常有胆汁、黏液和血）、腹痛、腹泻（水样便）等。

肉毒梭菌毒素是一种强烈的神经毒素，毒性比氰化钾强 1 万倍。中毒主要表现为运动神经麻痹症状，家庭自制发酵酱类易被肉毒梭菌污染，并产生毒素，肉毒梭菌中毒死亡率较高，因此需加强预防。

副溶血性弧菌中毒是我国沿海地区最常见的一种食物中毒。中毒原因主要是烹调海产品或者盐腌食品时未烧熟、煮透，或熟制品污染后未再彻底加热。

2. 有毒动、植物中毒　有毒动、植物中毒包括河豚鱼中毒、麻痹贝类中毒、鱼类引起的组织胺中毒、毒蕈引起的中毒及生吃鲜黄花菜等引起的中毒。

河豚鱼的有毒成分为河豚毒素，是一种神经毒素。河豚鱼的卵巢和肝脏毒性最强，血液、皮肤、眼球都有毒。

青皮红肉鱼类引起的组胺中毒主要是过敏症状，烹调时加入适量雪里蕻或红果可使组胺量下降。

毒蕈中毒表现多样，建议居民不要随意采食野蘑菇。

3. 化学性食物中毒　化学性食物中毒主要包括亚硝酸盐食物中毒、砒霜中毒及有机磷农药中毒。

亚硝酸盐物理性状与食盐相似，因此常被当成食盐或者碱面添加到食物中。另外，新腌的菜中亚硝酸盐含量较高，其中毒表现为口唇、指甲及全身皮肤、黏膜青紫等。预防中毒的措施包括日常勿食大量刚腌的菜，腌菜时盐应稍多，至少待腌制15天以上再食用。

五、保健食品、功能食品知识和应用

（一）保健食品概述

1. 保健食品的概念　　一般食品对人体都具有两种功能：第一是营养功能，即通过摄取食物来满足人体生长、发育和各种生理功能对营养素的需要；第二是愉悦功能，即在摄食的过程中得到食物色、香、味的享受，同时也满足人体饱腹的要求。

随着膳食营养研究的逐步深入，人们发现某些营养素或食物成分在调节生理功能、预防疾病方面具有重要生理作用，特别是发现有些植物性食物中含有能够有效降低慢性退行性疾病的发生率，如高血压、糖尿病、心脏病、脑卒中及癌症等，引起了人们极大的兴趣，随之产生了新型食品——保健食品。

目前，保健食品在国际上尚不存在广泛接受的、统一的名称和定义。中国称"保健食品"，有的国家则称"健康食品"或"功能食品"。1997年5月1日，我国颁布、实施的《中国华人民共和国保健（功能）食品通用标准》对保健食品的定义规定为："保健食品是食品的一个种类，具有一般食品的共性，适于特定人群食用，不以治疗疾病为目的。"

2. 对保健食品的认识　　对保健食品的正确理解应当包含下列几个要素：

第一，在属性方面，保健食品必须是食品，必须无毒、无害，符合应有的食品要求。

第二，在成分和加工方面，它可以是含有某种成分的天然食品；或者是食物中添加的某些成分，或者通过食品工艺技术去除了其中某些成分的食品。

第三，在功能方面，它具有明确的、具体的，而且经过科学验证是肯定的保健功能。保健食品可能只适用于某些特定人群，如限定年龄、性别或限定结构的人群，不可能对所有人都有同样的作用。

第四，保健食品不以治疗为目的，不可能取代药物对患者的治疗作用；而且保健食品的特定功能也不能取代正常的膳食摄入和各类必需营养素的需求。

具体来说，一定要分辨保健食品、普通食品与药物的区别。普通食品为一般人所食用，人体摄取其中的各类营养素，并满足色、香、味等感官需求；药物为患者所服用，达到治疗疾病的目的；而保健食品通过调节人体生理功能，促使机体由第三态（亚健康状态）向健康状态恢复，达到提高健康水平的目的。

（二）保健食品的功能分类

目前，中国食品药品监督管理局（SFDA）受理的保健食品大致可以分为以下几类：①增强生理功能的保健食品，具有增强免疫、辅助改善记忆、抗氧化、缓解体力疲劳、改善睡眠、调节肠道菌群、促进消化等公用的保健食品就属于此类；②预防慢性疾病的保健食品，如对高血压、冠心病、脑卒中、糖尿病等具有预防作用的辅助降血脂、辅助降血糖、辅助降血压、减肥、增加骨密度等功能的保健食品；③增强机体对外界抵抗能力的保健食品，如抗辐射、排铅功能的保健食品；④补充微量营养素（维生素和矿物质）的保健食品，这类保健食品被称为"营养补充剂"。

1. 改善生长、发育的保健食品　　生长是指某一特定类型的细胞的数目和大小增加，表现为身体大小的改变，体现为身高和体重的增加。从母亲怀孕的早期开始，胎儿的发育、新生儿、婴幼儿的发育离不开营养素的供给和利用。

研究发现，早期营养能调节机体的生长和发育，并可能影响神经功能和行为。同样重要的是，早期的营养可对终生起程序化的作用，影响成年后的健康，从而影响整个生活质量。

生长、发育不是简单的身体由小增大的过程，涉及个体细胞的增长分化、器官结构及功能的改善。其中骨骼的生长和矿化对于体格形成非常重要，摄取适当的营养成分及运动对少年儿童的健康非常必要。

目前用于改善儿童生长发育的保健食品主要包括：高蛋白食品、维生素强化食品、赖氨酸食品、补钙食品、补铁食品和磷脂食品、DHA食品等。促进骨骼生长的有补钙食品、维生素D、锌等。影响细胞分化的保健食品有维生素A，促进细胞生长和器官发育的蛋白质、脂类、维生素A、B族维生素以及锌、碘、牛磺酸等。

目前国内外市场上认为具有促进生长发育功能的食物成分有：牛磺酸、不饱和脂肪酸、螺旋藻、刺参、肌醇、牛初乳、锌和富锌食品。

2. 增强免疫的保健食品　人体的免疫系统由免疫器官、免疫细胞和免疫分子组成。免疫活性细胞对抗原分子的识别、自身活化、增殖、分化及产生效应的全过程称为免疫应答，包括非特异性免疫和特异性免疫。非特异性免疫系统包括皮肤、黏膜、单核-吞噬细胞系统、补体、溶菌酶、纤毛等；而特异性免疫系统又分为T淋巴细胞介导的细胞免疫和B淋巴细胞介导的体液免疫两大类。

免疫是机体在进化过程中识别自身、排斥异己的一种重要功能。免疫功能包括免疫防护、免疫自稳和免疫监视等三方面内容。免疫系统通过对自我和非我物质的识别和应答以维持机体的正常生理活动。

与免疫功能有关的保健食品，是指那些具有增强机体对疾病的抵抗力、抗感染以及维持自身生理平衡的食品。它们分别具有参与免疫系统的构成、促进免疫器官的发育和免疫细胞的分化、增强机体的细胞免疫和体液免疫的功能，如蛋白质、氨基酸、脂类、维生素、微量元素多种营养素，以及核酸、类黄酮物质等食物成分。

目前国内外认为具有免疫调节功能的部分物质有：香菇多糖、灵芝和灵芝多糖、云芝多糖、银耳多糖、猪苓多糖、山药和山药多糖、黄芪多糖、虫草多糖、金针菇多糖、黑木耳多糖、牛膝多糖、茯苓多糖、猴头菇、蛋黄免疫蛋白、螺旋藻、蚂蚁、枸杞、阿胶、花粉、卵白肽、核酸等。

3. 抗氧化和延缓衰老的保健食品　呼吸时，吸进氧气，呼出二氧化碳，这是尽人皆知的常识。我们需要氧气，因为机体能量的产生离不开三大能量营养素的氧化提供能量，在氧化的过程中，机体会产生活性氧，包括氧自由基和过氧化物。在幼年及青少年时代，体内的氧化和抗氧化水平基本处于平衡，随着年龄的增长，体内氧化水平逐渐增强，而抗氧化能力却逐渐下降，导致体内的自由基增多，过多的自由基损害细胞膜，导致细胞的破坏老化和功能障碍，因此人逐渐衰老，这就是所谓的自由基导致衰老的学说。

衰老是人体在生命过程中形态、结构和功能逐渐衰退的现象，其发生、发展受遗传、神经、内分泌、免疫、环境、社会、生活方式等多种因素的影响。衰老的原因很复杂，现在人们普遍接受的就是前述的自由基学说。过多的自由基导致生物大分子如蛋白质、DNA、RNA、脂质等的氧化损伤，并可增加肿瘤、心血管疾病、类风湿关节炎、帕金森病等疾病的发生率。

人体的抗氧化体系包括两种：抗氧化酶系统如超氧化物歧化酶（SOD）、过氧化氢酶、谷胱甘肽过氧化物酶（GSH-PX）等，以及非酶性抗氧化系统如维生素 C、维生素 E、类胡萝卜素、硒等。

膳食中含有一系列具有抗氧化活性和明显清除过氧化物及氧自由基的成分。"吃葡萄不吐葡萄皮，不吃葡萄倒吐葡萄皮"是一句绕口令，后半句叙述的是绝对不可能的事情，前半句却被证明是有科学基础的。研究发现，吃葡萄不吐葡萄皮的话，其抗氧化活性是维生素 C 的 20 倍，维生素 E 的 50 倍。法国人葡萄酒的消费量全世界最高，心脑血管疾病的发病率低于其他欧洲国家。

研究证实，维生素 E、类胡萝卜素（如番茄红素和叶黄素）、维生素 C、锌、硒、多不饱和脂肪酸如鱼油等营养素，以及茶多酚、多糖、葡萄籽原花青素、大豆异黄酮等食物成分均具有明显的抗氧化与延缓衰老的功效。

这些成分被证明具有保持 DNA 结构和功能活性；保持体液、组织及细胞内多不饱和脂肪酸的结构和功能；参与构成机体的抗氧化酶如硒、锌、铜、锰参与构成 SOD 及 GSH-PX，生姜中含有的姜黄素可以提高肝脏 SOD、GSH-PX 及过氧化氢酶活性。

目前，国内外研究认为具有抗氧化、抗衰老的物质有：生育酚、生育三烯酚、超氧化物歧化酶、姜黄素、茶多酚、谷胱甘肽、肉苁蓉、葡萄籽提取物、松树皮提取物、大枣等。

4. 辅助改善记忆的保健食品 学习和记忆是脑的高级功能之一。学习是指人或动物通过神经系统接受外界环境信息而影响自身行为的过程。记忆是指获得的信息或经验在脑内储存、提取和再现的神经活动过程。记忆可分为感觉性记忆、短时性记忆和长时性记忆。大脑皮质含有大概 100 亿个神经元，海马是大脑边缘系统中与学习、记忆关系最显著、最易确定的一个结构，海马损伤可导致记忆障碍。

不少研究表明，不吃早饭对儿童和青少年的反应时间、空间记忆和即时回忆能力有不良影响，尤其对营养不良或营养缺乏儿童影响更明显，也就是说，营养状况对学习、记忆有明显的调节作用。

研究证实，多种营养素或食物成分在中枢神经系统的结构和功能中发挥着重要作用。有的参与神经细胞或髓鞘的构成；有的直接作为神经递质及其合成的前体物质，如色氨酸、酪氨酸、胆碱作为神经递质 5-羟色胺等的前体。维生素 B_1、B_{12}、B_6、叶酸参与神经递质的合成。有些营养成分与认知过程中新突触的产生或新蛋白的合成有关，如缺锌可使大脑新的记忆细胞产生减少；某些成分可以改善衰老及老年痴呆症，如洋葱、姜、茶叶、银杏叶提取物等；有些营养成分抗脑动脉硬化，降低痴呆发生的危险性，如深海鱼油，或深海鱼如沙丁鱼、三文鱼、鲑鱼、青鱼等。

因此，由下列成分组成的食品形成了具有辅助改善记忆功能的保健食品，如：蛋白质和氨基酸、碳水化合物、脂肪酸、大豆卵磷脂、脑磷脂、锌、铁、碘、维生素 C、维生素 E、B 族维生素，以及咖啡因、银杏叶提取物、某些蔬菜、水果中的植物化学物等。

5. 辅助降低血糖的保健食品 高血糖不仅是糖尿病患者视网膜病变、肾脏病变、神经病变等各种并发症的始发因素，而且是心血管疾病危险性增加的促进因素。

蛋白质和脂肪对慢性糖尿病并发症的发展有不良作用，建议糖尿病患者不要摄入太多的蛋白质和脂肪；碳水化合物是影响血糖控制的主要膳食成分，糖尿病患者餐后血糖水平与膳食中可消化的碳水化合物有直接关系。血糖生成指数（GI）是衡量食物摄入后引起血糖改变的一项生理指标。选择血糖生成指数比较低的膳食有助于胰岛素非依赖型糖尿病的控制。

降低膳食的血糖生成指数，或者延缓肠道对糖和脂类物质的吸收，都有助于降血糖，膳食纤维类如山楂的果胶、蔬菜中的西黄耆胶、豆类食品中的豆胶都具有降低血糖生成的作用，常作为辅助降血糖的保健食品。

微量元素铬在体内可组成葡萄糖耐量因子，协助胰岛素发挥作用，所以富含铬的食品如苦瓜也作为降血糖的保健食品。

下列物质被认为对改善糖尿病特别是 2 型糖尿病有效，如麦芽糖醇、木糖醇、山梨糖醇、异麦芽糖酮醇、赤藓糖醇、乳糖醇、D-甘露糖醇、苦荞麦、蜂胶、南瓜、刺老牙、地肤子提取物、桑茶叶、番石榴叶提取物、三氯化铬、吡啶甲酸铬等。

6. 辅助调节血脂的保健食品　高脂血症及脂质代谢障碍是动脉粥样硬化形成的主要危险因素。血浆中比较高的 TC、TG 及 LDL-C 及较低的 HDL-C 加重了动脉粥样硬化、冠心病的危险性，高血脂加重高血压，高血压伴有高血脂，是出血性脑卒中的危险因素。

膳食中具有降低血清胆固醇、血浆三酰甘油的食物成分或营养素常作为辅助降血脂作用保健食品的成分，如燕麦、玉米、蔬菜中的膳食纤维具有辅助降低胆固醇作用。菜籽、豆类及谷类食物中含有的植物固醇由于结构上与胆固醇相似，可干扰胆固醇在小肠内的吸收，也作为降低胆固醇的保健食品成分。

富含 n-3 不饱和脂肪酸的膳食，可降低空腹血浆三酰甘油的浓度，并能降低餐后血脂水平。这类膳食包括深海鱼的鱼油、月见草油、紫苏子油等。

中国卫生部批准的保健食品的成分有：花粉、γ-亚麻酸、α-亚麻酸、枸杞、苦荞麦、黄芪、膳食纤维、山楂、亚油酸、燕麦、DHA、EPA、蘑菇、银杏叶、DPA、壳聚糖、发酵醋、何首乌、甲壳素、灵芝、茶多酚、L-肉碱、香菇、杏仁、红花油、螺旋藻、大蒜、红景天、雪莲花、深海鱼油（海兽油）、沙棘油、酸枣、大黄酸、蛋黄卵磷脂、黑芝麻、月见草油、蜂胶、牛磺酸、绞股蓝、虫草、酿造醋、小麦胚芽油、紫苏油、人参、芦荟、维生素 E、玉米油、杜仲、亚麻籽油。

7. 辅助降血压的保健食品　高血压病是内科常见病、多发病之一，目前我国每年新发高血压病患者 300 万。高血压的病因可能与年龄、遗传、环境、体重、食盐摄入量、胰岛素抵抗有关。血压越高，冠心病的发病率越高、程度越重，治疗高血压可以降低与冠状动脉相关疾病的危险性。

据统计，膳食中控制食盐、酒精摄入，避免肥胖以及增加膳食中 K^+/Na^+ 比值等措施可使收缩压降低 8mmHg 左右。研究发现，膳食补充 n-3 多不饱和脂肪酸有助于降低血压，因此，深海鱼油、月见草油、亚麻子油、紫苏子油都可作为辅助降血压的保健食品成分。

膳食中增加 K^+ 的摄入有助于抑制 Na^+ 的作用，降低血压，因此，增加富含钾的蔬菜、水果摄入有助于降血压。另外，蔬菜、水果中也含有具有降血压的活性成分，如芹菜、苋菜、空心菜、荠菜等。

目前认为具有降血压功能的食品成分有：杜仲叶提取物、大豆低聚肽、降血压肽、芦丁（芸香苷）。

8. 改善胃肠道功能的保健食品　由于环境因素、饮食因素、心理因素、药物影响等多方面因素，导致现代人（特别是城市人口）胃肠道功能障碍（或胃肠道疾病）人群日趋扩大。胃肠道功能失调，会导致消化与吸收障碍，临床上出现食欲不振、恶心呕吐、胃痛腹胀、腹泻或便秘等。若长期不能改善，会发展为多种疾病。胃肠道功能失调主要是炎症（急慢性胃炎、肠炎）和溃疡（胃及十二指肠溃疡）所引起的。因此，缓解、抑制、消除炎症与溃疡是改善胃肠道功能的关键所在。

肠道中的某些寄生菌群，能将某些简单物质合成为维生素 B 族复合物以及维生素 K 等，供生命活动利用。肠道黏膜损害和肠道寄生菌群比例失调，可使敏感的菌群被杀灭或抑制，不敏感的菌群乘机过度增殖，严重危害人体健康。

近年来，人们十分重视肠道微生态功能，利用一些有益肠道的活菌制剂及其增殖促进因子可以保证或调整有益的肠道菌群构成，从而保障人体健康，是当前国内外保健食品开发的重要领域。

肠道菌群包括有益菌（如双歧杆菌和乳杆菌）、有害菌（如产气荚膜杆菌和拟杆菌等）和低有害菌（肠球菌和肠杆菌等）。在正常情况下，各种菌群处于平衡状态。随着年龄的增长，有益菌（尤其是双歧杆菌）的数量会逐年下降，至老年时几乎不再存在。有益菌能抑制肠道有害菌的繁殖和腐败作用，阻止有毒物质的形成，并能合成多种维生素，有利于铁、钙的吸收，激活吞噬细胞活性等。因此，凡能促进有益菌生长、抑制有害菌繁殖的物质，都可起到调节肠道菌群的作用，包括各种低聚糖等。

便秘是指排便次数减少，每 2～3 天或更长时间一次，无规律性，粪质干硬，含水量低。常伴有排便困难感，是一种临床常见的症状。便秘可分为急性与慢性两类，多见于老年人。经常服用某些药物如止痛剂、麻醉剂、肌肉松弛剂、抗胆碱能药物、阿片制剂、神经节阻滞剂、降压药、利尿药等也容易引起便秘。便秘可使各种分解后的废物和有害物质排泄不畅，导致消化道出血、憩室、息肉乃至肿瘤。凡能提高粪便的含水量（如水溶性膳食纤维）的成分、促进胃肠道蠕动（不溶性膳食纤维）的成分，均能起到润肠通便的作用。

具有改善胃肠道功能的保健食品的部分成分如：双歧杆菌、膳食纤维、低聚果糖、低聚异麦芽糖、低聚甘露糖、植物乳杆菌、乳酸杆菌、大豆低聚糖、赤小豆纤维、玉米纤维、聚葡萄糖、异构化乳糖、淮山药等。

9. 减肥保健食品　肥胖是一种由多因素引起的慢性代谢病，而且是 2 型糖尿病、心血管病、高血压病、脑卒中和多种癌症的危险因素。超重和肥胖在一些发达国家和地区人群中的患病情况已呈流行趋势，我国目前体重超重者已达 22.4%，肥胖者 3.01%，因此，预防和控制肥胖症的任务，刻不容缓！

目前减肥存在一些误区，具体如下：

（1）服用含有食欲抑制剂药物芬氟拉明、芬太明、安非拉酮、去烷基芬氟拉明等药物（常混入减肥茶中）的非法制品，常容易导致心脏瓣膜损害，还会产生腹泻、头晕等多种不良反应，严重的可因低血糖而导致昏厥，如抢救不及时可导致死亡。

（2）服用含有"速尿"等利尿剂。服用后通过大量排尿而迅速降低体重。但其负作用非常明显：口干、心律不齐、疲乏无力、恶心呕吐，并会损害心肌。

（3）服用含有刺激类药物如麻黄素的制品，通过中枢神经产生作用，加速新陈代谢而达到减肥的效果。但它会损坏人体器官，导致焦虑失眠、心动过速等症状。

（4）服用大黄类的泻药，使体内水分从肠道排出，以减轻体重。但体内的矿物质、维生素等营养成分也随之丢失，并可伤及肠胃，使肠道产生依赖作用，一旦停服就会产生便秘，并很快恢复原来的肥胖症状。更严重的是，由于水电解质的紊乱，可诱发心脏病，直接危害生命。

（5）饥饿减肥。通过减少饮食量来减肥。但一旦恢复饮食，体重就会立即反弹。且长期饥饿会导致严重营养不良，伤害健康，往往诱发厌食症。

（6）替食疗法。用纤维素之类无机营养成分来替代饮食，实质上是变相的饥饿减肥。具有与饥饿减肥同样的危害。

（7）辣椒减肥。是一种局部生热的减肥法，但蒸发的只是水分，很快又会恢复原状。

好的减肥食品应符合世界卫生组织健康减肥的下列标准：不腹泻、不厌食、不乏力、不饥饿、不反弹、皮肤不松弛；每周减重不能超过 0.5～1kg。对市售的某些产品，如成分不明确，作用机制不清，疗效安全未经临床验证的保健品，误服后会对生命产生极大危害。因此，务必理智"减肥"，爱惜生命。

目前，我国批准的具有减肥功能的部分物质包括：膳食纤维、绞股蓝、茶多酚、L-肉碱、魔芋精粉、乌龙茶、丙酮酸钙、灵芝、虫草、黄芪、红花、茯苓、山楂、银杏叶、荷叶、桑叶。

10. 增加骨密度的保健食品　骨质疏松是老年人，尤其是绝经后妇女最为常见的一种退行性骨代谢疾病。骨质疏松的严重后果在于其引起的病理性骨折，容易发生骨折的部位是胸腰部、髋部和腕部，其中老年人股骨颈骨折，由于多数需要手术治疗和长期卧床，极易发生多种并发症状而成为重要的死因。据统计，约 50% 的股骨颈骨折患者因并发症导致死亡，而 50% 以上的存活者遗留有残疾或躯体功能障碍，严重影响生活质量。骨折不仅给患者本人造成极大痛苦，也会给家庭和社会带来沉重的经济负担。另外，由于骨质疏松的发生毫无预警，极易被人们忽视，因此被称为人类健康的"隐形杀手"。世界卫生组织已经将骨质疏松症列为 21 世纪危害人类的四大疾病之一。

骨质是一种代谢活跃的组织，在人的一生中不断进行着由成骨细胞和破骨细胞参与的骨形成与骨吸收两个过程。当骨成熟时获得骨质峰值，此后，随着年龄的增长以及生理状况的变化，约从 40～45 岁开始，骨质开始以一定的速率减少直至生命的结束，而女性在更年期前后 10 年，骨质丢失速率加快。影响骨质疏松的因素除了遗传因素外，可能还有内分泌、年龄、性别、运动、机械负荷和营养因素等。营养因素又包括钙、磷等矿物质，维生素 D、维生素 A 等，以及蛋白质、膳食纤维等。其中钙、磷、蛋白质是骨质的重要组成成分，尤其是钙在一般食物中含量较低，无乳制品的膳食常常不能满足人体需要。维生素 D 在钙、磷代谢调节过程中发挥重要作用，在一些特定人群中也容易出现缺乏。因此，这些营养素的营养状况与骨质疏松症的发生存在着密切的关系。

女性绝经后雌激素水平迅速下降，骨量减少速度加快，因此，绝经期后女性骨质疏松发病率增加。目前研究发现，大豆中的大豆异黄酮、苜蓿、三叶草中的异黄酮类成分属于植物雌激素，可减缓骨丢失，防止骨质疏松。

目前中国市场上防止骨质疏松的保健食品有：乳酸钙、磷酸氢钙、生物钙、醋酸钙、酪蛋白钙钛、磷酸钙、碳酸钙、骨钙、珍珠粉、葡萄糖酸钙、L-苏糖酸钙、甘氨酸钙、活性钙、柠檬酸钙、骨髓、氨基酸钙。各种含钙制剂中，碳酸钙的钙含量最高，为 40%（图 8-2）。

11. 营养素补充剂　营养素补充剂是指以补充维生素、矿物质而不以提供能量为目的的产品。其作用是补充膳食供给的不足，预防营养缺乏和降低发生某些慢性退行性疾病的危险性。

以膳食纤维、蛋白质或氨基酸等营养素为原料的产品，符合普通食品要求的，按普通食品进行管理，不得宣称具有保健功能；如声称具有保健功能的，按保健食品有关规定管理。

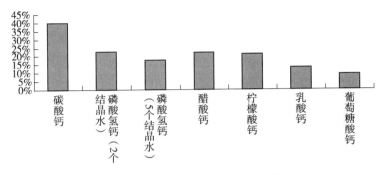

图 8-2 各种钙制剂的含钙量比较

营养素补充剂必须符合下列要求：

（1）仅限于补充维生素和矿物质：维生素和矿物质的种类应当符合《维生素、矿物质种类和用量》的规定。

（2）《维生素、矿物质化合物名单》中的物品可作为营养素补充剂的原料来源；从食物的可食部分提取的维生素和矿物质，不得含有达到作用剂量的其他生物活性物质。

（3）辅料应当仅以满足产品工艺需要或改善产品色、香、味为目的，并符合相应的国家标准。

（4）适宜人群为成人的，其维生素、矿物质的每日推荐摄入量应当符合《维生素、矿物质种类和用量》的规定；适宜人群为孕妇、乳母以及 18 岁以下人群的，其维生素、矿物质每日推荐摄入量应控制在我国该人群该种营养素推荐摄入量（RNIs 或 AIs）的 1/3～2/3水平。

（5）产品每日推荐摄入的总量应当较小，其主要制剂为片剂、胶囊、颗粒剂或口服液。颗粒剂每日食用量不得超过 20g，口服液每日食用量不得超过 30ml。

营养素补充剂标示值是指产品标签和说明书上所标示的该产品中某种营养素含量的确定数值，不得标示为范围值；营养素补充剂产品质量标准中维生素含量范围值为：0.8×标示值～1.8×标示值，矿物质含量范围值为：0.75×标示值～1.25×标示值；产品中每种营养素含量的实测值必须在该产品质量标准范围值之内。

含有三种以上维生素或矿物质的营养素补充剂，方可称为多种维生素或矿物质补充剂。

产品应采用定型包装，便于消费者食用和保持产品的稳定性，直接与营养素补充剂接触的包装材料必须符合有关卫生标准或卫生要求的规定。

营养素补充剂标签、说明书应符合国家有关规定，同时还应当标明以下内容：

（1）"营养素补充剂"字样。

（2）营养成分应当标示最小食用单元的营养素含量。

（3）食用方法及食用量，应当明确不同人群具体推荐摄入量。

（4）注意事项，应当明确产品不能代替药物，不宜超过推荐量或与同类营养素补充剂同时食用。

（5）《维生素、矿物质的种类和用量》、《维生素、矿物质化合物名单》由国家食品药品监督管理局制定并发布。

国家食品药品监督管理局规定：营养素补充剂不得以提供能量为目的；营养素补充剂只能宣传补充营养素；营养素补充剂必须取得保健食品批准证书后方可生产销售。

表 8 - 1　营养素补充剂中营养素名称和用量表

名称	每日最低量	每日最高量
钙，Ca	300mg	1000mg
镁，Mg	100mg	300mg
钾，K	1000mg	3000mg
铁，Fe	5mg	20mg
锌，Zn	5mg	20mg
硒，Se	20μg	100μg
铬，Cr^{3+}	50μg	150μg
铜，Cu	0.5mg	1.5mg
视黄醇当量	400μgRE	800μgRE
维生素 D，VitD	2.5μg	10μg
维生素 E，VitE（以 α-生育酚当量计）	10mg α-TE	300mg α-TE
维生素 K，VitK	40μg	100μg
维生素 B_1，$VitB_1$	1mg	20mg
维生素 B_2，$VitB_2$	1mg	20mg
维生素 PP　　烟酸	5mg	15mg
烟酰胺	5mg	50mg
维生素 B_6，$VitB_6$	1mg	10mg
叶酸	100μg	400μg
维生素 B_{12}，$VitB_{12}$	1μg	10μg
泛酸	2mg	20mg
胆碱	150mg	2000mg
生物素	10μg	100μg
维生素 C，VitC	50mg	500mg

注：①此表的用量指成人用量；②儿童用量根据中国营养学会推荐的 RNI 表中某营养素成人用量与儿童各年龄段用量比例做相应调整。

（张玉梅）

第二节　身体活动

一、有益健康的身体活动

　　身体活动指由于骨骼肌收缩产生的机体能量消耗增加的活动。"运动"是各种身体活动中的一种，指有计划、有组织、重复性的身体活动。身体活动的范围包括各种增加体力输出的身体活动，如日常生活中的步行、骑自行车、园艺劳动、打扫房间、上下楼梯以及跳舞、游泳、太极拳、秧歌、健身操、球类运动等。

有益健康的身体活动应该适度，这主要指运动的形式、频度、时间、强度和有关的注意事项。针对不同人群、不同生理和病理状态，适度运动又有不同的内涵。其中基本的考虑是：①平常缺乏身体活动的人，如果能够经常（如每周 3 次以上）参加中等强度的身体活动，健康状况和生活质量可以得到改善；②通过身体活动获得健康促进效益不必从事很剧烈的运动锻炼，强度较小的身体活动也有促进健康的作用，但产生的效益相对有限；③适度增加身体活动量（时间、频度、强度）可以获得更大的健康促进效益；④不同的身体活动形式、频度、时间和强度促进健康的作用有所不同，综合耐力、肌肉力量和柔韧性活动和锻炼总量可以获得更全面的健康促进效益。

（一）身体活动分类

1. 按日常活动分类

根据身体活动的特点和内容，身体活动主要包括以下 4 类：

（1）工作有关的身体活动：工作中的各种身体活动。因职业和工作性质不同，工作中的体力消耗也不同。

（2）交通出行有关的身体活动：从家中前往工作、购物、游玩地点等途中的身体活动。因采用的交通工具不同，体力消耗也不同，如步行、骑自行车、乘公共汽车或自驾车等。

（3）居家生活有关的身体活动：各种家务劳动，手洗衣服、擦地等活动能量消耗较大，做饭、清洁台面等能量消耗较小。

（4）闲暇时间的体育锻炼：业余时间的运动锻炼或体育活动，运动的目的更明确，活动内容、强度和时间更有计划。现代社会生活中，在人们其他形式身体活动量大幅减少的情况下，应当大力提倡通过运动锻炼弥补身体活动量的不足。

2. 按能量代谢分类

（1）耐力（有氧）运动：运动中需要氧参与能量供给才能完成的运动。指躯干、四肢等大肌肉群参与为主的、有节律、时间较长、能够维持在一个稳定状态的身体活动。如步行、慢跑、骑自行车、游泳等。这类活动形式需要氧气参与能量供应，以有氧代谢为主要功能途径，也称耐力运动。它有助于增进心肺功能、降低血压和血糖、增加胰岛素的敏感性、改善血脂和内分泌系统的调节功能，能提高骨密度、减少体内脂肪蓄积、控制不健康的体重增加。如以每小时 4km 的中等速度步行、每小时 12km 的速度骑自行车等，均属于有氧运动。

（2）无氧运动：运动中不需要氧气参与能量供给即可以完成的运动，一般为肌肉的强力收缩活动，因此不能维持在一个稳定的状态。如举重、百米短跑、拎抬重物等。运动中用力肌群的能量主要靠无氧酵解供应。无氧运动可发生在有氧运动末期，也是抗阻力肌肉力量训练的主要形式。无氧运动同样有促进心血管健康和改善血糖调节能力等方面的作用，特别是对骨骼、关节和肌肉的强壮作用更大，不仅可以保持或增加瘦体重（又称"去脂体重"，指除脂肪以外身体其他成分的重量，主要包括骨骼和肌肉），延缓身体活动功能丧失，还有助于预防老年人的骨折和跌倒、缓解因其造成的伤害。骨骼肌的代谢调节作用与糖尿病、肥胖和心血管病的发生和发展有关，因此，肌肉力量的锻炼有助于多种慢性病的预防、控制。

3. 其他分类

1. 抗阻力（肌肉力量）活动　指肌肉对抗阻力的重复运动，具有保持或增强肌肉力量、体积和力量耐力的作用，如举哑铃、俯卧撑等。对抗阻力用力时主要依赖无氧供能，其中的间歇也含有氧供能的成分。抗阻力活动可以改善肌肉功能,有助于保持和促进代谢健康,对骨骼系统形成的机械刺激也有益于健康。通过抗阻力训练可以延缓老年人肌肉萎缩引起的力量降低的过程,改善血糖调节能力,对预防跌倒、提高独立生活能力也有帮助。

2. 灵活性和柔韧性(关节、动作)活动　通过躯体或肢体的伸展、屈曲和旋转活动,锻炼关节的柔韧性和灵活性。此类活动对循环、呼吸和肌肉的负荷小,能量消耗低,可以起到保持和增加关节的活动范围和灵活性等作用。对预防跌倒和外伤、提高老年人的生活质量有一定帮助。

3. 身体平衡和协调性练习　指改善人体平衡和协调性的组合活动(如体操、拳操、舞蹈等),可以改善人体运动能力、预防跌倒和外伤、提高生活质量。

(二)身体活动的频度

身体活动的频度是指一段时间内进行身体活动的次数,一般以周为单位。

身体活动对心血管、呼吸、代谢、骨骼、肌肉等器官和组织的功能改善和健康效益依赖于长期坚持。日常生活中经常参加中等强度身体活动人群的心血管病、糖尿病、肿瘤的患病率和病死率均明显低于不经常参加身体活动的人群。所谓经常或规律,就是几乎每天都进行身体活动,实际推广应用中,可以每周5~7天定量。这里强调规律,一方面因为平常缺乏身体活动的人,只有经过一定时间规律适度的身体活动积累,相应的健康促进效应才能显现;另一方面因为日常有适度身体活动的人,如果停止规律的身体活动,相应的健康促进效应会逐渐消失。特别值得指出的是,有研究观察到:为了弥补工作日身体活动的不足,周末较多的身体活动也具有正面的健康效益。同时,由于机体在重复一定强度的活动过程中所产生的适应性,也可降低发生运动意外伤害的风险。

因此,建议成年人每天进行中等强度的有氧耐力活动;如果从事跑步等大强度锻炼,则可以降低频度(如每周至少3次)。身体活动频度还可以结合每天的锻炼时间而定。如每周5天、每天30min的推荐量,可以在一周的时间内累计,即不一定每天都达到30min,但每周累计应达到150min。

(三)身体活动的时间

身体活动的时间是指进行一次某种活动所持续的时间,通常以分钟表示。身体活动时间的累积指为达到某种身体活动目标时间,将一定时间内每一次特定的身体活动时间合计。如每周5天、每天3次、每次10min的活动可以表示为每周150min。

每天30min以上或每周180min的活动时间,具体到运动强度的差异,强度较大时,运动时间短,强度较小时,运动时间应增加,范围在每天15~60min。这里不强调每次时间达到期望值,而是以每天或每周的累计时间计算。这一推荐量主要依据身体活动总能量消耗与各种健康效益的关联。

现有证据表明,健康目标不同,剂量效应关系和所强调的活动时间、强度也不同。如维持体重,要达到一个身体活动能量消耗值,需要每日60~90min的中等强度身体活动量。如以降低各种慢性疾病的风险为目标,30min中等强度的身体活动对于体重正常或是肥胖者都有效果。

分段(10min)累积30min身体活动,其效应也相当于持续30min的身体活动。现有累积爬楼梯层数的证据,提示男性每周125层楼梯,女性85~100层,每次至少5层,有助于改善心血管系统的健康水平。

（四）身体活动的强度

身体活动的强度指单位时间内身体活动的能耗水平或对人体生理刺激的程度，分为绝对强度（物理强度）和相对强度（生理强度）。

1. 绝对强度 绝对强度又称物理强度，一般指某种身体活动的绝对物理负荷量，而不考虑个人生理的承受能力。如有氧运动时，绝对强度表现为单位时间能量消耗量（如每公斤体重每分钟耗氧量）。

代谢当量（METs）：指相对于安静休息时身体活动的能量代谢水平。运动时能量代谢水平增加，以运动时能量消耗相当于安静休息时代谢率的倍数表示其增加的水平，这一比值称为代谢当量。根据人群安静代谢率的平均水平，以摄氧量表示，$1MET=3.5ml \cdot kg^{-1} \cdot min^{-1}$，即 1 METs 相当于每分钟每公斤体重消耗 3.5ml 的氧，或每公斤体重每分钟消耗 1.05kCal（44kJ）能量的活动强度。用 METs 表示运动强度简便实用，如某个体的运动强度为 10METs，对应的摄氧量为 $35ml \cdot kg^{-1} \cdot min^{-1}$，即相当于安静坐位摄氧量的 10 倍。代谢当量是目前国际上反映身体活动绝对强度的常用单位。一般以大于等于 6METs 为高强度；3～5.9METs 为中等强度；1.1～2.9METs 为低强度。

代谢当量也可以用于表示机体的运动或身体功能状态，如有氧运动能力和个体日常生活活动能力。不同代谢当量身体活动举例见表 8-2。常见活动的代谢当量值见附表 1。

表 8-2 不同代谢当量身体活动举例

METs	活动举例
1～2	看电视，烹饪，钢琴
3～4	中速走（4km/h，每分钟约 100 步）、骑车（12～16km/h）、乒乓球
5～6	游泳、芭蕾、慢跑（6km/h）
7～8	网球、篮球比赛
9～10	橄榄球、跆拳道

2. 相对强度 相对强度属于生理强度的范畴，更多考虑了个体生理条件对某种身体活动的反应和耐受能力。如有氧运动时，生理强度常表达为个人最大耗氧量或最大心率的百分比（当人体剧烈运动时，人体消耗的氧量和心率可达极限水平，此时的耗氧量称为最大耗氧量，相应的心率即为最大心率（HRmax%）。其机制是在一定条件下，身体活动的能耗水平与个体耗氧量或心率水平呈正相关，即能耗水平越大，耗氧量和心率水平也越大。

成年人安静时的正常心率有显著的个体差异。健康成人的正常心率为 60～100 次/分。通常情况下，个体的最大心率可以用公式进行简单的估计：最大心率=220-年龄。一般认为，当心率达到最大心率的 60%～75%时，身体活动水平达到中等强度。

相对强度也可表达为自我感知运动强度（RPE），这是以运动者自我感觉来评价运动负荷的心理学指标。它以个体主观用力和疲劳感的程度来判断身体活动的强度。可通过 0～10级 RPE 量表测量。其中 5～6 级表示达到了自我感知或主观用力的中等强度活动水平。虽然不同个体对相同的运动负荷可以感觉不同，但是这种感觉更能准确反映个体的相对强度和机体功能状态的变化。自我感知运动强度量表见表 8-3。

表 8-3   自我感知运动强度量表

级别	感觉	级别	感觉
0	休息状态	5~6	中等
1~2	很弱、弱	7~8	疲惫感
3~4	温和	9~10	非常疲惫

代谢当量、最大耗氧量和最大心率百分比均可用于评价身体活动的强度，实际中可根据具体情况选择，而自我感知运动强度更侧重于考虑个体的差异性。

3. 运动强度与健康效益   几乎所有有关身体活动的推荐量和指南都强调中等强度的运动（3~5.9METs），如 4~7km/h 的快走和小于 7km/h 的慢跑，是目前研究证据最多、最充分的有效强度，可以降低心血管病、糖尿病、结肠癌和乳腺癌等慢性病的风险和病死率。研究显示：不论时间长短，大于或等于 7METs 的活动具有更强的促进健康和预防疾病作用；小于 3METs 的活动对心血管病等慢性病的预防作用证据不足，但可以增加能量消耗，有助于体重控制。

（1）运动量与死亡率的调查数据显示：随着每周运动量的增加，人群的死亡率降低。每周身体活动的热能消耗在 700kCal 以上，就可以见到明显的死亡率降低效应，但这一变化趋势到 3 500kCal/w 时不再增加。折算下来，每天约在 100~500kCal，约相当于中等强度运动 30min 到极大强度运动 60min。

（2）从运动强度与健康效益的剂量反应关系上：缺乏身体活动的人增加运动量所获得健康效应最大；而身体活动较多的人增加身体活动所增加的健康效应较小，但他们获得的累计健康效应更大。

（3）中强度身体活动的推荐热能消耗数值通常为每日 150kCal。由于体重不同，完成同样时间或距离运动的能量消耗不同，所以运动消耗 150kCal 所需时间也不同，30min 只是一个平均值。用心率掌握运动强度，由于不同个体的基础心率的差异，同样心率的运动负荷量也因人而异。

（4）从运动有益健康的作用上：除了一些疾病状态下对运动强度有所限制外，适宜时间和频度的各种强度运动对健康都是有益处的。因此，指导日常身体活动的基本原则之一，是从事尽量多的身体活动。

随着活动强度的增加，发生心血管事件及外伤等运动意外伤害的风险也会增加，特别是日常身体活动强度较低的人。因此，在考虑个体活动强度时，以相对强度（如心率）为尺度，结合个人的运动反应和自我感知运动强度把握活动强度，不仅有利于预防运动意外伤害的发生，更有助于提高干预的依从性。同样，由于个人条件不同，最低安全强度的上限也不可能在同一个水平。对于所有的个体，运动强度的增加均应遵从循序渐进的原则。

二、身体活动总量与健康

身体活动总量是个体活动强度、频率、每次活动持续时间以及该活动计划历时长度的综合度量，上述变量的乘积即为身体活动总量。身体活动总量是决定健康效益的关键。也可以加和计算不同形式的身体活动而得到身体活动总量。10min 以上的中等强度活动和中等负荷的肌肉力量训练应作为身体活动总量的主要内容。关节柔韧性练习的强度低，通常无法记入身体活动总量。

每周 150min 中等强度或 75min 高强度，即每周 8～10METs·h 的身体活动总量可增进心肺功能、降低血压和血糖、增加胰岛素的敏感性、改善血脂、调节内分泌系统、提高骨密度、减少体内脂肪蓄积、控制不健康的体重增加等。这些作用的长期结果可以使冠心病、脑卒中、2 型糖尿病、乳腺癌和结肠癌的发病风险降低 20%～30%；有助于延长寿命，预防高血压、骨质疏松、肥胖症和抑郁症，增加骨密度，改善骨关节功能、缓解疼痛；对缓解健康人焦虑和抑郁症状、延缓老年人认知功能的下降也有一定帮助。

身体活动量增加到每周 300min 中等强度或 150min 高强度（总量 16～20METs·h），可以获得更多的健康效益，尚缺乏充分证据。

（一）身体活动影响健康的科学证据

很多著名的随机对照临床试验和流行病学队列数据都揭示了身体活动不足与若干疾病的关联，认为它是心血管病、2 型糖尿病、癌症、肥胖、骨质疏松等多种疾病的独立危险因素（表 8 - 4）。

表 8 - 4　身体活动与疾病的关联证据和级别

疾病	规律身体活动降低风险证据	身体活动不足增加风险证据
心血管病	充分可信	
2 型糖尿病	充分可信	充分可信
癌症	充分可信（结肠）	
	比较可信（乳腺）	
骨质疏松	充分可信	
肥胖	充分可信	充分可信

引自 WHO Technical report Series 916：DIET，NUTRITION AND THE PREVENTION OF CHRONIC DISEASES，2003。

1. **全死因死亡率**　尽管全死因死亡率是一个反应各种危险因素作用的综合指标，但身体活动同样是一个作用于多个系统的综合因素，因此，身体活动与全死因死亡率的关联更全面地反映了身体活动对人类健康的影响。

与久坐少动生活方式或心肺功能水平低的人群相比，参加中等到高强度身体活动或心肺健康水平高的人死亡率更低。在各种研究和不同人群中，身体活动与这种全死因死亡率降低的关联都是一致和显著的。

参加中等强度身体活动，例如每周爬 20 层楼梯，可以降低全死因死亡率，但是参加强度更大的身体活动所带来的效应更大，全死因死亡率进一步降低。

区别于休闲时间和职业相关的身体活动，交通出行有关的身体活动，例如每天骑自行车上班，并且累计 30min 以上，同样可以产生独立于其他休闲时间身体活动的有益作用。

对于已经处于发生有关慢性疾病的各种高危人群中，参加身体活动同样有效。例如，与久坐少动生活方式的正常体重人群相比，超重或肥胖、但身体活动较多和身体素质较好的人发生过早死亡的机会低。

2. **心血管疾病**　与从事规律的中等强度以上身体活动的人群相比，缺乏身体活动人群发生各种致命性和非致命性冠心病事件危险度高 1.5～2 倍。临床有关研究所提供的证据可以从多个角度说明身体活动对于冠心病影响的机制，包括对动脉粥样硬化、血脂、血栓形成、血压、微循环和纤溶活性的影响。

现有的证据还不足以对身体活动与缺血性或充血性脑卒中的关联作出结论。缺血性卒中的发病机制与冠心病类似，一些研究证实增加身体活动可以降低发生缺血性卒中的危险，更明确的结论还有待进一步的研究。

3. 糖尿病　很多前瞻性研究证实身体活动较多的人 2 型糖尿病发病率低于身体活动少的人。据估计，适宜水平的身体活动可以减少 30％～50％糖尿病的新发病例。

有关身体活动保护作用的生物学机制还没有完全研究清楚，但是可以知道其发生在系统、组织和细胞水平，主要包括胰岛素敏感性的增加、葡萄糖代谢的改善、发生动脉粥样硬化的危险降低和腹部脂肪的减少等。规律的身体活动而产生的这种保护作用，可以在停止身体活动以后短时间内降低，身体活动预防和治疗糖尿病的作用似乎只来自于持续规律的身体活动。

4. 癌症　一些研究显示了身体活动对预防结肠癌和结肠癌癌前病变的保护作用。身体活动降低结肠癌危险的机制包括影响前列腺素代谢、减少粪便在肠道的通过时间和增加抗氧化活性物质的水平。现有证据没有发现身体活动与直肠癌的明确关联。

多数研究报道，身体活动多的妇女发生乳腺癌的危险降低。在绝经前、围绝经期和绝经后女性人群中，休闲时间或职业相关的身体活动伴随发生乳腺癌的危险度降低约 30％。身体活动可以影响雌激素和孕激素的分泌、代谢和清除，是身体活动降低发生乳腺癌危险的可能原因。

有关身体活动与其他癌症的关联，目前的证据尚不足以作出结论。有一些证据提示，大强度的身体活动有预防前列腺癌的保护作用，但另一些研究并没有证实这一关联。对于身体活动与女性的子宫和卵巢肿瘤、男性的睾丸癌及两性肺癌的关联，有关的研究还太少，结论也不能明确。现有的证据还提示，为了减少发生某些癌症的危险，所需要的身体活动强度可能要大于身体活动产生其他健康促进作用的强度。

5. 腰痛、骨质疏松、关节炎和跌倒　毕生参加身体活动可以提高和维持肌肉、骨骼系统的健康，也可以延缓由于缺乏身体活动而产生的增龄性肌肉、骨骼系统功能水平的降低。老年人参加身体活动，可以帮助其维持肌肉力量和关节的柔韧性，进而保持独立生活能力、减少发生跌倒和股骨颈骨折的危险。缺乏身体活动与骨质疏松和骨折的发生相关。在青少年和中年女性人群的研究中可见，承重的身体活动对于提高骨量峰值有重要意义。在有关的对照研究中，参加身体活动的程度、有氧工作能力和肌肉力量都与骨密度呈正相关关系。

身体活动的功能负荷具有增加骨量的作用，但是最有效的运动形式尚不清楚。有关文献的系统综述确认了身体活动可以降低老年人发生跌倒的危险，但现有的证据还不足以确定缺乏身体活动对于跌倒的独立贡献。

身体活动对于维持关节的健康是必需的，也有助于控制关节炎的症状。尚没有证据说明身体活动本身可以引起关节炎，但是随着运动强度和时间的增加，发生关节外伤的危险有增加趋势。普通人长期参加休闲性的跑步，没有发现增加发生关节炎的危险。

6. 抑郁、焦虑和紧张　一些观察显示，休闲时间的身体活动和职业相关的身体活动可以缓解抑郁的症状，也可减少焦虑和紧张的症状。身体活动还可以产生其他影响心理健康的有益作用，例如，参加身体活动可以帮助儿童建立自信心和社会交往技巧，也可以使妇女产生更好的自我感觉，提高儿童和成年人的生活质量。这些效应的产生很可能是身体活动本身和参加身体活动所伴随的社会文化内容的共同作用。此外，参加身体活动可以减少青年人伤害自身和社会的行为。

（二）身体活动促进健康宣教提纲（WHO）

规律的身体活动有很多好处。30min 以上的中等强度运动，例如快走，就足以产生这些有益的作用，而增加身体活动的水平，这些有益作用也会随之增强。

规律的身体活动可以：

1. 减少过早死亡的危险。

2. 减少由于心脏病或脑卒中死亡的危险，这些疾病占总死亡原因的三分之一。

3. 使发生心脏病和结肠癌的危险降低 50% 以上。

4. 使发生 2 型糖尿病的危险降低 50%。

5. 帮助预防和缓解高血压，这种疾病涉及全世界的五分之一人口。

6. 减少腰痛发生的危险。

7. 改善心理上的自我感觉，缓解紧张、焦虑、抑郁及孤独的感觉。

8. 帮助预防和控制危险行为，特别是在青少年中，如吸烟、酒精和其他物质的使用、不健康的饮食和暴力。

9. 帮助控制体重，与静坐生活方式人群相比，发生肥胖的危险降低 50%。

10. 帮助构建健康的骨骼、肌肉和关节及其健康的维持，使有慢性骨关节功能障碍人群的功能状况改善。

11. 有助于控制疼痛，如腰背或膝关节痛。

12. 带来重要的社会及经济效益，如降低社会医疗费用的负担、减少员工的缺勤和轮换、提高劳动生产率、提高学生的学习效率。

（三）日常活动与健康

目前的科学证据，对有益健康的身体活动总量，强调身体活动强度应达到中等及以上，频度应达到每周 3～5 天。即中等强度活动至少每周 5 天或高强度活动至少每周 3 天。

日常生活中的身体活动，包括家务劳动，即生活方式有关的身体活动，目前对这些活动降低疾病风险的有力证据还不多。一些研究提示，在健康教育中经常引以为例的活动类型，如家务劳动、短距离上下班步行或骑自行车的健康促进效益并不明显，但增加这些活动可以增加能量消耗，达到一定的强度和持续时间也能显示出健康促进效益，有助于体重的控制，对老年人健康和生活质量有改善作用。

交通出行有关的身体活动，如步行或骑自行车，通常可以达到中等强度，具有健康效益。如能合理安排，对个体和人群都更具有可行性和依从性。

业余休闲时间的运动锻炼不仅具有健康效益，还可以增加身体活动的乐趣。国外大量研究证实，这类活动具有促进身心健康和预防慢性病的效应。

（四）运动锻炼的安全

身体活动降低发生心血管的危险和死亡率，但是剧烈运动可以诱发心血管意外。这种情况在健康的心血管系统不会发生，而受到影响的人都有心脏病理改变的基础，有些人发生意外时已经明确心血管病的诊断，有些人则是表现健康的隐性心脏病患者。小于 35 岁者发生运动猝死的可能性较小，美国报道按年计算发病率，女性为 77 万分之一，男性为 13 万分之一，原因以肥厚性心肌病为主。中、老年人发生运动猝死和非致命性心肌梗死的危险增加，原因主要与血管动脉粥样硬化斑块的破裂有关。临床运动试验的统计显示，经过健康筛查，健康者发生意外的可能性很小，而高危患者各种心血管意外的发生率为万分之六。

运动外伤的原因往往与准备活动不充分、疲劳、运动过度等有关，器材、着装、道路和场地等因素也与运动外伤的发生有关。运动强度、时间和频度的增加都伴随运动外伤发生率的增加，因此适度的运动量是需要控制的重要因素。身体活动引起意外伤害与活动强度的关联大于活动总量。因此，对于高危个体的保护（老年人），在强调坚持中等强度的同时，应鼓励其完成推荐的身体活动总量。

三、有益健康的身体活动推荐量

合理选择有益健康的身体活动量（包括活动的类型、频度、时间、强度和总量），应遵循以下 4 项基本原则：

1. 动则有益 对于平常缺乏身体活动的人，只要改变静态生活方式、增加身体活动水平，便可使身心健康状况和生活质量得到改善。

2. 贵在坚持 机体的各种功能用进废退，只有经常锻炼，才能获得持久的健康效益。

3. 多动更好 低强度、短时间的身体活动对促进健康的作用相对有限，逐渐增加身体活动时间、频度、强度和总量，可以获得更大的健康效益。因此，应经常参加中等强度的身体活动。不同形式的身体活动对健康的促进作用亦不同，综合有氧耐力和肌肉力量锻炼可以获得更全面的健康效益。

4. 适度量力 多动更好应以个体体质为度，且要量力而行。体质差的人应从小强度开始锻炼，逐步增量；体质好的人则可以进行活动量较大的体育运动。

（一）每日进行 6～10 千步当量身体活动

人体各种身体活动的能量消耗量可以用千步当量数值来统一度量，即以千步当量作为尺子，如以 4km/h 中速步行 10min 的活动量为 1 个千步当量，其活动量等于洗盘子或熨烫衣物 15min 或慢跑 3min。千步当量相同，其活动量即相同。千步当量可以根据体重转换为能量消耗，1 个千步当量身体活动约消耗能量 2.2kJ/kg 体重（0.525kCal/kg 体重），如 60kg 体重的人从事 1 个千步当量的活动，约消耗能量 132kJ（31.5kCal）。

健康成人每日身体活动量应达到 6～10 个千步当量，是指每日各种身体活动的总量，其活动内容可包含有氧运动、体育文娱活动、改善肌肉关节功能的活动（如关节柔韧性活动、抗阻力活动等）和日常生活及工作中的身体活动。

部分中等强度活动达到 1 千步当量所需时间见表 8-5。

表 8-5 部分中等强度活动达到 1 千步当量所需时间

活动项目		强度（METs）	千步当量时间（min）	强度分类
步行	4 km/h，水平硬表面；下楼；下山	3.0	10	中
	4.8 km/h，水平硬表面	3.3	9	中
	5.6 km/h，水平硬表面；中慢速上楼	4.0	8	中
	6.4 km/h，水平硬表面；0.5～7kg 负重上楼	5.0	6	中
	5.6 km/h 上山；7.5～11kg 负重上楼	6.0	5	较高
骑自行车	<12 km/h	3.0	10	中
	12～16 km/h	4.0	8	中

续表

活动 项目		强度 （METs）	千步当量 时间（min）	强度 分类
	16～19 km/h	6.0	5	较高
家务	手洗衣服	3.3	9	中
	扫地、拖地板	3.5	9	中
文娱体育	和孩子游戏，中度用力（走/跑）	4.0	8	中
	排球练习	3.0	10	中
	早操，工间操，	3.5	9	中
	太极拳，乒乓球练习，上下楼	4.0	8	中
	健身操、羽毛球练习	4.5	7	中
	网球练习	5.0	6	中
	集体舞	5.5	5	中
	走跑结合，篮球练习	6.0	5	较高
	慢跑，足球练习，轮滑旱冰	7.0	4	较高
	跑（8 km/h），跳绳（慢），游泳	8.0	4	较高

千步当量：4km/h 中速步行 10min 的活动量为 1 个千步当量。

千步当量时间：某种活动完成 1 千步活动量所需要的时间。

（二）经常进行中等强度的有氧运动

有氧运动是促进心血管和代谢系统健康不可或缺的活动形式，但要求活动强度至少达到中等。人们日常活动的强度大多较低。中等强度对心肺和血管增加适度的负荷，可起到锻炼和改善其功能的作用。

推荐身体活动量达到每周 8～10 代谢当量小时（METs·h），8METs·h 相当于以每小时 6～7km 速度慢跑 75min，10METs·h 相当于以每小时 6～7km 速度快走 150min。若用千步当量（以 4km/h 中速步行 10min）作为参照单位，则 8～10METs·h 相当于 24～30 个千步当量。不同活动完成 8METs·h 所需时间见表 8 - 6。

中等强度的有氧运动，以每天进行、坚持不懈为佳。如果个人或环境条件有限，可以有间断，但不应超过 2 天，每周达到 5～7 天。如果进行高强度的锻炼，频度可以更低些，建议每周至少 3 天。

建议每次活动的时间应达到 10min 以上，每天活动的总时间可以累计。

表 8 - 6　不同活动完成 8METs·h 所需时间

活动 项目		强度 （METs）	24 个千步当量 时间（min）	活动能量消耗 （kCal/10min）
步行	4.8 km/h，水平硬表面	3.3	218	24.2
	5.6 km/h，水平硬表面；中慢速上楼	4.0	180	31.5
	6.4 km/h，水平硬表面；0.5～7 kg 负重上楼	5.0	144	42.0

续表

活动项目		强度（METs）	24 个千步当量时间（min）	活动能量消耗（kCal/10min）
	5.6 km/h 上山；7.5～11 kg 负重上楼	6.0	120	52.5
骑自行车	12～16 km/h	4.0	180	31.5
	16～19 km/h	6.0	120	52.5
文娱体育	早操，工间操，	3.5	206	26.3
	太极拳，乒乓球练习，上下楼	4.0	180	31.5
	健身操、羽毛球练习	4.5	160	36.8
	网球练习	5.0	144	42
	集体舞	5.5	131	47.3
	走跑结合，篮球练习	6.0	120	52.5
	慢跑，足球练习，轮滑旱冰	7.0	103	63
	跑（8km/h），跳绳（慢速），游泳	8.0	90	73.5
	跑（9.6km/h），跳绳（中速），游泳	10.0	72	94.5

（三）积极参加各种体育和娱乐活动

锻炼身体并不意味着必须独自从事单调重复的体力负荷动作，各种大众体育活动、比赛、舞蹈、秧歌等，都是很好的身体活动形式，更有乐趣并易于坚持。休闲体育运动和文化娱乐活动可以包含有氧运动、肌肉关节活动等多种形式，可以在锻炼身体过程中，融入更多娱乐和文化的内容。

合理组合日常工作和生活中的身体活动内容，如广播体操，通过身体协调性、关节柔韧性练习和一定的肌肉负荷，可以改善身体的运动功能。这类组合型锻炼的目的可维持生活所必需的活动能力，也可以使机体在不利的环境和条件下，具有灵敏的反应性，能够有效完成各种身体活动。

个人在参与体育运动和娱乐活动时，应当关注其中的身体活动内容，可把有氧耐力和肌肉力量锻炼的运动量累加后计入每周的活动量目标。

（四）维持和提高肌肉关节功能

肌肉和关节功能是生活质量的必要保障，其中肌肉功能直接影响心血管和代谢系统的健康。肌肉关节功能随着人们年龄的增长而减退，但也与日常活动的多少有关，即用进废退。

肌肉和关节功能活动可以分为两类：一类是针对基本运动功能的练习，如抗阻力活动，关节柔韧性活动等；另一类是结合日常生活活动所设计的功能练习，如上下台阶、步行、前后蹲步、拎抬重物、伸够高物、蹲起、坐起、弯腰、转体、踮脚、伸颈望远等。一套体操或舞蹈练习，在一定程度上也可以理解为功能性训练。

抗阻力活动，指特定肌肉群参与、对抗一定阻力的重复往来过程。普通人肌肉力量活动主要针对身体的大肌肉群，包括上肢、肩、胸、背、腰、腹、臀、下肢。阻力负荷可以采用哑铃、水瓶、沙袋、弹力带等器械，也可以是肢体和躯干自身的重量（如俯卧撑、引体向上等）。

活动中肌肉对抗的阻力大小不同，可重复的收缩次数不同，负荷强度也不同。适宜健康成年人的阻力负荷应能重复8～20次，可根据个人体质情况选择。

同一组肌肉高负荷的抗阻力活动不宜连续两天进行，休息一两天可以给肌肉必要的时间恢复和休养。建议的频度为每周2～3次，隔日进行。抗阻力活动也可以按千步当量计算，20min中、低负荷的抗阻力活动约相当于1～3个千步当量。

关节柔韧性活动有助于维持和提高关节功能，对一些骨关节疾病也有辅助治疗作用，但在一般关节活动中，心血管系统的负荷达不到中等强度，对于心血管和代谢的保健作用相对有限。

（五）日常生活"少静多动"

日常活动是一个人身体活动总量和能量消耗的重要组成部分。在日常居家、交通出行和工作中，应有意安排尽量多的步行、上下楼和其他消耗体力的活动，培养和保持少静多动的生活习惯，有助于保持健康体重。短时间的步行、骑自行车和上、下楼梯等达到中等强度的活动，也有锻炼心血管功能的作用。

建议人们在日常生活和工作中应尽可能保持较多的身体活动，不强调一定要达到中等强度，也不要求每次至少持续10min时间。

日常居家、工作和出行有关的各种活动可以根据能量消耗折算成千步当量，这些活动的千步当量数可以累加计算总的活动量。

（六）每日身体活动量的安排

每天6千步～1万步是针对全人群的推荐活动量，不是每个人都必须达到的标准目标值。由于个人健康、体质、能力等条件不同，可以从较低的活动量水平开始，然后维持在适合个体的活动量水平。较低的活动量对于保护和促进健康有一定的作用，但在适度的前提下，更大的活动量可获得更多的健康效益。因此，在"贵在坚持"和"适度量力"的前提下，针对个体确定身体活动量目标的原则是"动则有益，多动更好"。

每日6～10千步当量的活动量，并不意味着每日的身体活动量和内容要硬性统一或面面俱到。可以以一周为时间周期，合理安排有氧运动、体育文娱活动、肌肉关节功能活动和日常生活工作中的身体活动内容。根据个人体质条件，一周的活动量可以在30～60个千步当量的范围内设定目标。但不论设定的每周活动量目标高低，其中至少应该包括24～30个千步当量的中等强度有氧运动，也就是说，当活动量目标低时，应以有氧运动的内容为主，而目标水平更高，才有可能从事更多样的活动。根据千步当量计算的一日活动举例见表8-7。

表8-7　根据千步当量计算的一日活动举例

一日活动例数		有氧运动	日常身体活动	肌肉关节练习	体育文娱活动	合计
1	活动内容	20min中速步行	15min拖地			
	千步当量数	2	2			4
2	活动内容	20min块走		20min肌力训练		
	千步当量数	2.7		2		5
3	活动内容	45min块走		10min关节活动		
	千步当量数	6		0		6
4	活动内容	40min中速步行		20min肌力训练		

一日活动例数		有氧运动	日常身体活动	肌肉关节练习	体育文娱活动	合计
	千步当量数	4		2		6
5	活动内容	30min 块走		2 套广播体操		
	千步当量数	4		2		6
6	活动内容	30min 中速步行	30min 手洗衣服	20min 肌力训练		
	千步当量数	3	2	2		7
7	活动内容	25min 慢跑		10min 关节活动		
	千步当量数	8.3		0		8
8	活动内容	20min 中速步行	10min 室内清扫		60 分秧歌	
	千步当量数	2	1		6	9
9	活动内容	60min 中速步行			30min 太极拳	
	千步当量数	6			3.8	10
10	活动内容	30min 中速自行车		10min 关节活动	30min 篮球	
	千步当量数	4.4		0	5.7	10
11	活动内容	50min 中速自行车	7min 中速上下楼	20min 肌力训练		
	千步当量数	7.1	1	2		10

四、身体活动干预

(一) 身体活动干预原则

身体活动干预从健康教育开始，落实在行为矫正。通过健康状况筛查、身体活动水平调查、运动能力评价、结合个人兴趣和生活环境，根据个人或群体的具体情况组织干预计划。寓知识教育于人与人的互动式交流之中，动员、指导和督促相结合。

身体活动干预的目的在于改变不利于健康的久坐少动生活方式，减少缺乏运动和运动不足人群的比例，指导合理运动，避免运动伤害，预防和辅助治疗疾病，降低医疗费用，提高生命质量。

身体活动干预内容主要包括：

1. 运动训练前常规体格检查 病史、血压、脉搏、关节等一般检查，必要时做心电图、胸透和化验检查等。主要目的是降低不适当运动造成运动性疾病，甚至发生意外伤害的危险。

2. 有关信息收集

(1) 运动史：参考过去和现在的运动情况，如爱好运动和经常参加运动者可选择的运动项目较多；既往不爱好运动者宜选择简单、易掌握的运动项目。

(2) 体质：身体素质好者可以选择负荷较大的项目，而身体素质较差者应注意选择负荷适度的项目。

(3) 兴趣：选择个人喜爱的运动项目，有助于养成运动习惯和长期坚持。

(4) 运动禁忌证：某些疾病患者参加一些运动时容易发生意外，如患有中等以上程度骨质疏松者禁忌跳绳运动，因其易在突然冲击或意外跌倒时发生骨折。患心血管疾病者不宜进行过度用力以及憋气的运动项目。

（5）运动环境：根据就近的环境条件选择运动项目，如步行、慢跑和太极拳等；在有运动场所和运动设施的情况下，可选择游泳、球类或健身器械等。

（6）运动指导需求：无运动史者，开始时应有运动指导帮助其学会控制运动强度；选择要求一定技能的运动项目时，应有体育教练的指导；年老体弱者，有人陪伴运动可以减小发生意外的危险。

3. 运动量的选择　有氧耐力运动一般强调中等强度。从锻炼心肺功能的角度考虑，应达到相对强度中等以上，推荐每周时间累计 150～180min；从维持体重的角度考虑，建议总的能量消耗达到每周 1 500～2 000kCal。肌肉力量和耐力锻炼的强度应能维持对肌肉的一定刺激，推荐每周 2～3 天，每次 15～20min。

4. 运动内容选择　身体活动干预所选择的内容一般包括耐力、肌肉力量和柔韧性活动。

（1）有氧耐力运动：如步行、慢跑、游泳、自行车、舞蹈、游戏等。

（2）肌力训练：如杠铃、哑铃、专用器械的重复操作，也可以徒手进行。

（3）柔韧性练习：伸展、屈曲、扭转肢体和躯干。

（4）日常生活中的身体活动：内容包括工作、外出往来、家务和闲暇时间的身体活动。

5. 运动进度　增加运动量者或缺乏身体活动者参加规律的运动锻炼，运动强度、时间和频度应循序渐进。运动进度取决于个体的体质、健康情况、年龄和运动训练目标。

6. 意外情况和不适的预防及处理　对于在运动时和运动后可能出现的不适症状，分析可能的原因，提出即时处理的方法。

（二）健康筛查和发生意外的风险评估

运动强度、时间、频度、进度和程序组织不当，可能发生心血管事件、外伤、甚至猝死。一个日常身体活动很少的人，在开始参加运动锻炼前需要进行健康筛查。已经建立规律的身体活动生活方式者，在参加剧烈运动时也应该作健康状况的检查。那些具有发生运动诱发心血管意外危险因素的高危个体更需要定期进行必要的医学检查。这些检查的结果是决定干预对象是否适宜参加运动锻炼、怎样锻炼和制定全面身体活动干预计划的关键依据。

健康筛查需要收集病史、症状体征和各种医学检查的信息，由此进一步对干预对象参加运动锻炼发生意外的风险进行评估和危险度分级，在此基础上，提出身体活动的干预计划以及安全保障措施。健康筛查的基本程序见图 8-3。

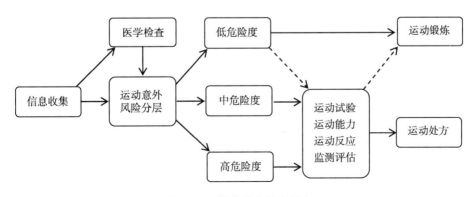

图 8-3　健康筛查基本程序

1. 病史和症状的收集　重点在于筛查与心血管健康有关的信息以及与运动功能有关的信息。

一些被干预对象已经处于疾病状态，但是没有就医诊断和治疗。通过深入的症状、体征询问，进行初步判断，并提出是否需要进一步就医的建议。健康初筛问卷见表 8-8。

表 8-8　健康初筛问卷

一个日常很少身体活动的人，在决定参加运动锻炼时需要回答下列问题。

1. 是否因心脏的某些疾患，有专科医生建议你限制身体活动的强度？

2. 活动时是否感到胸痛？

3. 在过去的一个月中，不活动时，是否有过胸痛？

4. 是否有过因头晕而失去平衡，甚至失去知觉的情况？

5. 有没有骨关节系统的疾患，运动是否加重症状？

6. 现在是否服用降压或治疗心脏病的药物？

7. 有没有其他身体健康的理由影响你参加运动锻炼？

8. 年龄是否满 70 岁？

如上述任一问题的回答为"是"，则应建议干预对象去看医生，根据具体情况作进一步检查。必要时，请专科医生会诊，决定是否可以运动。如可以参加运动，应针对具体情况开具运动处方，干预对象运动处方的制定应有医生参与，并得到医生的最后批准。

如果上述问题的回答都为"否"，可以建议干预对象开始调整身体活动量，注意逐渐增加运动量，最好先测量一下血压、对自己的运动能力和体质作一次评价，如果对运动安全还不放心，可以咨询医生。

2. 风险评估和危险度分层　依据收集到的信息和其他临床数据，可以对干预对象参加运动锻炼发生心脏意外的风险进行评估。冠心病危险因素的评分和危险度分层，可参考美国运动医学会（ACSM）推荐的分层依据（表 8-9、8-10）。针对不同危险度，制定不同的干预计划。

表 8-9　冠心病危险因素评分

指标	描述（每项指标记分一次）	记分
家族史	心肌梗死，冠脉再通，父亲或兄弟 55 岁前猝死，母亲或姐妹 65 岁前猝死	1
吸烟	现在或 6 个月之内吸烟	1
高血压	两次测量收缩压≥140mmHg，舒张压≥90mmHg，服用抗高血压药	1
血脂异常	LDL>130mg/dL 或 TC>200mg/dL，HDL<40mg/dL，服用降血脂药	1
HDL	>60mg/dL	-1
空腹血糖	两次测量均≥100mg/dL	1
肥胖	BMI≥28kg/m^2，男腰围≥95cm，女腰围≥85cm	1
生活方式	每周中等强度身体活动<150min	1

表 8 - 10　ACSM 运动意外伤害风险分层

分层	依据	措施
低	男<45 岁，女<55 岁，表 8-8 记分≤1	从事一般运动锻炼没有限制，无需进一步健康筛查，
中	男≥45 岁，女≥55 岁，表 8-8≥2	从事剧烈运动建议进行医学监督下的运动试验
高	具有表 8-8 所列症状体征一项或一项以上，或已确诊心血管、呼吸、代谢疾病	需进行医学监督下的运动试验，其运动处方的制定应有临床医生参与，在确保运动计划没有安全问题之前，运动锻炼应有医学监督，之后定期访视运动锻炼情况

3. 运动试验和运动能力评估　运动试验和运动能力评估是运动意外危险度分层的重要组成部分。根据病史、症状和其他临床检查可以作出危险度初步分层，其中中危险度对象从事剧烈运动前，应通过运动试验对其运动能力进行评价，同时，通过运动中的医学监测，对运动中可能暴露的心脏病理损害进行探查和诊断，评估可能发生运动诱发心血管意外的风险，并进一步明确危险度分层。低危险度对象 40 岁以上者也推荐这样做。高危险度的对象参加运动训练前必须进行医学监督下的运动试验，根据试验结果和临床所见，在医生参与下制定运动处方。

对于有高血压症状者需要额外考虑的问题还有：①高血压常常是各种疾病的综合表现之一，因此，必要时应进行更全面的临床检查；②当除外其他病症的可能后，Ⅰ期高血压患者（血压不高于 160/100）如果仅从事中等强度以下的运动，可以不进行进一步的运动试验；③Ⅱ期高血压患者从事中等强度运动或Ⅰ期高血压患者从事中等以上强度运动，需要进行运动试验，其运动计划的安排应获得医生的批准。心脏意外的危害大，所以是健康筛查和危险度分层的主要考虑方面。

对于运动外伤等其他意外伤害，一方面需要借助临床医生的指导避免加重已经存在的骨关节病变，另一方面，遵从有关的运动注意事项也可降低运动外伤的风险。

（三）个体身体活动干预

身体活动的干预可以根据实施干预计划的形式分为自主实施和专业指导实施两类。前一种形式本质上属于建议，实施的主体实际上是干预对象，需要其对计划内容有更深入的了解，包括人群指导所述有关身体活动量的内容；后一种形式更接近"处方"，干预对象被纳入一个特定的实施框架，在专业人员监督下，相对被动地执行计划中的每一项内容。干预计划完成得更好，但同时也增加了专业指导者的责任，特别是如果出现运动有关的意外伤害，专业指导者将面临诸多的法律问题。实际干预中，也常常存在两种实施形式同时存在的情况，如通过上、下班和在家完成耐力运动的自主实施内容，同时在健身俱乐部完成肌肉力量训练的专业指导实施内容。

1. 干预计划和活动内容的安排　运动计划应为被指导者能够理解和接受的形式，与其共同制定，并在执行中给予督促和指导。工作中可以和被指导者一起讨论计划的安排。

（1）运动目标：根据个体的不同需要，可以是改变不利于健康的久坐少动生活方式、改善心肺功能、增加肌肉力量等一般健身目标，也可以是提高生存质量、控制体重、减肥、辅助控制血糖等特殊的健康促进、辅助治疗和康复目标。

目标活动量的设定以个人体质为基础，体质差、高龄和有严重慢性疾病者，运动耐受力低，其目标活动量应建立在更具体的体质和运动能力的评价基础上。

（2）运动计划：实现运动目标，需要制定具体的运动计划。以健康状况、运动能力和伤害风险度为依据，安排达到目标活动量的具体过程和有关措施。

在实现目标运动量的过程中，可以根据具体情况设定运动量的阶段目标，也需要根据对象的运动反应适时调整目标活动量。运动时间建议以一周为单位累计。强度大的活动，累计时间可以短，频度可以低；强度小的活动，累计时间相对长，频度相对高。

（3）运动内容：运动内容主要包括有氧和肌力锻炼，老年人还可增加关节柔韧性和平衡能力的锻炼。

①有氧耐力运动：从锻炼心肺功能的角度考虑，应达到相对强度中等以上；从维持体重的角度考虑，一般建议累计达到一定时间，以增加总能量消耗。有氧耐力训练强度一般应在 $40\%\sim85\%$ 最大心率。心肺功能水平低者，较低的强度 20% 最大心率也可起到锻炼心肺功能的作用。有氧耐力运动应维持一定时间和频度，一般人时间在 $20\sim60min$，可以 $10min$ 分段累计，频度每周 $3\sim7$ 天。应用心率控制运动量时，应注意用药情况，特别是对心率有影响的药物，如心得安等。此时，运动中的心率不能完全反映运动强度，应结合其他指标控制运动量。可以侧重强度或时间。

②肌力锻炼：肌力锻炼的目的在于改善肌肉力量和耐力，其强度应能形成对肌肉的一定刺激，总负荷量需要根据肌肉张力的变化进行调整。肌肉力量训练包括杠铃、哑铃、专用器械的重复操作，也可以徒手进行。

肌力锻炼的运动强度可以通过如下几种形式调整：负荷重量，重复次数，重复动作和速度或时间，在负重或抗阻力位置维持肌肉张力的时间。

③柔韧性练习：伸展练习通过拉长肌肉韧带，使关节活动到一定范围；也可以通过维持肌肉韧带在拉长状态，使关节的灵活性和柔韧性增加。

推荐大关节每天进行静力形式伸展练习，缓慢、有控制地展开或屈曲肢体或躯干，维持最大伸展或屈曲位置 $15\sim30s$，重复 $2\sim4$ 次可以达到很好的效果。

（4）运动进度：运动进度取决于个体的体质、健康情况、年龄和运动训练目标。久坐少动者参加规律的运动锻炼和在日常运动水平基础上增加运动量者，其运动强度、时间和频度应循序渐进，可从 50% 目标活动量开始，根据运动反应，逐渐增加运动量，适应期通常在几周到几个月之间，运动量的增加量可掌握在 $10\%\sim20\%$ 目标活动量之间。主要包括 3 个阶段：开始阶段、适应阶段和维持阶段。

①开始阶段：运动强度应低于目标运动强度。开始每次运动的总时间至少 $10\sim15min$，然后逐渐增加。开始阶段一般为 $4\sim6$ 周，健康情况差的人则需要 $6\sim10$ 周。

②适应阶段：参加者以比开始阶段快的速度进行运动，运动强度在 $2\sim3$ 周内逐渐增加达到目标水平。健康水平差和老年人需要较长时间适应，建议采用间歇有氧运动，逐渐发展到持续的有氧运动。

③维持阶段：常在训练 $4\sim8$ 个月后开始。此阶段参加者的心肺功能达到目标水平，对继续增加运动负荷不感兴趣，要求运动负荷不变。这时可增加有兴趣的体育活动，避免参加者因重复活动的乏味而放弃。

2. 身体活动中的反应及其活动后的恢复　对于在运动时和运动后可能出现的不适症状，应针对具体情况，提出预防和应急处理的措施。

（1）体力负荷与运动反应：机体承受体力负荷时，心血管系统、呼吸系统、神经系统、肌肉骨骼关节系统和有关的代谢过程等都会发生反应性的变化，这些变化与体力负荷量、机体对体力负荷的适应程度、身体运动素质、健康和疾病状况等多种因素有关。

运动疲劳、恢复和适应是机体运动反应的三个关键环节。测量和分析这些变化，可以了解机体对其所承受体力负荷的耐受和适应程度，由此可以进一步判断可能产生的健康效益和存在的意外伤害风险的可能性。

（2）运动计划的调整：机体对体力负荷的急性反应，包括机体从运动疲劳到恢复的变化过程，可以表现为各种生理、生化指标的变化。这种变化的良性过程会提高身体对体力负荷的适应和耐受程度。反之，急性疲劳不能完全恢复，可降低身体对体力负荷的耐受能力，连续累计可形成慢性疲劳。

预防机体活动的不耐受和可能由此引发的慢性损害，需要及时对运动反应作出判断，并相应调整活动量目标以及运动强度、时间和频度等。此外，针对与运动形式和内容有关的不适应，也应作出必要的安排。

（3）健康状况和运动能力的再评估：随着运动训练的持续，机体的运动能力提高；另一方面，身体的健康和疾病状况也可能发生改变。这些变化会改变机体的运动反应、影响机体的运动耐受力，也会改变机体发生运动有关意外伤害的风险。因此，针对个体的具体情况，需要定期对健康状况和运动能力进行再评估。

3. 身体活动伤害的预防

（1）身体活动伤害：身体活动伤害，指活动中和活动后发生的疾病，如运动外伤和急性心血管事件，运动本身可以是一个诱发因素，也可以是一个致病因素。如已经存在冠脉狭窄的冠心病患者，可因运动锻炼增加心脏负荷而发生急性心血管事件。另一方面，即使心脏有病，如果运动计划安排合理，冠心病患者也可耐受适量的体力负荷。

常见的身体活动伤害是外伤，主要为关节周围的软组织和肌肉组织损伤。急性心血管事件造成的损害对健康和生命威胁更大，但实际发生率很低。特殊环境和疾病状态还可能增加特定类型的运动有关伤害，如与高气温和大量出汗有关的脱水、糖尿病患者低血糖等。

（2）身体活动伤害的影响因素：大多数运动有关的意外伤害都有身体的内在承受能力与外部体力负荷量两方面因素的影响。

心血管、呼吸、神经、代谢、骨骼、关节等系统病变都有可能降低运动耐受力，增加发生意外伤害的机会。这些病变可以是已经确诊的疾患，也可以是潜在、尚未诊断的结构功能损害，后者常常使身体活动伤害显得更加意外。

把握体力负荷的度是预防身体活动伤害的关键，这里的度包括运动强度、时间、频度和进度的综合考虑。另外，特定运动技能的熟练程度和其他有关情况也是需要考虑的影响因素。

（3）身体活动伤害的预防：①运动处方和医学监督：运动处方是根据个体身体条件制定的运动锻炼强度、时间、频度和进度的计划，以及为了保证锻炼的安全有效，对运动前、中、后作出相应的自助和医学监督的安排和措施。

运动处方不仅仅是纸面上的锻炼计划，在其实施过程中的医学监督和随访也是不可或缺的组成部分，更是安全有效地进行运动锻炼的保障措施。

②身体活动伤害的自我保护：多数中、低风险的运动锻炼者不需要运动中的医学监督，但也存在发生意外伤害的可能性，预防措施主要靠自助的方式实现。高风险者从事运动锻炼，运动处方和医学监督也不可能把握所有情况下的风险，也需要学会必要的自我保护措施。

（4）身体活动伤害的风险和促进健康的效益：身体活动可以预防疾病，但也有发生意外伤害的风险，其利弊需要综合权衡，而风险控制的目的是保证利大于弊。

有些人运动时发生了外伤，但是这不意味着运动等于外伤，日常生活活动中同样可以发生外伤。流行病学资料显示，日常缺乏运动锻炼的人更容易发生运动外伤。适度的体力负荷通过耐力、肌肉力量、身体平衡协调能力和关节灵活柔韧性的锻炼，增加了身体抵御骨关节系统伤害的能力；而缺乏运动锻炼，肌肉无力充分吸收关节承受的负荷，使关节本身受力增加，加速了关节软骨磨损，是关节损伤的重要原因。另一方面，过度的负荷增加发生运动外伤的风险。

与运动外伤同样的道理，合理的运动计划可以改善冠状动脉的功能，降低发生心肌缺血的风险，而不是发生心血管意外的必然原因。身体活动和健身锻炼可以更多的降低发生各种心血管意外的长期风险。

把握运动锻炼的风险与效益需要控制适度的体力负荷。同时，采取合理的运动医务监督和预防措施，是减少运动有关意外伤害的关键对策。

（四）人群身体活动指导

人群的指导需要从适度运动的几个基本原则出发：①日常身体活动水平评价：可使用通行的量表和其他评价方法；②动员：运动促进健康知识教育，纠正错误认识，为被指导者克服行为改变存在的困难和障碍作出安排；③健康和疾病状况的评价和运动意外伤害危险分层；④身体活动推荐水平和内容：以自愿、循序渐进、量力而行和避免意外伤害为原则。WHO 的健身运动推荐强度、时间和频度见表 8-11；⑤干预效果评价：身体活动增加水平，业余体育锻炼参与率，体重变化及正常/非正常体重变化率，运动促进健康知识改变率，被指导人群慢病变化长期趋势。

表 8-11   世界卫生组织身体活动推荐量

	有益健康	促进健康	增强身体素质	体育训练
强度	轻～中等强度	中等强度	中～大强度活动	极大强度
时间	10min 或更长	30min 或更长	20min 或更长	持续时间和频度根据个人身体素质状况而定
频度	每天	每天	一周三次	

1. 老年人的身体活动指导

（1）目标：老年人身体活动的目标包括：改善心肺功能，提高摄取和利用氧的能力；保持肌肉力量、延缓肌肉量和骨量丢失的速度；减少身体脂肪的蓄积和控制体重增加；降低跌倒的危险；调节心理平衡，减慢认知能力退化，提高生活自理能力和生活质量；防治慢性病。

（2）内容：老年人的运动方式应多样化，如有氧耐力运动、肌力训练、灵活性和协调性运动，并将这些运动有机地结合起来。运动锻炼的内容包括：

①有氧耐力运动：根据年龄、性别和兴趣的差异，选择步行、慢跑、跳舞、骑车、游泳和太极拳等。同时鼓励老年人参加日常生活中的身体活动，如园艺、旅游、家务劳动、购物等。对于高龄及体质差的老年人，不需强调锻炼一定要达到中等强度，应鼓励老年人靠运动的积累作用和长期坚持产生综合的健康效应。

②抗阻力活动（肌肉耐力和肌力运动）：健康老年人的肌力可通过对抗人力或器械阻力的运动进行训练，如哑铃、沙袋、弹力橡皮带和拉力器等，也可徒手进行。对老年妇女或伴有骨质疏松症或腹部脂肪堆积者，建议采用弹力橡皮带编排的体操，进行腰背肌、腹肌、臀肌和四肢等肌肉的练习。肌力训练的动作可分组进行，每组的动作不宜过多、阻力不宜过大，中间休息时间根据身体情况可长可短。进行上述运动时，要以大肌肉群运动为主，运动中避免憋气和过分用力，以预防发生心脑血管意外。每周可做两次肌力训练。

③灵活性和协调性运动：上肢、下肢、肩、臀和躯干部关节屈伸练习，如广播操、韵律操和专门编排的关节活动操等。各种家务劳动、舞蹈、太极拳等也包含关节灵活性和动作协调性的成分。灵活性和协调性运动可作为准备运动的一部分，也可以在步行中配合四肢和躯干的体操动作。

（3）活动量：老年人健身运动不追求运动强度，而是靠运动的积累作用和长期坚持产生的综合效应。

①强度：老年人身体健康状况和运动能力的个体差异较大，身体活动强调易量力而行。老年人的运动强度推荐以心率计算，应小于70％最大心率。对于保持心脏代谢健康的运动强度，可低于50％最大心率。

②时间：根据个人情况，每周运动3～5天，根据各人情况每天运动的时间可为10～60min不等。也可采用间歇运动，分几次完成，每天积累活动的时间应达到30～60min。

③频度：老年人的运动频度与一般人的推荐一致，即鼓励每天都进行一些身体活动，并根据个人身体情况、天气条件和环境等调整活动的内容。

（4）注意的问题：对于不同年龄组的老年人，鼓励他（她）们持之以恒地参加健身运动，并应注意以下问题：

①老年人参加运动期间，应定期做医学检查和随访。在患有慢性疾病的情况下，应有医生参与制定运动处方。

②老年人感觉和记忆力下降，应反复实践掌握动作的要领，老年人宜参加个人熟悉和有兴趣的运动项目。为老年人编排的锻炼程序和体操，其动作应简单，便于学习和记忆。

③老年人应学会识别过度运动的症状，运动指导者应保证老年人在健身运动中的安全，避免伤害的发生。运动中体位不宜变换太快，以免发生体位性低血压。

④老年人体能低和适应能力较慢，运动进展速度要缓慢，延长准备和整理活动的时间。

⑤老年人常合并有骨质疏松症和下肢骨关节病，不宜做高冲击的活动，如跳绳、跳高和举重等运动。

⑥老年人在服用某些药物时，如倍他乐克和氨酰心安等，不能用心率来测定运动强度，可采用自觉运动强度分级表来判断运动强度，9～11级即为感觉稍累，老年人健身运动一般不应超过这一强度。

2. 成年人的身体活动指导

（1）目标：目的为增强身体、预防慢性疾病、保持肌肉力量、延缓身体衰退、改善心肺功能、改善能量平衡等。

（2）内容及活动量：

①耐力运动：如步行、慢跑、骑车、游泳、登山、舞蹈、球类等运动，以及气功和太极拳等中国传统运动。选择中等运动强度，＞60％最大心率，从低强度开始，逐渐增加，每周3～7次。

②肌力运动：保持或增加腹肌、腰背肌和四只肌肉的肌力，一般采用个人最大负荷的30％～50％的运动强度进行训练，将不同肌群分组练习，开始每组动作少、每个动作重复次数少、每组之间休息的时间长。待到适应后，动作数、重复次数逐渐增加。每周练习2～3次，每次20～30min。

③生活方式有关的身体活动：通过生活中各种身体活动增加总身体活动水平，如爬楼梯、家务劳动、职业和交通出行有关的身体活动等。

3. 青年人的身体活动指导

（1）目标：以提高身体素质，学习运动技能，培养运动兴趣为目的。

（2）内容及活动量：

①耐力运动：如跑步、骑车、游泳、登山、划船、滑冰、滑雪、舞蹈、体操、球类等运动。中等以上运动强度，最大心率60％～85％，每天运动40～60min，每周5～7次。

②肌力运动：增加胸肌、腹肌、腰背肌和四肢等肌肉的力量和体积，一般采用个人最大负荷的40％～70％的运动强度进行训练，各肌群分组练习。每周练习2～4次，每次30～60min。

③运动技能的学习：结合运动锻炼进行，如球类、体操、田径、舞蹈、游泳等。

（五）常见慢性病患者的身体活动指导

1. 超重和肥胖者

（1）目标：提高安静代谢率，消耗能量，降低体脂肪，保持或增加肌肉重量，维持体重，避免减体重后反弹，增强体能，预防和治疗肥胖的合并症，如高血压、冠心病和糖尿病等。

（2）内容及活动量：

①有氧耐力运动：如步行、慢跑、游泳和自行车等运动项目。严重肥胖者多伴有膝关节骨关节病，由于下肢负担重、膝关节疼痛，可以从水中的运动和自行车运动开始，还可以配合一些上肢运动。在体重减轻和骨关节症状缓解以后，再选择其他形式的运动。

功率自行车运动可减轻膝关节负担，并可通过变换速度和阻力来调整运动强度。水中运动包括水中行走、球类和游戏等，水的浮力可减轻下肢关节的负荷。舞蹈、健身操有助于使身体体形变得匀称，并可丰富运动内容。

运动量与热能消耗有关，运动量越大消耗热能越多、越有助于减肥。运动强度应维持在65％最大心率，运动能力较差者也可低于65％的最大心率。肥胖者的运动量原则上应高于原来的身体活动水平，推荐每天坚持60min以上中等强度的运动。

运动的进度决定于个人的健康状态。对健康状态好的肥胖患者，参加运动计划的第1周，平均每天运动消耗150kCal以上，8～12周后平均每天运动消耗300kCal以上。对健康状况差的肥胖人，则需较长时间达到运动能量消耗目标，肥胖并发高血压、冠心病或糖尿病时，应在医生指导下制定运动处方。

②肌力训练：可通过肌力训练操和运动器械进行胸腹和四肢等肌肉的抗阻力练习。肌力训练一方面在减肥过程中可以保持瘦体重，另一方面可以增加能量消耗、改善心血管功能，还可以丰富运动锻炼的内容。有条件者可以每隔一天进行一次肌力训练，时间至少达到20min。

③生活方式有关的身体活动：通过生活中各种身体活动增加总身体活动水平和能量消耗。

（3）注意事项：肥胖本身就是发生运动损伤的危险因素，因而对于体重特别高、日常又缺乏运动者，开始锻炼时更需采取保护措施。自行车、游泳等运动下肢关节的承重小，发生关节损伤的风险也相对较小，应鼓励肥胖者进行这些活动。

肥胖者运动中产热多，更容易发生脱水和中暑。在大量出汗的情况下，应合理安排补液。

由于运动消耗能量有限，单纯靠运动减低体重很难达到预期目标。因此必须结合饮食控制才能实现成功减肥。减肥速度不宜过快，多数情况下，每周减少 0.5～1kg 体重比较适宜。

建立一个减体重的长期计划很重要，在实施计划过程中，要依据情况的变化，不断调整饮食和运动方案。只有养成健康的生活习惯，并且长期坚持，才能更有效地避免减轻体重后体重反弹。

2. 原发性高血压　原发性高血压通常伴有外周血管的阻力增加，同时造成心脏负荷增加。运动具有舒张外周血管和改善心脏功能的作用。肥胖的高血压患者的主要治疗措施之一是管理体重，身体活动是体重控制的必要手段。身体活动有助于改善高血压患者的血脂和血压水平，提高生活质量。运动对正常人和Ⅰ期高血压患者具有明确的疗效。

（1）目标：提高心肺和代谢系统功能；稳定血压；控制体重；预防并发症及缓解精神压力等。

（2）形式：以大肌肉群参与的有氧耐力运动为主。提倡高血压患者进行有氧、中低强度、持续 10min 以上的活动。肌肉力量练习仅限于病情较轻和运动伤害风险较低者。此外推荐中、低负荷的大肌肉群运动。

太极拳、瑜伽等运动，强调运动、意念和心态调整相结合，也是适合原发性高血压患者的运动形式。功能性锻炼和体育娱乐活动，应结合生活和工作环境实施。

（3）活动量：高血压患者如没有运动禁忌，运动能力也没有特殊限制，其目标活动量可参考一般健康人的推荐量。发生运动伤害风险较高的患者，则应根据个人健康和体质来确定。高血压患者的身体活动一般应达到中等强度，即 50%～70% 最大心率。

（4）运动处方：高血压患者由于心血管病等并发症造成运动能力受损时，应根据具体情况制定相应的运动处方。针对高血压患者的脏器损害和用药等情况的变化，处方中需要采取相应的措施保证身体活动的安全。

高血压患者的锻炼计划和运动处方应以日常习惯性活动量作为基础，逐渐增加到设定的身体活动量目标，并根据患者的运动反应和病情变化，对目标和计划作出必要的调整。

（5）注意事项：高血压患者的病情不同，发生运动意外伤害的风险也不同，应采取不同医学监督和风险控制措施。其中首要关注的问题是防止心脑血管意外的发生。

①β受体阻断剂影响运动中的心率反应，采用 RPE 量表把握运动强度更可靠。

②β受体阻断剂和利尿剂影响水代谢和体温调节，湿热天气和运动中出汗多时，应注意监测，及时补充水分。

③α_2 受体阻断剂、钙通道拮抗剂和血管舒张药物，可诱发运动后低血压，因此需延长运动后的放松过程，并逐渐降低运动强度。

④利尿剂可诱发低钾，使发生心律失常的风险增加，应酌情适量补钾。

⑤病情较重者的医学监督中，血压上限为收缩压 220mmHg，舒张压 105mmHg。接近或超过上限时，应当停止运动。

⑥抗阻力训练时应采用合理的呼吸模式，避免憋气，特别是在用力时应避免憋气。

⑦耐力运动作为治疗方案的一部分时，要注意运动与降压药物的协同作用。为预防低血压，必要时应酌减用药剂量。

⑧运动只是高血压治疗的一部分，必须同时注意饮食、限盐、限酒、减肥等，才能获得更好的效果。

3.2 型糖尿病　糖尿病患者的主要治疗措施之一是管理体重，身体活动是体重控制的必要手段。身体活动可促进肌肉摄取葡萄糖，辅助降低血糖，有助于预防和治疗与高血糖有关的并发症；改善糖尿病患者的血脂和血压水平，提高生活质量；改善心血管功能，预防和延缓糖尿病患者心血管病的发生和发展。

糖尿病患者的身体活动管理，应在全面的疾病诊断和运动能力评估的基础上，针对个体的病情、运动能力、参考并结合有关临床治疗措施，与患者共同制定个体化的身体活动计划。

（1）目标：糖尿病患者活动的主要目标是通过锻炼心肺功能，改善胰岛素敏感性，控制血糖和血脂，保持或改善肌肉功能，控制病情，预防并发症。

（2）形式：可选择大肌肉群参与的有氧耐力运动和肌肉力量练习。下肢活动受限者可进行上肢和躯干肌肉练习，如俯卧撑、撑墙、引体向上、仰卧起坐等。

已有糖尿病合并症时，合理选择运动方式有助于降低发生意外伤害的风险。如合并足部溃疡者，可选择上肢运动和下肢肌力器械练习；合并肥胖者，可选择下肢负重少的自行车运动和游泳等；合并自主神经损害或使用 β 受体阻断剂者，运动中的心率和血压反应异常，因此以 RPE 量表把握运动强度更可靠。此外，功能性锻炼和体育娱乐活动，可结合生活、工作的具体条件和环境来实施。

（3）活动量：在没有运动禁忌，即运动能力没有受到特殊限制的情况下，糖尿病患者身体活动的推荐量基本和普通人相同。日常活动较少或风险较高者宜选择适宜强度制定身体活动目标。总活动量的设定也应以个人病情和体质为基础。

糖尿病患者的身体活动一般应达到中等强度，即 50%～70% 最大心率。在身体条件允许的情况下，每天都应该累计一定量的运动，可按每周平均计算，达到每天若干千步当量的目标。

为了保持和增强肌肉代谢血糖的功能，鼓励糖尿病患者从事各种肌肉力量训练。可以从中、低负荷开始，每组肌肉练习 8～10 个重复。随着肌肉力量的增强，负荷和重复可以逐渐增加。当训练负荷较大时，同一组肌肉的练习应隔日进行。

（4）运动处方：由于心血管病等并发症造成运动能力受损时，应根据具体情况制定相应的运动处方。针对血糖、脏器损害、体液平衡、用药等情况的变化，处方中需要采取相应的措施保证身体活动的安全。糖尿病患者的锻炼计划和运动处方应以日常习惯性活动量作为基础，逐渐增加到设定的身体活动量目标，并根据运动反应和病情变化，对目标和计划作出必要的调整。

（5）注意事项：糖尿病患者的病情不同，发生运动意外伤害的风险也不同，应采取不同医学监督和风险控制措施。其中首要关注的问题是防止心血管意外的发生。

①增加运动量时的进度安排：增加运动量和强度时应合理安排进度，以保证运动安全。

对于运动伤害风险低的患者，运动量和强度的增加一般需要 1～2 个月；风险较高的患者则需要至少 3～6 个月。

②在运动量和强度的增加过程中，应定期监测患者的运动反应和病情变化，并对运动计划作出必要的调整。对于风险高者，应多做运动前评估，医学监督下的运动适应期需更长，运动过程中应进行更频繁的随访。

运动低血糖的预防：糖尿病患者参加运动初期，建议由同伴陪同，并随身携带糖果备用。如在晚上运动，应增加主食摄入，预防发生夜间低血糖。使用胰岛素的患者，在运动前应避免将胰岛素注射于运动肌肉，最好选腹部。在初次运动和改变运动量时，应监测运动前和运动后数小时的血糖水平，如运动时间长，还应考虑运动中的监测。根据监测的血糖变化和相应的运动量，可酌情减小运动前胰岛素用量或增加主食摄入量。运动前血糖水平若小于100mg/L，应进食主食20～30g后再运动。有些患者运动后低血糖的影响可持续48h，必要时应增加运动后的血糖监测。

③运动时的足部保护：患糖尿病多年者，因微血管和神经病变，出现足部微循环和感觉障碍。除了每天检查足部之外，为避免发生足部皮肤破溃和干扰，参加运动前也应做足部检查，特别要选择合适的鞋子和柔软的袜子。病情重者建议从事足部无负重运动，如自行车、游泳、上肢锻炼等。

根据足部的病变程度，可参考表8-12的原则，采取不同的措施。

表8-12 糖尿病足的分期和处理

分期	0	1	2	3
症状体征	无异常	感觉迟钝	感觉丧失	破溃
处理	定期检查	每天检查	限制负重活动	限制下肢运动

五、运动中不适症状和意外的预防、自我监测和处理

1. 胸部、上肢、颌骨或颈部疼痛、不适或沉重感 可能是心绞痛，应坐下休息，如疼痛继续时服用硝酸甘油，疼痛持续20min仍不缓解，应看医生。

2. 脉搏不规则 可能是心律失常，建议请心脏康复医生检查是良性或有害的心律失常。

3. 头晕、头痛、冷汗、不协调、面色苍白或晕厥 观察是否脑供血不足，应立即停止运动，躺平抬高足部。

4. 脉搏达到或超过目标心率的上限，停止运动后心率仍高 可能是运动过度所致，可在运动训练时经常测脉搏，一旦心率达到上限，要降低运动量。

5. 呼吸急促、困难或恶心、呕吐 常常是运动强度超过个体心肺功能或突然停止运动出现消化道供血不足，应减少运动强度和减少运动持续时间，做好充分的准备运动才能参加运动训练。

6. 运动后24h仍感疲劳、睡眠困难 这是运动量大的表现。运动训练前充分的准备活动及减低运动量，可消除上述症状。

7. 小腿前侧或沿胫骨出现疼痛，运动时腓肠肌疼痛或痉挛 常因下肢循环不好、肌肉炎症或受刺激所致，应穿厚软底鞋或加厚软鞋垫，避免在水泥地上运动，如仍痉挛应去看运动医学医师。

8. 两肋胀痛 多为膈肌或呼吸肌痉挛，可予以即时处理，令其往前倾斜坐，并揉两肋部。

9. 上、下肢或髋部肌肉疼痛或痉挛　可能与运动前未做充分的准备活动有关，采取伸展痉挛肌肉、按摩、洗热水浴等方法，可缓解症状。

10. 髋部、膝、踝、趾或肩关节炎或痛风发作　常因关节活动强度过大所致，需要休息或看专科医生，待关节消肿后再运动。改变运动方式和穿运动鞋，从低强度开始运动，可避免发生上述症状。

11. 充分的准备活动和整理活动　准备活动也叫热身运动，使心率逐渐加快，避免因心率骤然加快而增加心脏负担。整理活动使运动强度逐渐降低，防止骤然停止运动引起晕厥。

（李可基）

附录

附表1　家庭活动的代谢当量

身体活动	身体活动性质	代谢当量（METs）	$kJ \cdot h^{-1} \cdot kg^{-1}$（kCal $h^{-1} \cdot kg^{-1}$）体重
安静不动	静卧，仰卧（看电视），在床上静卧—清醒	1.0	4（0.9）
家庭活动	坐位，编织，缝纫，包装礼品	1.5	6（1.4）
	洗衣，折叠，挂晾，放衣物于洗衣机或烘干机内，整理手提箱（意味着站立）	2.0	8（1.9）
	整理床	2.0	8（1.9）
	采购（非日用杂品），站立	2.0	8（1.9）
	采购非日用杂品，走动	2.3	9（2.1）
	熨烫衣物	2.3	9（2.1）
	收拾衣物，整理摆放衣物，收拾洗后的衣物（意味着步行）	2.3	9（2.1）
	洗盘子，站立或一般（不分站立/走动成分）	2.3	9（2.1）
	洗盘子，从桌上收拾盘子（走动）	2.3	9（2.1）
	做饭或准备食物，站立或坐位或一般（不分站立/走动成分）	2.5	10（2.4）
	安排就餐，布置餐桌（意味着走动或站立）	2.5	10（2.4）
	做饭或准备食物，走动	2.5	10（2.4）
	收拾日用杂物（搬动杂物，购物不使用推车）	2.5	10（2.4）
	清扫地毯，清扫地板	2.5	10（2.4）
	打扫卫生，轻（除尘，整理，吸尘，更换床单，搬运垃圾），中等用力	2.5	10（2.4）
	和孩子游戏，轻度用力（坐位）	2.5	10（2.4）

续表

身体活动	身体活动性质	代谢当量（METs）	kJ · h⁻¹ · kg⁻¹（kCal h⁻¹ · kg⁻¹）体重
	和孩子游戏，轻度用力（站立）	2.8	12（2.8）
	整理家庭用品，中等用力（意味着站立）	3.0	13（3.1）
	照看孩子：坐/跪——穿衣，洗澡，梳理，喂饭，偶尔抱起孩子，轻度用力	3.0	13（3.1）
	照看孩子：站立——穿衣，洗澡，梳理，喂饭，偶尔抱起孩子，轻度用力	3.5	15（3.6）
	拆/装箱子，偶尔抬起一些东西，轻度到中等用力（站立）	3.5	15（3.6）
	采购食品，没有推车	3.5	15（3.6）
	打扫卫生，房子或小屋，一般	3.5	15（3.6）
	打扫车库、人行道和房屋外面	4.0	17（4.0）
	和孩子游戏，中度用力（走/跑）	4.0	17（4.0）
	打扫卫生，重或较重（major）（洗汽车，洗窗户，擦地，打扫车库）重度用力	4.5	19（4.5）
	打扫庭院，拖拉树枝	5.0	21（5.0）
	跪着用手刷地板	5.5	23（5.5）
	和孩子游戏，重度用力（走/跑）	5.0	21（5.0）
	移动家具和家庭用品	6.0	25（5.9）
	移动家庭用品，搬箱子	7.0	29（6.9）
	搬运杂物上楼	8.0	33（7.8）

附表2　各种活动的代谢当量

活动	活动性质	代谢当量（METs）	kJ · h⁻¹ · kg⁻¹（kCal h⁻¹ · kg⁻¹）体重
自行车	<16km/h，一般、休闲、上班、娱乐	4.0	17（4.0）
	16~19km/h，休闲、慢、轻度用力	6.0	25（5.9）
	19.1~22.4km/h，休闲、中度用力	8.0	33（7.8）
健身房锻炼	健美操（例如：俯卧撑，引体向上，仰卧起坐），大强度，重度用力	8.0	33（7.8）
	健身操、家庭锻炼、轻或中等强度、一般（如背部练习），上下楼	4.5	19（4.7）
	瘦身操	6.0	25（5.9）
	瑜珈	4.0	17（4.0）

活动	活动性质	代谢当量（METs）	kJ·h⁻¹·kg⁻¹（kCal h⁻¹·kg⁻¹）体重
舞蹈	有氧运动课程教练，同时参加练习	3.0	13（3.1）
	一般舞蹈	4.5	19（4.5）
	舞厅，快（例如迪斯科、民间舞、方步舞）	5.5	23（5.5）
	舞厅，慢（如华尔兹、狐步、慢速舞蹈）	3.0	13（3.1）
杂项	玩牌，下棋（坐位）	1.5	6（1.4）
	绘画或书写，赌场赌博（站立）	2.0	8（1.9）
	阅读，图书、报纸（坐位）	1.3	5（1.2）
	书写，桌面工作（坐位）	1.8	7.5（1.8）
	谈话或打电话（站立）	1.8	7.5（1.8）
	谈话或打电话（坐位）	1.5	6（1.4）
	学习，一般，包括阅读和/或书写（坐位）	1.8	7.5（1.8）
	上课，一般，包括记笔记或课堂讨论（坐位）	1.8	7.5（1.8）
	阅读（站着）	1.8	7.5（1.8）
演奏音乐	手风琴	1.8	7.5（1.8）
	大提琴	2.0	8（1.9）
	指挥	2.5	10（2.4）
	鼓	4.0	17（4.0）
	小提琴	2.5	10（2.4）
	吉他，古典，民间（坐位）	2.0	8（1.9）
	吉他，摇滚乐队（站立）	3.0	13（3.1）

第三节　吸烟与饮酒

吸烟、酗酒和吸毒是常见的对人类健康造成极大危害的成瘾行为。如何转变、控制乃至消除这类行为，是健康教育面临的重大课题。

一、成瘾性行为的概念、形成过程及影响因素

（一）成瘾行为的概念

吸烟和酗酒是典型的成瘾行为（亦称依赖性行为）。所谓瘾，是指各种生理需要以外的超乎寻常的嗜好。成瘾，指养成该嗜好的过程。导致人上瘾的物质称致瘾原，致瘾原能使易成瘾者产生强烈的欣快感和满足感。其中，毒品引起的欣快感强烈、持久、极易产生依赖性，称强致瘾原；香烟和酒带来的欣快感相对弱，持续时间短暂，称弱致瘾原。致瘾原越强，促其行为转变的过程越艰难。

（二）成瘾行为的特征

成瘾行为，指成瘾后表现出的一系列心理、行为表现。它有两个重要的行为特征：第一，已成为成瘾者生命活动中的必需部分，从健康的三维角度，可以观察到强烈的心理、生理、社会性依赖；第二，一旦终止成瘾物质的使用，将立即引起戒断症状；一旦恢复成瘾行为，戒断症状将会消失，同时产生欣快感。

1. 生理性依赖　成瘾行为已在体内形成包括循环、呼吸、代谢、内分泌系统的生理基础，以适应烟、酒、毒品等本来是额外的需要。

2. 心理性依赖　成瘾行为已完全整合到心理活动中，成为完成智力、思维、想象等心理过程的关键因素。

3. 社会性依赖　一进入某种社会环境或某种状态，就出现该行为。例如，吸烟成瘾者假如不先吸烟就无法完成开会、人际交往、做报告等社会活动。

4. 戒断症状　一旦中止成瘾物质的使用，会出现空虚、无聊、无助、不安等心理异常，同时会出现嗜睡、流涎、恶心等躯体症状，是一组心理和生理的综合改变。烟、酒在成瘾后各有特异的戒断症状。

（三）成瘾行为的形成过程

1. 诱导阶段　人与致瘾原偶尔接触，初步尝到"甜头"。如喝酒后的飘飘欲仙感；手拿烟卷的自我陶醉的"成就"感等。这些欣快感对成瘾者有强大吸引力，但终止后不会有明显戒断症状。

2. 形成阶段　在内、外环境的共同作用下，尚未成瘾的行为不断重复，直到产生依赖。初期成瘾者常有羞耻感、畏惧感和自责心理，易于及时矫治。一旦依赖建立，矫治难度将增加。多数成瘾者仍有强烈的戒断愿望，只是难以忍受戒断症状。而戒断症状带来的痛苦会对成瘾行为起正反馈作用，使行为程度加剧。此时若及时矫治，容易戒断。但当依赖已经建立，矫治难度将增加。不成功的戒断次数愈多，成瘾行为恢复后的超欣快感愈明显。

3. 巩固阶段　成瘾行为已巩固，并整合为生命活动的一个部分。成瘾者此阶段对各种促使其戒断的措施有强烈的心理抵抗，瘾的发作可使他们宁可不吃、不喝、不睡，甚至明知后果严重。

4. 衰竭阶段　由于成瘾性行为使躯体和心理受到严重损害，社会功能也会发生不同程度的缺失。如酒依赖和酒中毒者出现酒精性肝硬化症状。

不同的致瘾原和不同类的成瘾行为，经历上述过程的表现各异；同一行为的个体间差异也很大。但通常来说，吸烟者的诱导时间较长，有的初吸时呛咳不止，没有明显的欣快感。但是有研究表明，青少年时代如尝试成瘾行为，留在大脑皮层中的记忆印象十分深刻，对成年后的成瘾行为发展有较大影响。

（四）成瘾行为的内、外影响因素

1. 人格特征　面对同样的致瘾原，并非所有人都成瘾。人群中有一部分被认为"易成瘾者"。作为导致成瘾行为的内因，他们具有以下人格特征：

（1）被动依赖：从众心理，凡事无主见，行为随大流，对不良事物缺乏批判性。

（2）过度敏感：与人交往的过程中过度紧张、焦虑、疑心；性格内向，有内心矛盾冲突时，既不与人交流，也没有积极的解脱方式，对外界的耐受性差，适应不良。

（3）高级意向减退或不稳定：意志薄弱，缺乏对诱惑的抵抗力。

（4）情绪不稳和冲动性：易有冲动行为，争强好胜，易激惹。易在别人挑唆、激将下接受致癌原。

2. 社会环境因素 不良社会环境，如社会的暴力、杀人、种族歧视、失业、通货膨胀和拜金主义等，引起人们对现实生活的惶惑和厌倦；社会各阶层都有一些人物质生活虽然丰足，但精神却极度空虚。以上社会环境促使易成瘾者希望借助成瘾行为获得暂时的内心安宁。

3. 社会心理因素 生活节奏的加快、激烈的竞争，生活紧张性刺激增多，使人们应激增加。由此，有人借吸烟来调节情绪，提高工作效率；有人借酗酒来消除烦恼、空虚、胆怯、失败等心理感受。

4. 文化因素 不同的文化现象对于成瘾行为起到了社会润滑作用，如在我国，烟和酒作为社会生活中的一种小媒介、润滑剂，常常使得人际交往更易成功，故有"烟为路，酒为桥"，"烟酒不分家"的说法，在社会价值上取得难以替代的满足感，并具有广泛的社会文化认同。受传统习俗影响，敬烟、敬酒作为礼貌待客的方式，甚至是喜庆和礼仪场所的重要活动。许多人明知吸烟、饮酒有害健康，在一定的社交场合下仍不得不参与其中。时间一长，自然而然地整合到自己社会生活的日常行为模式中。

5. 传播媒介因素 媒体宣传与广告效应在成瘾行为的形成中起到了不可低估的作用。有些媒体追求广告商业利益；影视业借助吸烟、饮酒表现一定的复杂心理活动、人物的个性、社会形象、风度和仪表等；各种形式的广告及影视作品中都可见到吸烟者。

6. 团体效应 团体内广泛存在的吸烟、酗酒现象，其致成瘾作用对具有强烈认同感的成员来说，影响比外界更大。许多青少年的吸烟行为，源自同龄小伙伴集团。犯罪团伙从事贩毒，往往先诱使其成员吸毒，以此作为团伙内互相认同的主要标志。

7. 家庭影响 吸烟和酗酒行为都有"家庭聚集现象"，即家庭成员在某健康相关行为上的相似程度显著大于非成员。美国有调查发现，来自父母吸烟家庭的孩子吸烟率比其他家庭高 1.5 倍；若家中还有年长兄弟姐妹吸烟，该吸烟率还将增加 1 倍。这一现象的产生并不取决于父母对吸烟的态度，而在于他们的"榜样"行为迎合了青少年强烈的好奇心理，并引发其探究行为。同时，家庭成员享有共同的遗传基因，亦可解释家庭聚集性。

二、吸烟与酗酒对健康的危害

(一) 吸烟对健康的危害

全球约有 12 亿烟民，其中每年死于与吸烟相关的疾病的人数约 490 万。这个数字是全球每年死于艾滋患者数的近两倍。长期大量吸烟可引发肺癌、支气管炎、肺气肿、缺血性心脏病、胃和十二指肠溃疡等。WHO 预计，除非立即采取行动，否则到 2020 年时，每年死于烟草使用的人数将达 900 万之多。

中国是全球最大的烟草生产和消费国，也是世界上受烟草流行影响最严重、损失最大的国家。目前我国有 3.5 亿烟民，63% 的成年男性和 4% 的女性吸烟，总数超过 3.5 亿人。吸烟率居高不下，香烟年人均消费量持续走高（1970 年：730 支，1980 年：1290 支，1990 年：1900 支）。中国被动吸烟也相当严重，有 54% 的成年不吸烟者每周至少有一天被动吸烟。消费全球香烟产量的三分之一。每年全球每 4 个与烟草有关的死亡中，就有一个发生在中国。如果目前的状况持续下去，到 2050 年，每天将有 8 000 人死于吸烟，每年将达 300 万。控制吸烟已成为全球和我国重要的公共卫生问题。

（二）酗酒对健康的危害

多年来的流行病学调研资料表明：长期、过多饮酒是高血压、冠心病和慢性肝病的主要危险因素之一，也是卒中发生的一个危险因素。在个体研究中，饮酒与心血管疾病的危险度呈"U"字形。即适量饮酒（每日<9g＝对冠心病有保护效应。终生不饮酒或严重嗜酒者心血管疾病的危险度均高。弗明汉资料表明，饮酒量每月<3kg，冠心病的危险减少，可使血中高密度脂蛋白-胆固醇含量增高，而大量饮酒血中高密度脂蛋白-胆固醇含量则降低，冠心病的危险性上升。

但不可忽视的是，饮酒可升高血压，增加肝脏疾患硬化、胃癌、心肌损害和猝死的危险性。因此，不可顾此失彼，要权衡利弊得失，以不饮酒或少饮酒为好。近年来的分子生物学研究揭示，长期大量饮酒，可使人体细胞中与代谢有密切关系的线粒体数目显著减少，致其所含酶类活性下降，细胞的氧化磷酸化代谢过程受阻，能量物质三磷酸腺苷合成减少，从而影响细胞正常生理功能。

酒精（乙醇）及其代谢产物乙醛作用于肝细胞和心肌细胞的线粒体，使心、肝细胞线粒体功能受损害，从而引起心脏和肝脏结构与功能的全面受损害。尤其在坚持体育运动的同时仍持续饮酒，可加重心脏和肝脏的损害。其机制可能是饮酒可使肾上腺皮质激素水平上升，儿茶酚安水平也上升，有时是肾素-血管紧张素系统或对抗利尿激素的作用，使得心率加速，心搏出量增加，皮肤和部分内脏末梢小动脉收缩，外周阻力增大，血压上升，成为脑卒中的直接危险因素。

三、吸烟行为的预防、矫治与健康促进

（一）控烟戒烟策略

控烟的总策略可以按渥太华宪章提出的健康促进五大行动领域进行设计，包括制定公共卫生政策，建立支持环境，加强健康教育及社区行动，发展个人技能及调整卫生服务方向。针对不同地区、不同人群的具体策略可能有所不同。表 8-13 是有关专家提出的控烟策略，分为立法、教育及信息传播和组织全国范围的控烟项目三大类，虽然是一般策略，但比较具体、详细地比较了各类策略的效果、成本大小及实施时可能碰到来自烟草公司的阻力，可供选择优先采取策略时的参考。

表 8-13　各类控烟策略的效果、成本及来自烟草公司的阻力

策　略	效果	成本	来自烟草公司的阻力
1. 立法：向烟草产品增税和其他经济措施	很好	不高	大
—禁止烟草广告	很好	不高	大
—烟草产品及广告上加警示图	很好	不高	大
—烟草产品及广告上加警句（示图）	弱	不高	中
—对香烟中有害物质的限量规定	弱	不高	小
—保护不吸烟者的权利	中	不高	中
—保护易受影响者	中	不高	小
2. 教育和信息传播：向领导者和重要组织传播信息	中	不高	小
—鼓励医务工作者和知名人士率先控烟	很好	不高	小
—向大众传播吸烟危害知识	中	高	小

续表

策　略	效果	成本	来自烟草公司的阻力
——鼓励群众，尤其是儿童拒绝吸烟行为	很好	高	小
——鼓励吸烟者戒烟或减少吸烟量	弱	不高	小
——鼓励危险职业人群及孕妇戒烟	中	中	小
3. 实施全国范围控烟项目：建立全国性控烟项目的计划和协调机构	中	中	小

（二）控烟健康教育的干预措施

1. 做好部门协调　要使省、市的政府、人大、政协、教委、宣传、商业等部门都对控烟给予重视和合作，才能使公共场所禁止吸烟法得以出台和实施，世界无烟日和社区控烟等活动有效开展，加强合作，确保控烟活动顺利进行。

2. 控烟执法和立法　首先要使现有的立法得到落实和贯彻，尤其是广告法和公共场所禁止吸烟的法规，加强监督，组织执法队伍认真执行。目前在大商场、会议厅、电影院、医院、学校等场所吸烟已明显减少，但工作场所吸烟的还很多，公共场所禁止吸烟法的落实还有很艰苦的工作要作。

3. 通过大众传媒开展控烟健康教育　包括：①基本信息：对于一般人群的教育内容是：吸烟与健康任你选择；吸烟与气管炎、肺癌、冠心病有关；公共场所禁止吸烟的主要内容：为了你和他人的健康，请你在公共场所不吸烟；烟草像鸦片，切勿尝苦果。对于青少年的教育内容是：吸烟是坏习惯，会给你造成不良形象；吸烟影响容貌；拒绝敬烟方法。对于妇女的教育内容是：吸烟影响儿童和胎儿健康；不受吸烟的毒害是妇女和儿童的权利；妇女应劝丈夫不吸烟。对于吸烟者的教育内容是：只要有决心，不怕烟痛深；放下手中烟，健康在眼前；我已戒烟了，请你来监督；②传播材料制作，制作各种广告式视听材料、宣传画、标志、传单、录像带、板报、专栏、典型事例。在正式制作前，应在目标人群中进行预试验，然后进行修改，以提高质量，减少盲目性，讲求传播效果；③利用多种传播渠道，电视、报纸、电台、专栏等，要利用不同途径宣传相同的基本信息，传播科学、易懂、吸引人的材料，多采用广告式宣传，进行动态报道。

4. 骨干培训班　包括卫生和非卫生人员，尤其强调领导带头不吸烟。

5. 充分利用世界无烟日、烟草或健康大会等时机，大力开展控烟活动。主要内容有：①卫生部门和政府、社区、学校等联合行动，进行大规模宣传，围绕一个控烟主题进行；②建议在商场暂停售烟；③开展群众性控烟活动，如青少年抵制吸烟签名，不吸烟文艺表演，组织戒烟，开展戒烟比赛；④对活动进行记录和评价。

6. 开展社区控烟活动　①社区建立控烟组织，开展不吸烟活动，执行控烟制度，在公共场所禁止吸烟；利用传媒，面对面教育，开展社区控烟宣传；②开展无烟居委会，无烟一条街活动；在办公室不吸烟，来客不敬烟，不设烟具；对在办公室或无烟一条街吸烟者进行教育或给予一定处罚；③无烟家庭活动：无烟家庭具体要求是：家中无人吸烟、来客不敬烟、家中不设烟具；④举办戒烟学习班，进行戒烟方法指导。

（三）戒烟技巧

提倡吸烟者戒烟。帮助吸烟者戒烟的策略具有十分积极的作用。戒烟者不仅能减少患心血管疾病、肺部疾病和各种癌症的危险，避免早死，延长寿命；对其家庭成员，特别是母亲和儿童减少被动吸烟的危险，也带来很大益处。戒烟还有很明显的经济效益。关于戒烟策略，在发达国家研究得比较多，不少国家已经组织各方面专家，针对这类人群制定了比较好的戒烟指南，指南中都提出了十分详细、操作性很强的实用策略。例如，在美国健康及人类服务部和疾病控制中心开发的戒烟指南中，关于戒烟的一般策略包括以下内容：如何正确使用尼古丁替代物；如何设计动员吸烟者尽快采取戒烟行动的方案；如何预防戒烟者的复吸；如何帮助戒烟者克服戒烟过程中体重增加的问题等。当务之急还是通过各种途径展开全民健康教育及宣传动员活动，让吸烟者和他们的亲友、同事等社会关系充分认识烟草的危害，劝告吸烟者尽早加入戒烟的行列。对那些已经打算或已经开始戒烟的人们，戒烟专家、社区初级保健医生和健康教育工作者等应该给予他们足够的关心和正确指导，帮助他们戒烟成功，防止复吸。

烟民对戒烟的态度，分为不愿戒烟、对于戒烟犹豫不决、决定戒烟和巩固4个阶段。提高戒烟技巧，主要是针对决定戒烟和犹豫不决者。对不愿戒烟者暂不给予提供这方面的技能。戒烟阶段包括：

1. 做出决定　要决心戒烟，首先要了解吸烟危害。应了解烟雾中有多种有害成分，能引起心血管病、肺癌、肺气肿、皮肤和牙齿的损害；被动吸烟对妇女、儿童健康的危害；吸烟不文明。有些人，包括医务人员在内，认为吸烟的害处并不那么严重，或者认为吸烟引起的疾病不一定会发生在自己身上。有些年轻人认为吸烟潇洒，是成熟的表现，因此，卫生人员应该针对不同对象进行教育，克服戒烟的障碍。健康管理师应帮助他们做出戒烟的决定。

2. 准备戒烟　帮助吸烟者分析为什么吸烟？在什么时间、什么场合要吸烟？和什么人在一起会吸烟？了解戒烟可能有哪些不适，如头昏、出汗、颤抖、咳嗽、睡眠不好等；在准备阶段如何克服烟瘾和不适，消除紧张心理和他人的诱惑？如准备阶段还在吸烟的话，改变吸烟时间的场合；设计一些克服烟瘾的方法，或准备戒烟糖、尼古丁膏药、电子烟等。

3. 戒烟　选择戒烟日期的方式：可从某纪念日、假日起突然停止吸烟，也可逐渐减少支数，推迟每天吸烟时间，在不太长的时间内达到完全不吸。克服尼古丁成瘾的不适：戒烟过程中，如因尼古丁成瘾带来不适，可用深呼吸、多喝水、运动或进行其他不便于吸烟的活动。如难以耐受，可贴尼古丁膏药，用尼古丁口香糖，吸电子烟等。预防烟具和烟友的诱惑：戒烟日前应将已有的烟和烟具全部扔掉，否则它会诱惑你再吸，还要学会拒绝朋友的敬烟，一旦戒烟就应当把自己看做是一名不吸烟者。

4. 巩固　克服烟瘾和尽量放松自己。克服烟瘾可用深呼吸，饮水，吃零食，做其他事情放松自己，如听音乐、散步、跳舞、体育活动、手里拿其他东西等。

四、控酒与健康促进

1. 推广健康生活方式，倡导文明餐桌礼仪

（1）慢性病防治相结合：如在医院和社区等场所开展的健康教育干预中，倡导健康文明的生活方式，如健康四大基石的"戒烟限酒"等，提倡"少量饮酒，健康之友；过量饮酒，罪魁祸首。"

（2）与遵守交通法规相结合：普及交通法规，减少并杜绝酒后驾车，"司机一滴酒，亲人两行泪！"。加大对酒后驾车的监督与处罚。

（3）与餐桌健康文明礼仪相结合：针对中国酒文化的氛围，在社会和家庭中营造"敬酒

不劝酒"的健康文明的餐桌礼仪，提倡"只要感情有，喝啥都是酒"的新时尚。

（4）与反腐倡廉活动相结合：要动员关键人物，特别提倡社会团体、单位的党政干部带头做表率，带动社会文明风气。

2. 对酗酒成瘾者强制戒酒   对酗酒成瘾的慢性酒精中毒者，在家庭成员的同意与配合下，可在专科医院住院的条件下，采取药物戒除酒瘾。

（钮文异）

第四节   心理与健康

一、心理健康

（一）心理健康的概念

Engel G. L. 于 1977 年在《科学》杂志上发表了一篇著名的论文，提出了一个基本假设：健康与疾病是生物、心理及社会因素相互作用的结果，即生物心理社会模式（Biopsychosocial Model）。生物心理社会模式提出后，立即在健康领域产生了广泛的影响，导致了医学模式转变的运动，即传统的单纯生物医学模式转向当代生物心理社会医学模式，使健康领域发生了深刻的变革。在这种变革的影响下，人们开始更加关注健康的心理学因素，坚持从生理、心理和社会多个方面研究个体或团体的健康状况及疾病的病因、病理过程及相应的干预措施。

当代人们对健康概念的认识：健康与疾病不是截然分开的，而是同一序列的两端。

1. 在健康序列分布中，人群总体健康呈现常态分布，中等健康水平者居多。

2. 某一个体的健康状况，会根据他所在的自然与社会环境和其自身内环境的适应状况不断变化、发展。

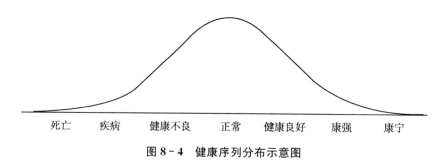

死亡   疾病   健康不良   正常   健康良好   康强   康宁

图 8-4   健康序列分布示意图

3. 真正完满的健康（康宁）状态是一种理想，只有少数人或在个别情况下才能达到。大多数人在通常情况下都能比较"健康"地生活。

现代医学模式强调，健康包括身体健康与心理健康两方面，两者具有同等重要的地位。也就是说，人们不仅要注意饮食卫生、环境卫生及生理卫生以保证身体健康，还要注重心理卫生以确保心理健康。这样，才能使人们有效地从事工作、学习和健康地生活。

心理健康可以定义为：以积极有效的心理活动、平稳正常的心理状态，对当前和发展着社会环境保持良好的适应。

（二）心理健康的标准

美国心理学家马斯洛和米特尔曼提出的心理健康的 10 条标准被认为是"最经典的标准"：充分的安全感；充分了解自己，并对自己的能力作适当的估价；生活的目标切合实际；与现实的环境保持接触；能保持人格的完整与和谐；具有从经验中学习的能力；能保持良好的人际关系；适度的情绪表达与控制；在不违背社会规范的条件下，对个人的基本需要作恰当的满足；在不违背社会规范的条件下，能有限地个性发挥。

综合国内、外的心理健康标准，主要是从情绪、意志、个性、行为、社会适应、人际关系等方面的表现和特点来确定的。我国精神卫生专家许又新教授提出的标准是对多项基本标准的概括：

1. 主观标准　以个人的主观体验和内心世界作为衡量心理健康的标准。其中包括两部分：①良好的心境；②恰当的自我评价。

2. 操作标准　操作标准是用可操作的方法来了解人的心理活动的效率如何，所以也叫效率标准，它包括对一个人的认知过程、情绪过程和个性等影响心理活动效率的内容加以测量和评定。操作标准主要有两条：①心理效率正常；②社会效率或社会功能良好。如工作及学习效率高，人际关系和谐等。

3. 发展标准　发展标准与体验标准和操作标准不同，后两者都着眼于横向评价人的心理状态，而发展标准则是在时间轴对人的心理状态作纵向的回顾或展望。既要了解一个人经历了怎样的发展路程，又要估计他未来发展的可能性和趋势。

（三）心理健康管理的维度

心理健康管理需要具体的操作与落实，从相关学术与技术角度，可以对心理健康做出如下 3 个维度界定：

1. 心理特质健康　心理特质是指个体稳定的心理行为特征。与身体素质相似，心理特质是在先天与后天双方面因素的综合作用下逐渐形成的，是评价个体心理健康的基础维度，也是进行心理健康管理的基础。心理特质可以通过人格、个性、气质等心理测量工具与方法进行评估，从而掌握个体的基本心理特点。

研究表明，人的很多心理行为问题与个体的气质和性格有很高的相关性，而且个性是相对比较稳定的心理成分，以个性健康作为心理健康的标准具有稳定性的特点。具体包括：①乐观性：即积极向上的生活态度；②自信力：对自我的正确认识和自我悦纳；③坚强性：具有持之以恒、百折不挠的坚强品格，社会适应良好。

2. 心理状态健康　心理状态是个体暂时性的心理行为特点。与躯体健康状况相同，心理状态受到多种因素的影响，主要包括外部事件、内部认知、环境因素等。及时评估心理状态可以了解个体近期的心理健康水平、不良心理状态的强度与持续时间，也是判断心理疾患的重要标准。心理状态包括情绪、应激反应模式、躯体化指征、身心交互症状、人际关系、社会功能等。

掌握心理状态是进行心理健康管理的常规工作，相关测评可以根据需要规律化操作，而且了解个体心理状态的波动规律是非常重要的。

在众多心理元素中，情绪与健康的关系是最为紧密的，情绪的波动会引发身体的多个系统发生变化，比如自主神经系统、内分泌系统、呼吸系统、消化系统等。因此，情绪健康是心理健康的重要标准之一。具体包括：①拥有积极的情绪体验，比如快乐、幸福；②与环境一致的情绪反应，即情绪反应与外界环境刺激统一；③对情绪体验的掌控能力。

3. 心理过程健康　心理过程是个体心理功能执行的内部机制。心理过程的健康水平是评价个体心理健康及心理疾患的重要参考指标，也是实施心理干预的基础。

人是具有生物、心理和社会三重属性的，生物属性的躯体是在生理机制的基础上运转的，而心理/精神属性的个体则是依托心理过程来运行的。所谓心理活动，是指人脑对于外部客观世界的主观反应。心理过程就是在个体内部进行的信息加工过程，是内部世界与外部世界之间的桥梁，也是人主观能动性得以体现的基础。简单地讲，心理过程包括知、情、意三个水平，包括知觉、注意、记忆、学习、决策等诸多环节，每一个环节都有相应的主观与客观评估方法。

可以看出：心理特质评估是基础性的，心理状态评估是结果性的，心理过程评估是分析性的。综合上述三个维度，可以将个体心理健康的各个方面有机地组合起来进行评估与管理，做到将个体健康的阶段性与发展性综合起来，并且在实践中可以做到有针对性的健康管理。

二、情绪与健康

（一）什么是情绪

1. 定义　情绪是人对客观事物所持态度在内心产生的体验，是人脑对客观外界事物与肢体需要之间关系的反映，包含体验、生理和表情的整合性心理过程。

斯托曼（Strongman）给情绪的定义是："情绪是感受，是与本身结构有关的身体状态，它是粗糙的或经过精化的行为并发生于特定的情景之中。"

拉扎罗斯（Lazarus）的定义是："情绪是来自正在进行着的环境中的好的或不好的信息的生理心理反应组织，它依赖于短时的或持续的评价。"

普拉奇克（Plutchik）的情绪进化理论已经经历了大约 40 年的时间，他将情绪定义为："具有衍生作用的、复杂的反应序列，包括认知评价、主观调整、自主的活动和神经唤起的活动，最终所导致的行为将会影响引发情绪的刺激。"

情绪的定义表明它有三个特性：情绪是有客观现实的刺激引起的，不是固有的；情绪是主观体验，可能有表现（如悲伤、愤怒、喜悦），也可能不露于形；情绪的个人基础是生理心理反应好的或不好的信息，这种信息就是生理、心理、社会方面的需要。需要的满足与否产生态度的变化，或者说，情绪的产生以客观事物是否满足人的需要为中介。

2. 分类　苏联心理学家根据情绪的强度，将其分为三类，由弱到强依次是：心境、激情和应激。心境是一种微弱的、平静而持久的、影响人的整个精神活动的情绪状态，具有扩散和蔓延性；激情是一种强烈、短暂而且迅速爆发的情绪状态，如愤怒、狂喜、绝望等；应激，这里是指在出乎意料的紧急情况下引起的急速而高度紧张的情绪状态。如果人长期处于激情状态，或接二连三处于应激状态，对健康十分不利。

3. 功能

（1）情绪是适应生存的心理工具：情绪是进化的产物。在低等动物中，几乎无情绪而言，它们只有一些具有适应价值的行为反应模式。当动物的神经系统发展到皮质阶段时，生理唤醒在头脑中产生相应的感觉状态并留下痕迹，这就是最原始的情绪。当特定的行为模式、生理唤醒及相应的感受状态三成分出现后，就具备了情绪的适应性，其作用在于发动机体能量，使机体处于适宜的活动状态。所以，情绪自产生之日起便成为适应生存的工具。

（2）激发心理活动和行为的动机：生理内驱力是激活有机体的动力。情绪能够放大内驱力的信号，从而更强有力地激发行动。

（3）情绪是心理活动的组织者：作为脑内的一个检测系统，情绪对其他心理活动具有组织作用。情绪的组织作用包括对活动的促进或瓦解两方面，正性情绪起协调、组织作用，负性情绪起破坏、瓦解或阻断作用。

（4）情绪是人际交往的重要手段：情绪和语言一样，具有服务于人际传意的功能。情绪通过独特的无词传意手段，即由面部肌肉运动、声调和身体姿势变化构成的表情来实现信息传递和人际间相互了解。

（二）情绪与健康的关系

情绪与健康的关系很早就被人们注意到。早在 11 世纪中叶，阿拉伯医生阿维森那所著的医典《医疗之书》，就把情绪作为保护健康必需的 6 条内容之一，指出应控制自己的情绪。

祖国医学也很重视情绪对健康的影响。《黄帝内经》的七情学说认为过度强烈的喜、怒、忧、思、悲、恐、惊七情反应会引起神智异常、气机紊乱、精血亏损、脏腑功能失调而致病。《内经》说："喜怒不节则伤脏，伤脏则病。"又说："喜伤心，怒伤肝，思伤脾，悲伤肺，恐伤肾"，并强调："心者，五脏六腑之主也，故悲哀忧愁则心动，心动则五脏六腑皆摇。"都说明了情绪与疾病的关系。

1. 健康情绪对健康的促进　健康情绪对促进心身健康有积极的作用。保持愉快、乐观的情绪状态能增强机体的抵抗力和更有效地适应环境，减少疾病发生的机会。如果在此基础上能保持适度的兴奋和紧张，对健康的作用将会更积极。因为上述情绪能保持大脑及整个神经系统维持一定的张力状态，有利于充分调动机体潜能，不仅能提高工作的效益和耐久性，而且增强机体活力，促进食欲和睡眠，产生强大的生理、心理驱动力，保证神经、内分泌系统的正常平衡及免疫功能的提高，从而使机体处于健康状态。Scheier 和 Carver 运用生活倾向性测验（The Life Orientation Test，LOT），即一个测量人对于好与坏的结果的预期的问卷，预测个体随后的健康状况，他们的前瞻性研究表明，在控制了其他变量的情况下，乐观可预示随后的幸福和较少的疾病。那些在大学学期初的测量中表现乐观的人，在随后的学期中自我报告的身体症状更少，且在应激的状况下表现更为明显。

健康的情绪不仅能预防疾病，促进健康，而且对疾病的治疗和健康度的恢复也有着不可低估的作用。Scheier 等发现，在那些做过心脏搭桥手术的男性中，乐观是与实际的恢复和健康指标联系在一起，如肝脏酶的释放及特殊的心电图（EKG）波出现。Maroto 和 Shepperd 的研究表明，性情乐观主义者更可能从事健康保护行为。在 LOT 上高分的心血管患者更可能吃维生素、低脂肪的食物和参加健康计划、降低体重，增加锻炼。

2. 不良情绪对健康的损害　任何过度的、不适当的情绪对健康都是有害的。尤其是过度的愤怒、憎恨、忧愁、惊恐、抑郁等消极情绪对健康的损害更为明显。不良情绪一方面引起心理活动的失衡，另一方面还可能引起身体各系统、器官的生理生化反应以及行为障碍，如自伤、自杀行为等。

不良情绪对身心健康会产生以下几个方面的负性作用。

（1）不良情绪对生理功能的影响：不良情绪主要包括爆发式的强烈情绪，如狂怒、狂喜等和持久的消极情绪，如悲伤、忧郁。另外，也存在一些过度高昂和过度低沉情绪交替出现的个体，这种情况对健康的损害最明显。

神经系统是不良情绪首先冲击的对象，使之功能失调，无法正常地支配机体的各系统、器官而损害健康。过度高昂、紧张的情绪会引起大脑机能失调，进而使交感和副交感神经兴奋与抑制的功能失去平衡，其协调作用遭到破坏而致病。而过度低沉的情绪又可降低神经系统的活力，降低机体抵抗力，增加被疾病侵犯的机会或使疾病久治难愈。

心脏和血管也是对情绪反应最敏感的器官，它们总是很快卷入情绪的兴奋中。我们经常会有这样的体验：兴奋、激动时心跳加快、面红耳赤；惊慌、恐惧时心跳加快、面色苍白。这都是因为激情状态下心血管变化所致。激动、紧张就会出现心血管功能紊乱，出现心律不齐、血压升高，长而久之就会出现病理变化，如高血压、冠心病，严重时还可出现脑血栓和心梗。

消化系统是对情绪变化的另一个敏感器官。平时我们常看到这样的情况：心情忧愁时山珍海味也难下咽，心情愉快时粗茶淡饭也津津有味。有人做过这样的实验，把两只健康的猴子关进不同的笼子里，让它们都坐在一张特别设计的椅子上，既不能从椅子上爬下来，又不能逃出笼子。每隔几秒钟便给它们一次电击。在每只猴子的身边都安放一个它们的前肢可以操纵的开关，只是其中一个开关是真的，能够切断电源，另一个开关是假的，切不断电源。经过一个月实验，在安装真开关的笼子里的猴子很快便学会了搬动开关以切断电源。但是十分奇怪的是，一个月后，这只猴子却突然死掉了。那只关在装有假开关笼子里的猴子，尽管不断挨电击，反而平安无事。为了弄清猴子的死因，实验者解剖了死猴的尸体，结果竟发现它患有严重的胃溃疡。据分析认为，那只会扳开关切断电源的猴子正是因为它会关电源，所以每隔几秒便情绪紧张，因而处于一种几乎随时都要准备关电源的紧张状态下，这种紧张的情绪导致胃酸过度分泌，终于造成胃壁溃烂，直至死亡。而另外那只猴子则反正无法躲避电击，便处于一种听天由命的状态，习惯于挨电击，没有产生那种时时提防电击、时时准备关电源的紧张状态，故而安然无恙。这个例子说明，消化系统的功能受情绪调节。

大量的统计表明，癌症、糖尿病、支气管哮喘等心身疾病都与不健康的情绪有关，并且情绪还影响疾病的恢复和疗效。

（2）不良情绪在心理疾病中的核心作用：心理疾病，广义指那些偏离了正常心理和行为的异常状态；狭义是指神经系统的功能障碍，严重者为精神病，轻度者为神经症。强烈不健康的情绪首先影响神经系统，使其功能暂时或持久的紊乱而致心理疾病。

情绪在心理疾病中的核心作用，许多学者都做过论述。德国心理学家弗洛伊德早就指出："害怕和罪恶感是大多数精神疾病的根源。"K. T 斯托曼也明确指出："情绪在变态行为或精神障碍中起核心作用。"

（3）不良情绪对社会适应的影响：在世界卫生组织定义的健康中，社会适应能力是健康的一个组成部分。人生活在社会中，必定有社会生活和人际关系。良好的社会适应能力标志着人的健康，而不良情绪往往通过改变人的认知和行为，破坏社会适应能力，使之出现社会化适应不良，导致严重适应障碍。

一个乐观、愉快的人能从积极的方面认识问题，积极进取，善意地与人交往，乐于接受他人，也容易被他人接受，故能较好地适应社会；而一个受仇恨、愤懑、自卑、消沉等情绪困扰的人，很难正确地认识问题，难于融洽地与他人交往，人际关系紧张，易受挫折，故社会适应不良。许多不良行为都是在激情状态下发生的，严重者会发展为社会适应障碍，如逃学、犯罪、自杀、自伤等。

（三）情绪调节

1. 情绪调节的主要内容　个体通过一定的策略和机制，管理和改变自己（或他人）情绪，使其在生理活动、主观体验、表情行为等方面发生一定的变化，称情绪调节。格罗斯

（Gross）认为，情绪调节是个体对具有什么样的情绪、情绪什么时间发生、如何进行情绪体验与表达施加影响的过程。

在正常情况下，情绪的产生和发展应该具备下面3个基本条件：①有明确的诱因。情绪的发生、发展不是无缘无故地、莫名奇妙的出现和延续。②反应适度。情绪产生应该与引起情绪反应的刺激原因相关，强弱程度互相匹配。③恰当地表达。第一、紧张适度，心身和谐。第二、适当表现，疏导有方。要使自己的喜怒哀乐有适当的表现，善于克制自己的情绪，不做无克制的发作。但是控制并不是无限制地压抑自己的情绪反应，因为持续的压抑会导致心身疾病。有时精神压力需要情绪表现以求解脱，疏导发泄。第三、乐观开朗，面向光明。乐观的人习惯从光明看问题。对生活对事业充满信心，不退缩也不逃避现实的挑战，积极应对，努力进取。在不具备这些基本条件的情况下而产生和发展起来的情绪，就需要调节。情绪调节的目的是为了使个体在情绪唤醒情境中，保持功能上的适应状态，使情感处于可控制且灵活变动的范围之内。

格罗斯指出：情绪调节不仅仅是降低负性情绪，实际上，无论是正性情绪还是负性情绪（例如快乐、兴奋、悲伤、愤怒、恐惧、抑郁、焦虑等），都是情绪调节和控制的对象。人们很容易把情绪管理理解为对负性情绪的调节：当愤怒时人们需要克制；悲伤时需要转换环境，想一些开心的事情等。其实，正性情绪在某些情况下也需要调节，在处于悲伤的人面前过度地表现出自己的愉快感显然是不合时宜的。情绪调节既包括抑制、削弱和掩盖等过程，也包括维持调节和增强调节。

从唤醒水平上看，成功的调节就是要管理情绪体验和行为，使之处在适度的水平。从情绪的成分上看，对情绪系统的调节主要是指调节情绪的生理反应、主观体验和表情行为，如情绪紧张或焦虑时，控制血压和脉搏；体验痛苦时，离开特定环境使自己开心一点；过分高兴时掩饰和控制自己的表情、动作等。此外，还有情绪格调的调节、动力性调节等，如调节情绪的强度、范围、不稳定性、潜伏期、发动时间、情绪的恢复和坚持等。

2. 情绪调节的方式

（1）内部调节和外部调节：从调节过程的来源分类，情绪调节可以分为内部调节和外部调节。

内部调节来源于个体内部，包括来源于范畴内部的调节和来源于范畴之间协调作用的调节，即范畴内部调节和范畴间调节。根据道基（Dodge）等人的观点，情绪成分包括3个基本范畴，即神经生理-生物化学范畴、认识-体验范畴和动作-行为范畴。内部调节可包括：神经设立调节，认知体验调节，行为调节，生理-体验-认知-行为系统间调节，认知-体验-行为系统间调节。

外部调节来源于个体以外的环境，如人际的、社会的、文化的以及自然的等方面的调节。道基提出，外部环境对个体情绪的调节有支持破坏两种可能性，因此，分为支持性环境调节和破坏性环境调节。

（2）先行关注情绪调节和反应关注情绪调节：格罗斯依据情绪调节发生在情绪反应过程中的时机，将情绪调节分为先行关注情绪调节（antecedent-focused emotion regulation）和反应关注情绪调节（response-focused emotion regulation）。

情绪调节发生在情绪反应之前，即情绪调节是针对引发情绪的原因，是先行关注调节，这是原因调节。调节策略包括情境选择、情境修正、注意分配以及认知改变。

反应关注调节则发生在情绪激活或诱发之后。调节策略包括增强或减少、延长或缩短反应等策略，对情绪的生理反应、主观体验和表情三个方面进行调整。

（3）认知重评调节和表达抑制调节：格罗斯提出，在情绪调节的策略中，最常用和最有价值策略有两种，即认知重评（cognitive reappraisal）和表达抑制（expression suppression）。

认知重评是改变对情绪事件的理解，改变对情绪事件个人意义的认识；表达抑制调动自我控制能力，启动自我控制以抑制自己的情绪行为。

3. 情绪调节的过程

格罗斯提出情绪调节过程模型。在模型中，情绪调节在情绪入情入理过程中展开，情绪发生过程的每一阶段都会产生情绪调节。①情景选择（situation selection）过程：对引发情绪的情景和人趋近或避开；②情景修正（situation modification）过程：对引发情绪的情景和人控制和改变；③注意分配（attentional deployment）过程：对引发情绪的话题或任务有目的的关注和有目的的离开；④认知改变（cognitive change）过程：对引发情绪的意义解释的重新选择；⑤反应调整（response modulation）过程：降低情绪反应的行为表达。

Bonanno（2001）提出情绪自我调整模型，认为情绪调节过程是由 3 个阶段有顺序地组织起来的：①基本控制调节过程：调节即时的情绪反应、具体方式是：情绪分立、情绪压抑、情绪表达、大笑；②预期调节过程：通过回避（情境或人群）、重估或谈论有关情境，为将来控制情绪做准备；③探索调节过程：尝试使用新的技能、知识或资源，进行情绪调节。

三、个性与健康

（一）概念

1. 个性　人们生活在复杂多变的社会中，不可避免会遇到各种各样的生活事件形成的心理刺激，面对这些心理刺激，为什么有些人患病，有些人不患病？有些人患这种病，有些人患那种病？这一方面是由于不同个性对事件的认知评价不同，所产生的心理压力也不同；另一方面是不同个性的个体对心理刺激会产生相对固定的心理、生理反应形式。生活事件是否损害健康，一方面取决于事件的刺激强度，另一方面则取决于个体对事件的认识，而个性是影响个体认知的一个最重要因素。因此，个性与健康有着极为密切的关系。那么，什么是个性呢？

国外许多学者又把个性叫人格。个性是指一个人带有倾向性的、比较稳定的心理特征的综合。个性一旦形成，将会影响一个人的整个心理过程，使之形成带有鲜明的个人色彩而区别于他人的精神面貌。

个性具有复杂性、独特性和稳定性。复杂的个性体系可分为个性心理倾向性和个性心理特征两大部分。个性心理倾向包括需要、动机、兴趣、信念和世界观，它是人心理活动的驱动力，表现出个性的积极性；个性心理特征包括能力、气质和性格，是个性结构中较稳定的成分，是个性的独特性所在，它表明个体典型的心理活动和行为，它在心理过程中形成，又反过来影响心理过程的进行。性格是个性的核心部分，气质是个性的基础部分，性格和气质与人类健康的关系最为密切。下面我们分别介绍气质与性格。

2. 气质　气质是指不依活动目的和内容为转移的、典型的、稳定的心理活动的动力特征，它是高度神经活动的类型在人的心理活动和行为中的表现。气质相当于我们平时所说的脾气、秉性。所谓动力性特征，是指心理过程的强度、稳定性和灵活性而言。气质是心理活动在以上三个方面的表现。气质是先天的,是遗传而来的,因此很难改变,正所谓"江山易改,秉性难移"。即使有所改变,也是后天形成的性格对它的掩盖作用。

气质有不同的类型,古希腊医学家希波克拉底将气质分为4型:胆汁质、多血质、黏液质和抑郁质,这种分法一直沿用到现在。不同气质类型的特点见表8-14。

表8-14 不同气质类型的特点

气质类型	通常的性格与行为表现	心理活动的动力特点					高级神经活动的类型	高级神经活动特点			社会交往的倾向性
		感受性	耐受性	敏感性	可塑性	情绪兴奋性		强度	均衡性	灵活性	
胆汁质	精力充沛、动作快而猛、有力、性急、直率热情易冲动、情绪爆发而不易自制	低	高	快	不稳定	高而强,抑制力差	兴奋型	强	不均衡	灵活	明显外向
多血质	活泼易感、好动、敏感、不持久、注意力易转移、精力易分散、喜交往、健谈	低	高	快	可塑	高而不强	活泼型	强	均衡	灵活	外向
黏液质	安静、稳定、注意力稳定、不易转移、忍耐性强、沉默少言,情绪反应慢而持久、不易外显、固执	低	特高	迟缓	稳定	低而强	安静型	强	均衡	不灵活	内向
抑郁质	敏感、怯懦、情绪体验深刻而稳定,不易表露,动作缓慢、多愁善感、孤僻、抑郁、善于观察细小的事物	高	低	慢	刻板	高而不深	抑郁质	弱	不均衡	不灵活	严重内向

气质类型没有好坏之分,任何一种气质类型都有积极的和消极的方面,它不预知一个人的性格发展方向,也不预定能力的大小,但某些气质类型却是某些疾病的易患因素。

3.性格 性格是一个人对自己、对他人、对现实所采取的稳定的态度和习惯化了的行为方式。性格形成后就具有独特性和相对的稳定性。性格是在先天素质的基础上,主要由后天因素影响而形成的。性格形成后就具有独特性和相对的稳定性。性格是一个复杂的体系,它包含着认知过程、情感过程和意志行为方式的心理特征,是个性的核心部分。在性格的复杂结构中,有态度特征,如:自私自利、公而忘私、诚实、虚伪、热情、冷酷、节约、浪费、自尊、自卑、谦虚、骄傲等;有意志特征,如:自觉、独立、依赖、任性、怯懦、坚韧、果断、寡断等;有情绪特征,如易兴奋、情绪波动、稳定、人云亦云等。性格体系复杂而庞大,因此,性格的含义要比气质更为广泛,比气质更能反映一个人的个性心理特征。

一般而言,一个人的气质很难用"好"、"坏"区分,而性格却有优劣、好坏之分;气质由先天遗传而来,很难改变;性格则是先天因素、后天环境及个人修养的综合结果,并且后天因素起决定作用,因此有一定的可塑性,可通过教育、心理训练、自我修养加以改变。

性格的健全与否标志着一个人的心理健康水平，同时也影响一个人的躯体健康和社会适应能力。性格缺陷往往是加重心理冲突、诱发各种疾病的重要内在基础，是许多疾病易患素质中最主要的因素。

（二）个性与健康的关系

个性与健康的密切关系，以前往往被人们忽视。随着医学心理学的发展和医学模式的转变，个性因素在健康与疾病转化中的作用越来越多地为人们所重视。人们惊奇地发现，性格、脾气相似的人，所得的病也相似。患精神病的人大多是孤僻、内向、性格古怪的人；得心脏病的又多为性格急躁、易激动、好奇、任性、要求过高的人；得溃疡病的人则多为依赖性强、情绪不稳、略有神经质的人。这些发现并非偶然，个性特点的确与某些疾病相关，个性特点可成为某些疾病的发病基础，在疾病过程中对疾病的发展与康复都起重要作用，并且个性的变化又提高了机体某种疾病发生的可能，故可作为疾病诊断的依据。

1. 不良个性特点是心理疾病的重要易患基础　巴甫洛夫认为弱型和强而不平衡型，即抑郁质和胆汁质的人易患精神病和神经病。中山医科大学 20 世纪 60 年代的调查表明：100 名精神分裂症患者的病前气质类型，40％是抑郁质。1986 年黄铎香调查 124 例神经症患者，其气质特点为抑郁质的占 76.61％、胆汁质占 13.71％，而其他两型合计占 9.68％。这主要是由两种气质类型的特点决定的，两者都是高级神经活动中的兴奋与抑制不平衡型，易引起过度兴奋或过度抑制。

此外，性格缺陷也是心理疾病的重要易发因素。例如：自我中心、幻想丰富、暗示性强、情绪不稳定、爱显示自己且依赖感强的人易患癔病；胆小怕事、内向害羞、依赖性强的人易患恐怖症；不开朗、好思虑、情绪不稳定、多愁善感、敏感多疑的人易患抑郁症；谨慎小心、深思熟虑、过分严格要求自己、整洁有条理、固执刻板的人易患强迫症；心胸不开阔、患得患失、敏感多疑的人易患焦虑症和癔症。许多精神病患者病前大多都有相应的性格缺陷，例如，偏执型分裂症病前有偏执样性格；精神分裂症病前有分裂样性格等。

2. 不良个性特点是心身疾病的易患因素　心身疾病是以心理社会因素为主要发病因素，并在其发生、发展、治疗、预防中起重要作用的一类有病理改变的躯体疾病。明显的个性缺陷是导致心身疾病的重要基础。余展飞对 50 例内科心身疾病患者进行个案调查发现，抑郁质气质占 40％，黏液质占 38％，二者合计占 78％。从临床观察的具体个性分析，心身疾病患者存在明显的个性缺陷，与文献报道一致，这一点与一般内科患者和健康者明显不同。

近年来许多学者研究个性与疾病的关系，根据人的个性所表现出的不同行为，将人群分为 A 型行为和 B 型行为。A 型行为的人有过分的抱负和雄心、成就欲高、时间紧迫感强，有过分的竞争性和好胜心，情绪易波动，易烦躁、有敌意。B 型行为的人性情缓和、言语行为缓慢、缺少竞争性、有耐心。统计发现"A 型人"冠心病发病率是"B 型人"的 2 倍，复发率是"B 型人"的 5 倍。A 型行为的人易患心血管疾病，故有人认为 A 型行为是冠心病的一种独立危险因素。

除此之外，另有研究表明，习惯于自我克制、内向、情绪压抑、多虑的个性是癌前性格。汉格奈尔对 2 550 名瑞典人进行为期 10 年的前瞻性调查发现，肿瘤患者有典型的癌前期性格，表现为情绪的稳定性丧失，情绪不能表达而转向抑郁、压抑和退缩。高血压患者中，2/3 的人病前表现有容易激动、易冲动、求全责备、刻板主观、好高骛远。类风湿性关节炎患者具有抑郁、内向、屈从、羞怯、焦虑、倔强、精神过敏、追求完善、人际疏松、缺乏安全感等特点。

个性特点与健康的关系，是现代医学心理学的一个重要领域，早在 2000 多年前，我国医学就对个性与疾病关系有所描述。《灵枢·通天》中说："太阳之人，居处于于，好言大事，无能而虚说，志发于四野，举措不顾是非，为事如常自用，事虽败而无悔，此太阳之人也。"《灵枢·通天》把人分为太阳之人、太阴之人、少阳之人、少阴之人、阴阳平和之人 5 类。太阳之人的性格特征为：在生活中喜欢表现自己，洋洋自得，好说大话而志大才疏，好高骛远，常自以为是，举动不顾及影响，不能吸取教训。"太阳之人多阳而少阴，必谨调之，无脱其阴而泻其阳，阳重脱者易狂，阴阳皆脱者，暴死不知人也"，说太阳之人多阳少阴，必须谨慎调理，否则易发狂及猝死。太阳之人的个性特点有现代医学的癔病性格和 A 型行为因素，所患疾病也相似。

综上所述，不良个性是许多疾病的发病基础，良好的个性可减少疾病发生的机会。因此，个性健康关系到人的心理、生理健康，二者关系十分密切。应强调指出，个性与健康的密切关系还表现在个性能影响疾病的发展与疗效。意志坚强、充满信心、胸怀开阔、乐观豁达的人，其疾病发展慢，治疗效果好；而心胸狭窄、患得患失、悲观多疑的人，其疾病发展的快，疗效不佳。不仅如此，个性的改变还可作为某些疾病诊断和鉴别诊断的依据，如阿尔茨海默病、脑部病变及甲状腺功能亢进都会出现个性改变。

由于个性与健康的关系密切，因此，培养高尚的情操，健全的个性是保护健康、抵抗疾病不可缺少的环节。

（三）健康个性的培养

1. 健康个性定义　埃里克森（Erikson）认为，具备自我同一性的人才具有健康人格。所谓自我同一性，是"一种熟悉自身的感觉，一种知道个人未来目标的感觉，一种从他依赖的人们中活动所期待的认可的内在自信"。

乔拉德（Jourard）的《健康人格》中指出了健康个性的定义："健康个性是人的行动的方式，这种方式由理智所导引并尊重生活，因此人的需要得以满足，而且人的意识、才智以及热爱自我、自然环境和他人的能力都将得以发展"。

人本主义心理学是真正以健康人格为研究对象的心理学。人本主义心理学的创始人马斯洛（Maslou）对健康人格的研究被认为是最有影响力、最系统的。他认为，自我实现的人才是具备健康人格的人，健康人格即是自我实现，自我实现是个人潜能和价值的最有效的挖掘和使用。

综合上述理论可以看出，健康人格是人格的统一的、和谐的、协调的积极状态，是与个人和社会协调发展良好适应的个性特征的总和，是发挥人的潜能、完成自我实现理性追求的动力结构。

简而言之，健康人格就是在状态上、结构上和动力上趋向个性积极发展的人格特质。

2. 健康个性形成的方法

（1）个体化：人具备自觉意识或一个通过教育具备自觉意识，其个性系统就进入了个体化。个体化过程就是实现健康个性的过程。正如荣格所说的，"这也含有成为一个自己的自我的意思。因此，人们可以把个体转写为自我实现。"

个体化过程就是：正视并了解自己个性中的各部分；让个性中各个对立面得以恰当表现；整合个性中的各个方面。

按照荣格的观点，个性整合就是促使个性的意识部分与无意识部分有机统一并协同作用，以使个性形成一个完整的系统。

学会接纳自己（悦纳自己，承认自己的局限）、学会爱（合作关系，利他）、学会工作（工作导致快乐感、满足感、成就感），是弗洛伊德主张的建设性的整合措施。自我受本我的推动，受超我的包围，受外界的制约和挫折，为了避免痛苦、自责与不愉快，自我发展出一套自我防御机制，也是整合的具体措施。这是非建设性的。

（2）追求卓越：按照阿德勒的观点，人在自主解决生活中三大问题（职业、人际合作、爱情）的过程中，由于天性柔软，这是个性发展的最初的动力。所有人都体验到自卑的感情，自卑感可以造成神经症，也可以产生成就需要。从为摆脱自卑而奋斗为实现优越而奋斗，再到为实现完美社会而奋斗，就是健康个性的培育过程。

（3）塑造行为：行为主义健康个性观主张心理学只研究人的行为而不研究人的心理和意识，强调环境对行为塑造的作用，改善环境，塑造健康个性。包括 3 个方面：①强化：个性通过操作条件反射的强化而形成一种惯常的行为方式；只要合理地控制强化，选择正确的强化方式和强化对象，强化积极的行为，就可以改变不端行为，达到控制行为、塑造行为的目的，进而实现健康个性的塑造；②个性适应：适应良好的行为只是不能产生适宜的反应，不适宜的反应与适宜的反应都是以同样的方式习得的；有些人学会了产生不适宜于特定情境的行为；或者他们没有学会合适的反应，因而产生了神经质行为；改变反应或改变反应与刺激的关系，异常行为就能除去，就会适应良好，发展自己的个性。要做到适应良好，就必须给个体以适当强化，使其充分应付环境需要，并采取恰当的强化方式，使行为适当；针对一定的刺激做出正确适宜的反应；只要适应良好，就可以实现健康个性；③适应的保持：个体强化的后果对他有利时，这种行为在以后就会再次或经常出现；不利时，这种行为就会减弱或者消失。这正是环境中的强化刺激影响了行为的后果，从而影响其行为的形成和发展。人类行为就起因于长期做出的行为后果的影响，人类强化的历程越丰富，就越可能发展良好的有趣味的个性。

（4）建立幸福感：主观幸福感是指个体主观上对自己已有的生活状态正是自己心目中理想的生活状态的一种肯定。或者说："就是人们根据内化了的社会标准对自己的生活质量的整体性、肯定性的评估，是人们对生活的满意及其各方面的全面评价，并由此产生的积极性情感占优势的心理状态。"

主观幸福感包括生活满意度和情感体验两个基本成分。迪勒尔（Diener）提出，主观幸福感有 3 个特点：

①主观性：它存在于个体的体验中。对自己是否幸福的评价主要依赖于个体内定的标准，而不是他人或外界的准则。尽管金钱、健康等客观条件对幸福感产生影响，但它们并不是幸福感的内在的和必不可少的部分。一个人的幸福与否只有他体验得最真实。因此，主观幸福感有很强的主观性。

②整体性：它不仅仅是没有消极情感的存在，而且必须包含积极的情感体验，是对生活的总体满意感。就是说，它包括生活满意度、积极情感和消极情感 3 个方面。它不仅是对某个生活领域狭隘的评估，还包括个体对其生活的整体评价。

③相对稳定性：主观幸福感是长期情感体验和生活满意度，是一个相对稳定的值，它不随时间的流逝或环境的改变而发生重大变化。

近年来在西方兴起的积极心理学的积极人格理论认为，个体的发展主要归因于他们投身于满意而高兴的活动，保持了乐观主义的心态和以积极的价值观为生活理念。在这个过程中，积极人格特质则为其提供稳定的内在动力。因此，积极心理学在个体水平上就特别关注个体积极人格的培养。积极人格特质主要是通过对个体的各种现实能力和潜在能力加以激发和强化。当激发和强化使某种能力或潜能变成一种习惯的工作方式时，积极人格特质也就形成了。

四、心理压力与健康

（一）什么是心理压力

1. 心理压力的定义　国际著名的压力研究大师赛里（Selye）曾经这样描述人们对压力认识："压力就像相对论一样，是一个广为人知，却很少有人真正了解的概念"。尽管如此，我们还是可以从众多研究中建立一套对压力理论理解的体系。

压力概念和定义的形成，经历了许多方面的探讨和努力，到目前形成了生物学、社会学和心理学三个取向。生理学取向强调生理反应，社会学取向强调外在的要求和压力源，心理学取向强调个体如何评价外在要求。

目前对压力的定义有很多，不同的研究者因为研究取向和研究的关注点不同，对压力有不同的理解。现在比较公认拉扎罗斯和弗克曼（Lazarus & Folkman）的压力定义。拉扎罗斯和弗克曼的压力定义认为，压力是刺激-反应之间的作用。按照他们的观点，个人所感受到的压力既不完全来自于客观，也不完全来自于主观，而在主、客观的相互作用之中。主、客观相互作用的结果即人们如何评估和适应这种相互作用。该理论强调评估和适应两个概念在决定压力中的重要作用。拉扎罗斯和弗克曼认为，有两种不同的评估：第一种是对环境是否有压力的最初评估，即初级评估（primary appraisal）；第二种指对个人是否有能力应对压力的评估，即次级评估（secondary appraisal），这是对应对的评估。这种观点认为，要把压力作为一个过程，这个过程包含着对压力源（例如，环境的和个人的要求）、干预因素（例如：个人的和环境的资源）和压力反应（例如，生理和心理健康）之间关系的理解。

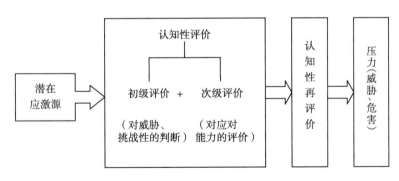

图 8-5　三步认知性评价模式（R. S. Lazarus，1993）

2. 压力源　在压力理论中，压力源（stressor）是指能够引起机体稳态失调并唤起适应反应的环境事件与情境。一般的心理社会压力源有以下几种类型：

（1）生活事件：生活事件（life event）是指那些非连续性的、有清晰起止点的、可以观测的、明显的生活改变，对于这些生活方面的突然变动，人们很难有效地应对处理，是生活中引起人的心理平衡失调的事件。美国学者霍姆斯（Holmes）与雷（Rahe）将常见的生活事件归为以下几类：①家庭关系方面：如，夫妻吵架、婚外恋等；②个人生活方面：如，恋爱、退学、失业等；③社会环境方面：如，同事纠纷、交通不便、住房拥挤等；④自然环境方面：如，地震、火灾、水灾等。

（2）日常烦扰：日常烦扰的定义为长时间持续的、无休止的打扰、挫折和应对的要求。

关于日常烦扰的特征，可以借用韦顿（Wheaton）所列的8种有关情境来加以说明。①威胁：指潜在伤害的持续可能性；②要求：指超出个人负荷的外在期望；③束缚：指所处环境的局限性；④低回报：指投入、产出的情况；⑤不确定性：指过程和结果的不明朗和模糊性；⑥矛盾性：指内在感受之间或者外在诸事物间，以及内外部关系间的不调和现象；⑦选择限制：指所处的环境中没有多少可供选择的机会；⑧资源剥夺：指个人应有的资源被他人夺取的情况。

（3）心理困扰：心理困扰是个人内在心理因素形成的压抑的重要来源，比如个人心理冲突、动机或行为的挫折、个人期望过高、完美主义、对过去经历的追悔以及对人际关系的不满意等。很显然，这种困扰可能是当前的，也可能是过去的或将来的。因此，它是现实性、或预期性、或回忆性的紧张状态。

3. 压力源转化为压力的动态过程   心理压力的出现与许多变量有关，压力源是造成紧张的因素，但压力源并不一定产生压力，个体的主观心理状态在压力源转化为压力的过程中起到中介作用，压力可以作为一种复杂的身心过程来对待。这个过程包括3个环节：

（1）压力源：压力源是个体压力产生的必要不充分条件，即压力的出现必然以压力源的存在为前提，但压力源的存在不一定构成实在的压力。如果个体对这个压力源没有感受，压力源就不是现实的压力。

（2）压力感受：这种感受一般是通过认知评估实现的。认知评估主体认为内部的或外部的刺激或情境对于他自己确实有所威胁时，即构成现实压力，但如果认知评估认为压力源不是威胁时，则不构成现实压力。有些时候，个体经过评估认为压力源有一定的威胁，但如果个体认为这种威胁在控制能力之中，也不会构成现实的压力。

（3）负面情绪反应：这是压力源经过认知评估成为现实压力以后与应对源较量的结果。个体在压力面前，通过各种内部与外部的资源与压力斗争，如果个体拥有的资源无法应对当前的压力，个体与现实生活就不能很好地相互协调，这就导致其生理与心理失去平衡，从而产生了一种紧张状态。负面情绪的产生会进一步影响个体对压力源的评估，使个体的压力感受放大。

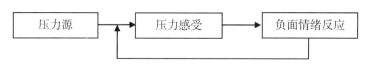

图 8-6   压力形成的动态过程

这样，"压力源-威胁的知觉-负面情绪反应"构成了一个压力形成的动态过程。

（二）心理压力与健康

心理应激对人体健康的影响是明显的。历史上有"伍子胥过昭关，一夜愁白头"的故事，而司马昭作为胜利者，一笑而走到人生的尽头。不过，心理应激不只是消极的，还有积极作用。

1. 心理压力对健康的积极作用   适度的心理压力对人的健康和功能活动有促进作用。

（1）适度的心理压力是人成长和发展的必要条件。早年的心理压力经历，可以丰富个体应对资源，提高在后来生活中的应对和适应能力，更好地耐受各种紧张性刺激物和致病因素的影响。小时候受"过分保护"的孩子，进入社会后，往往会发生适应问题，甚至因长期、剧烈的心理应激而中断学业或患病。有一位青年，生活在北京，就读于国内顶级学校，毕业后赴美读博士，可谓一帆风顺，后来，由于导师拒绝继续授其学业，这位年轻人竟然枪击导师致死，然后自杀身亡。在儿童成长过程中，适度的挫折教育会有助于心理发展。

（2）适度的心理压力是维持人正常功能活动的必要条件。人离不开刺激，适当的刺激和心理压力，有助于维持人的生理、心理和社会功能。缺乏适当的环境刺激会损害人的身心功能，感觉剥夺和单调状态试验证实，个体由于缺少刺激会出现错觉、幻觉和智力功能障碍。

心理压力可以消除厌烦情绪，激励人们投入行动，克服前进道路上的困难。正因为如此，心理学家主张在学习和工作中，要有点"精神压力"、有点"紧迫感"。竞赛和考试等可引起适度的心理应激，平时掌握不了的知识，在考试前都能掌握，因而，竞赛和考试成为促进工作和学习的常用手段。

在日常生活中，一个人总会碰到各种矛盾，遭受各种压力源的侵袭。解决矛盾、应对挑战既可引起人们的紧张、劳累、苦恼和痛苦，又可带来成功的喜悦、轻松和快乐。没有紧张，就无所谓松弛；没有痛苦，就难以体味幸福。如果某一阶段生活缺少变化，人们就会主动地寻求紧张性刺激。例如，参加各种充满紧张性的比赛，从事某些冒险活动，或通过看小说、电影和电视获得"替代性的"冒险体验。当然，这些活动不应当损害他人和社会，也不应当超过个人耐受紧张刺激的能力。

2. 过度的心理压力对健康的消极作用

（1）急性心理应激：过度的心理压力引起的急性心理应激，常有较强烈的心理和生理反应，可以引起急性焦虑反应、血管迷走反应和过度换气综合征，类似甲状腺功能亢进、冠心病、低血糖和肾上腺髓质瘤（嗜铬细胞瘤）等的症状和体征。在临床工作中，医生应熟悉这些综合征，以免作出错误的诊断，或由于不能为这些症状和体征找到身体器官受损的依据而感到迷惑不解。

过度心理压力产生急性焦虑反应，表现为焦虑、烦躁不安、抑郁、过敏、心悸、出汗、恶心、呼吸急促、腹部不适、血压升高、瞳孔扩大等。血管迷走反应多见于突发性事件（如事故、伤害）、剧烈疼痛和严重的情绪紊乱之后，表现为头晕头痛、精神错乱、出冷汗、面色苍白、心动过缓、血压下降、腹痛、紧张。过度换气综合征引起的眩晕和昏厥，是由于情绪激动，二氧化碳呼出太多所致，甚至会产生手足抽搐的症状和体征。

（2）慢性心理应激：慢性心理应激下的人常常感到疲劳、头痛、失眠、消瘦，可以产生各种各样的躯体症状和体征。典型综合征是"神经血管性虚弱"。患者感到呼吸困难、易疲劳、心悸和胸痛。胸痛常局限于心尖区，也常出现焦虑的情绪反应和交感-肾上腺髓质轴活动增强的征象，如心率加快、血压升高、脉压加宽和心脏收缩期杂音等心血管功能活动加强的体征。

（3）对已有疾病的影响

心理压力下的心理和生理反应，特别是较强烈的消极反应，可加重一个人已有的疾病，可造成复发。例如，一个高血压患者于家庭纠纷之时，病情变得更加严重；一位冠心患者在看紧张的足球比赛后，突然发生心肌梗死。心理应激还会对已有的精神疾病造成不良影响，有调查发现，门诊神经症患者的心理应激程度同疾病的严重程度呈线性关系。

3. 职业压力与健康　心力交瘁（burnout）是与工作有关的心理-生理-情绪枯竭状态。其英文是指燃料耗尽、汽车熄火。心力交瘁可见于任何工种，在某些要求职员付出情感以满足他人需要的职业中最明显，如护士、老师、社会工作者、幼儿教师、咨询工作人员和警务工作者。心力交瘁可能发生在压力之前或同时，可能是下丘脑-垂体-肾上腺轴失调所致。心力交瘁与慢性疲劳综合症极为相似，但后者与职业无关，原因不明。心力交瘁有 3 个特点：

（1）情绪枯竭：心力交瘁者疲乏、紧张、缺乏感情，多数人存在躯体问题，头痛、失眠、非特异性疼痛等，感到"精疲力竭（used up）"。

（2）人格解体（depersonalization）或与他人分离（detachment）：表现为在工作中对顾客冷漠、视人如物。

（3）个人成就感降低：有无助感、无望感和愤怒情绪，他们的自尊遭受打击，渴望更换工作或职业。

（三）压力管理

压力管理（stress management）可分成两部分：第一是针对压力源造成的问题本身去处理；第二是处理压力所造成的反应，即情绪、行为及生理等方面的缓解。压力管理的最终目标不是消除压力，而是将自己的压力水平控制在适度水平，有时甚至要同压力合作，因为过高或过低的压力水平对工作效率或身体健康都是不利的。

1. 针对压力源造成的问题本身进行压力管理

（1）认识压力源：很多时候，人们对压力的认识仅仅停留在压力感受层面，但对压力的真正来源并不清楚，认识压力源是个体进行压力管理的起点。目前检测个体的压力水平和压力源最常用的工具是生活事件量表，该量表可以帮助个体清晰认识目前所面临的生活改变以及这些改变给自己带来的影响。另外，在组织管理当中，对工作压力识别最常用的是压力管理清单，该清单列出了在工作中的压力点，比如工作环境和条件、出差、人际关系、工作兴趣、企业文化、事业发展等很多内容，对照压力清单，个体可以清楚地检测自己的工作情况，并认清压力来自哪里。

（2）扩展应对资源：应对资源是指个体拥有的降低压力的内外资源，它可能是个体的、社会的或物质的。应对资源包括生理的、心理的和社会的 3 个方面：①生理资源，即身体的健康状况；②心理资源，第一是解决问题的能力，第二是个体的特质，如韧性、复原力、自我效能、乐观主义等，第三是高控制感，高控制感往往与成功应对、较好的调节与康复联系在一起，第四是生命意义；③社会资源，包括经济地位、社会支持及情感支持。扩展和丰富这些应对资源对于个体的压力应对至关重要。

（3）时间管理技术：在压力状态下，个体常常表现为注意力不集中、思维杂乱、时间管理混乱，不能有效地利用时间。因此，在压力管理中，应训练个体掌握争取的时间管理技术。时间管理技术主要包括：①帮助个体建立符合实际情况的工作和生活任务表，决定优先处理的任务顺序；②让个体学会不轻易地打断自己正在进行的活动，要使其理解没有必要满足所有人的需要，学会区分哪些请求可以立即满足、哪些请求需要推迟满足、哪些请求可以不管；③通过把任务分成小块的方法来改变拖延的习惯。例如要写一篇文章，由于认为工作量太大、时间太少而出现拖延，这时可以把任务分成几部分，包括背景工作、阅读、组织、起草和定稿，拖延者一旦这样看待工作，就会看到许多时间管理是有用的，开始工作就会变得容易一些。

2. 处理压力所造成的反应　在压力状态下，个体的心理、生理和行为状态都会发生一系列的变化，典型的心理反应有紧张、焦虑，而生理反应包括心跳加快、呼吸频率加快等，当然还有神经系统和内分泌系统的一些变化，行为上则可能表现为严重的物质依赖等。通过压力形成的动态过程（即压力源-压力感受-负面反应）分析，我们已经知道这些压力反应会改变个体对压力源的认知评估，放大压力感受，另外心理压力对健康的危害大都是由于过度的压力反应造成的，因此控制压力反应是压力管理的重点。针对压力反应的处理主要有以下几种技术：

（1）放松技术：放松技术是指个体通过一定的程序训练使其学会精神和躯体放松的一种技术。放松训练具有良好的抗压力效果。在进入放松状态时，表现为全身骨骼肌张力下降，呼吸频率和心率减慢，血压下降，并有四肢温暖、头脑清醒、心情轻松愉快、全身舒适的感觉。研究表明，放松训练通过神经、内分泌及自主神经系统功能的调节，可影响机体各方面的功能，从而达到增进心身健康和防病治病的目的。目前在科研临床工作中采用的放松训练方法很多，其中主要包括渐进性肌肉放松训练、自主训练、意向控制训练、指导性想象训练。

（2）系统脱敏技术：系统脱敏技术（systematic desensitization）又称交互抑制法。它是基于行为主义的理论，以紧张与放松两种反应状态相互抑制为基础，在刺激呈现之后，诱发个体的放松状态，从而打破刺激-紧张反应的联结，用刺激-放松反应来代替。由于习惯作用，在压力情境中，个体会自动出现紧张焦虑反应，此时就形成了压力情境-紧张焦虑反应的联结，因此在管理压力反应当中，系统脱敏技术是培养个体健康心理生理反应的一种有效手段。其操作步骤是：①放松技术训练；②压力情境等级构建；③将个体暴露于压力情境中，同时个体开始放松练习，反复练习，直到在压力情境中，个体的紧张焦虑反应消除，开始下一个等级的练习。

（3）生物反馈技术：生物反馈技术是借助仪器将人们体内各器官、各系统心理生理过程的许多不能察觉的信息如肌电、皮肤电、皮肤温度、血管容积、心率、血压、胃肠道 pH 值和脑电等加以记录、放大并转换人们能理解的信息，用听觉或视觉的信号在仪表盘上不断地显示出来（即信息反馈），训练人们通过对这些信号活动变化的认识和体验，学会有意识地控制自身的心理生理活动，以达到调整机体功能和防病治病的目的。该手段应用于压力管理中，可以帮助人们认识其压力反应模式，同时通过有意识地学习控制，建立起一种正确健康的压力反应模式。

五、心身疾病

（一）什么是心身疾病

1. 心身疾病的概念　心身疾病是心理社会因素在发病、发展过程中起重要作用的躯体器质性疾病和躯体功能性障碍的总称。这是心身疾病的广义概念。如果只强调受到心理社会因素影响的躯体器质性疾病，则是所谓狭义上的心身疾病，如冠心病、原发性高血压和溃疡病等。

与广义心身疾病相近的一个概念是心身障碍（psychosomatic disorder）。从广义范畴上讲，心身障碍和心身疾病几乎是同义语。在本教材中提及心身疾病时采用广义概念。图 8-7 的疾病谱中，心身疾病或心身障碍是狭义上的概念，包含于广义的心身疾病中。

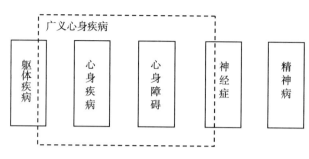

图 8-7　心身疾病定义范畴示意图

2. 心身疾病的范围

（1）消化系统：胃、十二指肠溃疡，溃疡性结肠炎，过敏性结肠炎，慢性胃炎，神经性厌食症，神经性呕吐，食管，贲门或幽门痉挛，心因性多食或厌食症，胆道功能障碍和慢性胰腺炎等。

（2）呼吸系统：支气管哮喘、过度换气综合征和神经性咳嗽等。

（3）循环系统：原发性高血压、冠心病（心绞痛、心肌梗死）、原发性低血压综合征和某些心律失常等。

（4）神经系统：肌肉紧张性头痛、偏头痛、自主神经功能紊乱、痉挛性斜颈、脑血管障碍、急性视神经脊髓炎和多发性硬化症等。

（5）内分泌、代谢系统：甲状腺功能亢进、糖尿病、肥胖症和心因性多饮症等。

（6）骨骼肌肉系统：类风湿性关节炎、全身肌痛症、颈臂综合征和书写痉挛等。

（7）泌尿生殖系统：神经性多尿症、阳痿、激惹性膀胱炎和慢性前列腺炎等。

（8）皮肤科：慢性荨麻疹、湿疹、斑秃、神经性皮炎、皮肤瘙痒症和多汗症等。

（9）耳鼻喉科：美尼尔综合征、慢性副鼻窦炎、咽部异物感、口吃和晕动症等。

（10）眼科：原发性青光眼、低眼压综合征、弱视和眼肌疲劳症等。

（11）口腔科：心因性齿痛、下颌关节炎症、口腔异物感和口腔粘膜溃疡等。

（12）儿科：心因性发热，遗尿症，遗粪症，周期性呕吐，胃、肠功能紊乱症，脐周绞痛和心因性呼吸困难等。

（13）妇产科：功能性子宫出血、更年期综合症、外阴瘙痒症、月经失调症和心因性不孕症（输卵管痉挛、子宫痉挛）等。

（14）某些癌症。

3. 心身疾病发病的主要过程　目前心身疾病研究不再拘泥于某一学派，而是综合心理动力学、心理生理学和行为主义的学习理论，互相补充。如前文介绍，Mirsky 的研究是将人格特异性理论与心理生理学说结合在一起。Ader 则是采用条件反射方法建立动物模型，研究心理神经与免疫机制之间的关系。心身疾病的发病机制是目前医学心理学领域亟待深入研究的中心课题之一，发病机制尽管已经取得进展，但很多细节问题尚待进一步澄清和证实。关于心身疾病的发病机制过程涉及以下几个方面：

（1）心理社会刺激物传入大脑：心理社会刺激物在大脑皮层被接受，并得到加工处理而储存，使现实刺激加工转换成抽象观念。该过程的关键问题是诸如认知评价、人格特征、观念、社会支持、应对资源等中介因素的作用。认知评价的作用特别受到关注，因为心理社会刺激物不经认知评价而引起应激反应的情况很罕见（图8-8）。

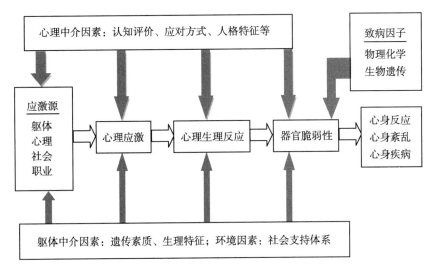

图8-8　心身疾病的应激机制

（2）大脑皮质联合区的信息加工：联合区将传入信息通过与边缘系统的联络，转化为带有情绪色彩的内脏活动，通过与运动前区的联络，构成随意行动传出。

（3）传出信息触发应激系统（stress system）引起生理反应：包括促肾上腺皮质激素释放激素（CRH）的释放、蓝斑-去甲肾上腺素/自主神经系统的变化，进而影响垂体-肾上腺皮质轴及自主神经支配的组织，变现为神经-内分泌-免疫系统的整体变化。蓝斑位于脑干第四脑室界沟上端的外侧，在新鲜脑样本上为一黑蓝色的小区域，其深处有含色素的细胞。蓝斑含大量去甲肾上腺素能神经元，神经纤维投射到大脑皮层、下丘脑和丘脑、边缘系统，在皮质调控下，通过影响交感神经的活动调节肾上腺髓质分泌肾上腺素，使机体对应激作出整体反应。

（4）心身疾病的发生：薄弱环节由遗传和环境因素决定，机体适应应激需求的能量储存有限，过度使用就会导致耗竭，强烈持久的心理社会刺激物就会产生心身疾病。

（二）常见心身疾病患者的心理特点

目前常见的心身疾病主要有以下几种：冠心病、原发性高血压、癌症、支气管哮喘、消化性溃疡、糖尿病等。流行病学研究结果显示，这些疾病的患者都在心理特点上都具有许多共同的特点。

1. 冠心病　A型行为或冠心病易患行为是由弗里德曼和罗森曼于1959年首先提出的。A型行为者具有这些人格特征：持续的进攻性、进取心和经常的紧迫感、好急躁、专心致志追求事业目标，并且始终保持着警觉，易冲动，精力充沛等。在行动上常表现出迅速、性急、果断而不沉着等特点。A型行为模式于1977年在国际心脏和血液病学术会议上被确认为冠心病的一个独立的危险因素。流行病学调查表明，冠心病患者多数具有A型行为类型，其比率明显高于其他行为类型。A型行为类型者不仅易患冠心病，而且其临床表现和并发症也比较严重。1983～1984年有人用Herman与Friedman等标准随机对各种职业的3 661人进行人格类型与冠心病相关性调查，结果发现冠心病239例，总患病率为7.1％。其中A型与B型人格（以性情温和、言语与动作节奏较慢，缺少竞争行为特征）的冠心病患病率分别为 9.36% 与 3.7%，A 型者为 B 型者的 2 倍以上。Buell 指出，A 型性格的人遇不良情绪应激，尤其是压抑、愤怒时，就构成 A 型行为，表现出恼火、激动、发怒和急躁。A 型行为模式与冠心病的发生有明显的关系。

2. 原发性高血压　许多研究认为，高血压病与患者性格相关。一般认为好激动、具有冲动性、好求全责备、主观刻板的人容易患高血压。尤其具有压抑的敌意、焦虑、愤怒等负性情绪的患者占多数。人格特征异常是高血压致病的重要原因之一。有资料表明，A 型行为类型者的发病率较其他行为类型者高。洪炜等采用对照研究方法对 124 例住院高血压患者进行有关心理社会方面的调查评估，结果显示药物治疗疗效不佳的患者具有较明显的 A 型行为特征。吕跃等通过临床研究表明，高血压患者的人格具有较明显的精神质倾向，性格较为内向。常常行为孤独、内心焦虑、忧心忡忡，对外界刺激易产生强烈的情绪反应，控制情绪的能力差，难以适应外界环境的变化。由于处于此种心理状态下，容易导致紧张情绪的发生，进而产生一系列的生理反应，最终导致血压的恒定性升高。近代心身医学研究证明中枢神经系统、内分泌系统和免疫系统三者互相影响，使心理因素转变为生理因素。

3. 癌症　临床研究发现，人格特征与癌症的发生发展有一定的关系。许多资料表明，具有 C 型人格的个体患病率较高，且患癌症的人数较多，C 型人格往往表现为内向、乖僻、小心翼翼、情绪不稳、多愁善感、易冲动，常常过分要求自己，具有克制、压抑的人格特点。李跃川等人研究指出，C 型行为者食道癌发生的危险度（OR 值）为 3.09，高出正常人 3 倍以上。Shekelle（1981）报道，对 2 020 位中年男子用明尼苏达多项人格调查表追踪 17 年后，发现癌症的发病率和死亡率与发病前的情绪抑郁有明显关系。国内高北陵（1989）对 245 例癌症患者进行艾森克个性测定，认为癌症患者多具有情绪不稳、易产生焦虑、紧张、抑郁情绪，且情绪一旦被激发后就很难平复下来。崔义才等人对食道癌患者的研究也发现，患者有明显的精神质及神经质（通过艾森克个性问卷测试），对各种刺激反应都过于强烈，易产生负性情绪。成敬等人测定 77 例女性生殖器官恶性肿瘤患者的人格特征及其他社会心理特征，结果显示，恶性肿瘤组艾森克个性问卷的神经质分极显著地高于良性肿瘤组和健康对照组，提示患者性格具有神经质、情绪不稳的特征。Kissen 在比较肺癌与一般肺部疾病患者的心理特征时，观察到肺癌患者多具有压抑、急躁、多疑、敏感的人格特征。尤其是克制压抑的个体，即使不抽烟，也易患癌症。黄丽等研究发现，不同的人格特征影响着患者的应对方式，情绪不稳定的患者更多的采用屈服应对方式，掩饰、不成熟的患者也更易采用屈服应对方式。同时指出，回避是癌症患者有效的应对方式，而屈服是癌症患者不利的应对方式。沈鑫华等人研究再次证明，心理社会因素对免疫有影响，行为、脑、免疫系统之间存在着复杂的相互作用。一般认为，积极应对可以提高免疫能力，消极应对则抑制免疫能力。C 型行为可使机体免疫功能发生变化，已经得到证实。

4. 支气管哮喘　哮喘病患者多具有易焦虑、激动，情绪不稳定，甚至有时有癔症样发作，较幼稚，易受暗示，性格内向，依赖性强。从 20 世纪 20 年代起，心理学工作者对哮喘病患者的人格特征做了大量的研究工作。Greer 等研究指出，哮喘病患者常常具有依赖、敏感、过于波动的人格特征，有的患者有神经质倾向。牛轶等撰文，国内曾有人用明尼苏达多相人格测验量表（MMPI）、艾森克人格问卷（EPQ）、卡特尔 16 项人格因素测定量表（卡特尔 16PF）测试哮喘病患者的人格特征，发现男女两性均表现顺从、随和、工作有恒心、负责。其相应心理防御机制不成熟的一面形成被动、敏感、懦弱的人格特征。王大川等用徐振雷修订的行为特征问卷调查发现自我克制、情绪压抑、内蕴性强的人，即所谓 C 型行为特征者易患哮喘。还发现其不善于发泄情绪、愤怒内泄等，可使机体免疫功能发生变化。有学者发现，压抑自己情绪的人比情绪释放的人更易患支气管哮喘。

5. 消化性溃疡　消化性溃疡患者多具有内向性格，神经质，容易激怒，但又常常压抑愤怒而得不到发泄。具有以上人格特征的个体，对应激事件往往产生过度的反应，导致中枢神经功能紊乱，从而引发消化性溃疡。大量临床心理测试也说明，消化性溃疡患者一般不善交往、古板、被动、顺从、依赖性强，缺乏创造性、进取性和竞争意识。张蔚琴等采用卡特尔16种人格因素测试，并与正常人常模对照分析，发现男性溃疡组人格趋向于顺从、理智、随和、保守的特点。

6. 糖尿病　据调查，糖尿病患者的人格特征多具有被动性、依赖性、不成熟、缺乏安全感、优柔寡断及受虐狂的某些特点。有研究认为，A型行为类型和容易激动等心理因素可能是2型糖尿病的危险因素；2型糖尿病患者的病情与情绪性、精神质显著相关。另有研究指出，2型糖尿病患者常常存在焦虑和抑郁症状，说明糖尿病患者心理健康情况较差，这可能与以下因素有关：①糖尿病病程长，反复发作，病情逐渐加重，合并症和并发症随之增多，需要长期服药，长期控制饮食；②患病后导致社会角色的变化，甚至受到家庭和社会成员的厌烦，患者有无用的感觉；③患者对疾病缺乏正确的认识，认为无法治愈，因而对前途失去信心，导致焦虑或抑郁情绪出现，同时情绪的问题不仅降低患者的生活质量，也与躯体症状相互作用而加重糖尿病的病情，影响疗效和预后。

（三）心身疾病的预防与康复

从现代医学的角度看心身疾病的预防与康复应该采取整体的、多维度的和综合性的预防与康复措施。心身疾病的预防与康复，从内容上应包括心理的和生理的，从形式上应包括个体预防和社会预防，从方法上应包括心理咨询、心理治疗、药物治疗和物理治疗以及对症治疗等。

1. 个体预防　没有个体预防，心身疾病的预防就无从谈起。因为心身疾病是通过每一个体而发生的。个体预防包括提高自我认知能力。通过努力学习现代科学知识，加强个人修养，提高辨别能力，学会不同角度观察问题；培养健全的性格。性格是人在现实环境中，对外界事物稳定的态度和习惯化了的行为方式。健全性格的养成除遗传外，有赖于社会文化背景、家庭和学校教育、个体有目的的陶冶等；有目的地丰富个人生活经历，学会缓解心理应激的技巧，如自我解脱和安慰等，提高个人的社会忍耐力，从而改善社会适应能力；建立友善的人际关系，协调友善的人际关系，有增加社会支持的效果，帮助改善个体认知能力，缓解情绪体验的强度，疏通负性情绪外泄的渠道；保持良好的情绪，有目的的培养个人良好的情绪防御机制，提高个体抵御挫折的能力，在强应激作用条件下，学会采用合理化、升华、内外射、抵消、回避、否认和幽默排泄等手段，消除内心所产生的紧张、不安和痛苦，从而恢复心理上的平衡。

2. 社会防御　社会防御是通过改善个体生活的社会环境，达到预防心身疾病发生的目的。置于社会中的个体，无论分工、工作性质和条件、社会地位如何，都难免遇到各种心理应激，从而影响心身健康。社会预防的目的就是通过社会力量，创造一个良好的工作环境和条件，改善应有的个体待遇，形成优良的社会氛围，特别是避免人为的精神创伤。

心身疾病是由心理社会因素诱发的躯体性疾病，原则上需要并用心理和躯体两方面的治疗，或者两者结合进行综合治疗。但许多心身疾病都经有了十分有效的躯体治疗措施。例如，溃疡病采用制酸剂治疗，高血压用降压药治疗，支气管哮喘用支气管扩张剂治疗等。由于这些病都有组织结构方面的病理改变，躯体治疗一般能够缓解症状，达到一定治疗效果。但疗效可能不理想，或停止药疗后症状复发，因此非常需要适当的心理咨询和心理治疗。

3. 心理咨询　心理咨询是心理学专业工作者，通过一次或多次专门的咨询技术，改变来访者的认知评价，调节其情绪状态，以缓解或改善来访者的心理困境。心理咨询是一项非常有效的方法，一般需要经过专门训练、有一定经验的人员担任。心理咨询的次数一般依来访者心理问题的程度、个性特征和社会环境等因素确定。

心理咨询的方法最常见的有精神分析疗法、来访者中心疗法、认知疗法、格式塔疗法及现实疗法等。据美国心理咨询协会的统计，现已记录在册的心理咨询与治疗的疗法已有 300 种之多，而且还在不断增加。美国心理学家朗敦（Perry Landon）认为，所有这些疗法可大抵分为两大类。一类是认知领悟（insights）疗法，旨在通过改变提高人的认知方式来缓解其心理困惑和障碍。另一类是行为矫正（behavioral modification）疗法，旨在以建立新的条件反射来矫正人的不良行为方式。

心理咨询在心身疾病的治疗中主要致力于与患者共同探索疾病发生发展的规律及心理机制，改变患者的不合理信念，改善患者的不良心境，帮助患者树立信心，与患者共同构建健康的生活方式。

4. 心理治疗　心理治疗与心理咨询在心理干预领域中常常是共用的名词，彼此之间有相当的交叉，但从治疗者的身份和使用的技术手段上存在一定的差别。对一部分患者而言，通过专科医生的躯体治疗和自身心理调节便可以使疾病好转。对另一部分患者来说，心理调节机制紊乱明显，心理障碍程度比较严重或复杂，此时有必要进行适当的心理治疗，甚至需要临床医生和临床心理学工作者共同协商进行综合治疗，才能取得较好的治疗效果。由于所患疾病种类、人格特征和心理社会因素不同，心理治疗的方法需要因人而异或因病而异。心身疾病的心理学治疗，目前采用的方法有：行为疗法、生物反馈疗法、森田疗法、认知疗法、心理分析疗法和催眠疗法等。

5. 药物治疗　除各类疾病需要对症治疗外，目前认为，在心理咨询和治疗的同时采用适当的药物治疗，对调节心身疾病或者情绪活动有着非常重要的作用。据国内外研究证实，引发心身疾病的主要情绪障碍是抑郁和焦虑情绪。抗抑郁类药物主要作用原理是抑制脑内神经元对去甲肾上腺素及 5-羟色胺的再摄取或破坏，使脑内突触间隙的递质量增加，从而有效地改善情绪状态。临床常用抗抑郁药物有三大类，三环类药物主要包括多虑平、阿米替林、丙咪嗪、氯丙咪嗪等；四环类有麦普替林、米安舍林；单胺氧化酶类有托路沙酮、苯乙肼。近年来国内外研制出一些临床效果明显而副作用小的新药，如氟西汀、舍曲林、帕罗西汀等。心身疾病情绪障碍的预防或康复性用药特别应该注意，必须经过专科医生诊断，根据患者心身疾病的种类和病情以及情绪障碍状况选择适当的药物；用药应考虑患者的年龄、性别等因素，对老年患者一般不宜使用三环药物，有器质性脑病及心血管疾患的患者可选择副作用较少的氟西汀类药；应关注弱安定类药物所产生的依赖性和突然停药所产生戒断症状；心理咨询和治疗同时使用，可减少药物的剂量和使用时间。

（高文斌）

第五节 中医体质辨识与健康管理

中医体质学认为，体质现象作为人类生命活动的一种重要表现形式，与健康和疾病密切相关。体质决定了我们的健康，决定了我们对某些疾病的易感性，也决定了患病之后的反应形式以及治疗效果和预后转归。为此，应用中医体质分类理论，根据不同体质类型的反应状态和特点，辨识体质类型，采取分类管理的方法，"因人制宜"制定防治原则，选择相应的预防、治疗、养生方法进行体质调护，对实现个性化的、有针对性的健康管理具有重要意义，也可为建立具有中医特色的健康管理模式提供新的方法学指导。

一、概述

(一) 中医体质的概念和特点

1. 中医体质的概念　体质包括身体素质、形体质量、个体特质等多种含义。体，指身体、形体、个体；质，指素质、质量、性质。在中医体质学中，体质的概念是指人体生命过程中，在先天禀赋和后天获得的基础上所形成的形态结构、生理功能和心理状态方面综合的、相对稳定的固有特质。也就是说是人群及人群中的个体，禀受于先天，受后天影响，在其生长发育和衰老过程中所形成的与自然、社会环境相适应的相对稳定的人体个性特征，它通过人体生理、病理的差异现象表现出来，在生理上表现为结构、机能、代谢以及对外界刺激反应等方面的个体差异性，病理上表现为对某些病因和疾病的易感性，以及疾病转归中的某种倾向性。

2. 中医体质的特点　体质是个体身心特性的概括，是个体在遗传的基础上，在内外环境的影响下形成的个性特征，这些特征伴随着生命的全过程。先天禀赋决定着个体体质的特异性和相对稳定性，而后天的各种环境因素、营养因素、精神因素又使机体体质具有动态可变性。改变后天的种种因素，可以在某种程度上改善体质，因此体质具有可调性。在相同或类似时空条件下，人群的遗传背景和后天生存环境也是大致相同的，这就使群类的体质具有趋同性。在先后天的共同作用下，使体质具有以下特点：

(1) 体质的遗传性：每一个体体质的特点，都是以遗传因素为基础，在后天生长条件的影响下，经过自然、社会、饮食等诸多因素的影响和变迁，逐渐发展起来的。由遗传背景所决定的体质差异是维持个体体质特征相对稳定的重要条件。

(2) 体质的稳定性：一般情况下，个体体质一旦形成，在一定时间内不易发生太大的改变，所以体质具有一定的稳定性。体质的稳定性由先天的遗传因素形成，年龄、性别等因素也可使体质表现出一定的稳定性。然而，由于环境、精神、营养、锻炼、疾病等后天因素均参与并影响体质的形成和发展，从而使得体质的稳定性具有相对性。

(3) 体质的可变性：先天禀赋决定着个体体质的相对稳定性和个体体质的特异性，后天各种环境因素、营养状况、饮食习惯、精神因素、年龄变化、疾病损伤、针药治疗等，又使体质具有可变性。体质的可变性有两个基本规律，一是机体随着年龄的变化，体质发展过程表现为若干阶段，每一年龄阶段都呈现出特有的体质特点，这种变化是随着年龄增长而呈现的由盛渐衰的纵向转变，反映了体质自身形成、定型、发展和变化的规律。二是由外来因素不断运动变化的干扰所造成的各种转变。外界因素的变化，通过不同途径作用于人体，导致体质状态发生改变。两种转变规律往往同时存在，互相影响。

（4）体质的多样性：体质的形成与先、后天多种因素相关。遗传因素的多样性和环境因素的复杂性，使个体体质存在必然的差异，世界上不会有完全相同的两个人；而即使是同一个体，在不同的生命阶段其体质特点也是逐渐变化着的，所以体质具有明显的个体差异性，呈现出多样性特征。中医学的因人制宜、辨体论治强调的正是这种特异性。因此，无论是比较不同的生命个体，还是考察同一个体的不同生命阶段，都能充分体现出体质的多样性特点。

（5）体质的趋同性：在个体体质的形成过程中，遗传因素使个体体质具有差异，而环境因素、饮食结构、年龄因素、疾病因素和社会文化习惯等均可对体质产生明显的影响。处于同一历史背景、同一地方区域、同一年龄结构或饮食起居条件比较相同的人群，由于其遗传背景和外界条件的类同性，往往使特定人群的体质呈现类似的特征，这就是群类趋同性。而在相同的时空背景下，体质的趋同性会导致某一人群对某些病邪的易感性及其所产生的病理过程的倾向性。因此，人类的体质、发病所具有的共性，也使群体预防和群体治疗成为可能。

（6）体质的可调性：体质既是相对稳定的，又是动态可变的，这就使调整偏颇体质、防病、治病成为可能。在生理情况下，针对各种体质及早采取相应措施，纠正或改善某些体质的偏颇，以减少体质对疾病的易感性，可以预防疾病或延缓发病。在病理情况下，可针对各种不同的体质类型，将辨证论治与辨体论治相结合，以人为本，充分发挥个体诊疗的优势，提高疗效。

（二）中医体质辨识与分类

中医体质辨识即以人的体质为认知对象，从体质状态及不同体质分类的特性，把握其健康与疾病的整体要素与个体差异，制定防治原则，选择相应的治疗、预防、养生方法，从而进行"因人制宜"的干预措施。中医体质辨识已纳入卫生部《国家基本公共卫生服务规范（2009年版）》，进入国家公共卫生体系。

体质辨识以中医体质分类为基础。中医体质分类是根据人群中的个体各自不同的形态结构、生理功能、心理状态等方面的特征，按照一定的标准，采用一定的方法，通过整理、分析、归纳，分成若干类型。王琦以人体生命活动的物质基础——阴阳、气血津液的盛衰虚实变化为主，以临床应用为目的进行分类，将中医体质分为平和质（A型）、气虚质（B型）、阳虚质（C型）、阴虚质（D型）、痰湿质（E型）、湿热质（F型）、血瘀质（G型）、气郁质（H型）、特禀质（I型）9种基本类型，平和质之外的8种体质类型均为偏颇体质。王琦的9分法通过了教育部和"973"课题专家论证，并被中医学者广泛引用，故本章基于王琦的9分法进行体质辨识。

（三）中医体质辨识在健康管理中的作用

从健康到亚健康再到疾病，体质因素的影响不可忽视。各种偏颇体质是健康状态的重要影响因素，也是疾病发生、发展与转归的内在因素。通过中医体质辨识，可以更加全面地了解其健康状况，获得预测个体未来发病风险的资料；通过体质调护，调整偏颇体质，可以改善个体的健康状况，实现健康管理的目标。

1. 中医体质辨识是体质健康管理的核心环节　随着医学模式和健康观念的转变，当今医学已从疾病医学转向健康医学，人类健康的研究已成为世界各国人口与健康领域的前沿课题。健康管理的主要内容是通过全面收集个体或群体的健康信息，科学评估个体或群体的健康状况，并且找出影响其健康的危险因素，然后针对这些危险因素，提出相应的健康管理方案，促使人们建立新的行为和生活方式，从而达到促进个体或群体健康水平的目的。

中医体质健康管理的基本步骤包括收集体质健康信息、辨识体质类型、实施体质调护、评价体质调护效果。这几个环节是一个长期的、连续不断的、动态循环的服务流程，其中最核心的环节是体质辨识。中医体质健康管理需要在收集先天禀赋因素、后天颐养因素、性别因素、年龄因素、环境因素、疾病与药物因素等体质的影响因素信息，以及形态结构、生理功能和心理状态特征等方面信息的基础上，辨识体质类型。为了使体质健康管理流程中最为核心的体质辨识方法科学、规范、适用，研究人员开发了《中医体质量表》（见附录），制定了《中医体质分类与判定》标准（见第三部分），为体质辨识提供了标准化的测评工具。

2. 中医体质辨识是制定体质调护计划的基础　改善个体的健康状况，实现健康管理的目标，需要在科学辨识体质类型的基础上制定个性化的体质调护计划。因此，根据体质辨识的结果及相关影响因素的分析，针对个体的体质特征，制定体质调护计划，通过合理的精神调摄、饮食调养、起居调护、运动健身、经络调理、药物调治及四季保养等调护措施，使体质偏颇得以纠正，从而改善健康状况，是体质健康管理的目的。可以说，辨识体质类型是体质调护的基础，是实施健康管理的前提。

3. 中医体质辨识是实施体质三级预防的依据　预防，就是采取一定的措施，防止疾病的发生与发展。中医学在防病治病上的一个重要思想，就是防患于未然的预防思想，而且强调防重于治。《素问·四气调神大论》说："圣人不治已病治未病，不治已乱治未乱。"指出了预防疾病的重要意义。通过中医体质辨识，可从调体拒邪、调体防病和调体防变三个演进层次体现改善体质在预防疾病中的作用。

一级预防，未病先防。第一，是在群体预防中，可通过中医体质辨识，揭示一般人群中医体质类型的分布规律，针对不同人群的体质分布特点，使中医传统的"养生、避邪"的个体预防阶段进入到群体预防阶段，促进人群健康水平的提高。第二，是对于自我（社区、家庭）保健，每个人都可根据中医体质辨识结果，针对自己个体体质的偏颇状态，重新考虑生活方式和饮食宜忌等，建立适合于自己个体体质特点的养生保健方法。

二级预防，欲病早治。对于疾病的易感体质，可根据体质辨识结果，有针对性的调整偏颇体质，进行疾病的早期预防。如研究发现高血压与痰湿质关联程度最强，女性痰湿质与高血压的关联强于男性，提示在高血压的高危人群中调整痰湿体质偏颇的重要性。

三级预防，已病早治。在临床诊疗中，通过客观地辨识中医体质类型，根据不同体质类型或状态，或益气，或温阳，或补阴，或利湿，或开郁，或活血，以调整机体的阴阳、气血津液失衡倾向，体现"因人制宜"、"治病求本"的治疗原则，进行个性化的康复治疗。

4. 中医体质辨识应用于健康管理，创新健康管理新模式　将中医体质辨识应用于健康管理，是一种新的健康管理理念，是具有中国特色的健康管理方法。这一方法管理的对象主要是健康人群与亚健康人群，管理的目标是通过调整偏颇体质，以让人不生病或少生病为目标，管理的方法是以中国传统的养生方法为主，结合现代健康管理方法。

探索与建立具有中国特色的健康管理理论与方法，是每一个健康管理者的目标。如何将现代健康管理理念与中医理论相结合是摆在我们面前的一项重大课题。建立在体质辨识基础上的健康管理具有针对性、实用性、有效性和可操作性等特点，值得学习推广。

二、中医体质辨识的原则和内容

(一) 中医体质辨识的原则

人是一个有机的整体，对人的体质辨识必须遵循共同的原则，从整体观点出发，全面审查其神、色、形、态、舌、脉等体征及性格、饮食、二便等情况，结合中医临床辨体论治的实际经验进行综合分析。

1. 整体性原则　整体观是中医体质辨识强调整体审察的认识论基础。人体的外部结构与内部脏腑是有机相关的，整个人体又受到自然环境和社会环境的影响。中医体质辨识中的整体性原则，一方面要求利用望闻问切的手段广泛而全面地收集体质资料，而不能只看到局部的体质状况；另一方面是指从整体上进行多方面的考虑，并结合时、地、病的特殊性，对人体体质状态进行全面分析、综合判断。

2. 形神结合原则　神是机体生命活动的体现。形健则神旺，形衰则神惫，人的精神状态和面部气色常能显示出体质的平和与偏颇。神色是五脏气血盛衰的表现，体质平和的人，五脏无偏胜，气血调和，阴平阳秘，必然精神健旺，气色明润，目光有神，语言响亮，耳听聪敏。反之，偏颇体质必然反映不同气色。人体的形态结构与心理特征也存在特异性的对应关系，一定的形态体貌必然对应一定的性格特点，只有全面观察，形神结合，才能对体质类型作出准确的判断。

3. 舌脉合参原则　诊察舌脉在分辨体质的差异性上有重要参考价值。如阳虚质多舌胖，血瘀质多舌紫等，应对舌的神、色、形、态，苔色、苔质进行全面观察。诊脉时应注意身躯高大的人，脉的显现部位较长；矮小的人，脉的显现部位较短；瘦小的人脉常濡软；肥盛的人脉常沉细；阳盛质多见阳脉，阴盛质多见阴脉。另外，还需注意不同地理环境对脉象的影响。

此外，如性别、年龄、民族、先天禀赋、家族遗传、居处环境以及性格类型、饮食习惯、疾病因素等，均与体质有关，临床在辨识体质类型时亦需注意。

(二) 中医体质辨识的内容

体质表现为形态结构、生理功能和心理状态几个方面相对稳定的特性。一定的形态结构，必然表现为一定的生理功能，而伴随着形态结构、生理功能的变化，又会产生一定的心理过程和个性心理特征。认识与辨析体质，必须依据个体的肤色、形态、举止、饮食习惯、性格心理特征，以及对季节的适应性、对疾病的易感性等方面表现的特征。因此，辨体的内容通常包括以下几个方面。

1. 辨形态结构特征　人体形态结构上的差异性是辨析个体体质的重要内容。人体的形态结构是生理功能和心理活动的基础，又是精气盛衰和代谢情况的外在表现，包括外部形态结构和内部形态结构。外部形态结构是由体表直接表现出的特性，是用感觉器官直接观测到的体质要素，包括体格、体型、姿势、营养状况等。内部形态结构，包括脏腑、经络、精气血津液等，是体表直观性体质要素的决定因素，是决定其外显特征的内在基础。中医藏象学说认为，内在五脏与形体有着配属、表里关系，因而观察形体的强弱胖瘦，可以测知内脏的坚脆、气血的盛衰等。一般认为五脏强壮，外形也强壮。如骨骼粗大，胸廓宽厚，肌肉充实，皮肤润泽，举动灵活等，是强壮的征象，多见于强壮体质；骨骼细小，胸廓狭窄，肌肉瘦弱，皮肤干燥，举动迟钝等，是衰弱的表现，多见于虚弱体质。所以，关于形态结构的辨析，中医主要通过望诊观察形态、体型、体态、头面、五官、躯干、四肢、皮肤面色、毛发及舌象等，重点了解个体的体质状况及体质差异。

2. 辨生理功能特征　人体生理功能上的差异性也是个体体质辨析的重要内容。因为体质是在遗传性和获得性的基础上表现出来的人体形态结构、生理功能和心理状态的综合的相对稳定的特征，而心理活动状态是在一定的形态结构和生理功能的基础上产生的，因此，体质首先是形态结构和功能活动的综合体。形态结构是产生各种生理功能的基础，一定的形态结构必然表现为一定的生理功能，机体内部和外部的形态结构特点决定着其机能反应的形式和反应强度、频率等，决定着机体生理功能及对各种刺激反应的差异。人体的生理功能是内部形态结构完整性、协调性的反映，是脏腑经络及精气血津液盛衰的体现。机体对外界的反应和适应能力、自我调节能力、防病抗病能力、新陈代谢情况等，均是脏腑经络及精气血津液生理功能的体现。中医主要通过望目光、色泽、神情、体态，以及呼吸、舌象、脉象等，重点了解个体的精神意识、思维活动以及对外界的反应和适应能力、自我调节能力、防病抗病能力、新陈代谢情况等，从而可以判断机体各脏腑生理功能的个体差异性。如神志清楚，两目灵活，面色荣润，肌肉不削，动作自如，说明精充气足神旺，多见平和体质；如精神不振，两目乏神，面色少华，肌肉松软，倦怠乏力，少气懒言，动作迟缓，说明精气不足，功能减退，多见虚弱体质或阳虚体质。

3. 辨心理特征　心理是指客观事物在大脑中的反映，是感觉、知觉、情感、记忆、思维、性格、能力等的总称，属于中医学神的范畴。"人有五脏化五气，以生喜怒悲忧恐"（《素问？阴阳应象大论》），神志活动的产生和维持有赖于内在脏腑的功能活动，以脏腑精气为物质基础，但脏腑精气藏于内而不能直接得以观察，精气显象于外可以形成相应的心理活动，使个体容易表现出相应的心理特征。心理特征的差异，主要表现为人格、气质、性格的差异。中医辨心理特征，主要通过观察情绪倾向、感情色彩、认知速度、意志强弱、行为表现等方面，了解人体气质特点与人格倾向。如阴虚质的人多性情急躁、外向、好动，阳虚质的人性格多沉静内向，气郁质的人多内向不稳定、忧郁脆弱、敏感多疑等。

辨体的基本内容，综合了形态结构、生理功能和心理特征三方面，全面概括了构成体质的基本要素，深刻把握了个体生命的本质特征，从而就能对个体体质作出准确判断。如痰湿体质的人，形态结构表现为体形肥胖、腹部肥满松软；生理功能多见皮肤出油较多、多汗、汗黏、眼睑轻微水肿、容易困倦、对梅雨季节和潮湿环境适应能力较差等；心理特点以温和稳重多见。

三、9 种基本中医体质类型的辨识

（一）9 种基本中医体质类型的辨识依据

辨析体质类型，主要是依据不同体质在形态结构、生理功能及心理活动三个方面的特征，经过综合分析，将其归为不同体质类型的思维与实践过程，本处对 9 种基本中医体质类型的辨识依据进行归纳。

1. 平和质（A 型）

定义：先天禀赋良好，后天调养得当，以体态适中，面色红润，精力充沛，脏腑功能状态强健壮实为主要特征的一种体质状态。

成因：先天禀赋良好，后天调养得当。

特征：①形体特征：体形匀称、健壮；②心理特征：性格随和、开朗；③常见表现：面色、肤色润泽，头发稠密有光泽，目光有神，鼻色明润，嗅觉通利，味觉正常，唇色红润，精力充沛，不易疲劳，耐受寒热，睡眠安和，胃纳良好，二便正常，舌色淡红，苔薄白，脉和有神；④对外界环境适应能力：对自然环境和社会环境适应能力较强；⑤发病倾向：平素患病较少。

2. 气虚质（B型）

定义：由于一身之气不足，以气息低弱、脏腑功能状态低下为主要特征的体质状态。

成因：先天禀赋不足，后天失养，如孕育时父母体弱、早产、人工喂养不当、偏食、厌食，或因病后气亏、年老气弱等。

特征：①形体特征：肌肉松软；②心理特征：性格内向、情绪不稳定、胆小、不喜欢冒险；③常见表现：主项：平素气短懒言，语音低怯，精神不振，肢体容易疲乏，易出汗，舌淡红、胖嫩、边有齿痕，脉象虚缓；副项：面色萎黄或淡白，目光少神，口淡，唇色少华，毛发不泽，头晕，健忘，大便正常，或虽便秘但不结硬，或大便不成形，便后仍觉未尽，小便正常或偏多；④对外界环境适应能力：不耐受寒邪、风邪、暑邪；⑤发病倾向：平素体质虚弱，卫表不固易患感冒；或病后抗病能力弱，易迁延不愈；易患内脏下垂、虚劳等病。

3. 阳虚质（C型）

定义：由于阳气不足，失于温煦，以形寒肢冷等虚寒现象为主要特征的体质状态。

成因：先天不足，或后天失养。如孕育时父母体弱、或年长受孕，早产，或年老阳衰等。

特征：①形体特征：多形体白胖，肌肉松软；②心理特征：性格多沉静、内向；③常见表现：主项：平素畏冷，手足不温，喜热饮食，精神不振，睡眠偏多，舌淡胖嫩边有齿痕，苔润，脉象沉迟。副项：面色㿠白，目胞晦黯，口唇色淡，毛发易落，易出汗，大便溏薄，小便清长；④对外界环境适应能力：不耐受寒邪、耐夏不耐冬；易感湿邪；⑤发病倾向：发病多为寒证，或易从寒化，易病痰饮、肿胀、泄泻、阳痿。

4. 阴虚质（D型）

定义：由于体内津液精血等阴液亏少，以阴虚内热等表现为主要特征的体质状态。

成因：先天不足，如孕育时父母体弱，或年长受孕，早产等，或后天失养，纵欲耗精，积劳阴亏，或曾患出血性疾病等。

特征：①形体特征：体形瘦长；②心理特征：性情急躁，外向好动，活泼；③常见表现：主项：手足心热，平素易口燥咽干，鼻微干，口渴喜冷饮，大便干燥，舌红少津少苔；副项：面色潮红，有烘热感，两目干涩，视物模糊，唇红微干，皮肤偏干，易生皱纹，眩晕耳鸣，睡眠差，小便短，脉象细弦或数；④发病倾向：平素易患有阴亏燥热的病变，或病后易表现为阴亏症状；⑤对外界环境适应能力：平素不耐热邪，耐冬不耐夏；不耐受燥邪。

5. 痰湿质（E型）

定义：由于水液内停而痰湿凝聚，以黏滞重浊为主要特征的体质状态。

成因：先天遗传，或后天过食肥甘。

特征：①形体特征：体形肥胖，腹部肥满、松软；②心理特征：性格偏温和，稳重恭谦，和达，多善于忍耐；③常见表现：主项：面部皮肤油脂较多，多汗且黏，胸闷，痰多。副项：面色黄胖而黯，眼睑微浮，容易困倦，平素舌体胖大，舌苔白腻，口黏腻或甜，身重不爽，脉滑，喜食肥甘，大便正常或不实，小便不多或微混；④发病倾向：易患消渴、脑卒中、胸痹等病证；⑤对外界环境适应能力：对梅雨季节及潮湿环境适应能力差，易患湿证。

6. 湿热质（F型）

定义：以湿热内蕴为主要特征的体质状态。

成因：先天禀赋，或久居湿地，喜食肥甘，或长期饮酒，湿热内蕴。

特征：①形体特征：形体偏胖；②常见表现：主项：平素面垢油光，易生痤疮粉刺，舌质偏红苔黄腻，容易口苦口干，身重困倦。副项：心烦懈怠，眼筋红赤，大便燥结，或黏滞，小便短赤，男易阴囊潮湿，女易带下量多，脉象多见滑数；③心理特征：性格多急躁、易怒。④发病倾向：易患疮疖、黄疸、火热等病证；⑤对外界环境适应能力：对湿环境或气温偏高，尤其夏末、秋初，湿热交蒸气候较难适应。

7. 血瘀质（G型）

定义：体内有血液运行不畅的潜在倾向或瘀血内阻的病理基础，以血瘀表现为主要特征的体质状态。

成因：先天禀赋，或后天损伤，忧郁气滞，久病入络。

特征：①形体特征：瘦人居多；②心理特征：性格内郁，心情不快易烦，急躁健忘；③常见表现：主项：平素面色晦黯，皮肤偏黯或色素沉着，容易出现瘀斑，易患疼痛，口唇黯淡或紫，舌质黯有瘀点，或片状瘀斑，舌下静脉曲张，脉象细涩或结代；副项：眼眶黯黑，鼻部黯滞，发易脱落，肌肤干或甲错，女性多见痛经、闭经、或经色紫黑有块、崩漏；④发病倾向：易患出血、癥瘕、脑卒中、胸痹等病。⑤对外界环境适应能力：不耐受风邪、寒邪。

8. 气郁质（H型）

定义：由于长期情志不畅、气机郁滞而形成的以性格内向不稳定、忧郁脆弱、敏感多疑为主要表现的体质状态。

成因：先天遗传，或因精神刺激，暴受惊恐，所欲不遂，忧郁思虑等。

特征：①形体特征：形体偏瘦；②心理特征：性格内向不稳定，忧郁脆弱，敏感多疑；③常见表现：主项：平素忧郁面貌，神情多烦闷不乐。副项：胸胁胀满，或走窜疼痛，多伴善叹息，或嗳气、呃逆，或咽间有异物感，或乳房胀痛，睡眠较差，食欲减退，惊悸怔忡，健忘，痰多，大便偏干，小便正常，舌淡红，苔薄白，脉象弦细；④发病倾向：易患郁证、脏躁、百合病、不寐、梅核气、惊恐等病证；⑤对外界环境适应能力：对精神刺激适应能力较差，不喜欢阴雨天气。

9. 特禀质（I型）

定义：由于先天禀赋不足和禀赋遗传等因素造成的一种特殊体质。包括先天性、遗传性的生理缺陷与疾病，过敏反应等。

成因：先天禀赋不足、遗传等，或环境因素、药物因素等。

特征：①形体特征：无特殊，或有畸形，或有先天生理缺陷；②心理特征：因禀质特异情况而不同；③常见表现：遗传性疾病有垂直遗传，先天性、家族性特征；胎传性疾病为母体影响胎儿个体生长发育及相关疾病特征；④发病倾向：过敏体质者易药物过敏，易患花粉症；遗传疾病如血友病、先天愚型及中医所称"五迟"、"五软"、"解颅"等；胎传疾病如胎寒、胎热、胎惊、胎肥、胎弱等；⑤对外界环境适应能力：适应能力差，如过敏体质者对过敏季节适应能力差，易引发宿疾。

（二）9种基本中医体质类型的辨识方法

辨析体质类型，需要科学评价以及能对其进行科学分类的测量工具。研究者以王琦的9分法为概念框架编制了信度、效度性能评价良好的《中医体质量表》，制定了《中医体质分类与判定》标准（中华中医药学会 2009 年 3 月发布实施），为中医体质辨识提供了标准化的测量工具。回答《中医体质量表》（附录）或者《中医体质分类与判定表》（表 8-15～表 8-23）中的全部问题，计算原始分及转化分，即原始分＝各个条目分值相加，转化分数＝[（原始分－可能的最低分）/（可能的最高分－可能的最低分）]×100，然后依照判定标准（表 8-24）即可判定所属中医体质类型。

具体来说，各体质类型的判定依据《中医体质量表》或者《中医体质分类与判定表》计分结果的转化分数进行，平和质的判定结果分为"是"、"基本是"和"否"，偏颇体质的判定结果分为"是"、"倾向是"和"否"。平和质的判定：8 种偏颇体质转化分均＜30 分，且平和质转化分≥60 分时，判定为"是"；8 种偏颇体质转化分均＜40 分，且平和质转化分≥60 分时，判定为"基本是"；否则判定为"否"。8 种偏颇体质的判定：偏颇体质转化分≥40 分，判定为"是"；30～39 分，判定为"倾向是"；＜30 分，判定为"否"。

例 1：某人各体质类型转化分如下：平和质 75 分，气虚质 56 分，阳虚质 27 分，阴虚质 25 分，痰湿质 12 分，湿热质 15 分，血瘀质 20 分，气郁质 18 分，特禀质 10 分。根据判定标准，虽然平和质转化分≥60 分，但其他 8 种体质转化分并未全部＜40 分，其中气虚质转化分≥40 分，故此人不能判定为平和质，应判定为是气虚质。

例 2：某人各体质类型转化分如下：平和质 75 分，气虚质 16 分，阳虚质 27 分，阴虚质 25 分，痰湿质 32 分，湿热质 25 分，血瘀质 10 分，气郁质 18 分，特禀质 10 分。根据判定标准，平和质转化分≥60 分，且其他 8 种体质转化分均＜40 分，可判定为基本是平和质，同时，痰湿质转化分在 30～39 分之间，可判定为有痰湿质倾向，故此人最终体质判定结果为基本是平和质，有痰湿质倾向。

表 8-15 平和质（A 型）判定表

请根据近一年的体验和感觉，回答以下问题。	没有 （根本不）	很少 （有一点）	有时 （有些）	经常 （相当）	总是 （非常）
（1）您精力充沛吗？	1	2	3	4	5
（2）您容易疲乏吗？*	1	2	3	4	5
（3）您说话声音低弱、无力吗？*	1	2	3	4	5
（4）您感到闷闷不乐、情绪低沉吗？*	1	2	3	4	5
（5）您比一般人耐受不了寒冷（冬天的寒冷，夏天的冷空调、电扇等）吗？*	1	2	3	4	5
（6）您能适应外界自然和社会环境的变化吗？	1	2	3	4	5
（7）您容易失眠吗？*	1	2	3	4	5
（8）您容易忘事（健忘）吗*	1	2	3	4	5
判断结果：　　□是　　　　□基本是　　　□否					

注：标有 * 的条目需要先逆向计分，即：1→5，2→4，3→3，4→2，5→1，再用公式计算转化分

表8-16 气虚质（B型）判定表

请根据近一年的体验和感觉，回答以下问题。	没有 （根本不）	很少 （有一点）	有时 （有些）	经常 （相当）	总是 （非常）
（1）您容易疲乏吗？	1	2	3	4	5
（2）您容易气短（呼吸短促，接不上气）吗？	1	2	3	4	5
（3）您容易心慌吗？	1	2	3	4	5
（4）您容易头晕或站起时晕眩吗？	1	2	3	4	5
（5）您比别人容易患感冒吗？	1	2	3	4	5
（6）您喜欢安静、懒得说话吗？	1	2	3	4	5
（7）您说话声音低弱、无力吗？	1	2	3	4	5
（8）您活动量稍大就容易出虚汗吗？	1	2	3	4	5

判断结果：　□是　　□倾向是　　□否

表8-17 阳虚质（C型）判定表

请根据近一年的体验和感觉，回答以下问题。	没有 （根本不）	很少 （有一点）	有时 （有些）	经常 （相当）	总是 （非常）
（1）您手脚发凉吗？	1	2	3	4	5
（2）您胃脘部、背部或腰膝部怕冷吗？	1	2	3	4	5
（3）您感到怕冷、衣服比别人穿得多吗？	1	2	3	4	5
（4）您比一般人耐受不了寒冷（冬天的寒冷，夏天的冷空调、电扇等）吗？	1	2	3	4	5
（5）您比别人容易患感冒吗？	1	2	3	4	5
（6）您吃（喝）凉的东西会感到不舒服或者怕吃（喝）凉的东西吗？	1	2	3	4	5
（7）您受凉或吃（喝）凉的东西后，容易腹泻（拉肚子）吗？	1	2	3	4	5

判断结果：　□是　　□倾向是　　□否

表8-18 阴虚质（D型）判定表

请根据近一年的体验和感觉，回答以下问题。	没有 （根本不）	很少 （有一点）	有时 （有些）	经常 （相当）	总是 （非常）
（1）您感到手脚心发热吗？	1	2	3	4	5
（2）您感觉身体、脸上发热吗？	1	2	3	4	5
（3）您皮肤或口唇干吗？	1	2	3	4	5
（4）您口唇的颜色比一般人红吗？	1	2	3	4	5
（5）您容易便秘或大便干燥吗？	1	2	3	4	5
（6）您面部两颧潮红或偏红吗？	1	2	3	4	5
（7）您感到眼睛干涩吗？	1	2	3	4	5
（8）您感到口干咽燥、总想喝水吗？	1	2	3	4	5

判断结果：　□是　　□倾向是　　□否

表 8-19 痰湿质（E 型）判定表

请根据近一年的体验和感觉，回答以下问题。	没有（根本不）	很少（有一点）	有时（有些）	经常（相当）	总是（非常）
（1）您感到胸闷或腹部胀满吗？	1	2	3	4	5
（2）您感到身体沉重不轻松或不爽快吗？	1	2	3	4	5
（3）您腹部肥满、松软吗？	1	2	3	4	5
（4）您有额部油脂分泌多的现象吗？	1	2	3	4	5
（5）您上眼睑比别人肿（上眼睑有轻微隆起的现象）吗？	1	2	3	4	5
（6）您嘴里有黏黏的感觉吗？	1	2	3	4	5
（7）您平时痰多，特别是咽喉部总感到有痰堵着吗？	1	2	3	4	5
（8）您舌苔厚腻或有舌苔厚厚的感觉吗？	1	2	3	4	5

判断结果：　□是　　□倾向是　　□否

表 8-20 湿热质（F 型）判定表

请根据近一年的体验和感觉，回答以下问题。	没有（根本不）	很少（有一点）	有时（有些）	经常（相当）	总是（非常）
（1）您面部或鼻部有油腻感或者油亮发光吗？	1	2	3	4	5
（2）您易生痤疮或疮疖吗？	1	2	3	4	5
（3）您感到口苦或嘴里有异味吗？	1	2	3	4	5
（4）您大便黏滞不爽、有解不尽的感觉吗？	1	2	3	4	5
（5）您小便时尿道有发热感、尿色浓（深）吗？	1	2	3	4	5
（6）您带下色黄（白带颜色发黄）吗？（限女性回答）	1	2	3	4	5
（7）您的阴囊部位潮湿吗？（限男性回答）	1	2	3	4	5

判断结果：　□是　　□倾向是　　□否

表 8-21 血淤质（G 型）判定表

请根据近一年的体验和感觉，回答以下问题。	没有（根本不）	很少（有一点）	有时（有些）	经常（相当）	总是（非常）
（1）您的皮肤在不知不觉中会出现青紫淤斑（皮下出血）吗？	1	2	3	4	5
（2）您两颧部有细微红丝吗？	1	2	3	4	5
（3）您身体上有哪里疼痛吗？	1	2	3	4	5
（4）您面色晦黯、或容易出现褐斑吗？	1	2	3	4	5

请根据近一年的体验和感觉，回答以下问题。	没有（根本不）	很少（有一点）	有时（有些）	经常（相当）	总是（非常）
（5）您容易有黑眼圈吗？	1	2	3	4	5
（6）您容易忘事（健忘）吗？	1	2	3	4	5
（7）您口唇颜色偏黯吗？	1	2	3	4	5
判断结果：　　□是　　□倾向是　　□否					

表 8-22　气郁质（H型）判定表

请根据近一年的体验和感觉，回答以下问题。	没有（根本不）	很少（有一点）	有时（有些）	经常（相当）	总是（非常）
（1）您感到闷闷不乐、情绪低沉吗？	1	2	3	4	5
（2）您容易精神紧张、焦虑不安吗？	1	2	3	4	5
（3）您多愁善感、感情脆弱吗？	1	2	3	4	5
（4）您容易感到害怕或受到惊吓吗？	1	2	3	4	5
（5）您胁肋部或乳房胀痛吗？	1	2	3	4	5
（6）您无缘无故叹气吗？	1	2	3	4	5
（7）您咽喉部有异物感，且吐之不出、咽之不下吗？	1	2	3	4	5
判断结果：　　□是　　□倾向是　　□否					

表 8-23　特禀质（Ⅰ型）判定表

请根据近一年的体验和感觉，回答以下问题。	没有（根本不）	很少（有一点）	有时（有些）	经常（相当）	总是（非常）
（1）您不是感冒也会打喷嚏吗？	1	2	3	4	5
（2）您不是感冒也会鼻塞、流鼻涕吗？	1	2	3	4	5
（3）您有因季节变化、温度变化或异味等原因而咳喘的现象吗？	1	2	3	4	5
（4）您容易过敏（对药物、食物、气味、花粉或在季节交替、气候变化时）吗？	1	2	3	4	5
（5）您的皮肤容易起荨麻疹（风团、风疹块、风疙瘩）吗？	1	2	3	4	5
（6）您的皮肤因过敏出现过紫癜（紫红色淤点、淤斑）吗？	1	2	3	4	5
（7）您的皮肤一抓就红，并出现抓痕吗？	1	2	3	4	5
判断结果：　　□是　　□倾向是　　□否					

表 8 - 24　9 种基本中医体质类型判定标准表

体质类型	条件	判定结果
平和质	转化分≥60 分 其他 8 种体质转化分均<30 分	是
	转化分≥60 分 其他 8 种体质转化分均<40 分	基本是
	不满足上述条件者	否
偏颇体质	转化分≥40 分	是
	转化分 30～39 分	倾向是
	转化分<30 分	否

四、9 种基本中医体质类型的调护

体质是相对稳定的，又是动态可变的，外界环境和发育条件、生活条件、干预措施等影响，都有可能使体质发生改变，这就使调整偏颇体质、维护健康、防病治病成为可能。因此，在体质辨识的基础上，针对个体的体质特征，通过各种体质调护措施的干预，改善偏颇体质，提高人体对环境的适应能力，以达到提高生命质量、防病治病、延年益寿之目的，是体质健康管理的目标所在。

（一）平和质（A 型）的调护

平和质先天禀赋良好，后天调养得当，故其精、气、神及局部特征等方面均表现良好，体形匀称健壮，面色润泽，目光有神，唇色红润，不易疲劳，精力充沛，睡眠、食欲良好，大小便正常，性格随和开朗，平时患病较少，对自然环境和社会环境适应能力较强。因此，平和质养生侧重于保养、维护。

1. 精神调摄　由于心理状态、情志反应与内外环境等多种因素有关，精神刺激和情志变化不可避免，所以平和质的人亦应注意调摄精神，及时化解不良情绪，防止体质出现偏颇。并可通过培养兴趣爱好，加强体育锻炼等，愉悦身心，保持情绪稳定，促进心理健康。

2. 饮食调养　平和质饮食应有节制，不要过饥过饱，不要常吃过冷过热或不干净的食物，粗细粮食要合理搭配，多吃五谷杂粮、蔬菜瓜果，均衡营养。《黄帝内经》明确提出了中国传统膳食的平衡观"五谷为养、五果为助、五畜为益、五菜为充"。平和质还应注意气味调和，不偏嗜酸、苦、甘、辛、咸五味；顺时调养，根据不同季节选择适宜的饮食。少食过于油腻及辛辣之物。

3. 起居调护　人体的生命活动随着年节律、季节律、月节律、昼夜节律等自然规律而发生相应的生理变化。因此，平和质的人亦应注意起居有常，不妄作劳，顺应四时，调摄起居，才能增进健康、延年益寿。

4. 运动健身　平和质者可通过运动保持和加强现有的良好状态，可根据年龄、性别、个人兴趣爱好的差异，自行选择不同的锻炼方法。如年轻人可适当跑步、打球，老年人可适当散步、打太极拳等。同时要努力做到：积极主动，兴趣广泛；运动适度，不宜过量；循序渐进，适可而止；经常锻炼，持之以恒；全面锻炼，因时制宜。

5. 经络调理　经络调理包括主动调理与被动保健。经络的主动调理方法很多，这里介绍一种经实践证明行之有效的调理经络的方法，即"312经络调理方法或312经络锻炼法"。这一方法是由中国科学院祝总骧教授等专家在30年经络研究的基础上，汲取古今中外养生保健方法的精华，总结创编的一套集穴位按摩、腹式呼吸和体育运动为一体的健身方法，具有激活经络、畅通气血、祛病健身的功效。"312"的"3"是指合谷、内关和足三里3个穴位的按摩，每天按摩1～2次，每次每个穴位按摩5min（3个穴位共15min）；"1"是指一种意守丹田的腹式呼吸方法，每天1～2次，每次5min；"2"是指以两条腿为主的、力所能及的体育锻炼，每天1～2次，每次5min。312经络锻炼法简便易学，不需要场地，非常适合办公人员、中老年朋友锻炼。另外，在主动锻炼、主动调理的同时，也可进行被动保健、保养。被动保健的方法也很多，关键是要选择专业的保健按摩师来进行调理。

（二）气虚质（B型）的调护

气虚质的主要特征是气不足，故其语音低弱，气短懒言，容易疲乏、出汗，易患感冒及内脏下垂；对外界环境适应能力较差，不耐受风、寒、暑、湿邪，病后康复较慢；性格内向、情绪不稳，胆小不喜欢冒险等。因此，气虚质养生应以养脾养肺为主，改变不良的生活方式，并辅以经络调理和药物调治。

1. 精神调摄　气虚质者在日常生活中，应培养豁达乐观的生活态度，不可过度劳神、过度紧张，保持稳定平和的心态。脾为气血生化之源，思则气结，过思伤脾；肺主一身之气，悲则气消，悲忧伤肺，气虚者不宜过思过悲。

2. 饮食调养　脾主运化，为气血生化之源，气虚质者的饮食调养宜选择性平偏温、健脾益气的食物食用，如黄豆、白扁豆、鸡肉、香菇、大枣、桂圆、蜂蜜等。少食具有耗气作用的食物，如空心菜、生萝卜等。

药膳指导

黄芪童子鸡：取童子鸡1只洗净，用纱布袋包好生黄芪9g，取一根细线，一端扎紧纱布袋口，置于锅内，另一端则绑在锅柄上。在锅中加姜、葱及适量水煮汤，待童子鸡煮熟后，拿出黄芪包。加入盐、黄酒调味，即可食用。可益气补虚。

山药粥：将山药30g和粳米180g一起入锅加清水适量煮粥，煮熟即成。此粥可在每日晚饭时食用。此粥具有补中益气、益肺固精的作用

3. 起居调护　气虚者起居宜有规律，夏季午间应适当休息，保持充足睡眠。平时注意保暖，居处要避免虚邪贼风，避免劳动或激烈运动时出汗受风。不要过于劳作，还要避免过度运动，以免损伤正气。

4. 运动健身　气虚质者脏腑功能低下，主要是心肺功能不足和脾胃功能虚弱，慢跑、散步、登山等可以有效加强心肺功能。还可选用一些传统的健身功法，如太极拳、太极剑、八段锦、保健功、瑜伽等，采用低强度、多次数的方式，控制好时间，循序渐进，持之以恒，以逐渐改善体质。

气虚质者不宜做大负荷运动和出大汗的运动，忌用猛力或做长久憋气的动作，做到"形劳而不倦"。

5. 经络调理　气虚质养生所用主要经络和穴位有任脉的中脘、神阙、气海；督脉有百会、大椎；足太阳膀胱经的风门、肺俞、膈俞、脾俞及足阳明胃经的天枢、足三里。每次选2～4个穴位，点按、艾灸、神灯照射均可。

经常腹胀、消化不良、便溏，可选中脘、天枢、足三里；经常感冒、打喷嚏、鼻子发

痒，可选风门、肺俞、脾俞、足三里；经常疲劳倦怠，可选神阙、气海、膈俞、脾俞。"常按足三里，胜吃老母鸡。"平时常按足三里，益气补气又健脾。

6. 药物调治　大枣、人参、党参、淮山药、黄芪、紫河车、茯苓、甘草、白术、薏苡仁、白果等都可以用来补气，平时可以煲汤用。比较安全的方剂有"四君子汤"，由人参、白术、茯苓、甘草四味药组成。可以把甘草去掉，用其他三味药煲瘦猪肉汤来补气。

如果总是面色白、血压低，还经常头晕，蹲下后一站起来两眼发黑就要晕倒，可以吃些补中益气丸或补中益气汤（由黄芪、柴胡、甘草、人参、当归、陈皮、升麻、白术等组成）。如果气虚主要表现在气候和温度一变化，就打喷嚏、感冒或者皮肤过敏，可吃玉屏风散。

（三）阳虚质（C型）的调护

阳虚质的主要特征是怕冷。阳气亏虚，机体失却温煦，肌腠不固，水湿不化，喜热怕冷。因此，阳虚质养生应以助阳温煦、温补脾肾为主，培养健康的生活方式，同时配以经络调理和药物调治等。

1. 精神调摄　由于阳虚质性格多沉静、内向，因此，可增加户外运动，多见阳光，听轻快、活泼、兴奋的音乐等，以愉悦改变心境，增加保护心灵的钝感。

2. 饮食调养　肾阳为一身阳气之本，肾阳为根，脾阳为继。阳虚质者宜多食用甘温补脾阳、肾阳为主的食物，如平时可多食牛肉、羊肉、韭菜、生姜等温阳之品，少食梨、西瓜、荸荠、螃蟹等生冷寒凉食物，少饮绿茶。

药膳指导

当归生姜羊肉汤：当归20g，生姜30g，冲洗干净，用清水浸软，切片备用。羊肉500g剔去筋膜，放入开水锅中略烫，除去血水后捞出，切片备用。当归、生姜、羊肉放入砂锅中，加清水、料酒、食盐，旺火烧沸后撇去浮沫，再改用小火炖至羊肉熟烂即成。本品为汉代张仲景名方，温中补血，祛寒止痛，特别适合冬日食用。

韭菜炒胡桃仁：胡桃仁50g开水浸泡去皮，沥干备用。韭菜200g摘洗干净，切成寸段备用。麻油倒入炒锅，烧至七成热时，加入胡桃仁，炸至焦黄，再加入韭菜、食盐，翻炒至熟。本品有补肾助阳，温暖腰膝的作用。适用于肾阳不足，腰膝冷痛。

玉浆黄金鸡：二斤左右的纯种乌鸡一只（江西泰和县的竹丝鸡最好）洗净，浙江绍兴黄酒1公斤。将鸡和黄酒一起放进锅里，用大火烧开后，改用小火慢炖至肉烂即可食用。吃肉喝汤，每天下午18点左右（酉时）吃一次，连吃一周即可明显改善肾阳虚的体质状态。长期肾阳虚者可以坚持每月吃一次。如果往本方中加入50克补肾中药肉苁蓉，与鸡同炖，则效果更佳。

3. 起居调护　居住环境应空气流通，秋冬注意保暖，夏季避免长时间待在空调房间。平时注意关节、足下、背部及下腹部丹田部位的防寒保暖。防止出汗过多，在阳光充足的情况下适当进行户外活动，切不可在阴暗潮湿寒冷的环境下长期工作和生活。

4. 运动健身　阳虚质者以振奋、提升阳气的锻炼方法为主。散步、慢跑、太极拳、五禽戏、跳绳、各种球类运动等均适合阳虚者。不宜游泳，不宜在阴冷天或潮湿之处长时间锻炼，夏天不宜做过分剧烈的运动，冬天避免在大风、大寒、大雾、大雪及空气污染的环境中锻炼。

5. 经络调理　阳虚质者的经络调理以任脉、督脉、背部膀胱经为主。任脉肚脐以下的神阙、气海、关元、中极这四个穴位有很好的温阳作用，用艾条温灸或使用热敷或神灯、频谱仪照射均可。督脉常用艾灸百会、命门，百会主要用于阳虚质的头痛眩晕、精神萎靡不振，命门主要用于腰腿酸痛、性功能下降、夜尿多。自行按摩气海、足三里、涌泉等穴位也可补肾助阳。

6. 药物调治　安全保健中药有鹿茸、补骨脂、益智仁、桑寄生、杜仲、菟丝子、附子、肉桂、熟地、人参、黄芪、山药、枸杞子等。中成药有参茸丸、金匮肾气丸或桂附地黄丸、龟鹿二仙膏、右归丸、壮腰健肾丸、壮骨关节丸等。如果阳气虚腰痛和夜尿，可用桑寄生、杜仲加瘦猪肉和核桃煮汤喝。

（四）阴虚质（D型）的调护

阴虚质的主要特征是阴液不足。阴液亏少，机体失去濡润滋养，导致体形瘦长、口燥咽干、眩晕耳鸣、两目干涩、视物模糊、皮肤干燥、大便干燥、小便短少、舌少津少苔、脉细等；同时由于阴不制阳，阳热之气偏旺而生内热，导致手足心热，喜冷不喜热，耐冬不耐夏；性情急躁，外向好动。故阴虚质养生宜以补阴静养为主，改变不良的生活方式，并辅以药物调理等。

1. 精神调摄　由于阴虚质性情急躁，外向好动、活泼，五志过极。因此，应学会调节自己的不良情志，安神定志，舒缓情志；学会喜与忧、苦与乐、顺与逆的正确对待，保持稳定的心态。

2. 饮食调养　阴虚质由于体内津、液、精、血等阴液亏少，以阴虚内热为主要体质状态，因此宜多食瘦猪肉、鸭肉、绿豆、冬瓜、银耳等甘凉滋润之品，少食羊肉、韭菜、辣椒等性温燥烈之品。山药、荸荠、莲子、百合，既是蔬菜又是中药，阴虚质者平时可以多吃。

酸甘可化阴，甘寒可清热。多数水果都适合阴虚体质，除了荔枝、龙眼、樱桃、杏、大枣、核桃、栗子等。

药膳指导

莲子百合煲瘦肉：用莲子（去芯）20g、百合20g、猪瘦肉100g，加水适量同煲，肉熟烂后用盐调味食用，每日1次。有清心润肺、益气安神之功效。适用于阴虚质见干咳、失眠、心烦、心悸等症者食用。

蜂蜜蒸百合：将百合120g，蜂蜜30g，拌合均匀，蒸令熟软。时含数片，咽津，嚼食。本药膳功能补肺、润燥、清热，适用于肺热烦闷，或燥热咳嗽、咽喉干痛等症。

苦瓜排骨汤：猪排骨500g，新鲜苦瓜500g，100g两黄豆和3～4片姜。把排骨和苦瓜切成小块，黄豆用水泡10min，然后一起将它们放到沙锅或瓦罐里（不要用金属的），加适量水。大火烧开后，用小火慢炖1h后，加适量盐调味就可以喝了。一次不要喝太多，可分几次喝完。适合阴虚体质降心火，也适合一般体质在夏季清心降火用。

3. 起居调护　起居应有规律，居住环境宜安静，避免熬夜、剧烈运动和在高温酷暑下工作。阴虚质者不适合夏练三伏、冬练三九。

人体关节需要阴液润滑，阴虚质者可能会较早出现关节不利涩滞，因此进入中年后，阴虚质者不宜经常做磨损关节的运动，尤其是膝关节，如上下楼梯、登山、在跑步机上锻炼等。

4. 运动健身　适合做有氧运动，可选择太极拳、太极剑等动静结合的传统健身项目，以调养肝肾。还可练"六字诀"中的"嘘"字功，以涵养肝气。锻炼时要控制出汗量，及时补充水分。不宜洗桑拿。

5. 经络调理　对阴虚质者来说，经络锻炼不是好办法，应以药物调治、饮食调养作为首选，以改变生活方式作为调养目标。

6. 药物调治　银耳、燕窝、冬虫夏草、阿胶、黄精、麦冬、玉竹、百合是阴虚质者的养生佳品，可以起到改善体质、养颜美容之效。秋冬季节，宜吃沙参、麦冬、玉竹、雪梨煲瘦猪肉，莲子百合煲瘦肉、百合红枣粥、银耳燕窝粥、银耳虫草炖瘦肉。

阴虚质者还可服用一些中成药来改善体质，当然要适当减少剂量。腰膝酸软、耳鸣眼花、五心烦热者可服用"六味地黄丸"；眼睛干涩、视物昏花、耳鸣明显者可服用"杞菊地黄丸"；小便黄而不利、心烦明显者可服用"知柏地黄丸"；睡眠不好者可服用"天王补心丹"。

（五）痰湿质（E型）的调护

痰湿质的主要特征是体内水多、痰多。形体肥胖，腹部肥满松软，面色黄胖而黯，眼睑微浮，面部皮肤油脂较多，多汗且黏，喜食肥甘，容易困倦，身重不爽，大便不实，小便不多；性格偏温和，稳重恭谦、和达、善于忍耐等。因此，痰湿质养生应以改变不良的生活方式为主，辅以经络调理和药物调治等。

1. 精神调摄　适当增加社会交往活动，多参加集体公益活动，培养广泛的兴趣爱好，增加知识、开阔眼界。合理安排休闲、度假，以舒畅情志、调畅气机，改善体质，增进健康。

2. 饮食调养　痰湿质是由于水液内停而痰湿凝聚，以黏滞重浊为主要特征的体质状态。因此，饮食应以清淡为主，少食肥肉及甜、黏、油腻的食物，可多食海带、冬瓜、淮山、薏米、赤小豆、扁豆等。

药膳指导

山药冬瓜汤：山药 50g，冬瓜 150g 至锅中慢火煲 30min，调味后即可饮用。本品可健脾，益气，利湿。

赤豆鲤鱼汤：将活鲤鱼 1 尾（约 800g）去鳞、鳃、内脏；将赤小豆 50g、陈皮 10g、辣椒 6g、草果 6g 填入鱼腹，放入盆内，加适量料酒、生姜、葱段、胡椒，食盐少许，上笼蒸熟即成。本品健脾除湿化痰，用于痰湿质症见疲乏、食欲不振、腹胀腹泻、胸闷眩晕者。

3. 起居调护　居住环境宜干燥而不宜潮湿，平时多进行户外活动，多出汗。衣着应透气散湿，经常晒太阳或进行日光浴。在湿冷的气候条件下，应减少户外活动，避免受寒淋雨。不要过于安逸。

4. 运动健身　因形体肥胖，易于困倦，故应根据自己的具体情况循序渐进，长期坚持运动锻炼，如散步、慢跑、打乒乓球、羽毛球、网球、游泳、练武术，以及适合自己的各种舞蹈。

5. 经络调理　改善痰湿质的经络主要有任脉、足太阴脾经、足少阳胆经、足阳明胃经、足太阳膀胱经。主要穴位有中脘、水分、神阙、关元、阴陵泉（脾经）、足三里、脾俞、三焦俞。适合的方法是用艾条温灸，一般灸到皮肤发红发烫。每次腹部、背部、下肢各取 1 个穴位灸，不要太多。

6. 药物调治　党参、扁豆、砂仁、陈皮、淮山、薏仁、茯苓、赤小豆、冬瓜皮、白芥子等都有一定的祛湿作用，但祛湿的部位不同。白芥子、陈皮主要祛肺部、上焦的痰湿；陈皮和党参、白扁豆合在一起，是治中焦的痰湿；赤小豆主要是让湿气从小便走。改善痰湿体质的中成药有二陈汤、参苓白术散、陈夏六君丸、排毒养颜胶囊等。

（六）湿热质（F型）的调护

湿热质的主要特征是易长痘。平素面垢油光，口苦口干，身重困倦，眼筋红赤，大便燥结或黏滞，小便短赤；男性阴囊潮湿，女性带下量多，性格急躁易怒。因此，湿热质养生应以疏肝利胆为主，培养健康的生活方式，并辅以经络调理与药物调治等。

1. 精神调摄　湿热质应学习心理美容，静养心神。静能生水清热，有助于肝胆疏泄。如何静养？第一，学习儒释道等传统养生文化，增强文化底蕴和生命的内聚力；第二，掌握一些释放不良情绪的方法，例如，节制法、疏泄法、转移法、情志相胜法等；第三，练习瑜伽、气功、太极拳、舒展优雅的舞蹈；第四，经常做深呼吸，将气息吸至小腹部；第五，多听流畅悠扬舒缓有镇静作用的音乐。

2. 饮食调养　饮食以清淡为主，可多食赤小豆、绿豆、芹菜、黄瓜、藕等甘寒、甘平的食物。少食羊肉、韭菜、生姜、辣椒、胡椒、花椒等甘温滋腻及火锅、烹炸、烧烤等辛温助热的食物。

药膳指导

泥鳅炖豆腐：泥鳅500g去腮及内脏，冲洗干净，放入锅中，加清水，煮至半熟，再加豆腐250g，食盐适量，炖至熟烂即成。可清利湿热。

绿豆藕：粗壮肥藕1节，去皮，冲洗干净备用。绿豆50g，用清水浸泡后取出，装入藕孔内，放入锅中，加清水炖至熟透，调以食盐进食。可清热解毒，明目止渴。

3. 起居调护　避免居住在低洼潮湿的地方，居住环境宜干燥，通风。不要熬夜、过于劳累。盛夏暑湿较重的季节，减少户外活动的时间。保持充足而有规律的睡眠。改正不良嗜好，戒烟限酒。

4. 运动健身　适合做大强度、大运动量的锻炼。如中长跑、游泳、爬山、各种球类、武术等，可以消耗体内多余的热量，排泄多余的水分，达到清热除湿的目的。夏天由于气温高、湿度大，最好避开暑热环境，选择凉爽时锻炼。

5. 经络调理　主要穴位有肝俞、胃俞、阴陵泉、三阴交（脾经）、阳陵泉（胆经）、太冲（肝经）。湿热明显时首选背部膀胱经的刮痧、拔罐、走罐，可以改善尿黄、烦躁、失眠、颈肩背疲劳酸痛。不要用艾灸，可以指压或者毫针刺，用泻法。

6. 药物调治　常用的有藿香、石膏、甘草、茵陈、防风、龙丹、车前草、淡竹叶、滑石、溪黄草、鸡骨草、木棉花（均为寒凉药）等。祛湿热的药一般都不是很平和，不能久服。如果舌苔不黄、小便变清、大便通畅，就要马上停药。

中成药有甘露消毒丹、龙胆泻肝丸、清热祛湿冲剂、溪黄草冲剂等，但注意不能久服。

（七）血淤质（G型）的调护

血淤质的主要特征是血行不畅、淤血内阻，容易导致形体消瘦，发易脱落，易患疼痛（女性痛经等），面色晦黯，易出淤斑，性格内郁，急躁健忘，不耐受风邪、寒邪等。因此，血淤质养生应以精神调摄为主，辅以饮食调养、经络调理等。

1. 精神调摄　精神调摄是血淤质养生的重点。可通过培养兴趣爱好、广交朋友等，培养开朗、乐观、平和（与人相处平和，想事、做事不过分、不偏激）、"钝感"（对人际关系、利益得失不敏感）、"健忘"（不幸不快过去就忘）的性格。

2. 饮食调养　多食山楂、醋、玫瑰花、金橘等具有活血、散结、行气、疏肝解郁作用的食物，少食肥肉等滋腻之品。

药膳指导

山楂红糖汤：山楂 10 枚，冲洗干净，去核打碎，放入锅中，加清水煮约 20 分钟，调以红糖进食。可活血散淤。

黑豆川芎粥：川芎 10g 用纱布包裹，和黑豆 25g、粳米 50g 一起水煎煮熟，加适量红糖。分次温服，可活血祛淤，行气止痛。

田七煲瘦肉（或鸡肉）：一只鸡大腿或半斤瘦肉，放在炖盅里，放三粒红枣，再放一点田七一起炖，一星期吃上一次，有非常好的活血作用。

3. 起居调护　血得温则行，得寒则凝。血淤质血行不畅，应避免寒冷刺激。日常生活中要注意动静结合，不可贪图安逸，加重气血郁滞。要多做运动，少坐汽车；多做活动，少用电脑；多爬楼梯，少坐电梯；多做深呼吸，少弯腰驼背。

4. 运动健身　应选择一些有利于促进气血运行的运动项目，如易筋经、导引、太极拳（剑）、五禽戏、312 经络锻炼法、保健按摩、舞蹈、步行健身法等。

5. 经络调养　主要穴位有神阙（任脉）、膈俞、肝俞、委中（膀胱经）、太冲、曲泉、期门（肝经）、日月、五枢、维道（胆经）、血海、三阴交（脾经）、内关、合谷、曲池。采用推拿、点按、温灸、刮痧、放血、敷贴、照射等方法。

6. 药物调治　当归可以补血，也可以活血。不开心郁闷、叹气、不想吃东西，可以服用"逍遥丸"、"柴胡疏肝散"。血淤的人可以适当地补血养阴，可以吃些少量阿胶、熟地、白芍、麦冬等。还可服用桂枝茯苓丸、大黄蛰虫丸等。

（八）气郁质（H 型）的调护

气郁质者的"气郁"主要是"肝气郁结"。因此，气郁质养生应以调理肝气为主，让肝气疏泄正常，并辅以经络调理和药物调治等。

1. 精神调摄　气郁质养生精神调摄是关键。为此，可采用如下方法：一，培养乐观向上的情绪，精神愉快则气血和畅、营卫流通，有益于气郁体质的改善。二，培养积极进取的竞争意识和拼搏精神，胸襟开阔、开朗、豁达，树立正确的名利观，知足常乐。三，主动寻求生活乐趣，丰富和培养生活情趣，多参加有益的社会活动，广泛结交朋友。四，多参加集体文娱活动，看喜剧、听相声、听音乐，以及富有鼓励、激励性的电视、电影等。五，培养"钝感"，"迟钝"在某种意义上是一种能力，是一种心神保护能力。六，学会发泄，掌握各种排解郁闷的方法。

2. 饮食调养　气郁质宜选用理气解郁、调理脾胃功能的食物。如大麦、荞麦、高粱、刀豆、蘑菇、豆豉、柑橘、柚子、萝卜、洋葱、香菜、包心菜、菊花、玫瑰、茉莉花、黄花菜、海带、海藻、山楂等。

气郁质者应少吃收敛酸涩的食物，如乌梅、石榴、青梅、杨梅、杨桃、柠檬等，以免阻滞气机，气滞则血凝。亦不可多食冰冷食物，如雪糕、冰淇淋、冰冻饮料等。

药膳指导

橘皮粥：橘皮 50g，研细末备用。粳米 100g，淘洗干净，放入锅内，加清水，煮至粥将成时，加入橘皮，再煮 10 分钟即成。本品理气运脾，用于脘腹胀满，不思饮食。

菊花鸡肝汤：银耳 15g 洗净撕成小片，清水浸泡待用；菊花 10g、茉莉花 24 朵温水洗净；鸡肝 100g 洗净切薄片备用；将水烧沸，先入料酒、姜汁、食盐，随即下入银耳及鸡肝，烧沸，打去浮沫，待鸡肝熟，调味。再入菊花、茉莉花稍沸即可。佐餐食用可疏肝清热，健脾宁心。

山药冬瓜汤：山药50g，冬瓜150g至锅中慢火煲30min，调味后即可饮用。可健脾、益气、利湿。

3. 起居调护　气郁质的人不要总待在家里，应尽量增加户外活动，如跑步、登山、游泳、武术等。居住环境应安静，防止嘈杂的环境影响心情。居室环境宽敞明亮，温度、湿度适宜。衣着宽松，舒适大方。保持有规律的睡眠，睡前避免饮茶、咖啡和可可等具有提神醒脑作用的饮料。

4. 运动健身　可坚持较大强度、大负荷的运动锻炼，如跑步、登山、武术等，有鼓动气血、疏发肝气、促进食欲、改善睡眠的作用；可多参加群众性的体育运动项目，如打球、跳舞、打牌、下棋等，以便更多地融入社会，促进人际交流，分散注意，提起兴趣，理顺气机。

抑郁的人还可练习"六字诀"中的"嘘"字功，以疏畅肝气。

5. 经络调理　调理的主要穴位有任脉的膻中穴、中脘、神阙、气海，心包经的内关、间使，肝经的曲泉、期门，胆经的日月、阳陵泉，膀胱经的肺俞、肝俞等。方法有针灸、按摩等。

也可以每天晚上睡觉前，把两手搓热，然后搓胁肋。胁肋部是肝脏功能行使的通道。

6. 药物调治　疏理肝气一般有香附子、佛手、香橼、柴胡、枳壳等。补肝血一般是何首乌、阿胶、白芍、当归、枸杞子等。中成药有逍遥丸、柴胡疏肝散、越鞠丸等。

（九）特禀质（I型）的调护

特禀质就是一类体质特殊的人群。由于先天禀赋不足，或环境因素、药物因素等的不同影响，使其形体特征、心理特征、常见表现、发病倾向等方面存在诸多差异。因此，特禀质的养生应根据不同情况，区别对待。

1. 精神调摄　由于特禀质发生的情况不同，其心理特征也存在着诸多差异。但多数特禀质者因对外界环境的适应能力较差，会表现出不同程度的内向、敏感、多疑、焦虑、抑郁等心理反应，因此，可酌情采取相应的心理保健措施。

2. 饮食调养　特禀质者饮食调养应根据个体的实际情况制定不同的保健食谱。就过敏体质而言，饮食宜清淡，忌生冷、辛辣、肥甘油腻及各种"发物"，如酒、鱼、虾、蟹、辣椒、肥肉、浓茶、咖啡等。

药膳指导

固表粥：乌梅15g、黄芪20g、当归12g放砂锅中加水煎开，再用小火慢煎成浓汁，取出药汁后，再加水煎开后取汁，用汁煮粳米100g成粥，加冰糖趁热食用。可养血消风，扶正固表。

葱白红枣鸡肉粥：粳米100g、红枣10枚（去核）、连骨鸡肉100g分别洗净；姜切片；香菜、葱切末。锅内加水适量，放入鸡肉、姜片大火煮开。然后放入粳米、红枣熬45分钟左右。最后加入葱白、香菜，调味服用。可用于过敏性鼻炎。

3. 起居调护　在起居调护方面，特禀质者也要根据个体情况进行选择。对过敏质者而言，由于容易出现水土不服，在陌生的环境中要注意日常保健，减少户外活动，避免接触各种致敏的动植物等。在季节更替之时，要及时增减衣被，增强机体对环境的适应能力。

4. 运动健身　根据特禀质的不同特征选择有针对性的运动锻炼项目，逐渐改善体质。同时可练习"六字诀"中的"吹"字功。过敏体质要避免春天或季节交替时长时间在野外锻炼，防止过敏性疾病的发作。

5. 药物调治　特禀质在药物调治方面有一个基本方，叫"玉屏风散"，它是中药名方，由防风、黄芪、白术三味中药组成。其味辛甘，性微温而润，是风药中的润剂。防风又叫屏风，具有象屏风一样抵御风邪的作用，对荨麻疹很有疗效；黄芪是补气的，帮助防风驱邪而外无所扰；白术培中固里，具有健脾功效。正所谓"发在芪防收在术"，内外兼顾，是一个固表止汗的良方，犹如御风的屏障，且珍贵如玉，称为玉屏风散。

（朱燕波　杨乾尧）

附录

中医体质量表*

本问卷是为了调查与您的体质有关的一些情况，从而为今后的健康管理和临床诊疗等提供参考。请逐项阅读每一个问题，根据自己近一年来的实际情况或感觉，选择最符合您的选项圈"○"。如果某一个问题您不能肯定如何回答，就选择最接近您实际情况的那个答案。

请注意所有问题都是根据您近一年的情况作答，而且每一个问题只能选一个答案。

记入开始时刻：_____时_____分

请根据近一年的体验和感觉，回答以下问题。	没有（根本不）	很少（有一点）	有时（有些）	经常（相当）	总是（非常）
（1）您精力充沛吗？	1	2	3	4	5
（2）您容易疲乏吗？	1	2	3	4	5
（3）您容易气短（呼吸短促，接不上气）吗？	1	2	3	4	5
（4）您容易心慌吗？	1	2	3	4	5
（5）您容易头晕或站起时晕眩吗？	1	2	3	4	5
（6）您喜欢安静、懒得说话吗？	1	2	3	4	5
（7）您说话声音低弱无力吗？	1	2	3	4	5
（8）您容易忘事（健忘）吗？	1	2	3	4	5
（9）您感到闷闷不乐、情绪低沉吗？	1	2	3	4	5
（10）您容易精神紧张、焦虑不安吗？	1	2	3	4	5
（11）您多愁善感、感情脆弱吗？	1	2	3	4	5
（12）您容易感到害怕或受到惊吓吗？	1	2	3	4	5
（13）您肋胁部或乳房胀痛吗？	1	2	3	4	5
（14）您感到胸闷或腹部胀满吗？	1	2	3	4	5
（15）您无缘无故叹气吗？	1	2	3	4	5

请根据近一年的体验和感觉，回答以下问题。	没有 （根本不）	很少 （有一点）	有时 （有些）	经常 （相当）	总是 （非常）
(16) 您感到身体沉重不轻松或不爽快吗？	1	2	3	4	5
(17) 您感到手脚心发热吗？	1	2	3	4	5
(18) 您手脚发凉吗？	1	2	3	4	5
(19) 您胃脘部、背部或腰膝部怕冷吗？	1	2	3	4	5
(20) 您感到怕冷、衣服比别人穿得多吗？	1	2	3	4	5
(21) 您感觉身体、脸上发热吗？	1	2	3	4	5
(22) 您比一般人耐受不了寒冷（冬天的寒冷或夏天的冷空调、电扇等）吗？	1	2	3	4	5
(23) 您比别人容易患感冒吗？	1	2	3	4	5
(24) 您不是感冒也会打喷嚏吗？	1	2	3	4	5
(25) 您不是感冒也会鼻塞、流鼻涕吗？	1	2	3	4	5
(26) 您有因季节变化、温度变化或异味等原因而咳喘的现象吗？	1	2	3	4	5
(27) 您活动量稍大就容易出虚汗吗？	1	2	3	4	5
(28) 您有额部油脂分泌多的现象吗？	1	2	3	4	5
(29) 您的皮肤或口唇干吗？	1	2	3	4	5
(30) 您容易过敏（对药物、食物、气味、花粉或在季节交替、气候变化时）吗？	1	2	3	4	5
(31) 您的皮肤容易起荨麻疹（风团、风疹块、风疙瘩）吗？	1	2	3	4	5
(32) 您的皮肤因过敏出现过紫癜（紫红色淤点、淤斑）吗？	1	2	3	4	5
(33) 您的皮肤在不知不觉中会出现乌青或青紫淤斑（皮下出血）吗？	1	2	3	4	5
(34) 您的皮肤一抓就红，并出现抓痕吗？	1	2	3	4	5
(35) 您口唇的颜色比一般人红吗？	1	2	3	4	5
(36) 您两颧部有细微红丝吗？	1	2	3	4	5
(37) 您身体上有哪里疼痛吗？	1	2	3	4	5
(38) 您面部两颧潮红或偏红吗？	1	2	3	4	5
(39) 您面部或鼻部有油腻感或者油亮发光吗？	1	2	3	4	5
(40) 您面色晦黯、或容易出现褐斑吗？	1	2	3	4	5
(41) 您容易生痤疮或疮疖吗？	1	2	3	4	5

续表

请根据近一年的体验和感觉，回答以下问题。	没有 （根本不）	很少 （有一点）	有时 （有些）	经常 （相当）	总是 （非常）
（42）您上眼睑比别人肿（上眼睑有轻微隆起的现象）吗？	1	2	3	4	5
（43）您容易有黑眼圈吗？	1	2	3	4	5
（44）您感到眼睛干涩吗？	1	2	3	4	5
（45）您口唇颜色偏黯吗？	1	2	3	4	5
（46）您感到口干咽燥、总想喝水吗？	1	2	3	4	5
（47）您咽喉部有异物感，且吐之不出、咽之不下吗？	1	2	3	4	5
（48）您感到口苦或嘴里有异味吗？	1	2	3	4	5
（49）您嘴里有黏黏的感觉吗？	1	2	3	4	5
（50）您舌苔厚腻或有舌苔厚厚的感觉吗？	1	2	3	4	5
（51）您平时痰多，特别是咽喉部总感到有痰堵着吗？	1	2	3	4	5
（52）您吃（喝）凉的东西会感到不舒服或者怕吃（喝）凉东西吗？	1	2	3	4	5
（53）您能适应外界自然和社会环境的变化吗？	1	2	3	4	5
（54）您容易失眠吗？	1	2	3	4	5
（55）您受凉或吃（喝）凉的东西后，容易腹泻（拉肚子）吗？	1	2	3	4	5
（56）您大便黏滞不爽、有解不尽的感觉吗？	1	2	3	4	5
（57）您容易便秘或大便干燥吗？	1	2	3	4	5
（58）您腹部肥满松软吗？	1	2	3	4	5
（59）您小便时尿道有发热感、尿色浓（深）吗？	1	2	3	4	5
（60）您带下色黄（白带颜色发黄）吗？（限女性回答）	1	2	3	4	5
（60）您的阴囊部位潮湿吗？（限男性回答）	1	2	3	4	5

● **您花了多长时间完成这份 60 个问题的调查问卷？**（参考"记入开始时刻"填写）

约（   ）分钟

特别说明：使用该量表需与我们联系，签署使用协议。电子邮箱：yanbo0722@sina. con

第六节 森林浴与健康

森林环境，由于其娴静的气氛，美丽的景观，温和的气候，清洁新鲜的空气等要素，从古至今受到人们的青睐。森林浴是一种到森林旅游区进行的短期休闲旅游，它类似于自然芳香疗法。在森林浴期间，通过呼吸从森林里散发出的挥发性芳香类物质（芬多精，如 α-蒎烯，柠檬烯等）而达到放松，减压效果。1982 年日本林野厅提出了森林浴的设想，以后在日本逐渐开始了森林浴的国民运动，现在已成为一种放松，减压的活动。通过用（Profile of Mood State，POMS）问卷表进行的调查发现，森林浴可以显著地增加活力的得分，显著地减少不安，抑郁，生气的得分。经常做森林浴可以降低血压和血糖，减少精神性疾病的发病危险性。在日本，由于森林的覆盖率为土地面积的 67%，所以人们很容易享受森林浴。根据 2003 年在日本进行的一项问卷调查发现，25.6% 的回答者曾经做过森林浴，显示了森林浴在日本的普遍性。而且，在世界各地类似的森林环境都有可能进行森林浴。由于免疫系统在预防感染，预防癌症发生等方面起着至关重要的作用，所以从预防医学的角度来看，研究森林浴（森林环境）对人体免疫机能的影响非常重要。本文将重点介绍森林环境（森林浴）对人体 NK 细胞功能的影响。

一、森林浴对免疫功能的影响

基于以上背景，从 2005 年起，笔者在日本的研究团队通过测定人体自然杀伤细胞（natural killer cell，NK cell）活性、NK 和 T 细胞数、末梢血淋巴细胞中穿孔素（perforin）、颗粒溶解酶（granzyme，Gr）以及颗粒溶解素（granulysin，GRN）阳性细胞进行了一系列的研究探讨了森林浴对人体免疫功能的影响。

来自东京的 3 个大公司的 12 名年龄为 37~55 岁（平均 43.1 ± 6.1 岁）的男性健康受试者参加了森林浴实验。通过问卷调查收集了受试者的年龄以及生活习惯等资料。实验期间，没有任何受试者表现感染的症状，也没有任何受试者服用影响免疫机能的药物。这些受试者于 2005 年 9 月初参加了一个 3 天 2 夜的位于长野县饭山市附近的森林旅游。长野县饭山市位于日本的东北部。第 1 天，早上从东京出发，中午到达目的地。午饭后，受试者在森林散步道走了约 2.5km，晚上入住森林内的旅馆。在林间散步中，受试者可以随时随地休息。第 2 天早上 8 点抽血，血液被带回到位于东京的日本医科大学进行检查。早饭后，受试者分别于上午和下午在森林散步道走了约 2.5km，晚上入住森林内的旅馆。第 3 天早上，8 点抽血，血液被带回到日本医科大学进行检查。受试者在完成了问卷调查后，解散回到了东京。散步道的森林包括杉树，日本黄桦木，日本橡木。测定指标包括白细胞计数、NK 活性、NK 与 T 细胞数、末梢血淋巴细胞中穿孔素、颗粒溶解酶以及颗粒溶解素阳性细胞。在进行森林浴之前的一个正常工作日也作了同样的测定作为对照。为了控制饮酒对 NK 活性的影响，在抽血的 2 天前，受试者被禁止饮酒。在实验期间，也测定了森林空气中芬多精（phytoncide）的浓度。

如图 8-9 所示，森林浴后的 NK 活性（图 A）及 NK 细胞数（图 B）显著高于森林浴之前，而且森林浴后第 2 天的 NK 活性（图 A）及 NK 细胞数（图 B）显著高于森林浴第 1 天。这些结果表明，森林浴确实能提高人的 NK 活性及 NK 细胞数。研究表明，NK 细胞通过释放穿孔素、颗粒溶解酶以及颗粒溶解素来消灭癌细胞或者病毒感染的细胞。为了探讨森林浴导致的 NK 活性上升的机制，进而调查了森林浴对 NK 细胞内穿孔素、颗粒溶解酶以及颗粒溶解素的影响。结果表明，森林浴显著增加了淋巴细胞中穿孔素、颗粒溶解酶以及颗粒溶解素阳性细胞（图 8 - 10）。综上所述，森林浴通过增加 NK 细胞数以及 NK 细胞内穿孔素、颗粒溶解酶以及颗粒溶解素的量而提高人的 NK 活性。

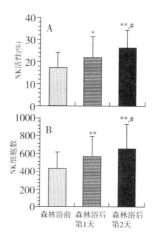

图 8 - 9　森林浴对 NK 活性（A）及 NK 细胞数（B）的影响。数据为平均值＋标准差（n ＝12）. ＊：p＜0.05，＊＊：p＜0.01，与森林浴（旅游）前相比具有显著性，♯：p＜ 0.05 与森林浴第 1 天相比具有显著性，统计方法为配对 t 检验。（引自 Li et al. Int J Immunopathol Pharmacol. 2007；20：3 - 8［1］）。

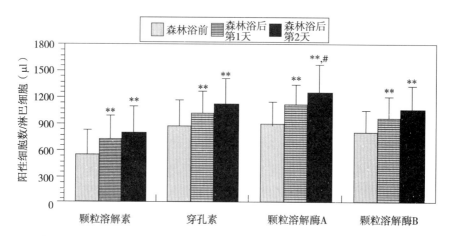

图 8 - 10　森林浴对末梢血淋巴细胞中穿孔素、颗粒溶解酶以及颗粒溶解素阳性细胞的影响。数据为平均值＋标准差（n＝12）. ＊：p＜0.05，＊＊：p＜0.01，与森林浴（旅游）前相比具有显著性，♯：p＜0.05 与森林浴第 1 天相比具有显著性，统计方法为配对 t 检验。（引自 Li et al. Int J Immunopathol Pharmacol. 2007；20：3 - 8）。

二、森林浴导致的 NK 活性上升持续时间

　　尽管以上研究证明森林浴可提高人体 NK 活性，但有两个问题需要解决：①森林浴导致的 NK 活性上升能持续多久？②到没有森林（树林）的地方去旅游（比如城市旅游点）是否也能提高 NK 活性？针对以上问题，进行了两个研究来回答这两个问题。在第 1 个实验中，

来自东京的 4 个大公司的 12 名年龄为 35～56 岁（平均 45.1±6.7 岁）的男性健康受试者参加了森林浴实验。如前所述，通过问卷调查收集了受试者的年龄以及生活习惯等资料。在实验期间，没有任何受试者表现感染的症状，也没有任何受试者服用影响免疫机能的药物。这些受试者于 2006 年 9 月初参加了一个 3 天 2 夜的位于长野县上松町附近的森林旅游。长野县上松町位于日本的东北部。旅游日程及时间表与 2005 年的森林浴实验相似。散步道的森林树种主要为桧树。在实验期间，也测定了森林空气中的芬多精浓度。分别于森林浴前，森林浴的第 2 天，第 3 天，森林浴后第 7 天和第 30 天的早上 8：00 采集了血样及尿样。测定指标包括白细胞计数、NK 活性、NK 与 T 细胞数、末梢血淋巴细胞中穿孔素、颗粒溶解酶以及颗粒溶解素阳性细胞。同时也测定了尿中肾上腺素浓度（应激激素）。为了控制饮酒对 NK 活性的影响，在抽血的两天前，受试者被禁止饮酒。第 2 个实验作为森林浴的对照实验，在位于日本中部的名古屋市进行了城市旅游实验。第 1 天，早上从东京出发，中午到达目的地。午饭后，受试者走了约 2.5km 观赏了名古屋市内的古迹，晚上入住市内的旅馆。在散步中，受试者可以随时随地休息。第 2 天早上 8 点抽血，血液被带回到日本医科大学进行检查。早饭后，受试者分别于上午和下午走了约 2.5km，分别参观了名古屋的棒球场和位于名古屋郊外的日本中部国际机场。晚上入住市内的旅馆。第 3 天早上，8 点抽血，血液被带回到日本医科大学检查。受试者在完成了问卷调查后，解散回到了东京。尽管在名古屋市内可以看到一些绿树，但在受试者走过的地方，几乎没有绿树。在名古屋市入住的旅馆级别以及生活方式与森林浴实验时相同。在实验期间，也测定了森林空气中芬多精的浓度。

结果表明，森林浴后的 NK 活性（图 8-11）、NK 细胞数及淋巴细胞中穿孔素、颗粒溶解酶以及颗粒溶解素阳性细胞（图 8-12）显著高于森林浴之前。这些结果表明，森林浴确实能提高人的 NK 活性、增加 NK 细胞数及淋巴细胞中穿孔素、颗粒溶解酶以及颗粒溶解素阳性细胞。这些结果也同时确认（重现）了过去的研究结果。结果还表明，增加的 NK 活性、NK 细胞数及淋巴细胞中穿孔素、颗粒溶解酶以及颗粒溶解素阳性细胞可持续至少 7 天，甚至 30 天。与此相比，城市旅游既不增加 NK 活性及 NK 细胞数，也不增加淋巴细胞

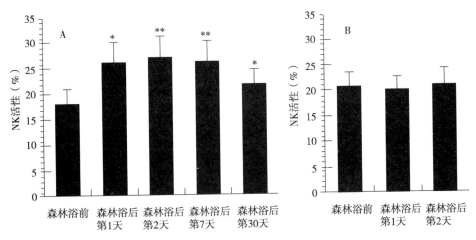

图 8-11　森林浴（A）及城市旅游（B）对 NK 活性的影响。数据为平均值＋标准误（森林浴，n＝12，城市旅游，n＝11）．＊：$p < 0.05$，＊＊：$p < 0.01$，与森林浴（旅游）前相比具有显著性，统计方法为配对 t 检验。（引自 Li et al. Int J Immunopathol Pharmacol. 2008；21：117-128）。

中穿孔素、颗粒溶解酶以及颗粒溶解素阳性细胞。在森林空气中检测到了高浓度的芬多精，但在城市空气中没有检测到芬多精。

　　综上所述，森林浴通过增加 NK 细胞数以及 NK 细胞内穿孔素、颗粒溶解酶以及颗粒溶解素的量而提高人体 NK 活性，这种效应至少可持续 7 天。重要的是，到森林地区旅游，而不是到城市可提高人体 NK 活性。来源于树木的芬多精对上升的 NK 活性起到了一定的作用。

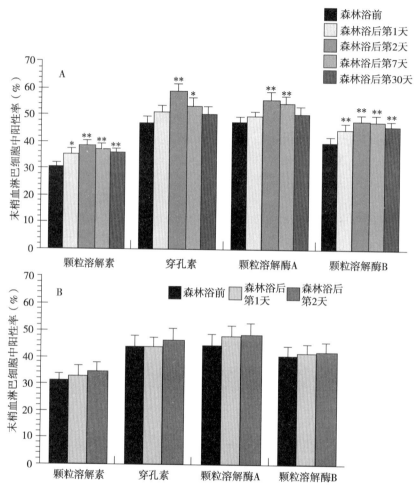

图 8 - 12　森林浴（A）及城市旅游（B）对末梢血淋巴细胞中穿孔素、颗粒溶解酶以及颗粒溶解素阳性细胞的影响。数据为平均值＋标准误（森林浴，n＝12，城市旅游，n＝11 ）。
＊：p＜0.05，＊＊：p＜0.01，与森林浴（旅游）前相比具有显著性，统计方法为配对 t 检验。（引自 Li et al. Int J Immunopathol Pharmacol. 2008；21：117 - 128）。

三、森林浴对女性受试者 NK 活性的影响

　　尽管已经证明，森林浴可以提高男性受试者的 NK 活性，但森林浴对女性受试者 NK 活性是否具有同样的效应？由于月经周期显著影响 NK 活性，因此，在进行女性受试者的森林浴实验时，要控制月经周期对 NK 活性的影响。

　　在此研究中，来自日本医科大学附属医院的 13 名年龄为 25～43 岁（平均 28.8±4.6

岁）健康的女护士参加了该森林浴实验。如前所述，通过问卷调查收集了受试者的年龄以及
生活习惯等资料。在实验期间，没有任何受试者表现感染的症状，也没有任何受试者服用影
响免疫机能的药物。这些受试者于 2007 年 9 月初参加了一个 3 天 2 夜的位于长野县信浓町
附近的森林旅游。长野县信浓町位于日本的东北部。旅游日程及时间表于 2005 年及 2006 年
的森林浴实验相似。散步道的森林树种主要为杉树和杂木林。在实验期间，也测定了森林空
气中的芬多精浓度。

　　测定指标包括白细胞计数、NK 活性、NK 与 T 细胞数、末梢血淋巴细胞中穿孔素、颗
粒溶解酶以及颗粒溶解素阳性细胞。血中雌二醇及黄体酮，尿中肾上腺素及去甲肾上腺素浓
度也被测定。为了控制饮酒对 NK 活性的影响，在抽血的两天前，受试者被禁止饮酒。在进
行森林浴之前的一个正常工作日也作了同样的测定作为对照。

　　结果表明，森林浴显著增加女性受试者的 NK 活性（图 8-13）、NK 细胞阳性率（图
8-14）及淋巴细胞中穿孔素、颗粒溶解酶以及颗粒溶解素阳性细胞（图 8-15）。增加的
NK 活性、NK 细胞数及淋巴细胞中穿孔素、颗粒溶解酶以及颗粒溶解素阳性细胞可持续至
少 7 天。这些结果也同时确认（重现）了过去的研究结果。在森林空气中检测到了高浓度的
芬多精。可以认为，来源于树木的芬多精对 NK 活性的上升起到了一定的作用。

　　结果还发现，森林浴显著减少女性受试者的 T 细胞阳性率。已有研究报告，精神性应激
可增加末梢血 T 细胞阳性率，进而，生活习惯不良者的 T 细胞阳性率显著高于生活习惯优
良者；因此，人们推测，也许 T 细胞阳性率反映一种应激状态。

　　研究结果表明，月经周期及血中雌二醇和黄体酮有可能影响 NK 活性。为了控制月经周
期对 NK 活性的影响，用问卷调查表收集了受试者的月经周期的信息。结果发现，在森林浴
前，森林浴后 1 天、2 天、7 天及 30 天后采血时，处于卵泡期的受试者的比例分别为 5/13、
6/13、6/13、7/13 及 6/13，表明不同的采血日之间月经周期的比例没有显著差异。这说明
对于不同采血日的 NK 活性，月经周期显示相似的影响。此外，著者也测定了血中雌二醇和
黄体酮的浓度以确认其对 NK 活性的影响。结果发现，在森林浴前，森林浴后 1 天，2 天，

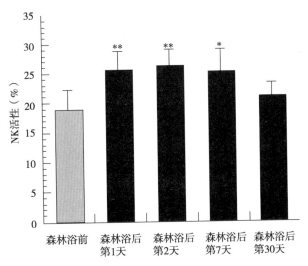

图 8-13　森林浴对女性 NK 活性的影响。数据为平均值＋标准误（n＝13）。
*：p＜0.05，**：p＜0.01，与森林浴前相比具有显著性，统计方法为配对 t 检
验。（引自 Li et al. J Biol Regul Homeost Agents. 2008；22：45-55）。

7天及 30 天之间，血中雌二醇的浓度没有显著差异。这说明对于不同采血日的 NK 活性，血中雌二醇显示相似的影响。尽管森林浴1天后，2天后的血中黄体酮的浓度高于森林浴前，但没有统计差异。这也说明对于不同采血日的 NK 活性，血中黄体酮显示相似的影响。

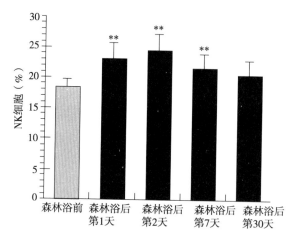

图 8-14 森林浴对女性 NK 细胞百分比的影响。数据为平均值＋标准误 （n＝13）。＊：p＜0.05，＊＊：p＜0.01 与森林浴前相比具有显著性，统计方法为配对 t 检验。（引自 Li et al. J Biol Regul Homeost Agents. 2008；22：45－55）。

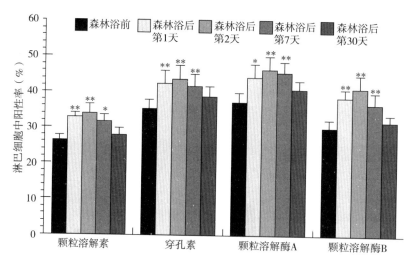

图 8-15 森林浴对女性末梢血淋巴细胞中穿孔素、颗粒溶解酶以及颗粒溶解素阳性细胞的影响。数据为平均值＋标准误 （n＝13）。＊：p＜0.05，＊＊：p＜0.01，与森林浴前相比具有显著性，统计方法为配对 t 检验。（引自 Li et al. J Biol Regul Homeost Agents. 2008；22：45－55）。

此外，最新研究结果表明，1天的森林浴也可显著增加受试者的 NK 活性、NK 细胞阳性率以及淋巴细胞中穿孔素、颗粒溶解酶以及颗粒溶解素阳性细胞，且具有持续效应。同时，还可显著降低应激激素的水平。

许多因素，包括日内变动，运动以及饮酒可影响人的 NK 活性。为了克服日内变动对 NK 活性的影响，每次的采血时间都定在上午 8 点。为了克服运动对 NK 活性的影响，统一了受试者在森林浴期间及平时的运动量。为了克服饮酒对 NK 活性的影响，在每次采血的两天前让受试者禁酒。森林浴期间的睡眠时间稍长于平时，但没有统计学差异。Kusaka 等报告在生理状态下，睡眠时间不影响人的 NK 活性及 NK 细胞数。Li 等也发现睡眠时间为 5、6 或 7h 的人之间，其末梢血中 NK 细胞数以及穿孔素、颗粒溶解酶以及颗粒溶解素阳性细胞数没有统计学差异。此外，尽管城市旅游期间的睡眠时间稍长于平时，但旅游期间的 NK 活性几乎与平时的 NK 活性相近。这说明稍长一点的睡眠时间不会影响 NK 活性。

四、森林浴对应激激素的影响

肾上腺素来源于肾上腺髓质，血中肾上腺素浓度在充满新奇，期盼，不可预测性以及情绪激动的状态下上升。去甲肾上腺素为交感神经分泌的主要神经递质，这些神经递质的一部分进入血液。在运动时，去甲肾上腺素浓度将上升。测定尿中游离的肾上腺素及去甲肾上腺素浓度将提供一个反映血循环中肾上腺素及去甲肾上腺素浓度的可信赖的指标，因此，它代表交感神经及肾上腺髓质的活性。到目前为止，尿中肾上腺素及去甲肾上腺素浓度已经被应用于评价护理工作相关的应激以及卡车司机的应激状态，发现受试者在应激状态低的情况下，其尿中肾上腺素及去甲肾上腺素的浓度也降低。森林浴实验结果表明，森林浴显著地降低了男性（图 8-16A）及女性（图 8-16C、D）受试者尿中肾上腺素及去甲肾上腺素浓度，与此相对，城市旅游没有影响尿中肾上腺素及去甲肾上腺素浓度（图 8-16B）。这些结果提示，在森林浴期间，受试者处于低应激状态（放松状态）。已有报告发现肾上腺素抑制人的 NK 活性。髓鞘内去甲肾上腺素加重了由吗啡引起的术后 NK 活性的低下，提示去甲肾上腺素也抑制人的 NK 活性。Li 等发现身体性以及精神性应激显著地减少小鼠的 NK 活性，NK 细胞的受体以及穿孔素以及颗粒溶解酶的 mRNA 的转录水平。在森林浴期间增加的 NK 活性也许与降低的应激激素（肾上腺素及去甲肾上腺素）反应有关，与此相对，交感神经活性的上升可以通过释放肾上腺素而抑制免疫机能。其他研究已经发现，森林浴可降低人唾液中氢化可的松的浓度，降低额叶前部的大脑活性，降低血压，稳定自主神经的活性。此外，通过用

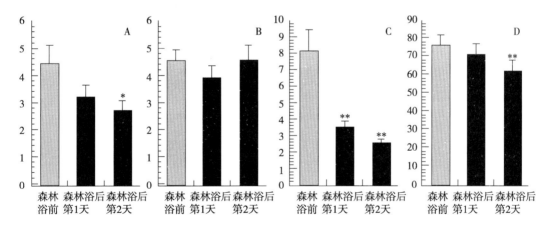

图 8-16　森林浴对尿中肾上腺素及去甲肾上腺素的影响。A. 森林浴对男性尿中肾上腺素的影响（n=12）；B. 城市旅游对男性尿中肾上腺素的影响（n=11）；C. 森林浴对女性尿中肾上腺素的影响（n=13）；D. 森林浴对女性尿中去甲肾上腺素的影响（n=13）；数据为平均值＋标准误。＊：$p < 0.05$，＊＊：$p < 0.01$，与森林浴（旅游）前相比具有显著性，统计方法为配对 t 检验。（引自 Li et al. Int J Immunopathol Pharmacol. 2008；21：117-128 [2]，Li et al. J Biol Regul Homeost Agents. 2008；22：45-55）。

POMS 问卷表进行的调查发现，森林浴可以显著地增加活力的得分，显著地减少不安、抑郁、生气、疲劳、混乱的得分，提示这些受试者在森林浴期间处于生理放松状态。进一步发现，森林浴可以显著地增加末梢白血球中淋巴球和单核细胞的百分比，显著地减少颗粒球的百分比。此结果间接提示受试者在森林浴期间副交感神经处于优势的状态，此状态与放松以及解压有关。此外，森林浴可以显著地减少疲劳等自觉症状，对疲劳恢复有效。

五、来源于树木的芬多精（精油）对人体 NK 细胞功能的影响

以上的研究表明，森林浴确实能增强人体 NK 细胞功能。那么，森林环境的什么因素会产生这些效应呢？

为了调查森林浴对人体 NK 细胞功能影响的机制，笔者首先在体外培养的条件下进行了芬多精对人体 NK 活性以及 NK 细胞内的穿孔素、颗粒溶解酶 A 以及颗粒溶解素的影响。结果发现，芬多精显著增加了 NK - 92MI 细胞的杀伤活性，且有剂量反应关系。芬多精也显著增加了 NK - 92MI 细胞内穿孔素、颗粒溶解酶以及颗粒溶解素的量。同时还发现，芬多精可以显著地部分恢复由于有机磷农药敌敌畏导致的 NK 活性下降。用芬多精预先处理 NK - 92MI 细胞可以部分预防由于有机磷农药敌敌畏导致的 NK 活性下降。总之，这些结果表明，芬多精通过增加 NK - 92MI 细胞内穿孔素、颗粒溶解酶以及颗粒溶解素的量而提高 NK 活性。

为了进一步证明芬多精的效果，笔者进行了室内芬多精暴露实验。实验结果表明，芬多精暴露引起 NK 细胞以及淋巴细胞中穿孔素、颗粒溶解酶以及颗粒溶解素阳性细胞增加，最终导致了 NK 活性上升。这一发现证明了以上用芬多精进行的体外实验的结果。同时还发现，芬多精暴露具有减少应激激素，促进疲劳恢复的效应。作者推测，芬多精具有直接的作用以及通过刺激嗅觉神经而产生的间接作用，这两个作用对此效应产生了一定的影响。综上所述，作为嗅觉性森林环境因素，来自于森林的芬多精对森林浴的效果起到了一定的作用。

六、森林面积与癌症死亡率

森林面积与癌症死亡率本来是完全无关的两个概念。但如果读者看完了本文就会明白：森林面积可以影响癌症死亡率。

如前所述，做森林浴可提高人体的抗癌能力。这一发现促使笔者推测森林面积是否会影响癌症死亡率。于是，笔者用统计方法探讨了日本各都道府县（省）的森林占有率与癌症的标准化死亡比之间的关系。

首先定义一下森林占有率（％）。森林占有率（％）是指森林面积占土地面积的比率。从日本农林水产省林野厅的数据库中获取了日本各都道府县（省）的森林占有率的数据。日本各都道府县（省）的癌症标准化死亡比（standardized mortality ratios，SMR）的数据是从日本厚生劳动省的数据库中获取的。由于影响癌症死亡率的因素有很多，所以必须考虑这些因素的影响。首先要考虑吸烟的影响。日本各都道府县（省）的吸烟率的数据也是从日本厚生劳动省的数据库中获取的。其次要考虑各个地区的经济，教育，医疗水准等因素的影响。

统计结果表明，在效正了由于吸烟率以及各地的经济，教育，医疗水准等因素所造成的影响后，发现在男性，森林占有率和前列腺癌、肾癌以及大肠癌之间有显著的负相关；而在女性，森林占有率和乳腺癌、子宫癌以及肺癌之间有显著的负相关。这就意味着居住地附近

的森林越多，由于癌症所造成的死亡就越少；相反，居住地附近的森林越少，由于癌症所造成的死亡就越多。由此可见，森林也许可以"降低癌症死亡率"，起到预防癌症的作用。当然这个结论还需要进一步的论证。

七、结语

以上结果表明，森林浴通过增加末梢血 NK 细胞数以及 NK 细胞内抗癌蛋白质的量提高 NK 活性。来源于树木的芬多精以及应激激素水平的下降对上升的 NK 活性起到了一定的作用。由于 NK 细胞可以通过释放抗癌蛋白质穿孔素、颗粒溶解酶以及颗粒溶解素消灭肿瘤细胞，而森林浴可通过增加末梢血 NK 细胞数以及 NK 细胞内抗癌蛋白质的量而提高 NK 活性，因此，上述结果提示森林浴也许具有预防癌症发生及发展的效应。

（李　卿）

参考文献

1. 李勇. 营养与食品卫生学. 北京：北京大学医学出版社，2005.
2. 王培玉，张玉梅. 常见慢性病社区综合防治管理手册·营养膳食干预指导分册. 北京：人民卫生出版社，2007.
3. 李勇，张玉梅. 心脑血管疾病的非药物防治. 北京：北京大学医学出版社，2008.
4. American College of Sports Medicine：ACSM's Guidelines for Exercise Testing and Prescription. (7th eds) Lippincott Williams and Wilkins，Philadelphia 2006.
5. 中华人民共和国卫生部疾病预防控制局. 中国成人身体活动指南. 北京：人民卫生出版社，2011.
6. 曲绵域. 实用运动医学（第三版）. 北京：北京大学医学出版社，北京，2003.
7. 孟昭兰. 情绪心理学. 北京：北京大学出版社，2005.
8. 李虹. 健康心理学. 武汉：武汉大学出版社，2007.
9. Rice PL.，石林等译. 压力与健康. 北京：中国轻工业出版社，2000.
10. 陈力. 医学心理学. 北京：北京大学医学出版社，2003.
11. 王琦. 中医体质学. 北京：人民卫生出版社，2009.
12. 孙理军. 中医解读人的体质. 北京：中国中医药出版社，2008.
13. 刘占文，马烈光. 中医养生学. 北京：人民卫生出版社，2007.
14. 朱燕波，王琦，折笠秀树. 中医体质量表的信度和效度评价. 中国行为医学科学，2007，16（7）：651-654.
15. 李卿，贺媛. 森林浴对健康的影响. 中华健康管理学杂志，2011，5（4）：229-231.

第九章　社区常见慢性病的健康管理

第一节　概　述

慢性非传染性疾病（non-communicable diseases，NCDs）简称"慢性病"，不是特指某种疾病，而是对一组起病时间长，缺乏明确的病因证据，一旦发病即病情迁延不愈的非传染性疾病的概括性总称。慢性病主要的 4 个类型为：心血管疾病（如心脏病发作和脑卒中）、癌症、慢性呼吸道疾病（如慢性阻塞性肺病和哮喘）以及糖尿病。

慢性病已成为全世界几乎所有国家成人的最主要死因。世界卫生组织估计，慢性病每年使 3 600 多万人失去生命，其中 80％发生在中低收入国家，900 多万发生在 60 岁之前，而心脏病、脑卒中、癌症、慢性呼吸道疾病和糖尿病等占所有死亡的 60％。今后 10 年，慢性病死亡人数将增加 17％，也就是说，到 2015 年，因各种病因而死亡的 6 400 万人中，4 100 万人将死于慢性病。

在我国，随着人口的老龄化以及社会经济发展所引起的人们生活方式与习惯的变化，慢性病已成为影响人民健康和死亡的首要原因。《2011 中国卫生统计提要》公布的 2009 年部分市县前 10 位疾病死亡率及死亡原因构成（合计）显示，恶性肿瘤、脑血管病、心脏病、呼吸系统疾病、内分泌营养和代谢疾病、神经系统疾病和精神障碍占据了死亡原因的较大比例，见表 9-1。2008 年第四次国家卫生服务调查显示：调查地区居民慢性病患病率（按病例数计算）为 20.0％（其中：城市 28.3％、农村 17.1％），与 2003 年调查相比，患病率增加 4.9 个百分点，农村增加比例略高于城市。以此推算，全国 2008 年有医生明确诊断的慢性病总病例数达到 2.6 亿，比 2003 年增加了 0.6 亿。在慢性病患病中，循环系统疾病（如心脏病、脑血管病、高血压病等）、内分泌系疾病（如糖尿病）增加明显，例数由 1993 年的 0.37 亿增加到 1.14 亿（其中：高血压患者由 1 400 万增加到 7 300 万，脑血管病由 500 万增加到 1 300 万）；糖尿病病例数从 200 万增加到 1 400 万，而呼吸、消化等系统的慢性病明显下降。

据世界卫生组织估计，2005—2015 年 10 年间，我国由于心脏病、脑卒中和糖尿病导致过早死亡而将损失的国民收入将达 5 580 亿美元。

从广义上讲，慢性病是在多个遗传基因轻度异常的基础上，加上长期紧张疲劳、不健康的生活方式及饮食习惯、环境污染物的暴露、忽视自我保健和心理应变平衡逐渐积累而发生的疾病，其中生活方式是主要原因，即使有慢性病（如高血压）的遗传背景，发病与否很大程度上决定于生活方式。心脑血管疾病、肿瘤、糖尿病及慢性呼吸系统疾病等常见慢性病的发生都与吸烟、不健康饮食（过多摄入饱和脂肪、糖、盐，而水果、蔬菜摄入不足）、饮酒、静坐生活方式等几种共同的行为生活方式危险因素有关（参见表 5-2）。慢性病各种危险因素之间及与慢性病之间的内在关系已基本明确，往往是"一因多果、一果多因、多因多果、互为因果"（参见图 1-3）。

表 9-1　2009 年部分市县前 10 位疾病死亡专率及死因构成（合计）

顺位	死亡原因	市		死亡原因	县	
		死亡专率（1/10 万）	构成（%）		死亡专率（1/10 万）	构成（%）
1	恶性肿瘤	167.57	27.01	恶性肿瘤	159.15	24.26
2	脑血管病	126.27	20.36	脑血管病	152.09	23.19
3	心脏病	128.82	20.77	心脏病	112.89	17.21
4	呼吸系病	65.40	10.54	呼吸系病	98.16	14.96
5	损伤及中毒	34.66	5.59	损伤及中毒	54.11	8.25
6	内分泌营养和代谢病	20.33	3.28	消化系病	14.55	2.22
7	消化系病	16.58	2.67	内分泌营养和代谢病	11.25	1.72
8	泌尿生殖系病	7.34	1.18	传染病	7.25	1.11
9	神经系病	6.89	1.11	泌尿生殖系病	7.22	1.10
10	传染病	6.29	1.01	神经系病	5.08	0.77
	10 种死因合计	93.52		10 种死因合计	94.78	

资料来源：2011 年中国卫生统计提要。

第二节　慢性病的三级预防

2006 年，世界卫生组织发布的《预防慢性病——一项至关重要的投资》中指出：各国政府和民众应当走出慢性病不可预防的误区，积极的投资和致力于预防慢性病。

慢性病的预防不仅仅是指阻止疾病的发生，还包括疾病发生后阻止或延缓其发展，最大限度地减少疾病造成的危害。慢性病的预防实践证明，慢性病的发生和流行可通过三级预防加以控制。三级预防体现在个体或群体慢性病发生前后的各个阶段（图 9-1）。

一、一级预防

一级预防（primary prevention）又称病因预防，是在疾病尚未发生时针对致病因素（或危险因素）采取措施，也是预防、控制和消灭疾病的根本措施。慢性病一级预防的目的是消除疾病的危险因素，预防疾病的发生和促进健康，其主要手段是健康促进和健康保护。

健康促进是通过创造促进健康的环境使人们避免或减少对致病因子的暴露，改变机体的易感性，具体措施包括健康教育、自我保健、环境保护、优生优育、卫生监督等。其中，通过健康教育提高全体居民的自我保健能力是一级预防的核心。目前健康教育已成为各国实现人人享有卫生保健这个战略目标的一个重要支柱。健康保护是对有明确病因（危险因素）或具备特异预防手段的疾病所采取的措施，在预防和消除病因上起主要作用，其最主要的措施有生活方式干预（合理膳食、戒烟限酒、规律运动等）、预防性干预、劳动保护等。

开展慢性病一级预防常采用双向策略（two pronged strategy），即把对整个人群的普遍预防和对高危人群的重点预防结合起来。前者称为全人群策略（population strategy），旨在降低整个人群对疾病危险因素的暴露水平，它是通过健康促进实现的；后者称为高危策略（high risk strategy），旨在消除具有某些疾病的危险因素人群的特殊暴露，突出高危人群的预防有利于提高慢性病一级预防的效率，它是通过健康保护实现的。

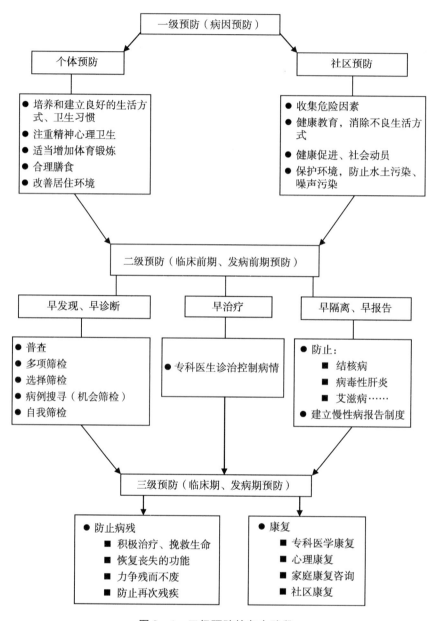

图 9 - 1　三级预防的各个阶段

二、二级预防

二级预防（secondary prevention）又称"三早"预防，即早发现、早诊断、早治疗，在慢性病的自然史中属临床前期，是防止或减缓疾病发展而采取的措施。慢性病大多病因不完全清楚，因此要完全做到一级预防是不现实的。但由于慢性病的发生、发展大都是致病因素长期作用的结果，因此做到早发现、早诊断和早治疗是可行的。早期发现的措施包括普查、筛检、定期健康检查以及设立专门的防治机构等，如乳腺癌的筛查、子宫颈刮片脱落细胞涂片检查、糖尿病专科门诊等。某些肿瘤还可通过个人的自我检查达到早期发现的目的。例如，通过乳房自检可以早期发现乳腺癌。

做好慢性病二级预防的关键是：①向群众宣传防治慢性病的知识和有病早治的好处；②提高医务人员对慢性病"三早"的业务水平，并建立灵敏且可靠的疾病监测系统；③开发慢性病适宜的筛检方法及检测技术。

三、三级预防

三级预防（tertiary prevention）又称临床预防，为了减少疾病的危害而采取的措施，其目的是可以防止伤残和促进功能恢复，提高生存质量，延长寿命，降低病死率。

慢性病的三级预防主要包括对症治疗和康复治疗两阶段。对症治疗的目的在于改善症状、促进康复，防止病情恶化，预防并发症，防止伤残等。康复治疗阶段是在病情控制后，促进患者躯体、功能、心理进一步康复，使其恢复劳动力，争取病而不残或残而不废，保存其创造经济价值和社会价值的能力。

慢性病的预防保健对于疾病本身而言属于第三级预防的范畴，但对于提高慢性病患者的身心状况，预防其他疾病的发生则属于第一级预防。因此慢性病的医疗必须与预防保健相结合，特别是与自我预防保健相结合。医务工作者要通过健康教育增加患者对慢性病知识的了解，提升患者的自我预防保健意识，使其愿意并且有能力对自身健康负责，积极配合预防保健人员和医务人员，并能使患者从自我预防保健中体会到自我努力对防治慢性病的有益作用。

第三节　原发性高血压

原发性高血压是慢性病中最常见、最具普遍性和代表性的疾病。由高血压而引起的心脑血管疾病在我国的疾病负担和死因顺位中均占首位。大量研究证明：高血压是引起心脑血管疾病最重要的危险因素，其并发症脑卒中、冠心病、心力衰竭、肾功能衰竭等疾患具有高度的致死率和致残率，严重危害人体健康。因此，高血压防治是当前我国慢性病、尤其是心脑血管疾病综合防治的重要课题和中心环节。由于高血压患病率高、与生活习惯关系密切、血压控制的方法确切而有效、预防带来的益处巨大以及一般民众对高血压预防的重要性认识不足，因此，通过健康教育与健康促进，使民众建立健康的生活习惯、预防高血压的发生或控制延缓其并发症，对于心脑血管疾病的健康管理和综合防治有着重要的意义。

一、原发性高血压的病因

高血压从病因上分为两种：一种是由其他疾病引起的、有明确的起因，称为继发性高血压，如肾实质性高血压、肾血管性高血压、内分泌性高血压、血管性高血压、药物诱发性高血压等。另一种是没有明确特定的原因、由于遗传或/和环境因素（生活习惯）等综合原因所致的高血压，称为原发性高血压，占高血压患者的95％左右。我们在公共卫生和健康教育中通常所指的高血压就是原发性高血压，是预防和健康教育、健康管理的重点。近几十年的研究表明：高血压在遗传背景的基础上，加上不健康生活习惯的诱发而发病，生活习惯是其主要原因，即使有高血压的遗传背景，发病与否大部分决定于生活习惯的负荷。国内外大规模的流行病学研究证明：高血压的病因，遗传因素的比重占 30％～40％，生活习惯的比重占 60％～70％。因此，高血压在很大程度上是一种可以预防的疾病，健康教育、健康管理对高血压的预防有非常重要的意义。

二、原发性高血压的流行现状及危害

根据 2002 年全国营养与健康调查结果，我国人群高血压患病率 18.8％，比 1991 年增加了 31％，患者增加了近 7 000 多万，全国达到 1.6 亿。随着人口的老龄化以及生活水平和膳食结构的改变，我国高血压将呈现持续上升趋势。

高血压患病率在全世界各国均很高，一般来讲，工业化国家较发展中国家高。但近年来一些经济和文化高度发达的国家，如日本，由于国民的健康教育、健康促进的普及与深入，高血压的患病率及脑卒中的死亡率有所下降。我国是高血压的高发国家，而且各地区有明显的差异，其规律是北部、西部高，东部和南方低，1991 年高血压流行情况调查结果：前 5 位依次为西藏、北京、内蒙古、河北、天津，均超过了 11％，而广东、广西、上海、浙江、江苏等南方省区市的患病率低于北方省区市，均低于 10％；海南省最低，为 5.9％。其原因有遗传和种族的差异，但更重要的可能是北方和少数民族地区居民饮食习惯有关，如口味偏咸，食盐摄入量较高，动物性食品摄入量较多，大量饮酒者比例较高等。城乡之间，过去城市高于农村，但近年来随着农村经济的发展，农民的行为和生活方式发生了很大的变化，而知识的相对缺乏和医疗卫生系统的相对不完善导致农村居民的高血压患病率呈快速上升趋势，局部地区的患病率已高于城市地区。

高血压患病率随年龄的增长呈明显的上升趋势，2002 年全国调查表明：18～44 岁、45～59 岁和 60 岁及以上人群患病率分别为 9％、29％、49％，即 60 岁及以上老年人有一半为高血压患者。但近年来年轻人群患病率的增加趋势比老年人更明显，高血压具有年轻化趋势。值得注意的是：幼年时血压偏高者，以后随年龄的增加，血压也增长的较高较快，说明决定血压的过程和转归的关键还在幼年，因此提示我们，预防高血压应该从幼年阶段开始。

性别分布上，在 40 岁以前高血压患病率一般男性高于女性，更年期后则差别消失或女性高于男性，这可能与女性的更年期变化有关。北京的调查结果显示：高血压患病率男性远高于女性，当两性的血压值水平相同时，男性的合并症程度比女性严重，同时还发现相同年龄的绝经女性的血压一般高于未绝经的女性，这说明妇女绝经期的内分泌失调也是引起血压升高的原因之一。

职业分布方面，多数调查结果显示：长期从事脑力劳动、工作繁重、精神高度紧张及体力活动少的人群高血压患病率高于体力劳动者，其中以脑力劳动为主的职业人群患病率最高。

高血压一般在开始几年或十几年没有明显症状，但高血压使血管和心脏长期处于紧张和高负荷状态，由此引起全身血管的损伤（动脉硬化）及心室肥厚，导致脑卒中、冠心病（心绞痛、心肌梗死等）、肾病（肾功能衰竭）、末梢性动脉疾患、眼底动脉硬化等并发症，严重危害人们的健康和生命。近年的疾病统计表明，中国每年死于心脑血管疾病的人数超过 200 万，而高血压是心脑血管疾病最大的危险因素。尤其值得强调的是，高血压是引起脑卒中的第一原因。脑卒中的发病率、病死率和致残率很高，对人们的健康和生命质量造成很大威胁。

三、原发性高血压的危险因素

目前多数学者认为，高血压的发生既受遗传因素的影响，又与个人的生活习惯有关，是二者长期相互作用的结果，其中个人的生活习惯起主要作用。在种族、遗传因素无法改变的情况下，建立健康的生活方式是预防高血压唯一有效的手段。目前比较公认的导致高血压的生活方式有高盐饮食、肥胖、体力活动过少、过量饮酒、精神高度紧张等，所以高血压的预防及健康管理应针对上述危险因素而展开。具有以下1项及1项以上的危险因素，即可视为高危人群：

1. 血压测量为正常高值范围（收缩压 120～139mmHg 和/或舒张压 80～89mmHg）；
2. 超重：BMI≥24kg/m² 和/或腰围男≥85cm，女≥80cm；
3. 高血压家族史（一、二级亲属）；
4. 长期过量饮酒（每日饮白酒≥100ml，且每周饮酒4次以上）；
5. 长期高盐饮食。

四、原发性高血压的诊断和危险度分级

（一）高血压的诊断

高血压诊断主要根据诊所测量的血压值，采用经核准的水银柱或电子血压计，测量安静休息坐位时上臂肱动脉部位血压。必要时还应测量平卧位和站立位血压。高血压的诊断必须以未服用降压药物情况下2次或2次以上非同日多次血压测定所得的平均值为依据。一旦诊断高血压，必须鉴别是原发性还是继发性。

高血压的诊断标准为收缩压≥140 mmHg 和/或舒张压≥90（1mmHg＝0.133kPa）。根据血压增高的水平，将高血压分为1、2、3级。2009年我国高血压联盟颁布的高血压治疗指南中对血压水平的定义和分类标准见表9-2。

表9-2　血压水平的定义和分类标准（mmHg）

类别	收缩压		舒张压
正常血压	＜120	和	＜80
正常高值	120～139	和（或）	80～89
高血压	≥140	和（或）	≥90
1级高血压（轻度）	140～159	和（或）	90～99
2级高血压（中度）	160～179	和（或）	100～109
3级高血压（重度）	≥180	和（或）	≥110
单纯收缩期高血压	≥140	和	＜90

当患者的收缩压和舒张压在不同类别时，诊断以高类别为准。

（二）危险度分层

高血压的预后不仅与血压升高水平有关，而且与其他心血管危险因素的存在以及靶器官的损害程度有关。因此，从指导治疗和判断预后的角度，现在主张对高血压患者作心血管危险分层，具体参见表5-3。

五、原发性高血压的健康管理

由于每个人的生活习惯和存在的问题都不一样，因此，慢性病的健康管理应强调个体化的原则。同时，生活习惯的矫正和改善，只有经过很长的时间才会体现出健康效应，所以，健康管理应重视连续的过程。在开展社区居民的高血压预防及管理时，应按照下列程序进行工作。

（一）基本健康信息收集

高血压发生的背景因人而异，有的和饮食有关，有的则以肥胖、运动不足为主，因此，查明每个个体的健康危险因素是健康管理的第一步。基本资料收集包括下列内容：

1. 一般情况调查　年龄、性别、文化程度、经济收入，婚姻状况。

2. 现在健康状况、既往史、家族史调查　接受健康管理的个体在近期（近1～2个月）的自报健康状况。既往病史也是必要的信息，因为高血压治疗的最终目标是预防脑卒中和冠心病，对于已经发生过脑卒中和冠心病的患者来说，血压的管理必须非常谨慎、严格，同时运动指导也应该十分慎重。家族史的调查对于遗传因素的考虑、疾病风险的评估以及家族生活习惯特点的把握也有意义。

3. 血压测量　社区居民定期地测量血压是高血压预防的第一步。血压测量看似简单，但是由于测量方法的不同变异非常大，为了准确地收集到血压资料并准确地评估干预效果，标准化地测量方法非常重要。提倡使用标准水银血压计及膜式听诊器，并在测量前检查水银有无流失（如居民自行检测血压，电子血压计亦可使用），同时应注意在测量前 30 min 内无剧烈运动、测量前 5min 绝对安静休息、被测量者取坐位，肘部置于与心脏同一水平等事项。

4. 身高、体重、腰围的测量。

5. 生活习惯调查

（1）吸烟：吸烟是循环系统疾病发生的重要危险因素，从综合健康促进的立场出发，掌握吸烟的情况、实施戒烟指导非常重要。吸烟情况调查应包括是否吸烟，如吸烟，应询问吸烟量，开始吸烟的时间；对不吸烟者，还应询问以前是否吸烟，若曾经吸烟，应询问当时的吸烟量及持续时间。

（2）身体活动状况：上班的距离、上下班交通工具、日常散步的步数以及运动习惯等构成基本资料。

（3）饮食习惯及营养调查：如上所述，饮食习惯与高血压密切相关，所以掌握个体的饮食情况对高血压的健康管理十分重要。一个人的饮食习惯非常复杂琐碎，包括许多项目，主要项目有：口味的咸淡、每日摄入总能量、脂肪摄入量、是否喜欢吃甜食、肥肉、零食，是否有饱食习惯等。和食盐摄入量有关的生活习惯有：是否喜欢吃咸菜、咸鸭蛋、腌制食品；吃面条时，是否面汤全部喝掉（面汤中含盐量很高：5～6 g/大碗）；是否喜欢喝咸汤等；每日摄入总能量调查可对被检查者进行 1～3 天的营养调查，掌握总能量摄入情况，三大营养素的供能比，蔬菜、瓜果的摄入量；脂肪摄入量调查可询问是否喜欢吃肥肉，香肠，吃鸡肉时是否习惯连皮吃等。

（4）饮酒习惯：包括每周饮酒的次数、酒的种类、饮酒量等。大量饮酒具有增压作用，而且易于引发心血管并发症。因此，血压正常者最好不要饮酒或少饮酒，血压偏高者更应节制，已有饮酒习惯者应限制及减少饮酒量，每天不应超过 20～30ml 酒精。

6. 血脂、血糖检查：高血压预防的目的是降低脑卒中和冠心病的风险，而血脂、血糖是进行心血管疾病综合风险评估时的重要参数。

（二）对收集到的基本资料进行分析，对生活习惯进行评估，发现主要的危险因素，开展危险度分层，或进行心血管疾病综合风险评估与预测

1. 对生活习惯进行评估　发现主要的问题，开展相应的指导：即从上述高血压的主要危险因素展开，但不同个体，次序各异，重点不一样。

关于口味咸淡的评估，本人的自报情况虽然有一定参考价值，但主观性较强，需调查者亲自核实（共同品尝同一食物），也可以通过客观的方法来评估，如测定 24 h 尿中钠离子含量。因为食盐 90% 经尿排出（每天摄入食盐总量＝24 h 尿中氯化钠含量÷90%）。理想的食盐摄入量应控制在每日 6 g 以下。但考虑中国居民饮食习惯，往往难以做到。因此，首先达到每日 10 g 以下的目标更为现实。

总能量摄入情况评估的参考标准是：理想总能量摄入＝理想体重×生活强度（25～30）。这里，理想体重＝22×身高^2（m^2）；生活强度：极轻度（25）、中轻度（30）（一般的上班族属于此类）、中重度（35）。由于每个人的基础代谢和胃肠的吸收率不同，因此，在总能量摄入评估时，除了参考营养调查的结果外，应重点观测体重的变化。三大营养素的供能比提倡：脂肪低于 25%，糖类 60%～65%；蛋白质 15%。

关于身体活动的量，推荐每周消耗 2 000 kCal 能量，大约每天 300 kCal。对体重为 60 kg 的成年人，走 1 万步大约消耗 300 kCal 能量。因此，大概的标准是一天 9 千～1 万步。有氧运动如快走、慢跑、游泳，一般会感到呼吸加快或微微出汗，脉搏数 100～120 次/分。以走路为例，40 min 左右走 3 km 的速度亦可视为有氧运动。

体重的评价通常采用体质指数作为反映个体超重或肥胖的指标：体质指数（BMI）＝体重（kg）/身高^2（m^2）。按世界卫生组织（WHO）标准，成年人的正常 BMI 为 20～25 kg/m^2，当 25 kg/m^2≤BMI<30 kg/m^2 为超重，≥30 kg/m^2 为肥胖。按中国人标准，成年人的正常 BMI 为 18.5～24 kg/m^2，当 24 kg/m^2≤BMI<28 kg/m^2 为超重，≥28 kg/m^2 为肥胖。大量研究表明，BMI 的理想值是 22 kg/m^2，在此数值附近，人体健康状态最佳，健康管理可依此推算被管理者的理想体重。

向心性肥胖（腹型肥胖）对机体代谢的影响更大，它可降低胰岛素的敏感性，诱发糖尿病等代谢性疾病，而且对血压的影响也更为明显，因此被认为是代谢综合征的基础病变。2009 年的代谢综合征中国人的标准是：腰围男性≥85cm，女性≥80cm。

2. 高血压危险度分层　如前所述对患者进行分层。对于低危险个体，一般只进行生活方式干预，将血压控制在 120/80mmHg 以下；对于中危险个体，在进行生活方式干预的同时，开展药物干预；对于高危险个体，不仅要进行生活方式干预加药物干预，而且要经常监测患者的心电图以及脑血管的状况，预防冠心病和脑卒中的发生。

3. 心脑血管疾病绝对风险预测与评估　结合年龄、性别、BMI，对血压、血脂、血糖的检查结果，进行心血管疾病综合风险评估。

六、原发性高血压治疗原则与目标

原发性高血压目前尚无根治方法，但大规模临床试验证明，收缩压下降 10～20mmHg 或舒张压下降 5～6mmHg，3～5 年内脑卒中、心脑血管病死亡率与冠心病事件分别减少 38%、20% 与 16%，心力衰竭减少 50% 以上，奠定了降压治疗的临床地位。所以，降压治疗不是治本，也不仅仅是对症，降压治疗的最终目的是减少高血压患者心、脑血管病的发生率和死亡率。降压治疗在高危患者能获得更大益处，例如老年单纯收缩期性高血压、糖尿病和脑卒中患者。高血压患者发生心、脑血管并发症往往与血压有高度密切关系，因此降压治疗应该确立血压控制目标值。另一方面，高血压常常与其他心、脑血管病的危险因素合并存在，例如肥胖、高胆固醇血症、糖尿病等，各种危险因素与高血压协同加重心血管危险，为此，治疗措施必须是综合性的。

1. 治疗原则　按不同危险度采取不同的治疗方针，制订具体的全面治疗方案，监测患者的血压和各种危险因素，改善不良生活方式，采用药物降低血压，控制其他危险因素和临床情况。

2. 治疗目标　高血压的主要目标是控制血压、减少心血管疾病的发生、最大限度降低死亡率和病残率。普通高血压患者血压降至 140/90mmHg 以下，年轻人或糖尿病及肾病患者降至 130/80mmHg 以下，尿蛋白大于 1g/24h 的患者需降至 125/75mmHg 以下。老年人收缩压降至 150mmHg 以下，如能耐受，还可进一步降低。在治疗高血压的同时，干预患者检查出来的所有危险因素，并合理处理患者同时存在的各种临床情况。

七、健康干预，开展生活方式指导

1. 限制钠盐摄入量　流行病学证明钠盐摄入量和血压水平显著相关，钠盐摄入过多时，主要通过提高血容量使血压升高。限制钠盐的摄入量具有明显的降压作用，流行病学调查发现，居住在北极地区的爱斯基摩人每天的盐摄入量极低，几乎没有高血压的发生。中国人群食盐摄入量北方高于南方，高血压的患病率也呈北高南低趋势。钠盐的摄入量对血压的影响有明显的个体差异，对部分个体来说，减盐的降压效果不明显，这个问题在健康教育和健康干预中应该注意。

WHO 建议每人每天钠盐的摄入量应在 6g 以下，但从我国居民的饮食习惯考虑，达到此目标较困难。因此建议摄入量应努力控制在 10g 以下。限制钠盐摄入的方法有：尽量少吃较咸的食品，如咸鱼、香肠、腌菜、咸鸭蛋等；改变烹调方法，减少烹调用盐和少用含盐的调料；改变饮食习惯：吃面条时，面汤中含盐量很高（5～6g/大碗），如只吃面，将面汤剩下，可大幅度降低食盐的摄入量；此外，培养喝茶、喝粥的习惯，减少喝咸汤的次数。

2. 增加新鲜蔬菜、瓜果的摄入，补充钾、镁离子　最近美国的大规模随机对照试验（DASH 试验）表明，富含蔬菜和水果的饮食有明显的降压作用（8 周收缩压降低 7mmHg）。新鲜蔬菜、瓜果富含钾、镁离子，在限制钠盐的同时，适量增加钾和镁的摄入量，能促进肾排钠，减少钠水在体内潴留，起到预防和降低血压的作用。钾离子的降压作用还与其交感神经抑制作用、血管扩张作用有关。此外，蔬菜水果摄入的增加，还可以增加食物纤维与植物性蛋白的摄取，这也是有益健康的。

但是，对于高血压伴肾功能障碍者，大量摄入蔬菜、水果可能引起高钾血症，应予以注意。此外，水果、蔬菜的大量摄入，还可能引起摄入能量（糖分）的增加，糖尿病患者也应该注意。

3. 限制饮酒及戒酒　饮酒量和血压的关系比较复杂，适度的饮酒可降低高血压和心脑血管疾病的发生，但当饮酒量超过每日 40ml（或 30g）时，饮酒量和血压间呈正相关，大量饮酒者高血压的发病率是非饮酒者的大约 5 倍，而且，大量饮酒还可减弱降压药的降压效果。此外，长期大量饮酒还是脑卒中的独立危险因素。因此，避免长期大量饮酒是预防高血压的有效措施，而且如果已经患有高血压，减少患者的饮酒量，可减缓高血压心脏病和脑血管病变的发生和发展。一般建议将饮酒量控制在每日 30ml，大约相当于大瓶啤酒 1 瓶或 40° 的白酒 2 两。

少量饮酒一般对高血压的发生无明显影响。但是，国内外许多研究证明，大量饮酒具有增压作用，而且易于引发心血管并发症。为了预防高血压的发生及并发症出现，应做到：血压正常者最好不要饮酒或少饮酒，血压偏高者更应节制，已有饮酒习惯者应限制及减少饮酒量，每天不应超过 20～30ml［大约相当于 40°白酒 1～2 两，大瓶啤酒（630ml）1 瓶］；节假日或亲友聚会等无法回避饮酒的场合以饮葡萄酒、啤酒和低度酒为宜；有心血管疾患者一定要戒酒。习惯性大量饮酒者，在节制饮酒后，大约两周可看到明显的降压效果。

4. 减轻体重　肥胖通过增加全身血管床面积和心脏负担，引起胰岛素抵抗而引起血压升高，尤其是中心性肥胖，上述效应更加明显。对超重与肥胖的人，减少体重 1kg，可使收缩压降低 1.6mmHg、舒张压降低 1.3mmHg；此外，减少体重还可增强降压药的降压效果。

首先，提倡家中购买体重计，养成经常测量体重的习惯。只有这样，才能敏感意识到体重的增加。

关于减肥的速度，一般认为，急速减肥对身体造成过重的负担，降低减肥者的生活质量，不容易坚持下去，而且容易反弹。合理的减肥应控制在每月 1～2 kg 为宜。饮食过量和缺乏体育运动是造成肥胖的主要原因，因此，减轻体重的方法是减少能量的摄入和积极参加体育锻炼及适当的体力劳动等。首先，应该解决摄取过量的问题，应该对本人的饮食习惯进行详细的调查，发现问题所在，如吃零食的习惯，吃夜宵的习惯，喜欢吃肥肉、吃甜点的习惯，吃饭快的习惯，吃饭过量、过饱的习惯，这些习惯均可能导致摄取过量。

日常生活中，所有的饮食都含有能量，包括饮料，水果，零食，但这些往往不易引起注意。摄入水果、零食或含糖饮料，就应相应减少正餐的量。

由于脂肪提供能量较多，当饮食中所含脂肪过量，机体不能充分消耗时，多余的脂类就会在体内转化成脂肪蓄积起来，造成肥胖，引起血压升高。脂肪摄入过多，也会引起血脂紊乱，进而造成动脉粥样硬化，与高血压互为恶性循环。为了防止摄入过多热量，脂肪的摄入量应控制在总热量的 25％以下，胆固醇限制在每日 300mg 以下。

这些事情说起来容易，但实际行动起来却很难，尤其是坚持下去取得稳定的效果更难。它既需要健康管理人员合理的指导，又需要减肥者本人的顽强毅力和配合。

5. 适度的体力活动和体育运动　体力活动过少可引起中心性肥胖、胰岛素抵抗以及自主神经调节功能下降，从而导致高血压发生。不经常参加运动者发生高血压的危险性高于经常运动的人。运动特别是适当的、有规律的体育锻炼可增加热量的消耗，减少体内脂肪蓄积，使体重降低，缓解精神紧张，减少高血压发生的概率，改善心血管系统的功能状态。此外，运动还可以增加高密度脂蛋白胆固醇（HDL-C）的浓度，改善胆固醇的代谢，预防动脉粥样硬化。

坚持适度而有规律的体育锻炼，如慢跑、骑自行车、游泳、球类运动、健美操等以及适度的体力劳动有助于减轻体重、降低血压和提高机体免疫力。我国传统的运动和医疗保健方法，如气功和太极拳，能增进人体健康，对高血压的防治也能起到良好的作用。高血压，尤其是合并冠心病的患者进行体育锻炼应在专业人员的指导下进行，运动量要循序渐进，从轻度运动开始，逐渐加大运动量，但决不能勉强。这里要强调的是，体力活动或运动要不拘形式，任何引起体力消耗的活动均有健康效应，如散步、上楼梯、多站立等。其中有氧运动对改善机体代谢功能和降低血压的作用更好。

6. 戒烟　吸烟对血压虽然没有直接影响，但吸烟是心血管疾病的三大危险因素（即高血压、高胆固醇血症、吸烟）之一，可促进动脉硬化而明显增加心脑血管疾病的患病率和死亡率。加之吸烟的致癌作用及多方面对健康的危害，因此，提倡全人群不吸烟、戒烟，减少被动吸烟，并重视从小学生开始进行吸烟对健康的危害的教育。

7. 保持良好的心理状态　人的心理状态和情绪与血压水平密切相关，紧张的生活和工作节奏，长期焦虑、烦恼等不良情绪，以及生活的无规律，容易引发高血压。因此，保持平和稳定的心理和情绪状态，适当地缓解紧张情绪，及时排除负性情绪的影响，对于预防高血压的发生和发展具有非常重要意义。

高血压患者若情绪长期不稳定也会影响抗高血压药物的治疗效果，严重者可引发脑卒中或心肌梗死等并发症。因此，稳定情绪和保持平和的心态，避免不必要的精神紧张和情绪激动，尽量降低社会环境不良因素造成的恶性刺激，对于高血压的预防和遏制其发展具有非常重要的意义。有高血压倾向的人应修身养性，陶冶心情，保持良好的心理状态和情绪，养成良好的生活习惯，多参加一些富有情趣的体育和文化娱乐活动，丰富自己的业余生活。

八、对生活方式指导效果的评估

为有效控制血压、减少或延缓并发症的发生，评估治疗效果并调整治疗方案，监测血压及其他危险因素的变化，应定期对高血压患者进行随访和评估。

随访管理的主要内容有：

1. 血压动态变化情况　指导患者定期测量血压，鼓励并指导患者测量和记录血压，分析和评价近期血压控制情况。

2. 生活方式改变情况　针对患者不良生活方式和危险因素，开展健康指导干预。

3. 药物治疗情况　了解药物使用情况及不良反应，评价药物治疗效果，及时调整治疗方案，提高患者的治疗依从性。

4. 督促患者定期进行相关化验检查　根据管理要求督促患者定期进行相关检查，及时发现靶器官损害与并发症，及时转诊。

健康管理是长期、持续的管理过程，在开展生活方式指导后的一定期间，应对其实际效果进行评估，一般以2个月为宜，因为无论是营养指导或是身体活动指导，2个月都应该显示出健康效应。评估时，一方面应询问被检查者生活习惯的改善情况；另一方面检查其血压、血脂、血糖、体重的变化，并和第一次进行比较、分析，总结成功的经验和失败的教训，修正指导计划与指导方法，继续下一步的健康管理、健康促进。要强调的是，即使被管理者仅有较小的改善（生活习惯或体检指标），也要充分给予肯定并大加鼓励，以便被管理者坚持下去，取得较大的健康效应。

（王培玉　刘爱萍）

第四节　糖尿病

糖尿病是由于胰岛素分泌不足或/和胰岛素敏感性降低引起的以高血糖为主要特点的全身性代谢紊乱性疾病。在糖尿病状态下，平时以葡萄糖为基本能源的全身肌肉组织、脂肪组织和肝对葡萄糖的利用与处理发生障碍，导致血糖浓度增高。长期的高血糖损害血管系统，导致心脑血管疾病的风险增加，并引起神经病变、肾病和视网膜病等一系列病变。临床上分为 4 型，其中 2 型糖尿病占糖尿病患者的 95％左右，是慢性病预防与健康管理的重点之一。2 型糖尿病没有特定的病因，由遗传和不良生活习惯相互作用引起，其中生活习惯起着主要的作用。因此，2 型糖尿病可通过生活方式管理预防及改善。

一、糖尿病的流行病学特征

2002 年全国营养与健康调查发现，我国 18 岁以上人群糖尿病患病率为 2.6％，大城市居民糖尿病患病率为 4.5％，农村为 1.8％，城市明显高于农村。虽然目前糖尿病的患病率并不很高，但同期调查的空腹血糖受损率 1.9％，以及超重率 17.6％，肥胖率 5.6％，考虑到后三者将来发展成糖尿病的可能性很大，10～15 年之后，我国可能出现一个糖尿病的发病高峰。

2010 年"中国糖尿病和代谢综合征研究组"关于我国糖尿病患病率调查结果显示：我国 20 岁以上成年人糖尿病患病率已达 9.7％，其中男性和女性分别为 10.6％和 8.8％。同期糖尿病前期的患病率高达 15.5％。因此推算我国糖尿病总患病人数达 9 200 万以上，糖尿病前期人数达 1.48 亿以上。糖尿病患病率在青中年人群增长更加迅猛，与 1994 年全国调查相比，25～34 岁的人群糖尿病患病率增加了 8 倍，55～64 岁的人群增加了 3 倍。该研究还发现，糖尿病的发生与体重之间有显著的正相关。如果按肥胖程度分组，糖尿病患病率在体质指数＜18.5、18.5～24.9、25～29.9 和＞30kg/m^2 的 4 个组分别为 4.5％、7.6％、12.8％和 18.5％。因此，必须从现在开始积极开展预防糖尿病的健康教育和健康管理。

二、糖尿病的诊断及危害

糖尿病的典型症状是"三多一少"，即多尿、多饮、多食及消瘦和乏力。多尿是血糖升高超过肾糖阈值，大量葡萄糖由肾排出，带走大量液体而引起。多食是大量葡萄糖自体内排出，造成体内能源物质缺乏，使患者感到饥饿。同时，由于脂肪、肌肉的分解及失水等现象，使患者消瘦、感到乏力。1999 年 WHO 根据静脉血浆葡萄糖确定的糖尿病诊断标准见表 9-3。

表 9-3　糖尿病的诊断标准（WHO 1999）

	空腹血糖 mmol/L（mg/dl）	75g 葡萄糖负荷后 2h 血糖 mmol/L（mg/dl）
糖尿病	≥7.0（126）*	≥11.1（200）*
糖耐量低减（IGT）	＜7.0（126）	≥7.8（140）且＜11.1（200）
空腹血糖受损（IFG）	≥6.1（110）且＜7.0（126）	＜7.8（140）
正常	＜6.1（110）	＜7.8（140）

* 有症状者 1 次可诊断，无症状者需重复检查，2 次异常方能诊断。

1999 年 WHO 对糖尿病的分如下 4 型：

1. 1 型糖尿病　胰岛 β 细胞破坏，导致胰岛素绝对缺乏。占糖尿病患者总数的 5％左右，常发生于儿童和青少年，但也可发生于任何年龄。机体自身不能合成和分泌胰岛素，需依靠外源胰岛素存活。发病时糖尿病症状较明显，容易发生糖尿病酮症酸中毒。

2. 2 型糖尿病　胰岛素抵抗伴胰岛素分泌相对不足。约占糖尿病患者总数的 90%，是糖尿病患者的主体。发病年龄多数在 35 岁以后。患者中约 60% 体重超重或肥胖，肥胖后导致胰岛素抵抗，血糖升高。无明显糖尿病酮症酸中毒倾向。有一定的家族遗传性。

3. 其他特殊类糖尿病　因糖代谢相关基因异常的遗传性糖尿病或其他疾病等导致的继发性糖尿病。

4. 妊娠糖尿病　指妊娠期间发生的或首次发现的任何程度的葡萄糖耐量降低。妊娠前已有糖尿病的不包括在内。如糖尿病患者妊娠，称为糖尿病妊娠。

糖尿病的危害主要是长期的高血糖损害血管，导致全身血管老化的加速。正常衰老过程是由于血管老化导致脏器机能逐渐低下的过程，糖尿病加速这一进程，大大增加冠心病和脑卒中的风险，引起神经病变、肾病、视网膜病等一系列病变，致残致死率高，给本人、家庭以及社会带来巨大的健康损失及医疗经济负担。

三、糖尿病的危险因素

2 型糖尿病的发生既受遗传因素的影响（但尚未找到特定的遗传规律或易感基因），又与环境因素有关。因此，它是在多个易感基因的遗传背景下，由不健康的生活习惯负荷所引起的，其中生活习惯起主要作用。

近年来，膳食结构的快速变化（动物性脂肪摄入量的增加），汽车、电脑、电视的普及引起体力活动减少和肥胖，是引起胰岛素抵抗（敏感性降低）的主要外部因素，这些因素又进一步增加胰岛素分泌的负担，最终导致糖尿病。长期快速、紧张的工作和生活节奏、精神郁闷、心理压力大等都会损害内分泌的平衡，增加糖尿病的风险。此外，随着年龄的增加，胰岛 β 细胞的分泌功能会有所下降，导致胰岛素量的不足。

总之，2 型糖尿病的主要生活习惯危险因素有：①肥胖；②体力活动和运动太少（亦称静态生活方式）；③高龄；④长期精神紧张。

四、糖尿病的预防与生活方式管理

糖尿病的预防生活方式管理应该遵循健康管理的一般程序，即在全面调查、收集健康信息、进行健康风险评估的基础上，开展生活方式管理。生活方式管理主要包括 5 项关键内容：合理的营养与膳食指导、增加体力活动及运动、心身休养与心理辅导、减轻体重、高危人群筛查。

（一）合理的营养与膳食指导

糖尿病的发生与能量摄入过多、动物性脂肪摄入过多等有密切关系。科学合理的营养与膳食指导是糖尿病预防及健康管理的基本手段。营养与膳食指导应遵循以下原则：

1. 合理控制总能量　控制总能量是糖尿病预防和膳食治疗的首要原则，能量的摄入以能够维持理想体重或略低于理想体重为宜。大量研究表明，体质指数的理想值是 22，在此数值附近，人体健康状态最佳，疾病最少。合理总能量摄入的参考标准是：

总能量摄入＝理想体重×生活强度

这里，理想体重＝22×身高（米）^{2}；如某人身高 1.65 米，其理想体重＝22× 1.65^2 ＝ 60 公斤；身高 1.75 米的人，理想体重＝22× 1.75^2 ＝67 公斤。此外，还应考虑该个体现在的实际体重（肥胖、消瘦或正常体重）等计算每日热能供给量（表 9-4）。体重的判断可用体质指数法或腰围（参见下述减肥）。每个人的基础代谢和胃肠的吸收率不同，因此，在评估摄入总能量时，除了参考营养计算的结果外，应重点观测体重的变化。

表 9-4　成人生活强度与每日能量供给量参考标准（kCal/kg 理想体重）

生活（劳动活动）强度	消瘦	正常体重	超重或肥胖
休息状态（如卧床）	25～30	20～25	15～20
轻体力活动（如司机及脑力劳动者）	30～35	25～30	20～25
中体力活动（如电工、木工）	35～40	30～35	25～30
重体力活动（如搬运工、建筑工）	45～50	35～40	30～35

如对于一个身高 1.75 米、体重 70 公斤的脑力劳动者，其理想体重为 67 公斤，实际体重在正常范围，能量供给为 25～30 kCal/kg。

合理总能量摄入＝67×25（30）＝1 700～2 000 kCal

为了日常生活中简单而有效地控制总能量摄入，提倡小碗盛饭盛菜，并使之形成习惯，国外不少社区干预证明，此方法简单而有效。此外，中华民族有不剩饭的传统，但在当今食品丰富、营养过剩的时代，为预防肥胖和糖尿病，不鼓励勉强把饭吃光，建议减少做饭总量，养成每餐七、八成饱的健康饮食习惯。

2. 合理分配碳水化合物、脂肪和蛋白质的比例，尽量做到平衡膳食　在合理控制总能量的基础上，合理分配碳水化合物、脂肪和蛋白质的比例。碳水化合物应占总能量的 50%～60% 左右；要限制脂肪（包括植物油）的摄入量，使其占总热能的 25%～30% 以下；蛋白质的摄入量应占总热能的 15%～20% 左右。具体地说，就是提倡：①摄取多种多样的食物，以谷类为主，粗细搭配；②多吃蔬菜水果和薯类；③常吃大豆、豆制品和奶类；④常吃适量的鱼、禽、瘦肉和蛋类，总量大约每日 150g，改变偏吃猪肉的习惯；⑤减少烹调油用量，吃清淡少盐膳食。

关于平衡膳食的原则，可参考中国营养学会新修订的《中国居民膳食指南》（2008 年 1 月）。糖尿病患者的营养食谱的编制以及食品交换份法请参考有关营养专著。

3. 关于谷类食物或主食摄取的误区　在谷类食物（主要含碳水化合物）的摄取问题上，人们存在着错误认识，认为吃谷类食物容易发胖。其实造成肥胖的真正原因是能量过剩。同样重量食物，脂肪的能量是谷类的两倍以上，富含脂肪的食物味道好，常容易使人摄入更多的能量；也有人认为主食吃得越少越好，尤其是糖尿病患者和高危人群，认为摄入主食后会升高血糖，而想减少主食。但脑、心脏和肌肉等重要器官都主要依赖葡萄糖供能，因此主食的摄取对维持神经系统和心脏的正常功能、增强耐力、提高工作效率等有重要意义。此外，碳水化合物的摄取能刺激胰岛素的分泌，改善胰岛素抵抗，促进能量代谢平衡，长远看有利于控制血糖。以往医生在给糖尿病患者推荐的膳食中，碳水化合提供的能量仅占 20%，使患者长期处于半饥饿状态，大大降低了患者的生活质量，患者主要靠脂肪分解供能，这进一步增加了胰岛素的抵抗，反而使血糖难以控制。随着科学研究的深入，现在已改变了这种观点，对糖尿病患者逐步放宽碳水化合物的摄入量，维持在 50%～60% 的水平，只是强调要选择那些生糖指数低的食物，如粗加工的大米和全麦面粉、荞麦面、豆制品、大麦粉、莜麦面（产自内蒙古、山西等地，学名燕麦）等。

4. 限制饮酒　大量饮酒（每日超过 40g 酒精）是高血压、脑卒中等心血管疾病的危险因素，同时饮酒常常伴随总能量摄入的增加，导致超重或肥胖，因此，糖尿病的预防及健康管理也应提倡限制饮酒。一般建议将饮酒量控制在每日 25g 酒精以内，大约相当于大瓶啤酒半瓶、50°的白酒 0.5 两、葡萄酒 2 两。

（二）体力活动及运动

体力活动及运动可消耗血糖、减少体内脂肪蓄积，增加全身肌肉组织（尤其是骨骼肌）和肝脏对对胰岛素敏感性，改善机体总的代谢功能，不仅是预防糖尿病的有效措施，且对控制血糖、血脂、血压及体重均有诸多益处。

对于糖尿病的高危人群和患者，不提倡剧烈的运动，因其可引起血糖升高，运动风险增加，如诱发冠心病或脑卒中等。但太缓慢的体力活动，如 3km/h 以下的散步，又达不到燃烧脂肪、改善机体代谢功能的目的，因此，科学的运动指导原则是：以每日散步等无氧运动为基础，加上每周 3 次以上的快走、慢跑等有氧运动；具体地说，推荐每周消耗 2 000 kCal 左右能量，大约每天 200～300 kCal。对体重为 60 kg 的中年人，以 3.6km/h 的速度走 100min（9 千～1 万步）才能消耗 300 kCal 能量，而每天走 100min 对于上班的人来说是不太现实的。因此，现实的目标为：以每天 30～40min 的散步为基础（约消耗 100 kCal 能量），加上每周 3～4 次的快走或慢跑（有氧运动），每次用约 30min 走完 3 公里左右（速度为 6km/h），一般会感到呼吸加快或微微出汗，脉搏数大约在 100～120 次/分钟，消耗能量约 150 kCal。成年人进行体育锻炼，运动量要循序渐进，从轻度运动开始，逐渐加大运动量，但决不能勉强。

有条件的话，每周 3～4 次游泳或在水中走效果也很好，每次约 30min，运动的强度以脉搏数控制在 100～120 次/分钟为宜。

为了便于坚持和掌握好运动量，有学者总结了上述糖尿病患者"1、3、5、7 运动原则"，即保证每天运动 1 次；每次运动不少于 30～60min；每周 3～5 次以上，运动时心率数值不超过"170－年龄"。

（三）减轻体重

超重（BMI 24～27.9）、肥胖（BMI）≥28 及向心性肥胖（成年人腰围男性≥85cm，女性≥80cm）是糖尿病最重要的危险因素。国内外各种大型研究都证明：超重和肥胖人群糖尿病发病风险高，患糖尿病的相对危险性随 BMI 增长而增长。肥胖的主要危害是产生胰岛素抵抗，导致胰岛素作用不足，结果使全身肌肉组织（尤其是骨骼肌）、脂肪组织和肝脏对葡萄糖的利用与处理发生障碍，引起血糖升高。向心性肥胖更容易引起胰岛素抵抗及代谢紊乱，被认为是代谢综合征的基础病变。因此，控制超重和肥胖、保持理想体重是糖尿病的预防及健康管理的关键。此外，肥胖也是引起高血压和血脂异常的重要危险因素。

能量过量和缺乏运动是造成肥胖的主要原因，因此，减轻体重的方法是减少能量的摄入和积极参加体育锻炼及适当的体力劳动。首先，应该解决摄取过量的问题，改变相关的饮食习惯，如吃零食、吃夜宵、喜肥肉、吃甜点、吃饭快及吃饭过量等习惯，均可能导致摄取过量。其次，为了加强体重管理，应提倡家中购买体重计，养成经常测量体重的习惯。只有这样，才能随时控制体重。再次，减肥速度不宜过快，急速减肥容易反弹。合理的减肥应控制在每月 1～2kg 为宜，关键是要长期坚持。

（四）心身休养与心理辅导

近年来，经常有 40 岁左右的高层管理人士、商人、实业家，因平时生活节奏紧张、工作压力大，体检时发现糖尿病。还有一些工作要求高但自主权小的工作（如中层管理），心理压力也较大，成为糖尿病、高血压等病的危险因素。因此，在对生活节奏紧张人群开展健康教育时，要使他们正确认识事业、功名与健康的利害关系，除特殊情况外，保证每晚12点以前睡觉（最好11点前），每周至少休息1天，每年至少休1周以上的长假1次，以便心身得到最起码的休养。

糖尿病合并症多，损害多个重要器官，目前无有效的病因疗法，必须长期对症治疗，且治疗依赖于患者对每天每餐饮食的控制，往往要求患者改变多年的生活习惯，导致患者生活质量下降。因此，一旦患上糖尿病后，患者都会产生不同程度的心理问题。常见的有过分焦虑和否认心理。焦虑情绪会加重患者的心理压力，引起血糖升高，血糖升高又会进一步增加焦虑情绪，形成恶性循环。此时，应向患者讲解糖尿病的科学知识（必要时使用抗焦虑药物）：只有当血糖长期得不到有效的控制，才会出现合并症，若血糖控制得好，可大大地延缓合并症的发生，十几年甚至几十年不损害重要器官的功能。

糖尿病患者常见的另一个心理问题是否认心理。原因是患者在开始时感受不到明显的症状，又不太了解其长远危害。否认心理虽然开始对血糖控制没有直接影响，但它可以导致对健康管理和治疗的不依从，使血糖不能得到及早、有效的控制。对否认心理的人也应该用科学知识进行健康教育，并且推荐找专业临床心理医生，做认知心理治疗和辅导，使患者正确对待疾病，积极配合健康管理与临床治疗。

（五）高危人群定期检查

糖尿病的高危人群包括以下7类：年龄＞45岁者；一级亲属有糖尿病患者；超重和肥胖者；高血压患者；高三酰甘油血症（TG≥1.7mmol/L）患者；有巨大儿（4kg）分娩史或曾诊断有妊娠糖尿病者；现在或曾是IGT或IFG者。对于高危人群，年龄＞45岁，若FPG≥6.1 mmol/L（110mg/dl）需进一步做糖耐量试验（OGTT）。若正常，每年复查一次血糖。凡属高危人群者，每一年做一次空腹血糖，必要时做OGTT。

糖尿病患者治疗中一个不可缺少的环节是血糖监测，同时还要监测体重、血压、血脂等指标，了解病情的控制情况，以便根据病情调整治疗方案。

（六）戒烟和避免被动吸烟

吸烟对糖尿病虽然没有直接影响，但吸烟和糖尿病都是心血管疾病的主要危险因素，能明显增加心脑血管疾病的患病率和死亡率，加之吸烟的致癌作用及多方面对健康的危害，因此，提倡全人群不吸烟、戒烟，减少被动吸烟。

五、糖尿病药物治疗

国际糖尿病联盟（IDF）提出了糖尿病现代治疗的5个要点。在我国，这5点被形象地称为糖尿病防治的"五驾马车"，分别为：饮食控制、运动疗法、血糖监测、药物治疗和糖尿病教育。糖尿病的防治策略强调全面治疗心血管危险因素，所以除积极控制高血糖外，还应纠正脂代谢紊乱、严格控制血压、抗血小板治疗（例如阿司匹林）、处理肥胖、戒烟和处理胰岛素抵抗等。具体的药物治疗措施在以饮食治疗和合适的体育锻炼的基础上，根据病情选用药物治疗。

治疗糖尿病的口服药主要有4类：

1. 促进胰岛素分泌剂　只适用于无急性并发症的T2DM，不适用于T1DM、有严重并发症的T2DM、孕妇、哺乳期妇女、大手术围手术期、儿童糖尿病和全胰腺切除术后等。又可分为两类，磺脲类（sulfonylureas，SUs）和非磺脲类，对于非磺脲类应在服药后立即吃饭。

2. 双胍类（biguanides）　双胍类药物主要用于治疗 T2DM，尤其是肥胖者的第一线用药。常用的为二甲双胍（metformin，甲福明）。

3. α 葡萄糖苷酶抑制剂（AGI）　AGI 可延迟碳水化合物的吸收，降低餐后的高血糖，可作为 T2DM 的第一线药物，尤其适用于空腹血糖正常（或不太高）而餐后血糖明显升高者。有两种制剂：阿卡波糖（acarbose）和伏格列波糖（voglibose）。注意此类药必须在吃第一口饭时同时服用，要与米、面等碳水化合物类食物一同嚼碎后服用。

4. 胰岛素增敏剂　本类药为噻唑烷二酮（thiazolidinedione，TZD）类，又称格列酮类。可用于治疗 T2DM 患者，尤其胰岛素抵抗明显者，此类药物能够增强胰岛素的敏感性，加强胰岛素的功能而起到降低血糖的作用。现有两种制剂：罗格列酮（rosiglitazone）和吡格列酮（pioglitazone）。

胰岛素治疗的适应证主要有：①T1DM；②T2DM 患者经饮食及口服降血糖药治疗未获得良好控制；③糖尿病酮症酸中毒、高渗性昏迷和乳酸性酸中毒伴高血糖时；④合并重症感染、消耗性疾病、视网膜病变、肾病、神经病变、急性心肌梗死、脑卒中；⑤因存在伴发病需外科治疗的围手术期；⑥妊娠和分娩；⑦全胰腺切除引起的继发性糖尿病。

六、糖尿病高危人群及患者生活方式管理效果的监测与评价

对高危人群和糖尿病患者，健康管理的核心是长期将血糖控制在正常范围内，因为糖尿病的所有危害和并发症都是由长期高血糖引起的。在控制血糖的同时，监测神经病变、肾功能、视网膜病变、冠心病和脑卒中等糖尿病的合并症，预防和延缓其发生。

生活方式管理如能将血糖控制在正常范围，则不必用药；如不能有效地控制血糖，就应该使用降血糖药；如一般的降糖药仍不能控制血糖，则应该使用胰岛素。即使在药物治疗或使用胰岛素时，也应积极开展营养指导、减肥、运动干预和心理辅导，因为它们可以加强、巩固药物治疗的效果。血糖控制的指标主要有两个，即血糖和糖化血红蛋白（HBA1c）。

1. 血糖　血糖值受饮食、运动及应激等影响而较大幅度的变化，一般以安静空腹时的检查值为标准，正常值为 6.1mmol/L（110mg/dl）以下（理想值为 5.6mmol/L 或 100mg/dl 以下）。餐后高血糖与糖尿病合并症的进展有关，因此，餐后 2 小时的血糖也是血糖管理的目标，正常值为 7.8 mmol/L（140mg/dl）以下。低血糖的管理也比较重要，一般当血糖低于 3.3mmol/L（60 mg/dl）时，会出现饥饿感、头痛头晕、恶心、出汗等症状，这在节食减肥者、服用降糖药物和注射胰岛素的患者尤其常见。所以，在开展血糖管理时，高血糖和低血糖的管理都很重要。近年来，开发了一些自己测定血糖的简易仪器，测的是全血，比到医院测定（血浆）的血糖值要稍稍低一些。

2. 糖化血红蛋白（HBA1c）　糖化血红蛋白是指与葡萄糖结合而糖化的血红蛋白占总血红蛋白的百分比。血糖值升高时，HBA1c 就会增多，而且一旦发生糖化就不会逆转，直到红细胞（寿命 120 天）崩溃为止，因此，HBA1c 反映的是过去 1～2 月血糖的平均水平，正常范围为 4.3％～5.8％，6.5％以上基本可以诊断为糖尿病。由于正常人与糖尿病的 HBA1c 值在分界点有一定重合，HBA1c 百分比还受贫血、血液病等的影响，贫血时也会下降，所以 6.5％以下时也不能否定糖尿病的可能性（上述两种情况在人群中的比例不高）。

血糖值很不稳定，且受诸多因素影响，需要频繁的测定，其上下波动常常引起患者情绪

的波动和焦虑；而 HBA1c 反映的是过去 1～2 月血糖的平均水平，测量一次可代表过去近 2 个月的血糖控制情况，因此，在已确诊的糖尿病患者的健康管理中，可使用 HBA1c 作为监测血糖控制的指标，测定次数少，患者的焦虑也轻，是非常方便而有效的方法。此外，HBA1c 也是人群糖尿病调查的较好指标（不受饮食影响），在先进国家已被广泛使用。目前在我国，由于对它的认识不足以及价格较血糖测定高，还未被广泛使用。

血糖受饮食的影响较大，将平时和每餐后的血糖控制在正常水平就意味着长期对每日三餐（或更多）食物的种类和量的管理，加上糖尿病患者常常伴随一定程度的心理问题，这构成了糖尿病生活方式管理的复杂性和困难性。

3. 肾功能、眼底及末梢神经检测　糖尿病性神经病变和糖尿病肾病、糖尿病性视网膜病变，被称为糖尿病的三大并发症。对已确诊的糖尿病患者，应每年检测肾功能、眼底及末梢神经病变（尤其是足部的感觉），以便及早发现并发症并采取措施。

第五节　肥　胖

肥胖症是指身体内脂肪过度堆积和（或）分布异常，体重增加，是一种多因素引起的全身慢性代谢性疾病。肥胖症发生的根本原因在于营养素的能量代谢失衡：营养素摄入过多，摄入的营养超过机体代谢需要，多余的能量便转化为脂肪贮存体内而引起肥胖。肥胖症是多种疾病（如 2 型糖尿病、高血压、血脂异常、缺血性心脏病等）发生的危险因子，对人类健康构成了严重威胁。

一、肥胖的病因

肥胖发生的根本原因是机体的摄入能量长期大于机体的能量消耗，从而使多余的能量以脂肪形式贮存，并最终导致肥胖。

1. 遗传性肥胖　主要指遗传物质（染色体、DNA）发生改变而导致的肥胖，这种肥胖极为罕见，常有家族性肥胖倾向。

2. 继发性肥胖　主要指由于脑垂体-肾上腺轴发生病变、内分泌紊乱或其他疾病、外伤引起的内分泌障碍而导致的肥胖。

3. 单纯性肥胖　主要是指排除由遗传性、代谢性疾病、外伤或其他疾病所引起的继发性、病理性肥胖，而单纯由于营养过剩所造成的全身性脂肪过量积累。

二、肥胖的流行病学特征及危害

2002 年 8 月～12 月，卫生部、科技部和国家统计局共同领导在全国范围内开展的"中国居民营养与健康状况调查"结果显示，我国成人超重率为 22.8%，肥胖率为 7.1%，估计人数分别为 2.0 亿和 6 000 多万。大城市成人超重率与肥胖率分别高达 30.0% 和 12.3%。与 1992 年全国营养调查资料相比，成人超重率上升 39%，肥胖率上升 97%，由于超重基数较大，预计今后肥胖率将还会有较大幅度增长。

我国肥胖流行的特点是：①我国各地人群超重与肥胖发生率差异较大，表现为北方高于南方，这主要与地理环境及遗传因素有关；大中城市高于内地农村，女性高于男性，经济发达地区偏高，其中以北京最高，超重与肥胖发生率分别为 51.1%、8.7%；其中超重率基本上与美国一致，但肥胖率明显低于美国；值得注意的是，超重者很容易转变为肥胖者，因此，肥胖率会进一步快速增加；②过去20年，我国人群超重与肥胖发生率呈快速上升趋势，以20世纪90年代末期最为突出，且上升幅度较大，就北京而言，超重与肥胖率分别由1982年的28.5％、3.6％和1992年的43.8％、5.95％增加到1998年的51.1％、8.7％；肥胖率还会进一步增加，成为危害我国居民健康的最主要的危险因素；③我国肥胖的特点是：轻度、中度肥胖较多，重度肥胖较少；而美国中度、重度肥胖较多。这是采取预防措施的最佳时期，否则肥胖会进一步加剧。

三、肥胖的危险因素

肥胖的发生发展既受遗传因素的影响，又与个人的生活方式有关，是二者长期相互作用的结果，其中个人的生活方式起主要作用。在种族、遗传因素无法改变的情况下，建立健康的生活方式是预防肥胖的唯一有效的手段。肥胖的危险因素主要包括：

1. 能量摄入过多　营养素及能量摄入过多，超过机体的需要，剩余部分便转化成脂肪储存于体内，导致肥胖。

2. 膳食结构失衡　①脂肪比例失衡：膳食中脂肪（尤其是动物性脂肪）摄入增加是发生肥胖的重要原因。研究表明，脂肪（特别是动物性脂肪）能提高食物的能量密度（能量密度指一定体积的食物或膳食所产生的能量），导致过度的能量摄入，超过能量消耗的脂肪并不被机体氧化，而是在体内储存，使能量正平衡，引起体脂增加。动物脂肪（主要为饱和脂肪酸）摄入过多，除了可能导致肥胖外，还可增加高脂血症和动脉粥样硬化发生的风险；②碳水化合物摄入增加：美国居民健康与营养调查（NHANES）显示随着脂肪供能比下降、碳水化合物摄入量上升，肥胖的检出率加速增长；③其他营养素：由于谷类、新鲜蔬菜和水果等食用偏少而致膳食纤维摄入不足与肥胖发生也有一定的关系。在谷类、蔬菜和水果中，含有大量不被人体消化吸收的膳食纤维，膳食纤维被摄入体内后，极易吸收水分并迅速膨胀，不仅使人的饱腹感来得快、保持时间长，而且释放出来的能量少，起着防止能量摄入过多，预防肥胖保持体重的作用。

3. 不良饮食行为　饮食行为不良也是影响肥胖发生的重要因素。如经常性的暴饮暴食、喜食零食、夜间加餐等。

4. 体力活动不足　体力活动不足使能量消耗减少，是发生肥胖的重要因素之一。

5. 其他　社会、文化和心理因素等也可能影响肥胖的发生。

四、肥胖的诊断

肥胖症的诊断主要根据体内脂肪积聚过多和（或）分布异常。肥胖症的分类有多种：按脂肪的分布可分为全身性（均匀性）肥胖、中心型（向心性）肥胖等。中心型肥胖是指脂肪主要在腹壁和腹腔内蓄积过多，中心型肥胖者发生代谢综合征的危险性较均匀性肥胖者明显增高。

世界卫生组织肥胖工作组在《亚太地区肥胖治疗指南》中建议用体质指数（BMI）和腰围（WC）来衡量患者的肥胖程度。

1. 体质指数（BMI）　BMI的计算方法是：BMI＝体重（kg）/身高（m^2）。表9-5和表9-6列出了我国及WHO肥胖问题工作组关于成人BMI分级标准（建议）。

2. 腰围（WC）　是指腰部周径的长度（经肋弓和髂嵴之间腰最细部位的水平围长）。目前公认腰围是衡量脂肪在腹部蓄积（即中心性肥胖）程度最简单、实用的指标。2009年最新的代谢综合征共识中明确定义中国成人中心性肥胖的标准为腰围：男性≥85cm，女性≥80cm。

表 9-5 中国成人 BMI 分类建议（中国肥胖问题工作组，2001 年）

分类	BMI（kg/m^2）	伴发相关疾病危险
适宜范围	18.5～23.9	—
超重	24.0～27.9	增高
肥胖	≥28	高

表 9-6 WHO 成年人 BMI 分级标准

分类	BMI（kg/m^2）	发病危险（与肥胖相关疾病）
体重过低	<18.5	高
正常范围	18.5～24.9	平均水平
超重	25～29.9	增高
Ⅰ度肥胖	30～34.9	中等
Ⅱ度肥胖	35～39.9	严重
Ⅲ度肥胖	≥40	极为严重

五、肥胖的预防与健康管理

（一）肥胖的预防

预防肥胖的流行是 21 世纪前 50 年世界各国面临的最大的公共卫生挑战之一。肥胖大多数是由外因引起的，从理论上讲是可以预防的，但在实际生活中，由于不良习惯很难改变，行之有效的预防措施又难以坚持，因此预防的效果往往不佳。关于预防措施，首要的任务是在公众中宣传肥胖对人类健康的危害，教育、指导居民合理平衡膳食的可操作方法，改掉不良饮食习惯、生活习惯，多参加户外活动和体育锻炼。许多成人肥胖始于童年，因此，对于肥胖的防治应从儿童时期抓起。

无论是成年人还是儿童、青少年，肥胖的预防主要有三种形式：普遍性预防，选择性预防和针对性预防。普遍性预防面向全部人群，以降低肥胖发生率和患病率为目标，通过改善膳食结构和提倡适当体力活动以及减少吸烟、饮酒等生活方式的改变来预防肥胖；选择性预防面向肥胖高危人群，即超重和有肥胖、2 型糖尿病、高血压家族史及其他危险因素，如吸烟、低出生体重、静坐式工作等人群，选择性预防以降低肥胖患病率为目标，在学校、社区中心等场所宣传教育，加以具体的干预措施对肥胖高危人群进行肥胖的预防；针对性预防，以预防体重增加以及降低体重相关疾病的患病率为目标，在已经超重或者属于肥胖的个体中采取措施预防控制肥胖。

（二）肥胖的健康管理

由于肥胖症发生的根本原因在于长期机体能量摄入超过消耗而导致脂肪在体内沉积，因此，防治的中心环节是通过调节机体的营养素摄入和能量消耗而达到维持能量代谢平衡的目的。肥胖症的治疗应强调以营养、行为治疗为主，在合理营养的同时应坚持体力劳动和运动锻炼。

1. 膳食指导　控制总热能摄入量。一般成人每天摄入热能控制在 1 000 kCal 左右，最低不应低于 800 kCal，否则会影响正常活动，甚至会对机体造成损害。还应控制三大生热营养素的生热比，即蛋白质占总热能的 25%，脂肪占热能的 10%，碳水化合物占总热能的 65%。在选择食物种类上，应多吃瘦肉、奶、水果、蔬菜和谷类食物，少吃肥肉等油脂含量高的食物，一日三餐食物总摄入量应控在 500g 以内。为防止饥饿感，可吃纤维含量高的食品，或市场上出售的纤维食品。减少食物摄入量和种类，但应注意保证蛋白质、维生素、无机盐和微量元素的摄入量达到供给量标准，以便满足机体正常生理需要。营养物质摄入可参考第二章合理膳食部分。

同时为了达到减肥目的，还应改掉不良的饮食习惯，如暴饮暴食、吃零食、偏食等。

2. 运动指导　长期低强度体力活动（如散步）与高强度体育活动一样有效。这一点很重要，因为大多数肥胖患者不习惯于体育活动，并会中断这种充满活力的养生法。而低强度活动如散步、骑自行车等人们很容易坚持，常是肥胖患者首选的运动疗法，但也有贵在坚持的问题。通常的做法是，运动疗法和节食法并用会取得更有效的减肥效果。运动量可参考第二章适量运动部分。

3. 治疗指导

（1）减肥药：减肥药物通过抑制进食，抑制脂肪合成与吸收，促进能量代谢的调节等环节发挥作用。常用减肥药物主要有：①抑制食欲药物：如安非泼拉酮（amfepramone）和芬氟拉明（fenfluramine）；芬氟拉明因有严重的心脏副作用，已禁止使用；②抑制脂肪吸收药物：主要有胰脂酶抑制剂和 α-葡萄糖苷酶抑制剂；③促进代谢药物：双胍类降糖药，β-肾上腺素能受体激动剂；④甲状腺素制剂：通过增加基础代谢率来治疗肥胖，这样的体重下降主要是蛋白质的减少，其次才是脂肪。因此，仅适用于甲状腺功能低下患者，而不适合普通超重和肥胖人群；⑤利尿剂和泻药：该类药物可以降低体重，但减去的都是人体的水分和大量的无机盐，长期使用这类药物可导致水和电解质紊乱，危害健康。

（2）非药物疗法：非药物疗法是我国传统医学在治疗肥胖中所表现出的独到之处。主要有针刺疗法、耳穴贴压法、艾灸疗法、指针减肥法、推拿按摩法等多种方法，用于治疗单纯性肥胖症有一定疗效。

（3）外科疗法：外科疗法适用于严重的病态性肥胖患者。外科治疗肥胖主要有两种方式：一种是胃肠外科手术，目的是减少和限制消化道食物营养成分的吸收。包括减少胃容量（胃成形术、胃分隔术等）、减少食物有效吸收（胃分流手术、空回肠短路手术）和肠道分流等手术方术。另一种外科手术疗法是局部脂肪切除术，适宜腹型或臀型肥胖患者。这种手术降低体重效果显著，但是需要饮食控制等治疗方法的配合，否则切除脂肪的部位可能会再次发生脂肪沉积。

纵观以上肥胖治疗方法，饮食控制和运动疗法仍是目前治疗肥胖最为有效的方法。肥胖治疗的长期目标和综合性治疗方案见下表（表 9-7、9-8 均摘自 2001 年上海医学杂志）。

表 9-7　亚洲人肥胖治疗的长期目标

指标	治疗成功
肥胖体重减少	减少 5～6g 或原体重的 10%
BMI 维持值	<23
血压	任何程度的下降
血糖	任何程度的下降
其他危险因素	任何程度的降低

表 9-8　亚洲人肥胖综合治疗方案

BMI	饮食控制法	运动疗法	药物疗法[*]	极低热量特殊饮食	外科手术治疗[*]
BMI：23～25					
无其他危险因素	√	√			
腰围超标	√	√			
DN、CHD、HT/HL	√	√	√		
BMI：26～29					
无其他危险因素	√	√	√（考虑）		
腰围超标	√	√	√（考虑）		
DN、CHD、HT/HL	√	√	√（考虑）		
BMI＞30					
无其他危险因素	√	√	√（考虑）	√	√
腰围超标	√	√	√	√	√
DN、CHD、HT/HL	√（加强）	√（加强）	√	√	√

　DM：2 型糖尿病；CHD：冠心病；HT：高血压；HL：高血脂

　*：极低热量特殊饮食和外科手术治疗严重肥胖时可考虑。

（张玉梅　刘爱萍　王培玉）

第六节　血脂异常

　　血脂中的主要成分是胆固醇（cholesterol，C）和三酰甘油（triglyceride，TG）。胆固醇和三酰甘油是疏水分子，必须与血液中的蛋白质和其他类脂（如磷脂等）组合成亲水性的球状巨分子复合物——脂蛋白，才能在血液中被转运，所以，血脂异常通常是指血中胆固醇［总胆固醇（TC）、低密度脂蛋白胆固醇（LDL-C）］或三酰甘油（TG）水平升高，或高密度脂蛋白胆固醇（HDL-C）降低。既往采用高脂血症或高脂蛋白血症的概念，主要是指 TC、LDL-C、TG 水平升高。因血浆中 HDL-C 降低也是一种血脂代谢紊乱。近年来，为全面准确地反映血脂代谢紊乱状态，统称为血脂异常。

　　2007 年全国血脂异常防治对策专题组制定了《中国成人血脂异常防治指南》，指南给出了我国人群血脂和脂蛋白水平的合适水平，见表 9-9。

表 9 - 9 血脂水平分层标准

分层	TC	LDL-C	TG	HDL-C
合适范围	<5.18mmol/L (200mg/dl)	<3.37mmol/L (130mg/dl)	<1.70mmol/L (150mg/dl)	≥1.04mmol/L (40mg/dl)
边缘升高	5.18~6.19mmol/L (200~239mg/dl)	3.37~4.12mmol/L (130~159mg/dl)	1.70~2.25 mmol/L (150~199mg/dl)	
升高	≥6.22mmol/L (240mg/dl)	≥4.14mmol/L (160mg/dl)	>2.26mmol/L (200mg/dl)	≥1.55mmol/L (60mg/dl)
降低				<1.04mmol/L (40mg/dl)

一、血脂异常的病因及诊断

血脂异常从病因上分为两类，一类是由其他疾病引起的、有明确的起因，称为继发性血脂异常，如糖尿病、甲状腺功能低下、痛风、肾病综合征等；或非生理状态（如酗酒、口服避孕药、利尿剂、糖皮质激素等）造成。另一类是原发性血脂异常；即未找到引起血脂异常的明确病因，往往是由于遗传因素或环境因素以及不良生活方式所致，可判定为原发性。在原发性血脂异常患者中，有些存在单一或多个遗传基因的缺陷，有明确的家族聚集性，临床上称为家族性高脂血症，主要是家族性高胆固醇血症、家族性混合型高脂血症、家族性高三酰甘油血症等，患者往往在青少年期就出现高脂血症。

血脂水平受膳食等多种因素的影响，血脂测定前的最后一餐，应忌用高脂膳食且不能饮酒，空腹 12h 以上取静脉血检测。应包括血清 TC、HDL-C 及 TG 水平，对于血清 LDL-C 水平，当血清 TG 水平≤4.52mmol/L（400mg/dl）时，可用 Friedewald 公式计算获得；若血清 TG 水平>4.52mmol/L（400mg/dl）时，必须直接测定。计算公式为：

（1）单位用 mmol/L 时，LDL-C＝TC－（HDL-C＋TG/2.2）

（2）单位用 mg/dl 时，LDL-C＝TC－（HDL-C＋TG/5）

首次检验如发现血脂异常，应在其后的 2~3 周内进行复查，若仍属异常，即可确诊为血脂异常。

WHO 制定了高脂蛋白血症表型分型，主要基于各种血浆脂蛋白升高的程度不同分型，共分为Ⅰ、Ⅱa、Ⅱb、Ⅲ、Ⅳ、Ⅴ6 型，其中临床上常见的是Ⅱa 和Ⅱb 型。Ⅱa 型血脂测定呈 TC 升高、TG 正常；Ⅱb 型血脂测定呈 TC 和 TG 均升高。这种分型法有利于指导临床诊断和治疗，但所需的检测项目繁多，个别类型的确诊需要复杂的技术和昂贵的设备。因此，对于临床治疗和社区预防，进行血脂异常的简易临床分型即可，即将血脂异常分为高胆固醇血症、高三酰甘油血症、混合型高脂血症和低高密度脂蛋白血症，见表 9 - 10。

二、血脂异常的流行现状及危害

2002 年卫生部在全国范围内开展的"中国居民营养与健康状况调查"（也是迄今为止我国最大范围的血脂流行病学调查）显示，我国 18 岁及以上人群血脂异常的患病率为：①血脂异常总患病率为 18.6%，男性 22.2%，女性 15.9%。据此推算，估计全国≥18 岁的血脂异常患者达 1.6 亿。城市人群为 21.0%，农村人群为 17.7%；②高胆固醇血症患病率为

2.9%，男性2.7%，女性3.2%。城市人群为4.1%，农村人群为2.4%；③胆固醇边缘性升高率分别为3.9%，男女相同。城市人群为5.1%，农村人群为3.3%；④高TG血症患病率为11.9%，男性14.5%，女性9.9%。城市人群为14.2%，农村人群为10.9%；⑤低HDL血症患病率为7.4%，男性9.3%，女性5.4%。城市居民为7.1%，农村居民为7.5%。随着社会经济的发展，生活水平明显提高，饮食结构发生了巨大变化，同时人口老龄化、肥胖、生活方式等危险因素迅速增加，我国血脂异常患病率将呈现持续增加趋势。

表9-10　血脂异常临床简易分型

	血脂改变	
高胆固醇血症	总胆固醇增高	
高三酰甘油血症		总三酰甘油增高
混合型高脂血症	总胆固醇增高	总三酰甘油增高
低高密度脂蛋白血症	高密度脂蛋白水平减低	

血脂异常的主要流行病学特征是：①与西方人群的差异：我国血脂异常类型是以高三酰甘油、低高密度脂蛋白血症为主，西方人群是以高总胆固醇血症为主；②患病率男性高于女性，并随年龄增加而升高，2002年全国调查显示：18~44岁、45~59岁和≥60岁及以上人群血脂异常患病率分别为17.0%、22.9%和23.4%，中、老年患病率明显高于青年。但中年人（45~59岁）与老年人（≥60岁）患病率相近，提示血脂异常发病年龄趋向年轻化；③患病率城市高于农村，但差别不大。

血脂异常在动脉粥样硬化的发生及发展中起着十分重要的作用，由此引发的心、脑血管事件如心肌梗死及脑卒中等具有致残、致死率高的特点，但由于血脂异常通常无明显症状，往往通过查体化验或发生了相应的心、脑血管事件才得以发现，因而早期识别血脂异常，并积极进行干预对于防治动脉硬化、减少心脑血管事件、降低死亡率意义重大。

中国心血管疾病趋势和决定因素监测计划（Monitoring Trends and Determinants in Cardiovascular Disease，MONICA）研究表明，各地区急性冠心病事件年龄标化发病率高低与各地区人群年龄标化TC水平均值明显相关，男女性相关系数分别为0.83和0.88。

11省市人群心血管队列研究结果显示，基线LDL-C水平与其后的心血管事件发病危险显著相关。调整年龄、性别、血压、吸烟、BMI等危险因素后，按美国国家胆固醇教育计划ATPIII界定的标准，LDL-C从理想水平（LDL-C<100mg/dl）到极高水平（LDL-C<190mg/dl），每增加1级，发生急性冠心病事件的危险增加28%（RR=1.28，95%CI：1.1~1.5），发生急性缺血性脑卒中事件的危险增加23%（RR=1.2，，95%CI：1.1~1.4）。

三、血脂异常的危险因素

饱和脂肪（奶油、动物脂肪）的过度摄取，身体活动不足、超重与肥胖以及吸烟可引起总胆固醇、低密度脂蛋白胆固醇和三酰甘油升高，高密度脂蛋白胆固醇降低；相反，多不饱和脂肪（鱼油、豆油）和食物纤维的摄取，积极身体活动或运动、减重可以使血脂异常得到改善。血清总胆固醇约80%~90%来自体内肝脏的合成，而从摄入食物中吸收的仅占10%~20%，有些食物尽管胆固醇含量较低，但进入机体后，能增加体内胆固醇的合成，其中饱和脂肪（动物脂肪、黄油）是使体内合成胆固醇升高的主要原因。

在我国经济迅速发展，食物供应不断丰富的 20 年中，人们偏离"平衡膳食"的食物消费行为亦日益突出。主要表现为：肉类和油脂消费的增加导致膳食脂肪供能比的快速上升，以及谷类食物消费的明显下降，食盐摄入居高不下。

同时身体活动不足的问题日益突出，而自主锻炼身体的意识和行动并未随之增加。2000 年全国体质调研和 2002 年"中国居民营养与健康状况调查"结果均表明，我国居民每周参加 3 次以上体育锻炼的比例不足 1/3，其中 30～49 岁的中年人锻炼的比例最少。

中国是烟草生产和消费的大国，生产和消费均占全球 1/3 以上。2002 年我国吸烟率男性为 66%，女性为 3.08%，与 1996 年比，尽管吸烟率略有下降，随着总人口的增加，吸烟人数仍然增加了 3 000 万。且青少年吸烟率上升，目前青少年吸烟人数高达 5 000 万。

四、血脂异常的预防与健康管理

由于每个人的生活习惯和存在的问题都不一样，因此，慢性病的健康管理应强调个体化的原则。由于生活习惯的矫正和改善，只有达到很长时间才会体现出健康效应，所以，健康管理应重视连续的过程。在开展社区居民的血脂异常预防及管理时，应按照下列程序进行工作。

（一）基本健康信息收集

血脂水平除受遗传、性别、年龄等不易改变的因素影响外，常取决于与脂质代谢有关的可调整和改变的因素，如膳食、生活方式和环境等。因此，查明每个个体的健康危险因素是健康管理的第一步。主要收集以下基本资料：

1. 一般情况调查　年龄、性别、文化程度、经济收入、婚姻状况。

2. 现在健康状况、既往史、家族史调查。

3. 血脂测定　血脂水平受膳食等多种因素的影响，血脂测定前的最后一餐，应忌用高脂膳食且不能饮酒，空腹 12h 以上取静脉血检测。应包括血清 TC、HDL-C 及 TG 水平，对于血清 LDL-C 水平，按照上述方法进行。

首次检验如发现血脂异常，应在其后的 2～3 周内进行复查，若仍属异常，即可确诊为血脂异常。

4. 血压、身高、体重、腰围的测量。

5. 生活习惯调查　主要包括：①吸烟状况；②身体活动状况；③饮食习惯及营养调查：其中要着重调查脂肪（尤其是饱和脂肪酸含量高的食物——黄油和动物脂肪、胆固醇）的摄入状况，以及是否有吃零食、吃夜宵的习惯；是否喜欢吃肥肉和油炸食品；④饮酒状况。

6. 血糖测定。

7. 动脉粥样硬化的检查　血脂异常是动脉粥样硬化最重要的危险因素。因此患病时间较长的患者要进行冠状动脉造影及颈动脉内中膜厚度检查以了解动脉粥样硬化的情况。

（二）危险度评估

对收集到的资料进行分析，对生活习惯进行评估，发现主要危险因素，评估心血管疾病综合风险，将人群进行危险度分层。

1. 对生活习惯进行评估　主要是对上述生活习惯调查情况进行评估，发现主要问题，开展相应指导。

2. 血脂异常的危险度分层　《中国成人血脂异常防治指南》中关于血脂异常的危险分层方案参见表 5-4 血脂异常患者心血管危险分层标准，按照有无冠心病及其等危症、有无高血压、其他心血管危险因素的多少，结合血脂水平综合评估心血管病的发病危险。冠心病等危症是指非冠心病者 10 年内发生主要冠脉事件的危险与已患冠心病者同等，新发和复发缺血性心血管病事件的危险＞15％。

（三）血脂异常患者的生活方式管理

针对血脂异常的主要危险因素，开展生活方式管理，主要包括膳食指导、减重、增加体力活动及运动、戒烟。

1. 合理营养与膳食指导

（1）膳食治疗的原则和目的　血浆脂质主要来源于食物，并可随膳食结构的改变而增加或减少，因此膳食疗法是治疗血脂异常的基础。

健康人最佳营养需要，可从符合营养素供给量标准（DRIs）的膳食中得到满足。因此，血脂异常的膳食治疗首先应以满足人体生理需求，维持身体健康和保持体重为原则。在平衡膳食的基础上，力争达到中国营养学会推荐的 RDA，同时针对血脂异常的临床类型，全面考虑各种营养素对血脂作用的相互影响，制定相应的膳食谱，以达到调节血脂的目的。

（2）膳食治疗的主要内容及目标　《我国成人血脂异常防治指南》提出的治疗性生活方式改变（therapeutic life-style change，TLC）的建议见表 9 - 11，主要是减少饱和脂肪酸和胆固醇的摄入量，限制总热量和增加体力活动以达到热量平衡，并注意增加植物固醇和可溶性纤维，同时为防治高血压还应减少食盐摄入量。

表 9 - 11　TLC 的基本要素

要　素	建　议
减少使 LDL-C 增加的营养素	
饱和脂肪酸*	＜总热量的 7％
膳食胆固醇	每日＜200mg
增加能降低 LDL-C 的膳食成分	
植物固醇	每日 2g
可溶性纤维素	每日 10～25g
总热量	调节到能够保持理想的体重或能够预防体重增加
体力活动	包括足够的中等强度锻炼，每天至少消耗 200kCal 热量

注：＊反式脂肪酸也能够升高 LDL-C，不宜多摄入。

（3）合理膳食习惯和膳食结构　合理的膳食习惯应保持热量均衡分配，饥饱不宜过度，不要偏食，切忌暴饮暴食或塞饱式进餐，改变晚餐丰盛和入睡前吃夜宵的习惯。应食用富含维生素 C 的食物（新鲜蔬菜和水果等）、富含膳食纤维的食物（蔬菜、豆类、粗粮等）、含优质蛋白质的食物（鸡蛋清、瘦肉、脱脂奶等）、富含 n - 3 不饱和脂肪酸的食物（三文鱼、沙丁鱼、金枪鱼等海水鱼类）；不吃或少吃动物内脏、肥肉、各类高胆固醇食物、甜食和纯糖类食物；少饮酒，最好不饮；适当减少食盐的摄入。《我国成人血脂异常防治指南》对非超重的脑力劳动或轻体力劳动并血脂异常患者推荐的膳食结构成分及限量见表 9 - 12。

表9-12　血脂异常膳食控制方案

食物类别	每日限制量（g）	选择品种	减少或避免品种
肉类	75	瘦肉、牛、羊肉、去皮禽肉、鱼	肥肉、禽肉皮 加工肉制品（肉肠类） 鱼子、鱿鱼 动物内脏：肝、脑、肾、肺、胃、肠
蛋类	<3个/周	鸡蛋、鸭蛋的蛋清	蛋黄
奶类	250	脱脂或低脂牛奶、酸奶	全脂奶粉、乳酪等奶制品
食用油	20（2平勺）	花生油、菜籽油、豆油、葵花籽油、色拉油、调和油、香油	棕榈油、猪油、牛羊油、奶油、鸡油、鸭油、黄油
糖类	10（1平勺）	白糖、红糖	
新鲜蔬菜	400～500	深绿叶菜、红黄色蔬菜	
新鲜水果	150	各种水果	加工果汁、加糖果味饮料
盐	6		黄酱、豆瓣酱、咸菜
谷类	400（男） 300（女）	米、面、杂粮	
糕点、甜食		建议不吃	油饼、油条、炸糕、奶油蛋糕、巧克力、冰淇淋、雪糕
干豆	30	黄豆（或豆腐150 g、豆腐干等45 g）	油豆腐、豆腐泡、素什锦

　　（4）生胆固醇指数与食物的选择　　研究表明，血清总胆固醇约80%～90%来自体内肝脏的合成，而从摄入食物中吸收的仅占10%～20%，图9-2显示了血清总胆固醇的来源及影响体内合成的因素。因此，选择食物时，不应只简单地考核膳食中胆固醇的含量，更应该关注生胆固醇指数（衡量食物摄入后引起血胆固醇的一项生理指标），有些食物尽管胆固醇含量很低，但进入机体后，能增加体内胆固醇的合成，选择生胆固醇指数低的食物更有助于控制血胆固醇水平。常见食物生胆固醇指数与胆固醇含量的比较见表9-13。

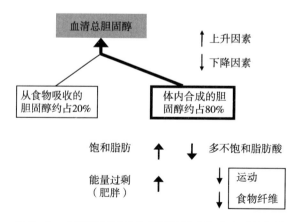

图9-2　血清总胆固醇的来源及影响体内合成的因素

表 9-13 食物生胆固醇指数、胆固醇含量和饱和脂肪酸含量的比较

食品名称 （可食部 100g）	生胆固醇指数 （mg/dl）	胆固醇含量 （mg）	饱和脂肪酸 （g）	多不饱和脂肪酸 （g）
黄油	64.4	210	51.4	2.4
巧克力	23.0	16	20	1.2
猪肉（五花）	17.4	60	15.5	3.9
鸡蛋（全）	12.1	430	3.1	1.6
牛肉（五花）	10.3	70	7.6	0.5
猪肝	6.1	250	0.8	0.8
鸡肉（腿）	5.5	95	3.9	2.3
鱼肉	2～3	50～70	1～3	2～4
豆腐	−0.4	0	0.9	2.5
豆油	−17.4	1	14.0	57.4

生胆固醇指数（Hegsted & Keys 公式）。

2. 减轻体重指导 肥胖可引起一系列激素与代谢紊乱，其中主要是产生胰岛素抵抗，而中心性肥胖尤其更易引起胰岛素抵抗和代谢紊乱，从而直接或间接对血脂代谢产生不良影响。目前中心性肥胖已被认为是代谢综合征的基础病变。2005 年国际糖尿病联盟提出的代谢综合征全球共识定义中，中国人中心性肥胖的标准是：腰围男性≥90cm，女性≥80cm。高三酰甘油血症和低高密度脂蛋白血症也是代谢综合征的组分，因此控制体重是防治血脂异常的主要目标。

饮食过量和缺乏体育运动是造成肥胖的主要原因，因此减轻体重的主要原则是减少能量摄入和积极参加体育运动。长期控制能量摄入和增加能量的消耗是肥胖症的基础治疗。通过严格限制能量摄入使膳食供能量低于机体实际消耗量，以造成机体能量的负平衡。对能量的控制要循序渐进，逐步降低。一般而言，1kg 人体脂肪大约含有 7 000kCal 能量，因此，减轻体重（脂肪）1kg，必须大约减少 7 000kCal 的能量摄入。如果每天减少能量摄入 500～700kCal，需要 10～14 天时间，才能实现减掉 1kg 脂肪的目标。

改变不良的膳食习惯（如不吃早餐，午餐和晚餐特别是晚餐进食过量、爱吃零食、甜食，进餐速度过快，爱吃肥肉，暴饮暴食，偏食等）是控制能量摄入以达到减重的关键。同时保持长期营养素分配比例均衡，有利于维持减重，并恢复其正常生理功能。其次，提倡家中购买体重计，养成经常测量体重的习惯。

3. 体力活动及运动指导 运动特别是适当的、有规律的体育运动，能增加机体的能量消耗，减少体内脂肪的蓄积，使体重下降。适度运动有助于改善人体脂质代谢，使血胆固醇、三酰甘油、低密度脂蛋白和极低密度脂蛋白水平降低，而使高密度脂蛋白水平升高，从而有利于减少冠心病等发病的危险。因此，坚持长期规律的体育运动不仅对血脂有明显的调节作用，也有利于提高人体素质，降低心血管疾病的综合风险。

单纯血脂异常而无其他合并症者，应保持中等强度的运动量，即指每天通过运动能消耗 200～300kCal 热能，如每天快走 3～5km。对于合并其他慢性病者，应自行掌握运动量，以锻炼时不感觉疲劳为原则。除了常见的体育运动（如慢跑、快走、骑自行车、游泳、球类运

动、健美操等）外，更强调的是，运动不必拘泥于形式，任何引起体力消耗的活动均有健康效应，如散步、上楼梯、站立、家务劳动等。

运动量要循序渐进，从轻度运动开始，逐渐加大运动量，决不能勉强，如果运动后感觉头昏、心悸、气促、虚弱等，说明运动量过大，应减少运动量。

运动持续时间维持每天 20～30min，每周 3 次以上，并不强调每次时间达到期望值，而是以每天或每周的累积时间计算，能够持之以恒。

4. 戒烟指导　大量的动物实验和流行病学及临床研究均表明，吸烟对血脂代谢的影响是负面的，可使血胆固醇、三酰甘油水平升高，HDL-C 水平下降。除此之外，吸烟对健康的危害是多方面的，因此，倡导全人群不吸烟、戒烟、以及减少被动吸烟。血脂异常者尤其必须戒烟。

5. 药物治疗指导　血脂调整药主要包括两大类：①降低血总胆固醇和低密度脂蛋白为主的药物，主要是 HMG-CoA 还原酶抑制剂（他汀类）：如洛伐他汀，辛伐他汀，普伐他汀，氟伐他汀等；②降低三酰甘油为主的药物，主要是贝丁酸类：如非诺贝特，苯扎贝特，吉非罗齐等。两类药物又都具有增高高密度脂蛋白的作用。

但这些药物都具有不同程度的副作用，必须在医生指导下应用。我国血脂异常防治建议提出血脂异常的治疗原则是：最主要目的是为防治冠心病，因此，应根据是否已有冠心病或冠心病等危症以及有无心血管危险因素，结合血脂水平，进行全面评价，以决定治疗措施及血脂的目标水平。无论是否进行药物调脂治疗都必须坚持控制饮食和改善生活方式。根据血脂异常的类型及其治疗需要达到目的选择合适的调脂药物。需要定期地进行调脂疗效和药物不良反应的监测。将降低 LDL-C 作为首要目标。血脂具体防治目标如下：

（1）无动脉粥样硬化疾病，也无冠心病危险因子者：血脂水平应控制在 TC＜6.24mmol/L（240mg/dl），TG＜1.70mmol/L（150mg/dl），LDL-C＜4.16mmolL（160mg/dl）。

（2）无动脉粥样硬化疾病，但有冠心病危险因子者：血脂水平应控制在 TC＜5.20mmol/L（200mg/dl），TG＜1.70mmol/L（150mg/dl），LDL-C＜3.4mmol/L（130mg/dl）。

（3）有动脉粥样硬化疾病者：血脂水平应控制在 TC＜4.16mmol/L（160mg/dl），TG＜1.70 mmol/L（150mg/dl），LDL-C＜2.60mmol/L（100mg/dl）。

五、对血脂异常者生活方式管理效果评估

健康管理的核心是长期、连续的过程，因此，开展生活方式管理一定时期后，应进行效果评估（与健康管理的工作程序一致：收集信息、资料分析与评估），评估指标包括血脂控制情况、体重变化情况，生活习惯的改变情况等，通过与管理前的指标进行对比分析，修正管理计划和方案，继续下一步的健康管理、健康促进。要强调的是，各指标的改善状况，无论大小，都应给予充分的肯定，并鼓励被管理者坚持下去，以取得更大的健康效应。

第七节　冠状动脉粥样硬化性心脏病

动脉粥样硬化是一组称为动脉硬化的血管病中最常见、最重要的一种。各种动脉硬化的共同特点是动脉管壁增厚变硬、失去弹性和管腔缩小。冠心病是冠状动脉粥样硬化性心脏病的简称，是由于冠状动脉功能性或器质性改变而引起的冠状动脉血流和心肌需求不平衡所导致的心肌缺血性心脏病。根据冠状动脉病变的部位、范围、血管阻塞的程度和心肌血供不足

的发展速度、范围和程度的不同分为不同的临床类型。其中以心绞痛和心肌梗死最常见。

一、冠心病的流行病学特征

世界卫生组织 MONICA 方案确定：冠状动脉事件的发病率以急性心肌梗死和冠心病猝死计算，冠心病死亡率以急性心肌梗死、冠心病猝死和慢性冠心病死亡计算。美国心脏学会（AHA）2004 年学术会议报告全球冠心病（CHD）死亡率下降的趋势走缓，进入平台期。1968 年，CHD 死亡率达到高峰。目前的年龄标化死亡率低于高峰死亡率的一半，并且低于20 世纪 50 年代。自 1968 年 CHD 死亡率达高峰以来的 35 年里，CHD 死亡率在男性下降了61％，女性下降了 56％。而最大幅度的死亡率下降见于最老的年龄组。

我国人群冠心病的流行病学特征：①与高发国家相比我国流行率仍属较低水平：WHO1985～1990 年 MONICA 人群监测结果显示，35～64 岁男性，发病率最高的是芬兰北卡莱利，冠脉事件平均年发病率为 818/10 万，最低是中国北京为 79/10 万；死亡率最高的仍为北卡莱利为 395/10 万，最低是北京为 45/10 万，女性死亡率最高的是英国格拉斯哥为 127/10 万，中国为 26/10 万，仅次于西班牙 15/10 万，排序倒数第 2。②发病率和死亡率逐年增加：在多数西方发达国家人群冠心病及脑卒中发病率呈下降趋势时，我国人群冠心病及脑卒中发病率却呈增加趋势，我国 MONICA 部分监测人群，在 1984～1997 年 14 年内，男性冠心病事件年龄标化发病率增加 67％，平均每年增加 2.1％，男女合计增加 1.7％。卫生部全国卫生统计年报资料表明，1980～2000 年冠心病年龄调整死亡率在城乡均有增长，城市由 38.6/10 万升高到71.3/10 万，近 10 年来增长速度加快，1990～2000 年城市与农村冠心病死亡率年增长分别为4.48％和 4.10％。③地区性差异：国内 MONICA 结果显示，冠心病发病率和死亡率存在较大地区差异，北方省市高于南方省市，最高为山东省青岛市，男性发病率 108.7/10 万，最低为安徽省滁县，发病率为 3.3/10 万，前者发病率是后者的 32.9 倍，死亡率相差 17.6 倍。④危险因素水平在不断增高：a. 人口老龄化加剧；b. 人群血清总胆固醇水平增高，虽然我国人群平均血 TC 水平较低，但 TC 水平呈明显上升趋势；c. 高血压患病率增加；d. 男性吸烟率居高不下。

二、冠心病的危险因素

冠心病是一种多危险因素所致的慢性病。影响冠心病的危险因素近 300 种，一些危险因素与生活方式有关。在生活方式上 3 个最重要的危险因素是：吸烟和其他形式的烟草使用，不健康饮食，以及缺乏体力活动。不良生活方式可导致 3 种严重的疾病：血压增高（高血压），高血糖（糖尿病），高血脂（高脂血症），这些是冠心病发作重要的危险因素。

1. 高血压　国外对 9 个前瞻性研究资料的 meta 分析（荟萃分析）结果表明：血压与冠心病的发病呈直接、连续、独立的的关系；舒张压升高 5mmHg，发病的危险性至少增加21％；舒张压升高 10mmHg，危险性增加 37％。Framingham 对男性 18 年的随访研究也表明，高血压者冠心病发病率比血压正常者高出 2.5 倍。国内研究也报道，高血压、高血脂和吸烟这 3 个危险因素中的两个或两个以上因素同时存在时，其致冠心病的协同作用是单一因素作用的 4～9 倍。血压升高可导致血管壁结构改变，加速动脉和小动脉粥样硬化，其血管壁的阻塞和斑块的破溃较血压正常者可提早 20 年。高血压除本身即为动脉粥样硬化主要因素外，继发的左室肥厚会使心脏急性事件发生率显著增高。

2. 高胆固醇血症　人群的长期观察和大量动物实验结果，已证明血脂异常能引起心脏和大血管硬化性疾病。Framingham 研究肯定导致动脉粥样硬化的因素有血脂、血压、血糖和纤维蛋白原。冠心病日后发病与 LDL-C 升高呈正相关，与 HDL-C 升高呈负相关，而 TC/HDL-C 比值升高是评价动脉粥样硬化危险的有效指标。血浆三酰甘油是否为冠心病危险因素一直存在争论。Framingham 研究结果至少可以肯定高 TG 伴低 HDL-C 时，冠心病危险性明显增加。高 TG 血症可引起 HDL-C 降低，小密度 LDL（small dense LDL、SLDL）升高，三者在代谢上联系密切，称为粥样硬化性脂蛋白表型（atherogenic lipoprotein phenotype，ALP）或脂质三联症，是具有高度致粥样硬化的脂质紊乱状态。其次，高 TG 血症及脂质交换还可生成富含胆固醇酯的颗粒，后者也有较强的致动脉粥样硬化的作用，与冠心病关系密切。因此，高三酰甘油血症不仅是 TG 的问题，而可能是脂质代谢紊乱的标记。高三酰甘油血症常伴有凝血功能缺陷，后者在冠脉综合征中起重要作用。

3. 糖尿病　Framingham 研究显示：男女两性各年龄组糖尿病患者心血管病发病率都高于非糖尿病患者，调整年龄、收缩压、每日吸烟支数、血清胆固醇水平、以及有无心电图示左室肥厚后，男性糖尿病患者血栓性脑梗塞、冠心病和心血管病死亡率是对照组的 2 倍，女性为 3 倍

4. 吸烟　吸烟在冠心病的发病中起着一定的作用。美国、英国、加拿大和瑞典 1 200 万人年的观察结果表明，男性中吸烟者的总死亡率、心血管病发病率和死亡率比不吸烟者增加 1.6 倍。吸烟者致死性和非致死性心肌梗死的相对危险性较不吸烟者高 2.3 倍。Framingham 研究指出，吸烟可增加冠心病发病率；每天吸烟大于、等于和小于 20 支者，发生冠心病的危险性分别是不吸烟者的 7.25、2.67 和 1.43 倍。长期吸烟使血管内皮损伤，在其他危险因素协同作用下加速动脉粥样硬化进程。长期吸烟可降低冠状动脉内皮细胞依赖性血管扩张功能，增加血小板聚集，增高纤维蛋白原，并促使凝血因子水平增高，从而导致并加重冠状动脉粥样斑块的形成。

5. 不健康饮食　常指进食过多（热量过多）；进食过多的脂肪、糖或盐；水果和蔬菜摄入不足。这些不健康饮食常导致肥胖，随着体重的增加，血压、血 TG、血糖、血胰岛素等促进动脉粥样硬化的因素，其水平均升高，而保护因素 HDL-C 水平则下降，从而增大了心血管疾病发病和死亡的危险。肥胖是否不依赖于血压/血糖和血脂而独立起作用，尚不肯定。但肥胖作为一个可变因素，在预防实践中有重要意义。

6. 缺乏体力活动　体力活动有以下有益功能，因而能降低冠心病发作的危险：体力活动能，促进机体燃烧糖和脂肪并有助于保持理想体重；降低血压；增加体内氧的水平；减轻压力；增强心肌和骨骼；促进血液循环和增强肌肉张力。体力活动还可降低发生其他疾病（如癌症）的危险。体力活动多的人通常感觉心情愉快。睡眠可能更好，精力更充沛，有较强的自信心，注意力能够集中。

7. 其他　近年发现以下因素也与冠心病相关：脑力活动紧张，经常有工作压迫感者；遗传因素：家族中有在年轻时患冠心病者，其近亲得病的机会是无这种情况者的 5 倍；性情急躁、好胜心和竞争性强、不善于劳逸结合的 A 型性格者。

总之，冠心病发生和发展是多因素相互作用的结果，危险因素越多，发生冠心病的可能性越大。在冠心病诸多因素防治当中，应重视早期动脉粥样硬化诊断并及时加以控制，有效控制高血压、糖尿病和高血脂，戒烟，平衡膳食，增加体力活动，在女性尚应积极纠正绝经期后性激素失衡及代谢紊乱。

三、冠心病的临床分型

本病病理变化进展缓慢，明显的病变多见于壮年以后，但明显的症状多在老年才出现。

主要分型为：无症状心肌缺血、心绞痛、心肌梗死、缺血性心肌病、冠心病猝死。以上5种可合并出现。

四、冠心病的预防与健康教育

(一) 冠心病一级预防

自20世纪50年代以来，冠心病已成为危害人类健康的主要慢性非传染性疾病，它不仅给个体带来痛苦，影响生活质量，而且给家庭和社会造成了沉重的负担。冠心病一级预防旨在减少人群总体的行为危险因素，并积极治疗高危个体防止其发展为疾病，即改变不良生活习惯（戒烟限酒、合理饮食、坚持有养运动、保持心理平衡）；定期检测血压、血脂、血糖、体重，发现异常及时进行纠正，将它们控制在目标范围内。因此，预防策略应通过健康教育、环境干预或立法减少不利于健康的行为，促进危险因素的转变，冠心病危险因素中除性别与家族史外，其他危险因素都可以治疗或预防。

1. 改变不良生活习惯

（1）不吸烟：联合国世界卫生组织已将每年的5月31日定为"世界无烟日"。应采取各种措施向无烟社会迈进，例如，禁止青少年吸烟，提倡中年人戒烟，劝告老年人少吸或吸低毒烟等。尤其有高血压病家族史、肥胖、脑力劳动者更须严格戒烟，广大医务工作者应带头戒烟，并做戒烟的倡导者。

（2）管住嘴：管住自己的嘴，除尽量避免摄入过多的动物脂肪及胆固醇含量高的食物外，还要适当减少主食量，总量控制八成饱，不要暴饮、暴食。保持低盐和高纤维素因素，多食用蔬菜、水果和豆制品，避免体重增加和体内胆固醇的异常增高。

（3）迈开腿：步行是很好的有氧代谢运动，减重瘦身，利睡眠，对调节血脂、预防动脉粥样硬化有很好的作用。每天应坚持步行不少于1h或6 000步。

2. 定期检测血压、血脂、血糖、体重，发现异常及时纠正

（1）降低血压：目前强调在抗高血压治疗时需同时注意控制其他危险因素，因为血压升高易伴有高血脂、高血糖、纤维蛋白原升高以及心电图不正常。

（2）降低血清胆固醇：实验表明，只有维持较长时间的理想胆固醇水平，才能达到预防冠心病的发病或不加重冠心病的目的。建议主要通过非药物途径在人群中预防血脂升高。首先，应广泛开展卫生宣传。血清总胆固醇水平与冠心病有极显著的相关性。当总胆固醇在5.2～6.21mmol/L（200～239mg/dl）或（和）LDL-C为3.4～4.1mmol/L（130～159mg/dl）时，可采取非药物的干预，总胆固醇≥6.24 mmol/L（240 mg/dl）的高胆固醇血症者，应在医生指导下采取药物和非药物两种降脂措施。

（3）控制体重：主要是减少热量的摄入和增加运动量，超重和肥胖者应减少热量。但通过极低的热量摄入或完全饥饿以达到迅速减重的方法，是不可取的。

因为冠状动脉粥样硬化始于儿童及青少年时期，故冠心病的预防应从儿童开始。重点应注意不使儿童过胖或超重，预防血压升高，阻止儿童成为烟民，对有血脂异常及早期心血管病家族史的儿童，每年检查血脂水平，培养儿童运动意识。

(二) 冠心病二级预防

二级预防主要是针对已经患有各种类型冠心病的患者进行危险因素干预，目的是使患者能够早期诊断和早期进行合理治疗，预防病情恶化或复发，避免出现心肌梗死和猝死等严重事件及严重的并发症。

自美国心脏学会和心脏病学会（AHA/ACC）2001 年更新二级预防指南以来，一些重要的临床试验结果相继发布，进一步支持并拓宽了对冠心病及其他动脉粥样硬化性血管病（包括外周血管病、主动脉粥样硬化和颈动脉疾病）患者实施积极以降低其风险的益处。越来越多的证据表明，积极全面地控制危险因素可改善的生存率、降低复发事件危险和减少介入治疗的需要，并改善患者的生活质量。为此，AHA/ACC 专家工作组于 2006 年再次更新了 AHA/ACC 关于冠心病和其他粥样硬化性血管疾病的二级预防指南，并在 2006 年 5 月 16 日的《Circulation》杂志上发布。该更新版在 2001 年版的基础上，从 10 个危险因素方面简洁明了地给出了冠心病及动脉粥样硬化性疾病二级预防的临床指南建议，见表 9 - 14。

表 9 - 14　AHA/ACC 冠心病及其他动脉粥样硬化性血管病二级预防建议（2006 年更新版）

	推荐分级和证据水平的推荐措施
1. 吸烟 目标：彻底戒烟，且远离烟草环境	● 每次就诊均询问吸烟情况：Ⅰ（B） ● 建议吸烟者戒烟：Ⅰ（B） ● 评估吸烟者戒烟的自愿性：Ⅰ（B） ● 通过咨询及规划协助戒烟：Ⅰ（B） ● 安排随访，制定专门的戒烟计划，或药物疗法［包括尼古丁替代和安非他酮（抗抑郁药）］：Ⅰ（B） ● 强调避免工作时和在家中暴露于烟草环境：Ⅰ（B）
2. 血压控制 目标：＜140/90 mmHg 或者若为糖尿病或慢性肾病患者，则＜130/80 mmHg	● 所有患者：开始或维持健康的生活方式，包括控制体重，增加体力活动，饮酒适量，减少钠盐摄入，增加新鲜水果、蔬菜和低脂乳制品的摄入：Ⅰ（B） ● 血压≥140/90 mmHg 的患者以及血压≥130/80 mmHg 的慢性肾病或糖尿病患者：如果可以耐受，加用降压药物，首选 β 受体阻断剂和（或）ACEI，必要时可加用其他药物如噻嗪类以达到目标血压：Ⅰ（A） ● 特殊血管性疾病患者个体用药类别的指征可参照 JNC7
3. 血脂控制 目标：LDL-C＜100 mg/dl 若三酰甘油≥200 mg/dl，则非 HDL-C 应＜130 mg/dl	● 所有患者： 　∨ 开始饮食治疗，减少饱和脂肪酸（占总热量的比例＜7%）、反式脂肪酸和胆固醇每日（＜200mg）的摄入：Ⅰ（B） 　∨ 增加植物固醇每日（2g）和黏性纤维（＞10g）摄入可进一步降低 LDL-C 　∨ 增加日常体力活动并控制体重：Ⅰ（B） 　∨ 为降低危险，鼓励以鱼油或鱼油胶囊的形式每日增加 ω3 脂肪酸摄入（1g），尤其在高三酰甘油血症时，通常需要更高剂量：Ⅱb（B） ● 血脂控制： 　∨ 所有患者：测定空腹脂质谱 　∨ 急性心血管或冠脉事件患者：需在入院 24h 内测定空腹脂质谱。 　∨ 住院患者：在出院前依据以下方案开始降脂药物治疗，以期到达以下目标： 　　◇ LDL-C＜100 mg/dl，可进一步降低至＜70 mg/dl：Ⅱa（A） 　　◇ 如果基础 LDL-C≥100 mg/dl，可开始使用降低 LDL-C 的药物：Ⅰ（A）

推荐分级和证据水平的推荐措施	
3. 血脂控制 目标：LDL-C<100 mg/dl 若三酰甘油≥200 mg/dl，则非 HDL-C应<130 mg/dl	◇ 如果治疗过程中LDL-C≥100 mg/dl，需加强降LDL-C治疗（可能需要联合使用降LDL-C药物治疗）：Ⅰ（A） ◇ 如果基础LDL-C在70～100 mg/dl之间，可将LDL-C降至<70 mg/dl：Ⅱa（B） ◇ 如果三酰甘油在200～499 mg/dl之间Ⅰ（B），必须将非HDL-C降至<130 mg/dl，可进一步将非HDL-C降至<100 mg/dl：Ⅱa（B） √ 降低非HDL-C的治疗选择有： 　◇ 加大降LDL-C治疗强度，Ⅰ（B）或 　◇ 加用烟酸类治疗（在降LDL-C治疗后），Ⅱa（B）或 　◇ 加用贝特类治疗（在降LDL-C治疗后）Ⅱa（B） √ 如果三酰甘油≥500 mg/dl，为预防胰腺炎，应在降LDL-C治疗前使用贝特类或烟酸；并在降三酰甘油治疗后将LDL-C降至目标水平；如有可能，将非HDL-C控制在<130 mg/dl：Ⅰ（C）
4. 体力活动 目标：每日30分钟，每周7天 （最少每周5天）	● 所有患者： √ 通过了解体力活动情况和（或）运动试验评估风险，以指导治疗Ⅰ（B） √ 鼓励每天进行30～60min的适当强度有氧运动（如快走），尽可能多地进行运动，最好是每天进行，并在日常生活中增加体力活动：Ⅰ（B） √ 鼓励一周两天阻力训练：Ⅱb（C） ● 建议对高危患者制定有监护的训练计划（例如近期发生过急性冠脉综合征或血管成形术、心脏病患者）：Ⅰ（B）
5. 体重控制 目标：BMI：18.5～24.9 kg/m²； 腰围：男性<90cm，女性<80cm	● 每次就诊均评估BMI和（或）腰围，如超标，则鼓励患者通过体力活动、降低热量摄入和运动来维持或降低体重，以保持或达到18.5～24.9 kg/m²的目标BMI：Ⅰ（B） ● 如果女性腰围（髂嵴处水平测量）≥80cm，男性≥90cm，则首选生活方式调节，如有代谢综合征可考虑对其进行治疗：Ⅰ（B） ● 初始的降低体重目标应该是减少体重10%左右，成功以后，如进一步评估体重仍偏高，可继续降低体重：Ⅰ（B）
6. 糖尿病控制 目标：HbA1c<7%	● 开始改变生活方式和药物使HbA1c接近正常：Ⅰ（B） ● 开始对其他危险因素的强力纠正（如依照以上推荐进行体力活动、控制体重、控制血压和控制胆固醇）：Ⅰ（B） ● 与患者的初级护理医师或内分泌专家配合，共同进行糖尿病护理：Ⅰ（C）
7. 抗血小板及抗凝治疗	● 除非有禁忌证，所有患者均开始每日75～162mg的阿司匹林治疗，并长期维持：Ⅰ（A） √ 冠脉搭桥术患者需在术后48h内开始服用阿司匹林，以减少隐静脉移植物闭塞危险，有效剂量需在每日100～325mg之间，162mg以上的剂量需维持一年：Ⅰ（B）

续表

推荐分级和证据水平的推荐措施	
7. 抗血小板及抗凝治疗	● 急性冠脉综合征患者需与阿司匹林联用氯吡格雷（75 mg/d）12 个月或在经皮冠脉支架置入术后联用（裸金属支架需≥1 个月，西罗莫司洗脱支架需≥3 个月，紫杉醇洗脱支架需≥6 个月）：Ⅰ（B） ✓ 接受经皮冠脉支架置入术的患者首选每日 325 mg 的大剂量阿司匹林，置入裸金属支架者服用 1 个月，西罗莫司洗脱支架者服用 3 个月，紫杉醇洗脱支架者服用 6 个月：Ⅰ（B） ● 阵发或长期房颤、房扑以及有适应证的心梗后（如房颤、左室血栓），接受华法林维持国际化标准比值（INR）在 2.0～3.0 之间：Ⅰ（A） ● 联合使用阿司匹林和（或）氯吡格雷以及华法林会增加出血风险，需密切监视：Ⅰ（B）
8. 肾素-血管紧张素-醛固酮系统阻断剂应用	● ACEI： ✓ 所有左室射血分数≤40％以及高血压、糖尿病或慢性肾病的患者，除非有禁忌证，均需开始并持续 ACEI 治疗：Ⅰ（A） ✓ 其他所有患者均可以考虑使用 ACEI：Ⅰ（B） ✓ 左室射血分数正常的低危患者，如心血管危险因素已很好控制且已行血管成形术，可选择性使用 ACEI：Ⅱa（B） ● 血管紧张素受体拮抗剂（ARB）： ✓ 有心衰或左室射血分数≤40％的心梗患者，如不能耐受 ACEI 则可应用 ARB：Ⅰ（A） ✓ 其他不能耐受 ACEI 者可考虑使用 ARB：Ⅰ（B） ✓ 收缩性心衰患者可考虑与 ACEI 类联用：Ⅱb（B） ● 醛固酮拮抗剂： ✓ 不伴明显肾衰竭 8 或高钾血症 9 的心梗后患者，如左室射血分数≤40％，并有糖尿病或心衰，在已接受了治疗剂量的 ACEI 和 β 受体阻滞剂后可加用：Ⅰ（A）
9. β 受体阻断剂应用	● 所有伴或不伴心衰症状的心梗、急性冠脉综合征或左室功能不全患者，除非有禁忌证，均需开始并持续使用：Ⅰ（A） ● 所有其他冠脉疾病或其他血管病或糖尿病患者，除非有禁忌证，均应考虑在长期治疗中加用 β 受体阻断剂：Ⅱa（C）
10. 流感疫苗接种	心血管病应进行流感疫苗接种：Ⅰ（B）

以上冠心病一、二级防治内容可归纳为 ABCDE 防治法（国际循环 http：//www.icirculation.com），即：

A：阿司匹林（aspirin）、血管紧张素转换酶抑制剂（ACEI）、血管紧张素受体拮抗剂（ARB）

B：β 阻断剂（β-blocker）、控制血压（blood pressure control）、控制体质指数（BMI control）

C：戒烟（cigarette quitting）、降胆固醇（cholesterol lowering）、中医药（Chinese medicine）

D：合理饮食（diet）、控制糖尿病（diabetes control）、复合维生素（decavitamin）

E：运动（exercise）、教育（education）、情绪（emotion）。

（三）健康教育

1. 膳食指导 　膳食是冠心病主要危险因素的一个可以纠正的因素。2004 年全美胆固醇教育计划强调了治疗性生活方式改变仍然是临床治疗的最基本步骤，是药物发挥有益作用的基础。冠心病的膳食健康教育内容包括：

（1）限制总能量的摄入：限制总能量，以维持理想体重；超重者要限制总热能供给以降低体重；饭吃八成饱，切忌暴饮暴食，避免过饱，最好少量多餐，每天4～5餐。

（2）限制脂肪摄入：所有的脂肪都是高热量的，会增加体重。脂肪摄入量应占总热能20%左右，不应超过25%，有高胆固醇血症者，脂肪摄入量可降至总热量的16%，应选用植物油。①预防性膳食：多不饱和脂肪酸/饱和脂肪酸（P/S）的比值应>1，②治疗性膳食：多不饱和脂肪酸为15～20g/d以上，P/S比值应>2.0；禁用动物脂肪高的食物。

（3）限制胆固醇摄入：食物胆固醇供给，作为预防性膳食时限制在每日300mg以下，治疗性膳食应每日<200mg；禁用高胆固醇食物如动物内脏（肝、脑、肾等）、松花蛋、贝类、墨鱼、虾、蟹黄、鱼子，以及肥肉、动物性脂肪、黄油、奶油等饱和脂肪酸高的食物。

（4）碳水化合物：碳水化合物占总热能的65%左右为宜，高三酰甘油血症者，碳水化合物应控制在总热能的55%左右；宜选用多糖类碳水化合物。因纤维素、谷固醇、果胶等可降低胆固醇，故多选。豆类、小扁豆、豌豆、燕麦、水果和蔬菜中含有较多的纤维素，对防治高脂症、糖尿病等均有益；还应限制含单糖和双糖高的食品。

（5）蛋白质：冠心病膳食蛋白质占总热能13%～15%、或按2g/kg供给；动物蛋白约占蛋白总量20%～30%，不宜超过50%；宜多选黄豆及其制品，如豆腐、豆干、百页等，其他如绿豆、赤豆也很好。因豆类含植物固醇较多，有利于胆酸排出，被重吸收量减少，胆固醇合成随之减少。鱼类大部分含胆固醇较低，如青鱼、草鱼、鲤鱼、甲鱼、黄鱼、鲳鱼、带鱼等胆固醇含量<100mg，每天吃250g鱼，其胆固醇含量<300mg。鱼油脂肪在防治冠心病中有重要的价值；牛奶含抑制胆固醇合成因子，每瓶牛奶仅含脂肪9g，胆固醇30mg，故冠心病患者不必禁牛奶；1只鸡蛋蛋黄中约含250mg胆固醇，健康人每天吃1只鸡蛋，对血胆固醇影响不大，适量吃鸡蛋有益无害，但不宜多吃。

（6）限制食盐的摄入：盐可以增加血容量，加重动脉硬化，增加心脏负担。尤其是发生心力衰竭时，更应限制食盐的摄入。很多罐头食品，例如腌渍品和咸鱼，含有大量的盐。除此之外快餐食品如炸薯条，通常添加大量的盐。还有速冻食品等半成品，也含有很多盐。尽量不往食物里加盐，每日进食的食盐量应控制在6g以下。同时应该通过食用菠菜、萝卜、卷心菜、芹菜茎、南瓜、鲜豌豆、柠檬等含钾高的食物来补充钾。

（7）供给充足维生素和矿物质：新鲜蔬菜、水果、粗粮富含维生素和食物纤维。特别是维生素C对脂类代谢有一定的影响，它能加快胆固醇转变成胆酸的速度，减少胆固醇的吸收。富含维生毒C的食物主要是绿叶蔬菜、柑橘、猕猴桃、草莓等。食物纤维可防止便秘，并可促使胆酸从粪便中排出，以降低血胆固醇含量，从而起到防治冠心病的作用。富含膳食纤维的食物主要有粗粮、薯类、豆类及一些蔬菜。山楂除富含维生素C和胡萝卜素外，还含有黄酮类物质，可显著扩张冠状动脉和镇静，还含有多聚黄烷，有降压强心的功能；海带、紫菜、发菜及黑木耳等食物富含蛋氨酸、钾、镁、铜、碘，均有利于治疗冠心病，但其中蛋氨酸不宜过多，且配制膳食时应注意锌/铜比值不宜过高。

另外，平时可多食用有利于降血脂和改善冠心病症状的食物，如大蒜、洋葱、山楂、柿子、香蕉、淡菜、西瓜、黑芝麻、黑木耳、大枣、豆芽、荞麦、冬瓜、鲤鱼、蜂蜜等食物。

可随意进食的食物包括：①谷类：米、面；②豆类：黄豆、绿豆、赤豆及豆制品；③蔬菜：各种绿色蔬菜；④菌藻类：香菇、黑木耳、水果及瓜类：橙、梨、香蕉、苹果、西瓜等。

可适当进食的食物包括：①少吃或忌吃的食物：动物脂肪，如猪油、羊油、奶油等；各种动物的肥肉以及脑、脊髓、内脏、蛋黄、鱼子、目鱼、鱿鱼、贝壳类等；②合理膳食指南口诀：一二三四五，红黄绿白黑。"一二三四五"的含意是每天一袋牛奶，250g 碳水化合物，三份高蛋白食品，四句话（有粗有细，不甜不咸，三四五顿，七八分饱），以及 500g 蔬菜和水果；红黄绿白黑的含意是每天饮少量葡萄酒，摄入黄色、绿色蔬菜和绿茶，摄入燕麦片或燕麦粉，摄入黑木耳（糖尿病患者例外）。

2. 运动指导　运动可加速脂肪分解，减少脂肪堆积，增强心肺功能，从而相对减少心脏负担，提高患者的身体综合素质，达到控制体重，保持良好状态的目的。因此运动锻炼是许多心脏病患者康复计划的基石，对大多数稳定性冠心病患者而言是安全的。冠心病患者的运动方案应结合心脏功能测试，由经过专业培训的医师、护士或物理治疗师指导制定。运动强度应高于日常的活动水平，通常将个体所能达到的最大运动心率值的 50%～70% 的心率作为训练目标心率。

运动方式以有氧缓和运动为宜：如步行、慢跑、骑自行车、跳舞和太极拳等简单易行的运动，除此之外，这里强调的是，运动不必拘泥于形式，任何引起体力消耗的活动均有健康效应，如散步、上楼梯、站立、家务劳动等。运动持续时间一般为 20～30min，运动前要有 5～10min 的准备运动，运动后要有 5～10min 的松弛减速运动，并不强调每次时间达到期望值，而是以每天或每周的累积时间计算；运动频率通常每周 3～5 次，可根据个体的需要、兴趣和功能状态而定，贵在持之以恒。

运动训练要注意个体化和循序渐进，从轻度运动开始，逐渐加大运动量，决不能勉强，如果运动后感觉头昏、心悸、气促、虚弱等，说明运动量过大，应减量或暂停运动，以避免过度劳累而诱发心绞痛、心律失常，甚至引起猝死。运动时应随身携带硝酸甘油制剂或冠心保健盒，以备急用和防意外的发生。

不稳定型心绞痛、严重心力衰竭和心律失常型冠心病以及急性心梗后的高危患者，病情尚未控制到理想水平时暂不宜进行运动，待病情稳定后，必须在医护人员的指导下从低运动量开始运动。

3. 心理指导　在心血管疾病防治中，要重视社会心理因素对心血管系统的危害，强调心理平衡对保护心脏健康的重要性。冠心病患者的心理反应是极其复杂的，焦虑、抑郁、急躁、恐惧和失望是最常见的心理障碍，这些心理障碍可使体内儿茶酚胺释放增多、心率加快、心脏负担加重，诱发和加重病情，从而直接影响疾病的发生、发展和预后。因此，对冠心病患者实施心理指导具有重要意义。主要措施包括：

（1）和患者建立理解和沟通，了解其心理问题，采取疏导、支持、安慰、帮助、鼓励等措施，引导患者以积极的态度和良好的情绪对待疾病，树立战胜疾病的勇气和信心。

（2）采用缓解负性情绪的方法和措施，包括放松训练和音乐疗法等。

（3）进行心理行为的治疗。

（4）建立良好的家庭环境，给患者提供心理支持。对冠心病患者的心理支持就是要让其更多了解心理健康对疾病的重要性，加强自我的心理调节能力。

4. 禁烟限酒　吸烟能引起微血管收缩，诱发心绞痛、心肌梗死和猝死，被确定为导致冠心病的主要危险因素。吸烟者戒烟要经历几个阶段，考虑戒烟，准备戒烟，采取戒烟行动，维持戒烟状态或复吸。首先让冠心病患者认识烟的危害，并为他们创造戒烟环境，用一些代替品替代吸烟。用精神分散法缓解注意力，周围的人要鼓励和监督。中国疾病预防控制中心控烟办公室推荐的"5日戒烟法"目前在国际上很流行，被大量的实践证明是有效的。

（1）第一日：为准备阶段。充分认识吸烟的多种危害，增强戒烟的决心。当日尽可能不要和那些仍在吸烟的人呆在一起。一日三餐以水果或水果汁为主食，少吃肉、鱼、鸡类食物，不要喝咖啡和其他酒类，以及辛辣食物。睡觉前散一次步做一次深呼吸，比平时早一点时间上床休息。

（2）第二日：开始戒烟醒来的第一件事就是用意志力对自己再次强调"我今天选择不抽烟"。在早餐前喝一大杯水并洗澡，用湿毛巾擦皮肤，以促进血液循环，保持头脑清醒。食物仍以水果为主，避免食用油炸和肉类食品。

（3）第三日：两天没吸烟，对瘾君子来说，会出现头痛、口感、咳嗽刺痛感、焦虑或抑郁、腹泻或便秘等不适症状。此时可以选择喜欢的运动项目，洗热水澡，多喝果汁、开水，同时让自己的精神放松。

（4）第四日：对付"尼古丁"。重度吸烟者会"尼古丁"成瘾，可以用饮料和茶水淡化，为了避免各种饮料、茶的刺激，可以选择菊花茶或茉莉花茶替代。同时要进行适当锻炼，可选择走路、骑自行车等方式，以放松自己并增加能量消耗。

（5）第五日：防止复吸。这时最关键的是要为自己选择戒烟而感到骄傲，要有意识地远离吸烟人群，控制自己的食量。同时丰富自己的业余生活，娱乐、看电影、运动等。

虽然五日戒烟法便于操作，但实施前仍需要做认真的心理和必要的物质准备，争取戒烟成功。做到从一个"5日戒烟"，到n个"5日戒烟"，从此天天都是戒烟日。

长期大量饮酒对心血管危害很大，会增加患高血压的危险，因此冠心病患者严禁大量饮酒。血压偏高者不得饮酒。

（刘爱萍　王培玉）

第八节　脑卒中

脑血管疾病（cerebrovascular disease）是各种原因引起的单一或多处脑血管损害导致的暂时或永久性脑功能障碍的总称。临床分为急性和慢性两种，急性最为多见。本节介绍的脑卒中（stroke）是脑部血液供应障碍引起的一组突然起病，以局灶性神经功能缺失为共同特征的急性脑血管病，脑部动脉血管的粥样硬化是致病的主要原因。脑卒中又称脑中风或脑血管意外（cerebrovascular accident），不包括短暂性脑缺血发作（transient ischemia attach，TIA）和慢性脑血管病。中风一词出自《灵枢·邪气藏府病形篇》，因本病起病急骤，变化迅速，与自然界变化迅速的风邪特性相似，所以古人以风类比。

一、脑卒中的病因

脑卒中为起因于脑部血管病变的脑组织缺血或出血，脑血管病变的原因主要有以下几种：动脉硬化；高血压伴发的脑动脉病变；颅内血管发育异常；血管炎症，颅脑损伤、手术、穿刺等；血液病；糖尿病、家族性高胆固醇血症等；药物中毒、药物过敏等药物影响；心律失常、瓣膜病变、心肌梗死等；血管性肿瘤、肿瘤并发血管病变等。

二、脑卒中的流行病学特征及危害

不论是缺血性脑卒中还是出血性脑卒中，都会造成不同范围、不同程度的脑组织损害，因而产生多种多样的神经精神症状，严重的还会危及生命。据估计，幸存者中 3/4 有不同程度的劳动力丧失，重度致残者占 40% 以上。

在西方国家，脑卒中是最常见的神经疾病，是成年人失能的首位病因。世界卫生组织的 MONICA 计划对全球 21 个国家的年龄在 35 岁～64 岁的 290 万人群进行了脑卒中事件发生的登记，结果显示，年龄标化的脑卒中发生率，男性为 101～285/10 万，女性为 47～198/10 万。该协作研究 10 年的结果表明，中国脑卒中发病率为 250/10 万，仅次于前苏西伯利亚地区（为 300/10 万），居世界第二位。

目前，人类死亡原因序列中三大主要死亡原因仍然是心血管病、脑血管病（主要为脑卒中）、恶性肿瘤。脑卒中年死亡率各国之间由于统计标准不同也显示出较大的差别，从最低的 50/10 万到最高的 280/10 万不等。我国脑卒中死亡率在 80/10 万～140/10 万之间。据我国卫生事业发展情况统计公报对 2003 年 30 个市和 78 个县（县级市）的死因统计资料结果，城市居民和农村居民的主要疾病死因顺位中，脑血管疾病仅次于恶性肿瘤，位居第二位，死亡专率分别为 105.4/10 万和 89.9/10 万。2001 年，我国由慢性病引起的失能调整生命年（disability adjusted life years，DALYs）损失已达 70%，其中脑血管病在所有死因中位居 DALYs 的首位，占总 DALYs 的比例为 17.9%。据科学推算，2003 年我国仅缺血性脑卒中一项的直接住院负担即达 107.53 亿元，脑卒中的总费用负担为 198.87 亿元，占国家医疗总费用的 3.79%，占国家卫生总费用的 3.02%。

故高发病率、高死亡率、高致残率和高复发率是人们谈脑卒中色变的主要原因。因此，脑卒中是危害人类健康的大敌，严重影响人们的生活质量甚至危及人们的生命，给社会和家庭带来极大的负担。

在许多工业发达国家，例如，美国、澳大利亚、新西兰、日本、英格兰和威尔士等脑卒中的死亡率呈下降趋势，且各年龄组的情况均如此。这主要是由于脑卒中发病率的下降，引起下降的主要原因有：高血压的有效控制、与高血压有关的危险因素暴露的减少、脑卒中的其他危险因素暴露的减少和缺血性心脏疾病危险的竞争等。

目前在我国，脑血管病发病率和死亡率却呈逐年迅速增加的趋势，脑卒中的危害日益突出。20 世纪 60 年代以前我国疾病死因顺位中始终以传染病为首位，70 年代以后逐渐由心脑血管病所代替。这种流行趋势的原因，第一，是由于发展中国家经历着人口迅速增长、人口老龄化、高出生率及人均寿命增长时期，尤其是人口老龄化会导致心脑血管病流行。第二，是由于经济和社会的发展，人们收入增加，但高脂肪和高胆固醇食物，交通工具发展等因素使体力活动减少和烟酒消费激增等主要患病危险因素也伴随着个人收入增加而增多，人群中广泛存在不良生活行为和不合理膳食。结果是脑卒中发病年龄的前移和发病人数增加，从而使脑卒中患病人数和患病率增加。第三，是由于发展中国家文化素质普遍偏低，许多人保留着不良的生活习惯，也不易接受卫生保健知识。第四，是由于发展中国家的卫生资源相对贫乏，医疗、护理、保健、预防、健康教育、社区卫生服务及康复诸环节的服务均远远不能满足人民需要，也较难在全部人群中落实三级预防。

脑卒中的分布存在地域上的差异，不仅存在于国与国之间，也存在于一国之内的不同区域之间。我国脑卒中的分布存在明显的地域差异，总的分布趋势是由北向南梯度递减。北方地区特别是东北和华北地区脑卒中的发病率、死亡率明显高于南方地区。另外无论是卫生部的死亡统计还是国内各单位的调查结果都显示，城市脑卒中死亡率高于农村。但是也不能排除农村地区脑卒中发病与死亡的误诊和漏诊可能。

有家族史者，即家族中父亲和/或母亲死于脑卒中或心脏病者，其脑卒中危险比一般人群至少增加30%～40%。在人群的年龄分布上，据估计，脑卒中死亡者四分之三为70岁以上，15%在60岁左右。脑卒中的患病随年龄增长而增加，年龄每增加5岁，脑卒中死亡率增加将近1倍。一般40岁后开始发病，60～65岁后急剧增加，发病率和死亡率分别是60岁以前的2～5倍。目前我国卒中的发生呈现低龄化趋势。脑卒中年龄结构上的变化，使得脑卒中不仅严重影响老年人的生活质量，而且直接威胁着中青年人的健康。另外，一般男性的发病率和死亡率略高于女性。但是，随着目前人口老龄化，女性寿命普遍长于男性，老年期女性发病增加，发病率有接近男性的倾向。

三、脑卒中的危险因素

临床实践证明，脑卒中一旦发生，多数患者治疗效果不满意，可完全恢复正常者只占少数。因此，探讨脑卒中的危险因素，做好有针对性的预防工作，是减少脑卒中的根本措施。根据国内外大量研究资料，脑卒中的主要危险因素如下。

脑卒中相关的危险因素主要包括：先天特征（包括基因、性别、年龄等），生理学特征（如血压、动脉疾病史、凝血缺陷等），行为特征（如吸烟、饮酒、饮食等），社会学特征（如社会阶层等），环境特征（如气温）等。除了这些传统公认的危险因素，近年来还研究发现了众多比较新的危险因素，如血中同型半胱氨酸水平、血尿酸水平、左心室肥厚、胰岛素抵抗、雌激素、炎症等。

1. 高血压　高血压是导致发生脑卒中的最首要的、可改变的危险因素。大约70%～80%的脑卒中患者都有高血压病史。长期持续的高血压主要损伤小动脉，可使脑内小动脉硬化，形成微动脉瘤，当血压突然升高时破裂出血；或使血管腔狭窄，血管扭曲变形而形成缺血性梗死。无论是收缩压还是舒张压增高，都可增加脑出血和脑血栓形成的危险性。降压可以有效地降低脑卒中的发生率。研究表明：舒张压降低5mmHg，脑卒中发生的危险性将减低约40%，每年可预防50万脑卒中患者死亡。

2. 血脂异常　特别是高胆固醇血症、低密度脂蛋白升高是脑卒中的又一可控制的危险因素，与动脉粥样硬化的发生密切相关，使脑卒中危险度明显升高。

3. 糖尿病　糖尿病是脑血管病的重要危险因素，糖尿病可引起脂肪代谢障碍，促进动脉粥样硬化的发生和发展，使小动脉管腔狭窄致脑梗塞形成。糖尿病患者脑血管病变比非糖尿患者高2～4倍。血糖的良好控制可防止微血管病变。值得注意的是，很多糖尿患者在脑卒中发生前未得到糖尿病的诊断。脑卒中时血糖越高，预后越差。糖尿病脑卒中病死率为非糖尿患者的4倍。脑卒中造成糖尿病患者残废或死亡，在我国，比西方国家更为严重。

4. 与脑卒中相关心脏及血管疾病　脑供血动脉狭窄和心房纤颤是脑卒中的非常重要的危险因素，其他还有心肌病、心律失常或间隔缺损。

5. 吸烟　经常吸烟是一个被公认的缺血性脑卒中的危险因素。吸烟量与颅外颈内动脉粥样硬化程度呈正相关。动脉内有反应过强性内皮细胞，烟雾中的一氧化碳可以使这种细胞肌球蛋白收缩，血管通透性升高，加速动脉硬化，增加发生脑卒中的危险性。吸烟几乎可以使缺血性脑卒中发生的危险加倍，使蛛网膜下腔出血的危险增加3.5%。

6. 饮酒 酒精可直接作用于脑血管平滑肌引起血管痉挛，还可通过使血小板增多导致脑血流调节不良、心律失常、高血压、高血脂，这些均可增加脑血管病的发生。

7. 劲动脉狭窄 国外研究发现，65 岁以上人群中有 7%～10%的男性和 5%～7%的女性劲动脉狭窄大于 50%。

8. 肥胖 肥胖能够增加多种疾病的发生，如高血压、高脂血症、2 型糖尿病、冠心病、脑卒中、睡眠性呼吸暂停和呼吸障碍等。

9. 高同型半胱氨酸血症 研究表明，高同型半胱氨酸血症与脑卒中发病有相关关系。一般认为空腹半胱氨酸血浆水平在 5～15μmol/L 之间是正常的，达到 16μmol/L 以上即提示有高同型半胱氨酸血症。

10. 不良饮食习惯、生活方式 研究表明，饮食和行为方式与中青年脑卒中关系密切，频繁在外就餐、肥胖均为中青年脑梗塞的危险因素。

11. 缺乏体力活动 不活动是与吸烟或高血压同等强度的脑卒中危险因素。运动可使内源性胆固醇合成减少，升高高密度脂蛋白胆固醇，有规律的运动可防止血管老化、抗自由基和抗血栓形成。

12. 遗传因素 父、母亲的脑卒中史是后代脑卒中发生率的独立危险因素。分子生物学研究表明，脑卒中是多基因性疾病，由遗传因素和环境因素相互作用引起。脑卒中的基因防治工作尚在探索之中。

四、脑卒中的诊断及临床表现

根据全国第四届脑血管病学术会议通过的《脑血管病疾病分类（1995 年）》，脑卒中包括三大类：脑梗塞、脑出血和蛛网膜下腔出血。

（一）脑梗塞

脑梗死（cerebral infarction）又称缺血性脑卒中，是指脑部血液供应障碍，缺血、缺氧引起脑组织坏死软化。是脑卒中中最常见的，约占全部脑卒中的 60%～70%。临床上常见的包括动脉血栓性脑梗死（arteriothrombotic infarction）（相当于旧的分类的"脑血栓形成（thrombosis）"加"动脉-动脉栓塞（artery to artery embolism）"）、心源性脑栓塞（cardiac embolism）、腔隙性脑梗死（lacunar infarction），以及约 30%～40%临床上不能归入以上分类的脑梗死。

1. 动脉血栓性脑梗死的诊断要点 ①常于安静状态下发病；②大多数发病时无明显头痛和呕吐；③发病较缓慢，多逐渐进展或呈阶段性进展，多与脑动脉粥样硬化有关，也可见于动脉炎、血液病等；④一般发病后 1 天～2 天内意识清楚或轻度障碍；⑤有颈内动脉系统和（或）椎-基底动脉系统症状和体征；⑥应作 CT 或 MRI 检查；⑦腰穿脑脊液一般不应含血。

2. 心源性脑栓塞的诊断要点 ①多为急骤发病；②多数无前驱症状；③一般意识清楚或有短暂性意识障碍；④有颈动脉系统和（或）椎-基底动脉系统的症状和体征；⑤腰穿脑脊液一般不含血，若有红细胞可考虑出血性脑梗死；⑥有心源性栓子的来源，也可同时伴有其他脏器、皮肤、黏膜等栓塞症状。

3. 腔隙性梗死的诊断要点 ①发病多由于高血压动脉硬化引起，呈急性或亚急性起病；②多无意识障碍；③应进行 CT 或 MRI 检查，以明确诊断；④临床表现都不严重，较常见的为纯感觉性脑卒中、纯运动性轻偏瘫、共济失调性轻偏瘫，构音不全-手笨拙综合征或感觉运动性脑卒中等；⑤腰穿脑脊液无红细胞。

（二）脑出血

脑出血（cerebral hemorrhage）又称出血性脑卒中，俗称脑溢血。是指自发性脑实质内出血，由于脑内动脉破裂，血液溢出到脑组织内。约占全部脑卒中的 20%～30%，死亡率高。脑出血绝大多数由高血压合并动脉粥样硬化引起，仅有少数为其他原因所致，如先天性脑血管畸形、动脉瘤、血液病、类淀粉样血管病、脑动脉炎、脑恶性肿瘤等。

高血压性脑出血的诊断要点：①常于体力活动或情绪激动时发病；②发作时常有反复呕吐、头痛和血压升高；③病情进展迅速，常出现意识障碍、偏瘫和其他神经系统局灶症状；④多有高血压病史；⑤应作 CT 或 MRI 检查；⑥腰穿脑脊液多含血和压力增高（其中 20% 左右可不含血）。

（三）蛛网膜下腔出血

蛛网膜下腔出血（subarachnoid hemorrhage，SAH）指原发性蛛网膜下腔出血，即脑表面或脑底部的血管破裂，血液直接进入容有脑脊液的蛛网膜下腔。不同于脑实质出血直接破入或经脑室进入蛛网膜下腔引起的继发出血。占全部脑卒中的 15% 左右。最常见的病因是先天性脑动脉瘤破裂，其次是脑血管畸形和脑动脉硬化出血等。

SAH 的诊断要点：①发病急骤；②常伴剧烈头痛、呕吐；③一般意识清楚或有意识障碍，可伴有精神症状；④多有脑膜刺激征，少数可伴有颅神经及轻偏瘫等局灶体征；⑤腰穿脑脊液呈血性；⑥应进行 CT 或 MRI 检查；⑦脑血管造影可帮助明确病因。

五、脑卒中的预防和健康管理

脑卒中是人类尤其是老年人减寿的"第一杀手"。从医疗角度讲，我国现阶段脑卒中的治疗还远未达到令人满意的水平，具有可操作性的规范化治疗指南尚未普及；从患者角度讲，关于脑卒中的医学科普知识和理念还没有深入人心，三率（知晓率、治疗率、控制率）偏低。所以，积极的预防脑卒中的发生，是降低脑卒中对人群的危害，提高老年人生活质量的最有效的途径。

（一）一级预防

1. 健康生活方式　脑卒中的预防首先应从健康的生活方式开始。

（1）合理饮食：强调低盐、低脂肪、低热量饮食的重要性，并以富含蛋白质、维生素、微量元素及粗纤维食物为主。

减少钠盐摄入，每天控制在 6g 以内；低脂而营养均衡的饮食，同时适量摄入动物蛋白质，如瘦肉、鱼类、禽类等；增加新鲜蔬菜水果，富含维生素 C 的饮食有助于防止脑卒中的发生；适当补充高钾、高镁与高食物纤维膳食；少吃甜食。

（2）限制饮酒，严格戒烟：参照前述有关章节。

（3）控制体重，增加运动：参照前述有关章节。

（4）合理安排生活和工作，劳逸结合：大量的事例说明，过度疲劳可诱发脑卒中。中老年人生活要规律、起居有节，不要做任何超越自己体力和精力所能负担的事情，避免过度劳累。

（5）保持良好的思想情绪，切忌狂喜暴怒，学会自我控制，做情绪的主人：老年人性格开朗、乐观、情绪稳定、生活规律非常重要，反之，急躁易怒、孤独抑郁、多愁善感易使血中激素水平增高、血管痉挛、血栓形成。故必须强调神经系统、内分泌系统对人体健康的影响，使精神因素转变为正常的生理调节，而不是非致病因素。

2. 积极控制危险因素 坚持健康的生活方式的同时，还应医患配合，通过卫生宣教，使患者能够坚持控制高血压、血糖和血脂等的治疗。具有高血压、糖尿病、心脏病、血脂代谢异常、肥胖、吸烟、久坐生活方式、脑供血动脉狭窄、血液高凝状态、有脑卒中家族史及年龄超过 60 岁以上的老人都应定为高危人群，要定期进行检查。

（1）有规律的长期坚持有效的控制和治疗高血压：35 岁以上普通人群有必要定期监测血压，至少每年测量一次，尤其是有高血压、脑卒中家族史的高危人群，更要经常测量血压。当发现血压持续增高时，应开始服药，并一定要坚持。

（2）定期做身体检查，监测空腹血糖浓度：直系亲属中有糖尿病的人群，应及早化验空腹血糖或作糖耐量试验，以便及时发现高血糖或隐性糖尿病，及时控制高血糖。

（3）定期测量血脂，合理饮食配合必要的降血脂药物控制高脂血症。

（二）二级预防

一旦发生了脑卒中，应早发现、早诊断、早治疗，强调及时就医的重要性。因为目前的治疗方法还不可能非常有效地降低脑卒中死亡率或脑卒中所致的大脑损伤，所以，早期防止脑卒中病情的加重，对于改善患者的预后，防止并发症都是有意义的。

当患者出现以下症状时，要尽快将患者送至附近具有神经科治疗条件的大型综合医院：①突然头晕；②肢麻、面麻和舌发麻；③说话吐字不清，流口水；④突然一侧肢体活动不灵活或无力，有的出现肢体抽筋或跳动。⑤头痛程度突然加重；⑥原因不明的跌跤；⑦精神状态发生变化；⑧全身无力伴出汗；⑨恶心、呕吐伴呃逆；⑩嗜睡，整天想睡觉，但呼之就醒；⑪一时性视物不清。同时，让昏迷的患者就地平躺，打开领口，让患者的头偏向一侧，保持呼吸道通常，以免呕吐物吸进肺里；马上拨打急救电话；不给患者服任何药物，谨防病情加重。

在急性脑卒中的治疗中，首先鉴别是缺血性损伤还是出血或其他原因所致的损伤。然后依据不同的卒中类型选择不同的治疗方案。总的治疗原则是：应尽可能在脑卒中症状出现后的 3h 内入院治疗，改善患者的预后。

对脑梗死，治疗原则是尽量解除血栓；抗凝、抗纤、降低血黏度、抑制血小板聚集；改善缺血梗死区的血液循环；维持呼吸、血压、血容量及心肺功能稳定；积极消除脑水肿（脱水）、降颅压（包括外科方法），缺血脑保护治疗，减轻脑组织损伤；应注意避免降压、脱水过度。

一般来讲，在进行性脑梗死不断加重时，应尽早进行抗凝治疗。在脑血栓形成的早期，在有条件情况下，应尽早进行溶栓治疗。如果丧失上述机会或病情不允许，则进行一般性治疗。在药物治疗中，如果病情已经稳定，应尽早进行康复治疗，不论是完全恢复正常或留有后遗症者，应长期进行综合性治疗和预防，以防止脑血管病的再发。

对于脑出血，治疗原则是脱水、止血、降血压。控制脑水肿、颅内高压是治疗的关键。对症治疗，保持气道通畅，监测颅内压，应用组织脱水剂如甘露醇控制颅内压，高血压的处理，上消化道出血的处理等。对有明显意识障碍，尚未出现脑疝的较大血肿者，外科治疗（床旁锥颅抽吸，引流血肿等方法）优于内科治疗；深昏迷、脑疝已形成的大量出血者，内、外科治疗效果均欠佳。

蛛网膜下腔出血的对症治疗与脑出血相同，有脑水肿、颅内高压应予以脱水、降颅压治疗。动脉瘤或脑血管畸形破裂引起的蛛网膜下腔出血，应当主要采用手术治疗（降低颅内压、清除血肿），否则再破裂出血的可能性很大，病死率也增加。除了通过手术防治再出血，还要防治脑血管痉挛、防治脑积水。

（三）三级预防

脑卒中是导致成人严重残疾的重要原因。为了减少脑卒中的后遗症，应尽早进行神经功能锻炼，加快和促进脑卒中患者各方面的康复，防止复发。

康复治疗旨在通过复原和重建的方法，减少疾病所带来的机体各方面的功能障碍。脑功能的康复需要数周、几个月甚至更长的时间。而且绝大多数患者不可能长期住院，更多患者带着残疾回家康复，使有关社区康复的需求日益迫切。这就需要医疗工作者对家庭康复知识和技能的指导教育、家属积极坚持配合、患者自身的自我管理共同来实现。同时，卫生行政部门应增强对家庭康复护理需要的认识，尽快将该工作纳入社区卫生服务日常工作。

为了达到病后身体的最佳恢复，还有非常关键的一点是，用尽可能好的办法管理患者的其他疾病，预防脑功能的进一步丧失，降低患者将来再发脑卒中的危险。如，有效控制血压；用抗凝剂抑制血栓形成；坚持有效地控制高血脂、高血糖、肥胖等。

除了积极的、持续的、有计划的康复训练（包括物理疗法、作业疗法。言语疗法等），如何说服患者积极参与康复，避免情绪低落、抑郁，以及患者的心理功能恢复也至关重要。

总之，脑卒中患者的病后康复过程需要患者、医生、家属的通力合作才能完成。应尽早开始，持之以恒，有信心、积极地运用科学的方法，可尽可能的降低对脑卒中患者今后生活质量的影响。

（朱燕萍　王培玉）

第九节　高尿酸血症、痛风

痛风为嘌呤代谢紊乱和（或）尿酸排泄障碍所致血尿酸增高的一组异质性疾病。临床特点是高尿酸血症、痛风性急性关节炎反复发作、痛风石沉积、特征性慢性关节炎和关节畸形，常累及肾引起慢性间质性肾炎和肾尿酸结石形成。痛风可分为原发性和继发性两大类。前者常与肥胖、糖脂代谢紊乱、高血压、动脉硬化和冠心病等聚集发生。高尿酸血症是引起痛风重要的生化基础，但是痛风的患病率远低于高尿酸血症。人体尿酸来源有两个途径，外源性占20%，来自富含嘌呤或核蛋白食物在体内的消化代谢；内源性占80%，是由体内氨基酸、磷酸核糖和其他小分子化合物合成的核酸所分解而来。从食物摄取或体内合成的嘌呤最终代谢产物是尿酸。高尿酸血症主要是内源性嘌呤代谢紊乱、尿酸排出减少与生成增多所致。

亚洲地区在20世纪50年代以前高尿酸血症和痛风的发病率很低（部分原因是人们对痛风的诊断和认识不足），是一种罕见病，但第二次世界大战后，随着各国经济水平的提高，痛风在世界各国的发病率逐年上升，同时发病有明显年轻化的趋势。目前，高尿酸血症的发病率在我国直线上升，由它所引起的多种并发症日益危害着人民的身体健康。高尿酸血症和痛风是遗传和环境因素（包括生活方式）共同作用的结果，其中生活习惯起着重要的作用。因此，可以通过生活方式管理进行预防及改善。

一、流行病学特征

痛风在世界各地均可发病，发病率的高低受环境、饮食习惯、种族、遗传、诊断标准和统计方法等多种因素的影响，各国报道差异较大。痛风多见于中、老年人，患病率随年龄的增加而升高。随着经济条件的改善，饮食结构的改变，生活节奏的紧张，近年来，高尿酸血症和痛风的发病有显著的年轻化趋势。痛风的患病率男性远高于女性。

据现有资料显示，欧美地区高尿酸血症发病率约为 $2\% \sim 18\%$，痛风的发病率为 $0.2\% \sim 1.7\%$。日本在第二次世界大战以后，随着饮食结构的变化，摄入动物蛋白及脂肪的增多，高尿酸血症和痛风的患者有显著增多趋势，推测痛风发病率为 0.5%。

痛风的发病与生活水平密切相关，以往我国人民生活水平较低，饮食中的动物性食品较少，因而痛风的发病率较低，一直被认为是一种少见病。随着人民生活水平的提高，与痛风发病有关食品，主要是各种动物性食品在饮食结构中的比重逐渐增加，使得原来少见的痛风发病率与日俱增，在中老年人群和慢性心血管疾病、糖尿病患者中更容易发病。有资料显示，我国 20 岁以上的人群约 $2.4\% \sim 5.7\%$ 以上有血尿酸过高的情况。不同年龄组高尿酸血症的发病率有显著差异，如老年人高尿酸血症发病率高达 24% 以上。我国台湾地区 30 岁以上的成年人高尿酸血症的发病率为 17.3%。血尿酸过高的患者如果不注意饮食控制和治疗，约 $5\% \sim 12\%$ 最终会发展成为痛风，其余可始终没有任何症状。基本上，血中尿酸浓度越高，得到痛风的机会也就越大（见表 9 - 15）。

表 9 - 15　男性血尿酸（μmol/L）水平与痛风的发病率关系（%）

血尿酸	<357	357～410	416～470	476～529	535～589	>595
发病率	0.8	0.9	4.1	8.4	43.2	70.2

二、临床特点与危害

痛风多见于体形肥胖的中、老年男性，女性很少发病，如有发病多在绝经期后。发病前常有漫长的无症状高尿酸血症史。目前大多采用 1977 年美国风湿病学会（ACR）制订的痛风诊断标准（见表 9 - 16）。当取材困难时，可用秋水仙碱诊断性治疗，如迅速显效，具有特征性诊断价值。痛风的生化标志是高尿酸血症。正常男性血尿酸为 $150 \sim 380$（mol/L（$2.4 \sim 6.4$ mg/dl），女性更年期以前，血尿酸水平为 $100 \sim 300$（mol/L（$1.6 \sim 5.0$ mg/dl），更年期后其值接近男性。37℃时，血清尿酸的饱和度为 420（mol/L（7mg/dl），高于此值即为高尿酸血症。

高尿酸血症可根据尿中尿酸排泄量（EUA）和尿酸清除率（CUA）分为 3 型：尿酸产生过剩型（占 15%，尿酸产生量增加）、尿酸排泄低下型（占 60%，尿中尿酸排泄能力低下）和二者兼有的混合型（占 20%，见表 9 - 17），其中以尿酸排泄低下为主要类型。

血中尿酸值只供诊断的辅助参考。因为急性痛风发作时抽血检查尿酸，有 30% 左右是在正常范围之内，所以痛风发作时不一定有高尿酸血症。但只要以后继续抽血检查，尿酸值通常会升高。反过来说，血中尿酸过高的人不少，约占人口的 10%，其中大部分没有痛风发作。但不管是血尿酸增高，还是有关节疼痛，都应请医师诊治。

表 9 - 16　1977 年 ACR 痛风关节炎的诊断标准

1. 滑囊液中查见特异性尿酸盐结晶；

2. 痛风石经化学方法或偏振光显微镜检查，证实含有尿酸钠结晶；

3. 具备下列临床、实验室和 X 线征象等 12 项中 6 项者。

（1）1 次以上的急性发作；

（2）炎症表现在 1 天内达到高峰；

（3）单发作；

（4）患病关节皮肤呈暗红色；

（5）第一跖趾关节疼痛或肿胀；

（6）单侧发作累及第一跖趾关节；

（7）单侧发作累及跗骨关节；

（8）有可疑的痛风石；

（9）高尿酸血症；

（10）X 线显示关节非对称性肿胀；

（11）X 线摄片示骨皮质下囊肿不伴有骨质侵蚀；

（12）关节炎症发作期间关节液微生物培养阴性。

表 9 - 17　高尿酸血症分型

病因类型	尿中尿酸排泄量（mg/kg/h）		尿酸清除率（ml/min）
尿酸产生过剩型	＞0.51	且	＞＝0.62
尿酸排泄低下型	＜0.48	或	＜0.62
混合型	＞0.51	且	＜0.62

　　高尿酸血症和痛风的危害主要是尿酸结晶在组织内（主要在关节和泌尿器官）沉积，造成组织学改变，引起痛风性关节炎、痛风石、痛风肾病、尿酸性尿路结石。痛风是一种全身性的代谢性疾病，常伴有肥胖、冠心病、血脂异常、高脂血症、糖耐量减低及 2 型糖尿病，并且可显著促进动脉粥样硬化的发展，使痛风患者心肌梗死、脑卒中、周围血管梗死的发生率显著增高。

　　痛风常突然发病，没有任何前驱症状，夜间入睡时无任何感觉，睡到半夜，脚趾关节突然疼痛、发红、肿胀，步行困难，疼痛逐渐加强，到凌晨到达高峰，疼痛剧烈，难以忍受，天亮后逐渐缓解，此后夜间重复发作，一般持续 2～3 天后疼痛逐渐缓解，1～2 周后症状彻底消失。如不予以降尿酸的治疗，再发的可能性很高。

三、痛风的危险因素

　　1. 性别与年龄　性别和年龄与高尿酸血症和痛风的发病密切相关。痛风发病大部分在 30～70 岁之间，痛风最高的发病年龄组为男性 50～59 岁，女性 50 岁以后。男女比例为 20：1，即 95％ 的痛风患者是男性。但近年来高尿酸血症和痛风的发病有年轻化的趋势。

　　2. 超重与肥胖　肥胖的人易发生高尿酸血症和痛风，体重与高尿酸血症呈明显相关。有研究显示，男性患者肥胖发生率为 9.1％～16.3％，青年时期体重增加是临床痛风发生的危险因素。高尿酸血症患者中消瘦者仅占 2.6％。肥胖度即使不高，内脏脂肪的蓄积程度与血清尿酸值亦呈正相关。

3. 过量饮酒　饮酒、酗酒是促进痛风发病最重要的因素之一。酒类可以促进痛风的发生、发展。其原因是：①饮酒常伴食含丰富嘌呤的食物；②乙醇可刺激人体内乳酸合成增加，而乳酸可抑制肾脏排泄尿酸的功能；酒中的乙醇可直接增快人体内嘌呤合成的速度，使其产量增加；某些酒类，尤其是啤酒在发酵过程中可产生大量嘌呤，对痛风患者很不利。

4. 三高膳食（高蛋白、高脂肪、高嘌呤膳食）　痛风原因之一是由于嘌呤代谢紊乱导致尿酸生成增多所引起的，因此，过多食用富含嘌呤的食物会增加痛风和高尿酸血症的易感性。富含嘌呤的食物包括各类家禽，如猪肉、牛肉、羊肉、鸡肉、鸭肉、鹅肉等，以及动物内脏尤其是脑、肝、心等。近几十年来，使个体易患痛风和高尿酸血症的饮食和生活方式变得越来越普遍。

5. 剧烈运动　过度的体育锻炼或者是由于过量运动，会导致尿酸浓度升高，引起痛风性关节炎发作。肥胖患者为达到快速减肥的目的而过量运动时，常会引起痛风发作。长期从事专业运动训练的特殊群体，高尿酸血症及痛风的发生率明显高于普通人群。

6. 紧张和应激　长期精神紧张和心理压力也会造成尿酸代谢紊乱，精神刺激和应激可诱发痛风发作。

7. 其他因素　有高尿酸血症者较血尿酸正常者易发生高血压等心脑血管病、肥胖、高血脂和糖尿病，同时，高血压等心脑血管病、糖尿病、高脂血症和肥胖也是高尿酸血症和痛风的危险因素。

以静坐为主的脑力劳动者与体力劳动者血尿酸含量有很大差异。在高收入的人群中，高尿酸血症患病率远远高于平民和体力劳动者。某些药物的长时间应用也会引起痛风和高尿酸血症。

四、痛风的药物治疗

痛风的预防与治疗要个体化和分阶段，在不同阶段预防策略和治疗方法也不尽一样，应按照如下方针进行：对于一般人群和高危人群主要进行生活方式管理；对于急性期患者，主要是消炎、止痛等对症治疗，可使用秋水仙碱、非甾体类抗炎药、糖皮质激素；对于发作间歇期和慢性期的治疗目的是维持正常水平的血尿酸，可使用排酸药［苯溴马隆（商品名利加利仙）、丙磺舒、磺吡酮等］、抑制尿酸生成药物（别嘌醇），但间歇期和慢性期的患者同时需要生活方式的指导。高尿酸血症和痛风的高危人群包括无症状高尿酸血症者、中老年肥胖男性、有痛风家族史者、高血压等心脑血管病患者、糖尿病与高脂血症等代谢性疾病患者等。

（一）痛风治疗的总原则

痛风的治疗总原则是合理的饮食控制，充足的水份摄入，规律的生活制度，有效的药物治疗，定期的随访复查。

（二）痛风的治疗

痛风治疗的目的是减少尿酸合成，促进尿酸排泄，纠正高尿酸血症；阻止痛风急性发作，最大限度地减少发作次数；防治痛风石、痛风性肾病与痛风性尿路结石；防治与痛风相关的疾病，包括高血压、高脂血症、糖尿病、肥胖、动脉硬化和冠心病等；科学地进行健康指导，提高生活质量。

痛风治疗要个体化和分阶段，在痛风的不同阶段治疗方法也不尽一样，主要有以下几个方面：

1. 一般治疗　饮酒必须限制，尤其是啤酒和葡萄酒。应采取低嘌呤和低脂饮食。多饮水增加尿量，促进尿酸排泄。碱化尿液可选用苏打片。适当锻练，避免超重与肥胖。可参考前述有关章节。

2. 初期关节炎发作的治疗　在痛风发作时，治疗目的是控制发作，以止痛为主。可采取的措施有让受累关节停止活动和服用医生建议的抗痛风药。最快在24h内可以控制痛风发作，最迟一般来说不超过2周。但有广泛痛风石者治疗难度较大。有关节炎发作先兆时即可用药治疗，痛风关节炎发作时可选用能迅速控制炎症的药物，包括非甾体类抗炎药（有英太青、芬必得、瑞芝利、戴芬等）、秋水仙碱和强的松等。例如服0.5~1mg秋水仙碱或1~2片非甾体类抗炎药。如果有关节炎严重发作，药量可适当增加。若进入恢复期，可减为小剂量。关节炎发作完全控制后即停用止痛药。

3. 控制尿酸的初期治疗　约需3~6个月。痛风性关节炎平息后，进入间歇期，此时就要控制高尿酸血症。但为了防止开始治疗时血尿酸的突然下降诱发转移性痛风关节炎发作，先用较小剂量，逐渐增加到足量，血尿酸达理想水平后再减到维持量。

4. 控制尿酸的终生治疗　控制尿酸的初期治疗6个月以后。由于高尿酸血症不用药物治疗一般不会下降的，只有坚持服用才能血尿酸保持在正常水平，所以从这个意义上讲，需要终生治疗。但随着长期的治疗，体内尿酸池也会不断减少，此时药物剂量需由专科医师的指导。

5. 慢性关节炎期及痛风石的治疗　进入慢性期的患者大多数是没有得到早期治疗或不正规治疗造成的。治疗效果相对较差。治疗原则仍然是避免关节炎反复发作和保护关节功能。

6. 痛风性肾病与痛风性尿路结石的治疗　控制高尿酸血症是关键，避免有害肾脏的不利因素，防治尿路感染，治疗高血压、动脉硬化、糖尿病等合并证。

五、痛风的营养治疗

营养治疗的目的是限制外源性嘌呤的摄入，减少尿酸的来源，并增加尿酸的排泄，以降低血清尿酸水平，从而减少痛风急性发作的频率和程度，防止并发症。

1. 限制嘌呤　患者应长期控制嘌呤摄入。根据病情，限制膳食中嘌呤的含量。在急性期应严格限制嘌呤摄入少于150mg/d，可选择嘌呤含量低的食物，以奶制品、蛋类、蔬菜、水果、细粮为主。在缓解期，视病情可限量选用嘌呤含量中等的食物。其中肉、鱼、禽肉用量60~90g/d，用煮过汤的熟肉代替生肉。另外可自由选用含嘌呤低的食物，禁用含嘌呤高的食物，但是不提倡长期采用严格的限制嘌呤的膳食。食品中嘌呤的含量高的食物有豆芽、香菇、海鲜、动物内脏、啤酒等；含嘌呤较高的食物有豆类、肉类等；含嘌呤较少的食物有五谷类、奶类、蔬菜等。

2. 合理膳食　患者多伴有超重或肥胖，应控制能量摄入尽量达到或稍低于理想体重，体重最好能低于理想体重10%~15%。超体重者应减重，减少能量应循序渐进，切忌猛减，否则引起体脂分解过快会导致酮症，抑制尿酸的排除，诱发痛风症急性发作。适量限制蛋白质供给可控制嘌呤的摄取。其供给量约为0.8~1.0g/（kg·d）或50~70g/d，并以含嘌呤少的谷类、蔬菜类为主要来源，优质蛋白质可选用不含或少含核蛋白的乳类、干酪、鸡蛋等。尽量不用肉、鱼、禽类等，如一定要用，可经煮沸弃汤后食少量。

痛风患者伴有肥胖时，若长期严格控制蛋白摄入，不能食用肉类、海鲜、豆类时，可造成体内蛋白缺乏，应适当补充牛奶、奶制品等，以保证机体对蛋白的需要。在痛风性肾病时，应根据尿蛋白的丢失和血浆蛋白质水平适量补充蛋白质；但在肾功能不全，出现氮质血症时，应严格限制蛋白质的摄入量。脂肪可减少尿酸排泄，应适量限制，可采用低量或中等量，约为 40～50g/d，占总能量的 20%～25%，并用蒸、煮、炖、卤、煲、灼等用油少的烹调方法。碳水化合物有抗生酮作用和增加尿酸排泄的倾向，故应是能量的主要来源，约占总能量的 55%～65%。但果糖可增加尿酸的生成，应减少其摄入量。

3. 限制饮酒和刺激性食物　乙醇可使体内乳酸增多，抑制尿酸排出，并促进嘌呤分解使尿酸增高，诱发痛风发作，故不宜饮酒。啤酒中含有较多嘌呤，同时能量也比其他酒类较高，可使体重增加，因此应避免饮用啤酒。此外，强烈的香料和调味品，如辛辣调味品也不宜食用。茶、可可和咖啡可适量食用。

4. 多饮水　保证液体入量充足，有利于尿酸排出。入液量应保持 2000～3000ml/d，以维持一定的尿量，促进尿酸排泄，防止结石生成。可在睡前或半夜饮水，以防止夜尿浓缩。可多选用富含水分的水果和食品，并设法使尿液呈碱性。但若伴有肾功能不全，水分应适量。

5. 充足的维生素和矿物质　各种维生素，尤其是 B 族维生素和维生素 C 应足量供给。碱性环境下尿酸盐易溶解，钠、钾、钙、镁等元素在体内氧化生成碱性离子，故称为碱性食物。多供给富含矿物质的蔬菜和水果等成碱性食物，有利于尿酸的溶解与排出。但由于痛风患者易患高血压、高脂血症和肾病，应限制钠盐摄入，通常用量为每日 2～5g。

6. 适当运动　对于肥胖患者，有必要进行运动疗法的指导。应事先进行心功能评价，避免过度运动，选择适当的体重目标（BMI 小于 25kg/m^2），每天在餐后一小时进行轻度运动。有氧运动虽然对血清尿酸值没有影响，但是可减少体脂肪、改善轻度高血压、增加高密度脂蛋白、改善糖耐量等，使得高尿酸血症的各种合并症症状改善。

7. 缓解紧张　应适当缓解患者的精神压力，避免应急状况。

六、高尿酸血症和痛风患者健康管理效果的监测

对高尿酸血症和痛风患者进行健康管理时，除定期监测血清尿酸值以外，还应注意以下方面：

1. 尿路管理　目前对于高尿酸血症和痛风治疗，国内存在误区，认为应控制含嘌呤食物摄入，减少尿酸生成。但实际我国高尿酸血症和痛风患者中 60% 为排泄不畅，所以在进行干预和治疗时应以促进尿酸排泄为主，而不是控制尿酸生成。高尿酸血症和痛风患者多伴有尿路结石，尿 pH 对尿中尿酸的溶解度有很大影响，应保持适当的尿 pH，预防尿酸结石和尿酸结晶的形成。晨尿 pH<6.0 者，应服用尿液碱化剂，使尿液呈弱酸性 6.0～7.0，尿酸容易溶解，不易结晶，尤其是服用尿酸排泄促进药品者。

2. 生活方式　高尿酸血症是一种生活习惯病，因此它也是心血管疾病危险因素的观点很重要。对于生活方式的管理应优先于降低尿酸的药物疗法。饮食欧美化所伴随的肥胖的增加、暴饮暴食是很多生活习惯病的温床，因此营养疗法、限制饮酒、适当运动疗法就非常有意义。为避免肥胖出现或者改善，应对体重控制进行指导。但当过度控制时，可能会造成社会生活的品质低下，应根据患者可能接受的程度进行指导。对于明确不是由于不良生活习惯造成的高尿酸血症患者，应以降低尿酸的药物疗法为主。

3. 全身健康管理　高尿酸血症常伴发其它生活方式病，如肥胖（内脏脂肪型肥胖）、高脂血症、糖耐量异常、高血压、代谢异常综合症，因此应注意是否有其它合并症，尤其是心血管疾病，应定期进行心电图、血糖、血脂检查。为监测药物副作用，还应定期进行末梢血流图、肝功能、肾功能等检查。

（史宇晖　张玉梅　王培玉）

第十节　代谢综合征

一、代谢综合征的定义

代谢综合征是随着现代生活方式的改变而迅速发展起来的一组临床症候群，以前也称作胰岛素抵抗综合征、X 综合征，是指多种代谢异常同时发生在同一个体的异常病理生理现象。这些异常主要包括中心性肥胖、糖代谢异常（空腹血糖升高、糖耐量异常、2 型糖尿病或胰岛素抵抗等）、脂代谢异常（高三酰甘油血症和或低高密度脂蛋白血症）、高血压、高尿酸血症、血管内皮功能受损、低度炎症状态及血液凝溶异常（微量白蛋白尿、C 反应蛋白及纤溶酶原活化抑制物-1 增高）等。

在对代谢综合征的认识过程中，世界卫生组织（WHO，1999 年）首先提出了代谢综合征的定义。相继，欧洲胰岛素抵抗研究组（EGIR，1999 年）、美国国家胆固醇教育计划成人治疗组（NCEP-ATPⅢ，2001 年）、美国临床内分泌医师协会（AACE，2003 年）分别根据各自的资料和目的提出了不同的代谢综合征的定义；我国中华医学会糖尿病学分会（CDS）也于 2004 年根据我国人群的特点提出了适合中国人群特征的代谢综合征的诊断标准建议。众多不同的"定义"在一定程度上造成对代谢综合征认识和诊断上的不一致，也使国际上不同研究间的比较发生困难。此外，隐藏在各定义中的对代谢综合征病因学认识间的差别也阻碍了进一步深入研究代谢综合征的病因和发病机制。

为此，2005 年国际糖尿病联盟（IDF）在 WHO 和 NCEP-ATPⅢ定义的基础上对代谢综合征的诊断标准达成共识，并颁布了 IDF 的代谢综合征全球共识定义。该定义强调中心性肥胖的重要性，并根据不同人群进行调整，为全球范围内的临床实践和流行病学研究提供了简便易用的工具。这将不仅有利于代谢综合征的临床诊断，而且有利于对不断加重的心血管疾病和/或糖尿病高危人群的诊断。

2009 年 IDF、美国心脏病协会/心肺血管研究所（AHA/NHLBI）进一步达成共识，认为中心性肥胖不是诊断代谢综合征的首要条件，而仅是代谢综合征的 5 个危险因素之一，因此对代谢综合征诊断标准进行了新的调整。全球简便、统一的定义将使来源于不同研究的数据更具有可比性。随着所获信息量的增大和研究的逐步深入，代谢综合征的定义将会越来越完善。5 种主要定义见表 9-18。

二、代谢综合征的流行病学特征及危害

目前，代谢综合征的患病率在世界各国均呈较高的流行趋势：美国国家第三次健康和营养调查（NHANES III）显示，按 NCEP-ATPⅢ标准，1988～1994 年间 20 岁以上成年人代谢综合征患病率为 24%，1999～2000 年间上升到 27%（按美国 2000 年人口计算，代谢综

合征患患者数达 4 700 万），1999～2002 年间上升到 34.5％；按 IDF 标准，1999～2002 年间代谢综合征患病率为 39％。在欧洲，按 WHO 标准，意大利 40～79 岁人群代谢综合征患病率为 33.7％。在亚洲，伊朗德黑兰地区 20 岁以上成年人代谢综合征患病率为 33.7％。1998 年"韩国居民营养与健康状况调查"显示，按 NCEP-ATPⅢ标准，20～79 岁人群代谢综合征患病率男性 14.2％，女性 17.7％；按 IDF 标准，男女性患病率分别为 13.5％和 15.0％。日本和蒙古人群患病率较低，分别为 6.0％和 12.0％（修正 NCEP-ATPⅢ标准）。亚洲国际心血管病合作研究（InterAsia）显示：2000～2001 年间，中国 35～74 岁成年人群代谢综合征年龄标化患病率，按 NCEP－ATPⅢ标准为 13.7％，男女分别为 9.8％和 17.8％；按最新 IDF 标准为 16.5％，男女分别为 10.0％和 23.3％。根据我国 2000 年成年人口计算，按照 NCEP-ATPⅢ标准和 IDF 标准，我国 35～74 岁成年人中患有代谢综合征的人数分别为 6 400 万和 7 700 万。

根据亚洲国际心血管病合作研究和中国 11 省市队列研究结果，我国代谢综合征流行病学特征是：①成年人患病率随年龄的增长而增高；②女性高于男性；③北方地区高于南方地区，按 IDF 标准分别为 23.3％和 11.5％；④城市高于农村，按 IDF 标准分别为 23.5％和 14.7％。

当前，代谢综合征日益受到重视，其原因是：除了这些疾病本身对健康的危害外，尚可构成心血管疾病和糖尿病的多重风险。其中每一种代谢性异常都会增加心血管疾病和糖尿病的危险性，合并代谢综合征时发生心血管疾病和糖尿病的危险更大。代谢综合征使冠心病、心肌梗死、脑卒中和糖尿病的危险性增加 3～4 倍，使心血管疾病的死亡危险增加 2～4 倍。

三、代谢综合征的危险因素

目前，普遍认为代谢综合征既受遗传因素的影响，又与环境因素有关，是二者长期相互作用的结果。研究认为，多种异常在同一个体上集聚，很可能是共同遗传机制作用的结果，家系和双生子研究表明，同卵双生子代谢综合征或其相关各种组分的一致率高于异卵双生子，遗传度在 40％～50％之间，提示代谢综合征的发生受遗传因素的影响，但未找到特定的遗传规律或易感基因，表明代谢综合征是在多个易感基因背景下，由环境因素和不良生活方式引起。

IDF 2005 年提出中心性肥胖是代谢综合征高发的驱动和核心因素，因为中心性肥胖增加 2 型糖尿病和心血管疾病的风险，研究表明，腹内脂肪面积与代谢综合征存在强烈而独立的相关性；中心性肥胖导致胰岛素抵抗、高血压、血脂异常，从而引发糖尿病和心血管疾病。

美国和芬兰关于糖尿病预防研究的结果证明轻度的体重下降能使患者获益，如能够预防或至少延缓数年糖耐量低减的高危人群（一般都是肥胖者）向糖尿病的转变。

四、代谢综合征的健康教育

（一）一级预防

IDF 推荐代谢综合征一级预防应围绕健康的生活方式展开。目标是减重，体重控制达标后，血脂、血糖和血压都会得到改善。合理饮食和适当运动是减重最有效的方法，重点强调以下几点，具体内容可参见前述相关章节。

1. 摄入中等程度的能量；

2. 进行中等强度的体育锻炼；

3. 合理营养，平衡膳食；

4. 戒烟。

（二）二级预防

代谢综合征患者一般需要饮食、运动、药物的联合治疗。对于生活方式预防效果不佳或可能发生心血管疾病的高危人群，必须采用药物治疗进行二级预防。从总体而言，治疗方案必须能够调节代谢综合征的潜在机制，并降低各种危险因素，以减少对长期代谢和心血管改变的影响。但是代谢综合征的机制目前还不清楚，具有针对性的药物还没有出现。所以，目前应该针对代谢综合征的各种组分进行治疗，减少各种危险因素的相互作用，最终到达降低心血管疾病和糖尿病发生的风险。以下是 IDF 推荐的针对代谢综合征各种组分的治疗方案。

1. 调节血脂

（1）治疗的主要目的：①降低 TG 水平（同时降低 ApoB 和非 HDL-C）；②增加 HDL-C 水平；③减少 LDL-C 水平（其水平增高表示代谢综合征危险增高）。

（2）治疗药物：①贝特类药物（PPAR－α 激动剂）对致动脉粥样化、血脂异常的所有成分都有改善作用，也能降低发生心血管疾病的风险。退伍军人高密度脂蛋白干预试验（VA-HIT）提示，对已经发生冠心病的患者，使用贝特类药物升高 HDL-C，能够显著降低主要冠状动脉事件的发生；②他汀类药物不仅能够减少含有 ApoB 的所有脂蛋白，而且能够使 LDL-C 和非 HDL-C 水平到达 ATPⅢ（2001）的标准；③贝特类药物和他汀类药物联用，但可能会出现不良反应。

2. 降低血压

（1）根据美国高血压预防、检测、评估和治疗全国联合委员会第七次报告（JNC7）的建议，治疗不同级别的高血压（收缩压≥140mmHg/舒张压≥90mmHg）。

（2）如果患者合并糖尿病，当收缩压≥130mmHg/舒张压≥80mmHg 时就必须进行降压治疗。治疗药物有：①血管紧张素转化酶抑制剂（ACEI）和血管紧张素受体阻断剂（ARB）是有效的抗高血压药物，一些临床试验（并非全部）提示，对于糖尿病患者来说 ACEI 或 ARB 比其他降压药更有益处；但是，目前大多数临床研究提示，抗高血压药物治疗后，相关并发症的危险性下降主要是由于血压下降所致，而不是某种特定的药物类型；②尚未证明哪种特定药物特别适合于代谢综合征的高血压治疗。

3. 胰岛素抵抗和高血糖　目前人们对能够改善胰岛素抵抗、延缓 2 型糖尿病发病、降低心血管病危险的药物有着越来越大的兴趣。糖尿病预防计划（DPP）结果显示，二甲双胍能预防或延缓糖尿病前期患者发生糖尿病。最近噻唑烷二酮类（TZD）的研究也表明其能有效预防或延缓糖耐量低减（IGT）和胰岛素抵抗的患者发生 2 型糖尿病。同样，其他研究也提示，阿卡波糖和奥利司他能延缓 IGT 向糖尿病发展。

当前还没有资料显示已经上市的噻唑烷二酮类能否降低代谢综合征、IGT 或糖尿病患者发生心血管疾病的危险性。

表 9-18　代谢综合征的诊断标准

IDF/AHA/NHLBI (2009年)	IDF (2005年)	WHO (1999年)	NCEP-ATPⅢ (2001年)	CDS (2004年)
①腰围增大: 按照各个国家的标准(中国: 男性≥85cm,女性≥80cm); ②TG增高: 空腹血 TG≥1.7mmol/L,和 (或)已确诊为高 TG 血症并 药物治疗者; ③HDL-C降低: 空腹血 HDL-C<1.0mmol/L (男)或<1.3mmol/L(女), 和(或)已开始药物治疗 ④血压升高: SBP/DBP ≥ 130/85mmHg, 和(或)已确认为高血压并 药物治疗者; ⑤血糖升高: FPG≥5.6mmol/L 和(或) 正在接受药物治疗。	中性型肥胖: 腰围:男性≥90cm,女性 ≥80cm 再加上以下 2 项以上异常 ①血压升高: SBP/DBP ≥ 130/85mmHg 和 (或)已确诊为高血压并治疗 者; ②血脂异常: TG≥1.7mmol/L (150mg/dl) 和(或) HDL-C 降低:男性 < 1.03mmol/L (40mg/dl), 女性<1.29mmol/L(50mg/dl) 和(或)已开始药物治疗 ③血糖升高: FPG≥5.6mmol/L(100mg/dl) 和(或)已确诊为糖尿病并治 疗	1. 糖耐量低减(IGT)或空腹 血糖受损(IFG)或糖尿病和 (或)胰岛素抵抗 * 2. 腰围型肥胖: 再加上以下 2 项或以上异常 ①中性型肥胖: 腰臀比男性>0.90,女性>0.85, 和(或)BMI>30 ②血压升高:SBP/DBP≥140/ 90mmHg,和(或)已确诊为高 血压并治疗者 ③血脂异常:TG≥1.7mmol/L (150mg/dl),和(或)HDL-C降 低:男性<0.9mmol/L (35mg/dl), 女性<1.0 mmol/L (39mg/dl), ④微量白蛋白尿: 尿蛋白排泄率≥20μg/min 或 白蛋白/肌酐比值≥30mg/g	以下任何 3 项或以上异 常 ①中性型肥胖: 腰围:男性>102cm,女 性>88cm; ②血压升高: SBP/DBP≥130/85mmHg, 和(或)已确诊为高血 压并治疗者 ③TG升高≥1.7mmol/L (150mg/dl) ④HDL-C降低: 男性 < 1.03mmol/L (40mg/dl), 女性 < 1.29mmol/L, (50mg/dl) ⑤FPG≥ 6.1mmol/L,已确诊为糖尿 病并治疗者	以下任何 3 项或以上异常 ①超重或肥胖:BMI≥25 ②血压升高:SBP/DBP≥ 140/90mmHg 和(或)已确诊为高血压并治 疗者 ③血脂异常: TG≥1.7mmol/L (150mg/dl) 和(或)HDL-C降低: 男性<0.9mmol/L (35mg/dl), 女性<1.0 mmol/L (39mg/dl) ④血糖升高: FPG≥6.1mmol/L (110mg/dl) 和(或) 糖负荷后血浆糖≥7.8mmol/L (140mg/dl),和(或)已确诊 为糖尿病并治疗者

* 胰岛素抵抗由高胰岛素葡萄糖钳夹技术测定的葡萄糖利用率低于下 1/4 位点

SBP/DBP: 收缩压/舒张压; TG: 甘油三脂; HDL-C: 高密度脂蛋白一胆固醇; FPG: 空腹血糖; BMI: 体质指数。

(刘爱萍)

第十一节　慢性阻塞性肺病

慢性阻塞性肺部疾病简称慢阻肺（COPD），是以气流受限为特征，且气流受限不能完全逆转。气流受限常常渐进发展并伴有气道对毒性颗粒或气体有异常的炎症反应。COPD，主要包括慢性支气管炎和肺气肿两种疾病，支气管哮喘发展到晚期，因为支气管壁结构重构而出现不完全可逆的气流受限也属于COPD。

由美国国立心肺血液研究所、美国胸科学会、欧洲呼吸病学会和世界卫生组织共同制定的《全球关于COPD的诊断和防治策略》（GOLD）2004年版，将COPD定义为一种可以预防和治疗的慢性气道炎症性疾病，疾病发展过程伴有不完全可逆的气流受限。气流受限的病理学基础是气道对不同有害颗粒和气体刺激引发的异常炎症反应。不完全可逆气流受限的病理学改变包括可逆和不可逆两部分。

COPD表现为气流阻塞，常常伴有对吸入刺激物（烟草的烟雾、粉尘）的非特异性支气管反应，如慢性和喘息性支气管炎，呼出气流呈现明显而进行性的下降。COPD通常发病较隐匿，可历经数年不被觉察。典型患者每日吸烟20支以上，烟龄超过20年时开始出现症状。疾病初起表现为肺泡及气道的无症状性炎性改变，进而出现生理变化，通过简单的肺流量计检查可发现，1秒用力呼气量（FEV1）占其用力肺活量（FVC）的比率下降，FEV1绝对值减少，导致肺膨胀过度。如果仅依赖体征和症状，则在患者丧失50%以上肺功能时才能得出诊断。

一、流行病学

COPD是一种常见、多发、高致残率和高致死率的慢性呼吸系统疾病。本病流行与吸烟、地区和环境卫生等有密切关系。吸烟者患病率远高于不吸烟者。北方气候寒冷，患病率高于南方。工矿地区大气污染严重，患病率高于一般城市。近年来，世界各国对COPD都给予高度重视，原因在于COPD患病率居高不下，且有逐年增高的趋势。据世界卫生组织估计，COPD在全球疾病死亡原因中，次于心脏病、脑血管病和急性肺部感染，与艾滋病一起并列第4位。美国1965~1998年，心脑血管疾病的死亡率下降了35%~64%，而COPD的死亡率却升高了163%。仅2000年，全世界因COPD死亡的人数就达274万，过去10年中，死亡率增加了22%。在我国，COPD是肺心病的主要基础病（占82%）。COPD患者预后不良，最终常死于呼吸衰竭和肺原性疾病。我国共约有2 500万COPD患者，每年由于COPD造成的死亡可达100万人，致残人数达500万~1000万。

二、病因及危险因素

COPD的病因比较复杂，目前认为主要的危险因素包括：吸烟、职业接触粉尘和烟雾、空气污染、童年时期频发呼吸系统感染、年龄、先天对哮喘易感人群及α-抗胰蛋白酶缺乏，其中80%~90%因吸烟所致（包括主动和被动吸烟），初吸年龄、吸烟数量及目前吸烟状况是重要的决定因素。

环境质量的下降是造成这一疾病高发的最重要原因之一，吸烟、粉尘、化学污染、空气质量下降等都不同程度地损伤肺部，导致COPD的发生。具有COPD家族史、过敏史、气道高反应或哮喘病史、早产儿及幼年反复的气管、肺感染史、生活水平低下、吸烟和有害物质职业接触史的人群，均属于 COPD 的易感人群或高危人群。

除上述因素外，气候变化，特别是寒冷空气，自主神经功能失调，老年人性腺及肾上腺皮质功能衰退，维生素缺乏等对 COPD 的发病也有一定影响。

三、临床诊断

COPD 的诊断主要靠医师的问诊，患者安静时无呼吸困难症状，但与几年前相比，很难进行某项体育活动，感到活动后憋气，或者上、下楼梯时感到呼吸困难，均应考虑 COPD。需要进一步进行呼吸功能检查，特别是吸烟者更应如此。轻症患者稳定期很少求医，直至活动后出现呼吸困难才来就诊，呼吸道感染常会引起肺功能恶化，使病情加重。

GOLD 新的诊断标准强调，任何有慢性咳嗽、咳痰或伴有呼吸困难，或伴有引起 COPD 的有害颗粒和气体的接触史（吸烟、职业暴露和空气污染等）的患者都应被考虑患有 COPD 的可能性。肺量计（spirometry）的测定对确定诊断是必要的，任何考虑可能患 COPD 的患者都应进行该项检查。应用吸入性支气管扩张剂后，一秒钟用力呼气容积与用力肺活量比值（FEV1/FVC）≤0.7 者可确立 COPD 的诊断。同时该项检查还可以评价 COPD 的严重程度，见表 9-19。

表 9 - 19　COPD 的严重程度分级

分级	分级标准	
0 级：高危	有罹患 COPD 的危险因素；有慢性咳嗽、咳痰症状	肺功能正常范围
I 级：轻度	FEV1/FVC<70%；有或无咳嗽、咳痰症状	FEV1≥80%pred*
II 级：中度	FEV1/FVC<70%；有或无咳嗽、咳痰症状	50%≤FEV1<80%pred
III 级：重度	FEV1/FVC<70%；有或无咳嗽、咳痰症状	30%≤FEV1<50%pred
IV 级：极重度	FEV1/FVC<70%；FEV1<50%pred 伴慢性呼衰	FEV1<30%pred

　* FEV1%pred：第 1 秒用力呼气容积占预计值百分比。

COPD 的严重程度分级体现了对高危人群或早期 COPD 患者的关注，以及对特重度患者的维持和特殊治疗的重视。0 级患者有咳嗽、咳痰的临床症状，肺功能在正常范围，是需要重点干预和观察的人群。同时临床上还存在一些有明确吸烟史或接触有害气体史，而没有或几乎没有症状，肺功能检查符合 COPD 的患者。大规模的流行病学调查显示，这部分患者占患者总数近 20%，是一部分不可忽视并必须给予干预和管理的 COPD 人群，尽管他们多为轻度 COPD。

美国医学研究委员会的呼吸困难分级标准可客观地显示 COPD 患者呼吸困难的程度（分为 0 级、1 级、2 级、3 级和 4 级共 5 个级别）。临床观察发现，综合分析肺量计指标、BMI 和呼吸困难情况可以估测患者的预后和生存。近两年来推荐的由 BMI（B）、气流阻塞（O）、呼吸困难（D）和运动耐受能力（E）4 个指标组成的 COPD 患者综合评价 BODE 计分，是客观和全面评价患者病情严重程度的综合指标，有特定的临床价值和广泛应用的前景。

在确定 COPD 诊断之前，进行鉴别诊断是必需的和必不可少的。需要鉴别的疾病包括支气管哮喘、支气管扩张、肺结核、闭塞性细支气管炎、泛细支气管炎和充血性心力衰竭等。胸部 X 线检查对上述疾病的鉴别诊断有重要作用。

四、COPD 预防与健康管理

COPD 预防与健康管理包括早期干预、稳定期治疗、急性加重期治疗与呼吸衰竭抢救，应加强药物、教育、康复等全面医疗。

1. 一级预防　戒烟是最有效、最经济的手段；临床劝戒、宣教支持、治疗外的社会支持；针对香烟依赖治疗的药物；预防和控制职业因素，改善环境卫生，处理"三废"，消除大气污染，以降低发病率。

2. 二级预防　利用健康教育提高患者应付疾病的能力和技巧；采取药物治疗、氧疗、呼吸康复和肺的手术治疗等措施改善症状和/或减少并发症，对于有症状的患者支气管扩张剂是主要的治疗药物。推荐使用包括长效吸入 β 受体激动剂和 M 受体阻断剂，如氟替卡松/沙美特罗复合制剂和塞托溴胺等，可以延缓患者肺功能下降。增强体质，提高抗病能力和预防复发。

3. 三级预防　对于急性加重期及呼吸衰竭的患者，应根据急性加重程度，结合患者 COPD 的严重程度、合并症情况和以往加重频度与严重程度，对患者进行针对性的治疗。应以控制感染和祛痰、镇咳为主；伴发喘息时，加用解痉平喘药物；预防和处理各种合并症。危重的患者必要时给予机械通气。

4. 康复护理　对于 COPD 患者，在护理时应注意以下问题。发热、气促、剧咳者要适当卧床休息。吸烟患者戒烟，避免烟尘和有害气体。冬天外出戴口罩和围巾，预防冷空气刺激及伤风感冒。帮助痰多而咯痰不畅的患者排痰。鼓励患者咳嗽，护理者轻轻拍其胸部、背部，使痰液移动；劝患者多饮开水，以使痰液稀释；雾化吸入可使气管内分泌物湿化，易于咯出。鼓励患者参加力所能及的体育锻炼，以增强机体免疫力和主动咳痰排出的能力。长期大量咯痰者蛋白质消耗较多，应给予高蛋白、高热量、多维生素、易消化饮食品店，要控制食盐，避免刺激性食品。如发现患者有明显气促、发绀，甚至出现嗜睡现象，应考虑病情有变，要迅速送医院。

（史宇晖　王孟昭）

第十二节　常见肿瘤的预防和筛检

肿瘤的发生和行为/生活方式、环境和遗传等因素密切相关。因此，行为改变和生活方式管理不仅是预防高血压、糖尿病等慢性病的有效方法，也是预防和控制恶性肿瘤的重要手段，是健康管理师的基本任务之一。

一、恶性肿瘤的流行病学

恶性肿瘤是全球主要的死亡原因，2007 年全球新发恶性肿瘤患者 1 130 万，死亡 790 万，约占全球死亡人数的 13%，其中大约 72% 的恶性肿瘤死亡发生在低收入和中等收入国家。全球死因顺位，男性依次是肺癌、胃癌、肝癌、结直肠癌、食道癌和前列腺癌；女性依次是乳腺癌、肺癌、胃癌、结直肠癌和子宫颈癌。如果不采取紧急行动，到 2030 年恶性肿瘤新发病例将达 1 550 万，死亡 1 150 万。

我国恶性肿瘤死亡抽样回顾调查显示，我国恶性肿瘤的死亡率在 20 世纪 70 年代为 83.6/10 万，90 年代为 108.3/10 万，2004 ~ 2005 年为 134.8/10 万，比 30 年前增长 61.2%。城乡增长幅度都很大，其中城市增长 59.7%，农村增长 59.2%。上升的恶性肿瘤主要是肺癌、肝癌和乳腺癌，下降的恶性肿瘤主要是宫颈癌、鼻咽癌和食管癌。2006 年中国慢性病报告显示，2000 年中国肿瘤死亡病例 140 多万，其中肺癌 30 万，肝癌 28 万，胃癌 26 万，食管癌 14 万，白血病 4 万，乳腺癌 2 万。

我国恶性肿瘤死亡率处于世界较高水平，不同性别、地区差异明显。调查结果表明，我国的恶性肿瘤死亡率不但处于世界较高水平，而且呈持续的增长趋势，死亡率男性明显高于女性，城市明显高于农村。恶性肿瘤是城市首位死因（占城市死亡总数的 25.0%），农村为第二位死因（占 21.0%）。从不同肿瘤死因来看，肺癌、结直肠癌、胰腺癌、乳腺癌死亡率城市明显高于农村；而肝癌、胃癌、食管癌、宫颈癌农村较高。

我国部分恶性肿瘤死亡率出现明显下降，而与生态环境、生活方式相关的肿瘤则呈现持续性增长势头。我国城乡居民的肿瘤发病死亡构成正在发生变化，部分恶性肿瘤死亡率出现明显下降，肿瘤构成日益趋向发达国家的肿瘤死亡模式。我国恶性肿瘤变化的趋势有 3 个特征：①食管癌、胃癌、宫颈癌、鼻咽癌死亡率及其构成呈明显下降趋势，其中宫颈癌下降幅度最大；②与环境、生活方式有关的肺癌、肝癌、结直肠癌、乳腺癌、膀胱癌死亡率及其构成呈明显上升趋势，其中肺癌和乳腺癌上升幅度最大，过去 30 年分别上升了 465% 和 96%。从城乡前 10 位恶性肿瘤构成来看，肺癌已代替肝癌成为我国首位恶性肿瘤死亡原因（占全部恶性肿瘤死亡的 22.7%）。比较我国城乡肿瘤构成，尤其是城市地区，呈现类似发达国家的变化趋势。

二、恶性肿瘤的危险因素

大量研究表明，恶性肿瘤的危险因素除了人口老龄化外，更主要的是人们的行为/生活方式、环境暴露和遗传因素，是这些因素交互作用所致。遗传因素在恶性肿瘤的发病中起着重要的作用，近十几年，在肿瘤的遗传易感性方面，有不少新的发现，对肿瘤的诊断和风险评估有一定参考意义。欧洲三国（瑞典、丹麦和芬兰）双生子研究显示的遗传因素在各种肿瘤中所占的百分比见表 9 - 20。但是，遗传因素仍然是无法改变的。因此，肿瘤的预防只有依靠控制及消除行为/生活方式、环境暴露等危险因素。遗传以外的主要危险因素包括下面几类：

1. 吸烟　就总死亡而言，男性 22% 和女性 5% 与吸烟有关。对于总癌症死亡，30% 与吸烟有关，其中吸烟与肺癌的关系尤为密切，80% 以上的男性肺癌和 45% 的女性肺癌与吸烟有关。其他癌症如喉癌、口腔癌、胃癌、肝癌、胰腺癌等亦与吸烟有关。研究表明，吸烟与乳腺癌、结肠癌也可能有关系。吸烟每年导致 180 万例癌症死亡，其中 60% 发生在低收入和中等收入国家。

2. 不健康饮食、缺乏体力活动与超重和肥胖　不健康饮食、缺乏体力活动以及由二者引起的超重和肥胖，是仅次于吸烟的第二个重要的可引起恶性肿瘤的危险因素。人类约 1/3 的恶性肿瘤与此有关。如超重和肥胖与子宫内膜癌、结直肠癌和乳腺癌有关。研究显示，40% 的子宫内膜癌归因于超重和肥胖；26% 的结、直肠癌和 19% 的乳腺癌死亡归因于超重、肥胖和缺少体力活动。此外，水果和蔬菜摄入量低可使结、直肠癌，食管癌和胃癌的危险性增加；动物脂肪的摄入量高可使乳腺癌、结肠癌和前列腺癌的危险性增加；油炸、烟熏食物、腌制食物含有致癌物质；霉变食品含黄曲霉毒素，其致癌作用均极强。

表 9 - 20　常见恶性肿瘤遗传因素的效应

部位	遗传因素的比例（95%CI）
胃	28（0~51）
大肠	35（10~48）
胰腺	36（0~53）
肺	26（0~49）
乳腺	27（4~41）
子宫颈	0（0~42）
子宫体	0（0~35）
卵巢	22（0~41）
前列腺	42（29~50）
膀胱	31（0~45）
白血病	21（0~54）

3. 过量饮酒　少量饮酒指酒精摄入小于每日 25g，相当于 50 度白酒 1 两以下，啤酒 750ml 以下，葡萄酒 250ml 以下。过量饮酒一般指每次酒精摄入大于 75g，且每周饮酒 5 次以上。少量饮酒对健康有一定的有益作用。但过量饮酒可明显增加心血管疾病、脑卒中和恶性肿瘤的危险性。2002 年过量饮酒造成全球 230 万人过早死亡（包括酒后事故与伤害等），占全球疾病负担的 4.4%。过量饮酒可以导致肝硬化，继而发展为肝癌，并与口腔癌、咽癌、喉癌、食管癌、乳腺癌和直肠癌有关，并会加重吸烟的危害。过量饮酒每年导致 35 万例癌症死亡。

4. 感染　全球有 1/5 的恶性肿瘤是由慢性感染引起的，我国则高达 40% 以上。感染因素与恶性肿瘤密切相关的有：乙肝病毒感染和丙肝病毒感染是肝癌发生的最主要危险因素；幽门螺杆菌感染与胃癌密切有关；不安全性行为引起的人类乳头瘤病毒感染是导致女性宫颈癌的重要原因；血吸虫感染与膀胱癌有关；EB 病毒感染与鼻咽癌有关等。

5. 职业有害因素　职业中的致癌物质每年至少导致 15 万例癌症死亡。目前，约有 20 余种职业化学物质被定为致癌物，如石棉、砷及砷化合物、联苯胺、苯等，所致恶性疾病主要有肺癌、膀胱癌和白血病等。物理因素如紫外线和电离辐射也可引起多种恶性肿瘤，如白血病、恶性淋巴瘤、皮肤癌等。

6. 城市空气污染　城市空气污染是致癌的重要原因，尤其是肺癌，10% 的肺癌是由空气污染引起。

7. 家庭使用固体燃料产生的室内烟雾　室内燃煤做饭和取暖所产生的烟雾是我国恶性肿瘤的重要原因，是不吸烟女性患肺癌的原因之一。

8. 心理社会因素　人格、生活事件、情绪、应对方式和社会支持等心理因素与癌症的易感性有关，在癌症的发展阶段发挥了作用。心理因素与癌症发展之间的关系可能与 5 个系统的作用有关：心理因素、中枢神经系统、内分泌系统、免疫系统和肿瘤本身。心理因素作用于中枢神经系统，应激因素则可改变神经内分泌和免疫系统的功能，促使物理或化学因素导致机体罹患肿瘤。C 型人格、重要情感丧失（亲人死亡、离别等）、负性情绪的压抑和不表达、消极压抑的应对方式是癌症发生、发展的重要因素。而性格开朗、乐观，积极应对生活事件，良好的社会支持则能提高免疫力，有助于减少癌症的发病，改善癌症转归。

目前，常见恶性肿瘤的主要危险因素，见表9-21。

表9-21　常见恶性肿瘤的危险因素

部位	危险因素
肺	吸烟，绿色蔬菜、水果摄入不足，职业致癌因素，大气污染，室内空气污染，被动吸烟，遗传因素
胃	幽门螺杆菌，高盐食品（腌制食品），蔬菜摄入不足，吸烟，遗传因素
肝脏	丙型肝炎病毒，乙型肝炎病毒，黄曲霉毒素，饮酒，吸烟
大肠	动物性饱和脂肪摄入过多，蔬菜摄入不足，缺乏体力活动，溃疡性结肠炎，息肉病，腺瘤，遗传因素
食道	饮酒，爱吃过热的食品，吸烟，亚硝胺，霉菌
乳腺	妊娠次数和生产次数少，无哺乳经历，高龄初产，初潮早（早于12岁），绝经晚（晚于55岁），肥胖，高脂饮食，过量饮酒，乳腺良性病史，遗传因素
子宫颈	人乳头瘤病毒，Ⅱ型单纯疱疹病毒，人类巨细胞病毒，性生活年龄早，性伙伴多，吸烟，蔬菜摄入不足，宫颈炎
卵巢	妊娠次数和生产次数少，遗传因素
前列腺	高脂饮食（特别是动物性饱和脂肪摄入过多），遗传因素，荷尔蒙分泌过多
甲状腺	碘和TSH摄碘过量或缺碘，放射性损伤，不良情绪，遗传因素
胰腺	吸烟，糖尿病、慢性胰腺炎病史，遗传因素
胆道	胆石症，妊娠次数和生产次数多（胆囊癌）
白血病	电离辐射，职业性接触苯、甲苯、氯乙烯等化学因素，遗传因素，人类T淋巴细胞白血病病毒
膀胱	吸烟，染料（如苯胺），遗传因素

三、恶性肿瘤的预防

行为/生活方式的改变和环境暴露的控制是恶性肿瘤预防与控制最根本的措施。因此，世界卫生组织于2007年启动了全世界范围的抗癌行动计划，目标是：①预防可预防的疾病；②治愈可治愈的疾病；③为所有癌症患者提供姑息治疗；④管理和监测成果。

（一）一级预防

恶性肿瘤的主要危险因素有吸烟、由不健康饮食和缺乏体力活动引起的超重和肥胖、感染以及职业危害等，这些因素是可以避免的，通过改变行为/生活方式，即通过不吸烟、健康饮食、增加体力活动和控制体重，减少酒精摄入、针对人乳头瘤病毒（HPV）和乙型肝炎病毒（HBV）感染接种疫苗，控制职业危害等，可以避免40%以上的恶性肿瘤。

1. 控制吸烟　吸烟是全世界恶性肿瘤的单一最大可预防因素。一些国家及地区的控制吸烟实践已证实，控制吸烟可减少大约30%的总癌症和80%以上的肺癌死亡，同时控制吸烟还可减少慢性肺病、脑卒中、缺血性心脏病和肺结核等疾病发生。全球现在如果使烟草消费减半，2025 年以前将防止 2 000 万～3 000 万人，2050 年前将防止 1.7 亿～1.8 亿人死于烟草所致疾病。因此，控制吸烟应是恶性肿瘤预防与控制的主要策略，也在减轻我国总的疾病负担方面举足轻重。

2007 年全球肺癌死亡数为 140 万，占全球 790 万恶性肿瘤总死亡的 18%，其中 100 万死亡是由吸烟所致。发展中国家过去几十年肺癌死亡人数一直在上升，如果控制吸烟，则可以大量减少恶性肿瘤死亡人数。不吸烟就是避免了最大的致癌危险因素。肺癌是我国癌症防治的重中之重，主要预防手段就是控制吸烟。我国的控烟策略主要是：

（1）加强烟草控制中的综合性立法建设：如提高烟草制品的税率；禁止各种直接或间接的烟草广告及赞助、促销活动；提高烟草警示程度；扩大禁烟的公共场所；禁止向未成年人销售香烟等。

（2）制定完整的传播策略：通过媒体开展强有力的控制吸烟健康教育。

（3）开展综合性社区干预活动：控制烟草流行（如创建无烟家庭、无烟学校及无烟单位，开展戒烟竞赛活动，开展社区健康促进项目等）。

控烟措施主要包括两方面：①吸烟者个人戒烟；②创造不利于吸烟的环境。

2. 合理膳食、增加体力活动、控制体重　从世界范围看，饮食不合理、缺乏体力活动以及由二者引起的超重和肥胖，是仅次于吸烟的第二个重要的、可避免的引起恶性肿瘤发生的危险因素。合理的饮食结构、良好的饮食习惯和合理的加工烹调是饮食防癌的重要内容。由于增加蔬菜和水果的摄入可降低食管、口腔、胃、结直肠、前列腺及喉等部位的癌症风险，美国从 1991 年开始推行 1 天 5 份蔬菜和/或水果计划（five a day）。

营养干预具有综合防病效益。我国营养学会《中国居民膳食指南》（2007），倡导健康生活方式。主要是：①食物多样，谷类为主，粗细搭配；②多吃蔬菜、水果和薯类；③每天吃奶类、大豆或其制品；④常吃适量的鱼、禽、蛋和瘦肉；⑤减少烹调油用量，吃清淡少盐的膳食；⑥食不过量，天天运动，保持健康体重；⑦三餐分配要合理，零食要适当；⑧每天足量饮水，合理选择饮料；⑨如饮酒应限量；⑩吃新鲜、卫生的食物。同时应特别注意对少儿及青少年的教育，养成良好的饮食习惯。

2004 年世界卫生大会通过了《世界卫生组织饮食、身体活动与健康全球战略》。该战略的目的是通过指导发展个人、社区、国家和全球各级可持续行动的实施环境，促进和保护健康。这些行动将导致减少与不健康饮食和缺乏身体活动有关的疾病的发病率和死亡率。该战略就饮食对人群和个体的建议是：①实现能量平衡和健康体重；②限制来自总脂肪的能量摄入，将脂肪消耗从饱和脂肪转向不饱和脂肪并逐渐消除反式脂肪酸；③增加水果和蔬菜以及豆类、未加工的谷物和果仁的摄入；④限制摄入游离糖；⑤限制所有来源的盐（钠）的摄入和确保食盐碘化。

饮食和身体活动既单独又联合影响健康。饮食和身体活动对健康的影响通常是相互作用，特别在肥胖方面，但身体活动有着独立于营养和饮食的额外健康效应。身体活动是能量消耗的一个主要决定因素，是改善个人身体和精神健康的一个基本手段。该战略就身体活动建议个人在整个生命过程中从事适量身体活动，大多数日子里至少进行 30min 中等强度的身体活动。

3. 控制感染　感染乙肝病毒可使肝癌危险性增加 40 倍。我国乙肝病毒的感染率达60%，乙肝病毒的携带率大于 10%，是造成慢性肝炎、肝硬化及肝癌的主要原因。控制乙型肝炎最有效的预防措施是为新生儿接种乙肝肝炎疫苗，切断母婴传播，并保证输血安全。

另外，人乳头瘤病毒（HPV）感染与宫颈癌密切相关，全面控制 HPV 感染即可大幅度降低宫颈癌发病率。目前美国研制的 HPV 疫苗已进入Ⅲ期临床试验，有望在人群中建立大规模免疫。

4. 消除职业危害　随着经济的发展，我国职业危害及由此所致恶性肿瘤呈严重态势。为此，国家于 2001 年颁布《中华人民共和国职业病防治法》，并于 2002 年印发的《职业病目录》中，将石棉所致肺癌、间皮瘤；联苯胺所致膀胱癌；苯所致白血病；氯甲醚所致肺癌；砷所致肺癌、皮肤癌等明确为职业性恶性肿瘤。卫生部还于 2002 年发布了《国家职业卫生标准》，对已确认的致癌物质规定了职业接触限值。当前应禁止和控制致癌性物质的生产和使用；尽力将致癌物质用非致癌物质或危害较少的物质替代；加强卫生监督和监测，使生产环境的暴露浓度控制在法定卫生标准以下。对经常接触致癌因素的职工，要定期体检，及时诊治。

（二）二级预防

恶性肿瘤的早期发现、早期诊断及早期治疗是降低死亡率及提高生存率的主要策略之一，现有的技术方法应用得当，可使恶性肿瘤死亡率降低约 1/3。

恶性肿瘤早期发现有两个组成部分：

1. 教育和帮助人们认识恶性肿瘤的早期征兆以及立即针对这些症状寻求医疗　全人群应该注意的肿瘤 10 大症状是：①身体任何部位的肿块，尤其是逐渐增加的肿块；②身体任何部位的非外伤性溃疡，特别是经久不愈的；③不正常的出血或分泌物，如中年以上妇女出现阴道不规则流血或分泌物增多；④进食时胸骨后闷胀、灼痛、异物感和进行性吞咽困难；⑤久治不愈的干咳、声音嘶哑和痰中带血；⑥长期消化不良、进行性食欲减退、消瘦而原因不明者；⑦大便习惯改变或有便血；⑧鼻塞、鼻衄，单侧头痛或伴有复视者；⑨黑痣突然增大或有破溃出血者；⑩无痛性血尿。

2. 筛检规划　用于在征兆可发觉之前查明早期癌症或癌症前期患者。筛检是早期发现恶性肿瘤的重要途径之一。一些最常见恶性肿瘤，例如宫颈癌、乳腺癌、结肠直肠癌和胃癌，早期发现并给予最佳治疗，治愈率很高。因此进行筛检非常有意义，比如 WHO 推荐通过子宫颈涂片开展子宫颈癌的细胞学检测；乳房 X 线照相筛检乳腺癌；胃镜及 X 线钡餐检查筛检胃癌；便潜血检查筛检结直肠癌；甲胎蛋白和 B 超检查筛检肝癌；前列腺特异抗原（PSA）检测等。目前主要肿瘤开展筛查的情况如下：

（1）宫颈癌：筛查对象为任何有 3 年以上性行为或 21 岁以上有性行为的妇女均为筛查对象。高危妇女人群定义为有多个性伴侣、性生活过早、HIV/HPV 感染、免疫功能低下、卫生条件差/性保健知识缺乏的妇女。筛查间隔除对早婚、多育、多个性伙伴的妇女每年或隔年筛查一次外，对其他妇女可每三年筛查一次。宫颈脱落细胞涂片检查方法简便，易反复进行，许多患者在癌前期即得到有效治疗，成效显著。还可将 HPV 检测和传统巴氏涂片联合进行，提高筛查的灵敏度和特异度。

宫颈癌是目前唯一一个已证实可以由病毒直接感染引起的癌症，这种病毒就是人乳头瘤病毒（HPV）。做到对 HPV 感染的早发现、早诊断、早处理，宫颈癌是完全可以预防和治疗的。2008 年，宫颈癌预防联盟（ACCP）提出建议：预防宫颈癌最有效战略是利用 HPV DNA 进行筛查，然后治疗癌前病变。

（2）乳腺癌：乳腺癌是女性最常见的恶性肿瘤，筛查工作始于 20 世纪 60 年代，主要方法是自查、医生体检和乳腺 X 线照相。美国癌症协会在 80 年代初提出，对无症状妇女早期发现乳腺癌的 6 条指导意见如下：① 20 岁以上妇女每月自查乳腺 1 次；② 40 岁以上妇女应每年体检 1 次，20～40 岁妇女应每 3 年体检 1 次；③ 35、40 岁妇女要做基础乳腺 X 线照相；④ 50 岁以下妇女要找医生咨询，照乳腺 X 线片；⑤ 50 岁以上妇女每年应做乳腺 X 线照相；⑥ 50 岁以下有乳腺癌高风险个人或家族因素的妇女应增加检查次数，定期做乳腺 X 线照相。我国对乳腺癌的筛查起步较晚，目前尚无统一的指导意见。检查措施除上述方法外，乳腺 B 超检查也是主要项目。筛查年龄一般以 35～70 岁以上妇女为主，筛查间隔以 1～2 年为宜。

（3）胃癌：

①高危人群的定期筛查：目前尚无统一的胃癌筛查方案，胃镜是主要手段和可靠方法。近年来有学者建议以血清胃蛋白酶原（peminogen，PG）Ⅰ和 PGⅠ/Ⅱ异常作为胃癌人群筛查的指标。对有癌前病变，且血清胃蛋白酶原阳性、幽门螺杆菌阳性者，每年检查一次胃镜，进行密切随访，以早期发现，早期治疗。由于筛查能更多地发现早期病例，降低胃癌死亡率，通过筛查无疑能降低胃癌死亡率。

对下列情况应及早和定期胃镜检查：40 岁以上，特别是男性，近期出现消化不良、呕吐或者黑便者；慢性萎缩性胃炎伴胃酸缺乏，有肠化生或不典型增生者；良性溃疡但胃酸缺乏者；胃溃疡经正规治疗 2 个月无效，X 线钡餐提示溃疡增大者；X 线发现大于 2cm 的胃息肉，应进一步做胃镜检查；胃大部切除术后 10 年以上者。

②幽门螺杆菌（helicobacter pylori，HP）检测和根治：已确定的一个重要的非膳食性胃癌病因是 HP 感染，其作用可以是独立的或是通过与膳食因素相互作用的。HP 检测应列为消化性溃疡患者和高危人群的常规检查项目。检测方法分为侵入性和非侵入性两大类。前者通过胃镜检查取胃黏膜活组织进行检测，主要包括快速尿素酶试验、组织学检查和幽门螺杆菌培养；后者主要有 ^{13}C 或 ^{14}C 尿素呼气试验、粪便幽门螺杆菌抗原检测及血清学检查。由于近来应用抗生素、质子泵抑制剂、铋剂等药物，会使上述检查（血清学检查除外）呈假阴性。

目前根除 HP 采用联合用药，以防止首次治疗失败后 HP 产生对抗生素的耐药性，给再次治疗带来困难。推荐以质子泵抑制剂（PPI）或胶体铋为基础加上两种抗生素（克拉霉素、阿莫西林、甲硝唑）的三联方案，疗程 7 天。治疗结束至少 4 周后进行复查，判断 HP 是否已被根除，以免出现假阴性。治疗失败后的再治疗可根据药敏试验换用另外两种抗生素，或采用 PPI、胶体铋合用两种抗生素的四联疗法。

（4）结肠、直肠癌：结肠癌的发病率在许多国家包括我国都有增加趋势。美国癌症协会 1980 年制定的发现癌症指导方案，推荐用三合一操作法，即大便隐血试验、直肠指诊和直肠、乙状结肠镜检查，筛查结、直肠癌。筛查对象为无家族肿瘤史的 40 岁以上成年人；有家族性腺瘤性息肉病和遗传性非息肉病性结直肠癌家族史的 20 岁以上家族成员。具体方法是 40～50 岁人群每年直肠指诊一次，男性同时检查前列腺；＞50 岁除上述检查外，每年做大便隐血试验一次，每 3～5 年做乙状结肠镜检一次。具有以下情况者可作为肠镜复筛高危对象：免疫法大便隐血阳性；一级亲属患大肠癌史；本人有癌症史或肠息肉史；长期慢性便秘、黏液血便、慢性腹泻、慢性阑尾炎、精神刺激史等。应每年复查一次，具有两项以上者，排除其他原因后，半年复查一次。对于家族性多发性结肠息肉及遗传性非腺瘤性结肠癌的家系成员应从 10 岁后开始监测。

（5）原发性肝癌：筛查对象为：35 岁以上，有慢性肝炎病史，或乙型肝炎病毒感染或丙型肝炎病毒感染者，或有肝癌家族史者。通常每半年筛查一次，若发现可疑病例，应密切随访。

筛查方法包括甲胎蛋白检测和超声检查。作为肿瘤标志物的甲胎蛋白（AFP）对肝癌检出有较高的灵敏度和特异性。AFP 是当前诊断肝细胞癌特异的标志物，一直被用于肝癌的检测和诊断。血液 AFP 水平逐渐升高是大多数肝癌患者的特征性表现。但需要排除可能引起它增高的其他疾病和情况，如慢性活动性肝病、生殖腺胚源性肿瘤或妊娠等。应该注意的是，大约有 30% 的肝细胞癌患者并无 AFP 升高或升高不明显，因此不可因 AFP 阴性而放松对肝癌的警惕。B 型超声检查是对 AFP 检测结果的补充和完善，被广泛地应用于肝癌高危人群的检查。

（6）鼻咽癌：鼻咽癌发病与 EB 病毒感染有密切关系，感染后宿主可产生多种抗体。其中用于鼻咽癌早期诊断者主要有早期抗原抗体（IgA/EA）和壳抗原抗体（IgA/VCA），前者灵敏度高，后者特异性好，两者结合应用价值更大。筛查对象是鼻咽癌高发区 30～59 岁的自然人群。对所有筛查对象询问病史和家族史，作头颈部体格检查（鼻咽间接镜检查和颈淋巴结触诊）及 VCA/IgA 的检测。鼻咽黏膜异常者，在异常部位进行鼻咽活检和病理检查。VCA/IgA 阳性者进行 EA/IgA、EDAb 的检测，符合血清学高危人群标准者，作鼻咽活检和病理检查。癌前病变者每 6 个月监测一次，不能确诊者每一年监测一次，非高危人群每两年监测一次。

（7）食管癌：筛查工作适宜在农村食管癌高发区和城市的高危人群中进行，高危人群定为：40 岁以上且兼有以下一项者：①来自食管癌高发区；②有消化道癌家族史者；③有消化道病史或症状者。采用食管拉网脱落细胞学或胃液隐血检测两种初筛方法，阳性者接受内镜检查，活检组织学检查，明确诊断。普查 5 年进行一次。检查出癌前病变应进行药物阻断治疗或内镜下治疗，定期随诊，观察疗效和进展趋势。

（8）肺癌：为原发于支气管、肺的癌。因绝大多数均起源各级支气管黏膜上皮，源于支气管腺体或肺泡上皮细胞者较少，因而肺癌实为支气管源性癌，包括鳞癌、腺癌、小细胞癌和大细胞癌几种主要类型。

筛查对象为 40 岁以上的男性和女性，长期吸烟者，有毒有害职业接触史，有癌症家族史，患慢性呼吸系统疾病，咳痰带血者。每半年或一年进行一次胸部 X 线片或 CT 等检查，有可能提前发现病变。

目前进行的有关肺癌筛查试验中发现采用胸片联合痰脱落细胞学检查进行肺癌高危人群筛查并不能达到早期发现和早期诊断的目的。采用胸部 CT 进行肺癌筛查试验表明确实可以发现一定的早期肺癌患者，且发现肺癌并积极手术的患者的 5 年生存率达到了 90% 以上，但是该试验未设对照人群，尚不能得出筛查可以延长患者生存时间的结论。目前仅推荐高危人群积极参加肺癌筛查的临床试验，尚不推荐所有高危人群定期进行 CT 筛查。由于肺癌转移发生较早，目前还没有可靠的数据说明上述措施能降低肺癌的死亡率。

（9）前列腺癌：前列腺癌是男性生殖系最常见的恶性肿瘤，仅次于肺癌，在男性癌症死亡中占第二位。60 岁以上男性，因任何原因查体时，应同时进行肛门指诊，每年一次，以发现可治愈的早期前列腺癌。还可定期作前列腺特异抗原（PSA）的血清学检查，观察其动态变化。

（三）三级预防

癌症一旦发生，多数患者需要手术治疗，还需要配合放射或化学治疗，部分患者需要康复和支持疗法。治疗的目的是治愈癌症患者，延长生命和提高生活质量。因此，必须注重对患者确诊后和术后的心理疏导以提高生命质量。治疗上要求对癌症患者提供规范化诊治方案和康复指导，同时进行生理、心理、营养和体力锻炼指导。主要治疗方法是外科手术、放射疗法和化疗。依靠成像技术（超声波、内窥镜或 X 线摄影术）和实验室（病理学）检查作出准确诊断，对于适当治疗至关重要。

对慢性患者进行姑息镇痛疗法，90％以上的癌症患者可实现缓解疼痛和其他问题。注意临终关怀，提高晚期恶性肿瘤患者的生存质量。

（四）心理社会干预

癌症对患者造成的心理压力远比生理压力更大，焦虑、恐惧、绝望、抑郁、愤怒以及失去治疗信心等心理反应都会影响治疗效果和生存质量。对于癌症患者，积极进行心理干预，可以使患者改善情绪，通过神经-内分泌-免疫系统的作用，增强机体的免疫力，提高患者的抗病能力，使患者的生存质量提高。

1. 行为治疗　包括渐进行肌肉放松、催眠、生物反馈、主动放松和指导性想像等，用于减轻癌症患者的化疗副作用和降低患者痛苦的情绪。

2. 认知治疗　癌症患者的不良情绪反应可能来自于不正确的预测、误解和错误的信念。因此，医务人员不仅要向患者介绍癌症的相关知识和治疗方法，而且要教会患者如何合理的安排生活的方法，以改善患者的自我价值、与别人交往的能力，对生活有意义的改变，减轻悲伤，提高生活质量。

3. 个体支持治疗　个别心理治疗能减轻癌症患者在知道诊断后所出现的苦恼和挫折情绪，减轻患者焦虑和抑郁的发生。

4. 团体支持治疗　对癌症患者集中进行干预，讲解相关健康知识、医疗和营养知识、如何与大夫、护士配合，能改进患者的态度，改善对医院的适应性与相互关系，增加对肿瘤知识和死亡的认识，以及对自我概念的认识。

5. 提高患者的应激管理能力　社会支持可使患者得到很大的支持，尤其是情绪上的支持。同时要做好患者家属的心理支持工作，为患者建立强有力的家庭支持系统。同时要帮助患者消除抑郁和焦虑状态，对治疗保存乐观的态度。

（五）肿瘤患者的营养支持：

肿瘤患者常因情绪波动、病情进展及抗肿瘤治疗等而产生许多不良反应，最常见的是食欲不振、味觉异常。若再伴有恶心、呕吐，消化、吸收不良，若不及时采取措施，进而会产生营养不良，使患者体重下降、抵抗力减弱，导致感染，甚至发展成恶病质。因此在抗肿瘤治疗前、中、后各时期必须重视患者的饮食营养护理。只有提供合理充足的营养，才能增强机体的抵抗力，提高其对治疗的耐受性，保证治疗计划顺利完成，尽快康复。所以饮食护理是肿瘤治疗中的重要环节，应根据不同年龄、不同性别、不同病种，针对不同治疗措施给予相应的调理。肿瘤患者的营养不良是一种恶性循环，由于食欲不振、摄食减少，引起体力活动减少，全身衰弱，消化吸收功能下降，进一步造成厌食，最终导致体重下降，全身衰竭。所以，通过营养治疗，纠正或改善患者的营养状况，提高机体的免疫功能和抗病、抗癌能力，改善生活质量，避免焦虑不安，使患者在精神和心理上充实愉快。另外，营养治疗是癌症患者总的治疗计划中不可缺少的一部分。

营养治疗可提高患者对手术治疗的耐受性，减少术后感染，加速伤口愈合，也可提高患者耐受化疗和放疗的能力，减少治疗的毒性和副作用。癌症患者最主要的问题是营养障碍，改善患者的营养是抗癌治疗中最重要的措施。合理调配癌症患者的饮食,可提高机体抵抗力,对患者的治疗和康复有利。对于肿瘤患者的饮食、营养,总的原则是高蛋白、高热量并辅之以适当的维生素和矿物质。要定期对患者进行营养状态评价,包括生化测定,以便及时制定和随时修正补充饮食护理方案。

1. 易消化吸收的蛋白质食物 如牛奶、鸡蛋、鱼类、豆制品等,有助于提高机体抗癌力。其中牛奶和鸡蛋可改善放疗后蛋白质紊乱。鱼、蛋、肉类(猪、牛、羊肉和禽肉)以及豆类是蛋白质和 B 族维生素的主要来源。一日两次,每次相当于两个鸡蛋、50~75g 肉食,以及豆制品若干,可基本满足患者蛋白质的需要。各种形式的乳制品是维生素 A、B 和 D 以及钙的主要来源,也可提供一定量的蛋白质。每日两次,每次相当于一杯牛奶(或酸奶)或半杯炼乳。

2. 适量糖类,补充热量 大剂量放射治疗患者,可使其体内的糖代谢遭到破坏,糖原急剧下降,血液中乳酸增多,不能再利用;而且胰岛素功能不足加重。所以补充葡萄糖的效果较好,另外,宜多吃蜂蜜、米、面、马铃薯等含糖丰富的食物以补充热量。

3. 多吃有抗癌作用的食物 如甲鱼、蘑菇、黑木耳、大蒜、海藻、芥菜及蜂皇浆等食物。

4. 维生素 A 和 C 有阻止细胞恶变和扩散 增加上皮细胞稳定性的作用,维生素 C 还可防止放射损伤的一般症状,并可使白细胞水平上升;维生素 E 能促进细胞分裂,延迟细胞衰老;维生素 B1 可促进患者食欲,减轻放射治疗引起的症状。因此,应多吃含上述维生素丰富的食物,如新鲜蔬菜、水果、芝麻油、谷类、豆类以及动物内脏等。

5. 放疗和化疗的患者,患者一般宜进食凉食、冷饮,但有寒感的患者,则宜进食热性食物。

6. 饮食多样化,注意色、香、味形,促进食欲;烹调食物多采用蒸、煮、炖的方法,忌食难消化的食品,禁饮酒。

7. 各部位肿瘤手术后引起咀嚼、吞咽、消化吸收困难及特殊营养素缺乏者,可根据情况给予不同饮食及补充所缺乏的营养素,必要时给予复方营养要素饮食,以增强患者抵抗力。

肿瘤患者的饮食形式有普通饮食、软饮食、半流质与流质饮食,应根据患者具体病情及消化、吸收能力加以选择。一般肿瘤病人热量供应与正常人差不多。

(刘爱萍　马德福　史宇晖　王培玉)

参考文献

1. 中国成人血脂异常防治指南制订联合委员会. 中国成人血脂异常防治指南. 中华心血管病杂志,2007, 35(5):390-409.
2. 赵文华,张坚,由悦,等. 中国 18 岁及以上人群血脂异常流行特点研究. 中华预防医学杂志,2005, 39(5):306-310.
3. 金大鹏、吕一平、张超、王培玉. 健康科普演讲教程与实践. 北京:人民卫生出版社,2007.
4. 上岛弘嗣,冈山明. 降低胆固醇的健康教育. 日本东京:保健同人社,1994.
5. 王陇德. 中国居民营养与健康状况调查报告(综合报告). 北京:人民卫生出版社,2005.
6. 王培玉、张玉梅. 营养膳食干预指导分册//北京市卫生局. 常见慢性病社区综合防治管理手册. 北京:人民卫生出版社,2007.

7. 上岛弘嗣、三浦克之. 降低血压的健康教育. 日本东京：保健同人社，2006.

8. 大野良之，柳川洋编. Manual for prevention of life-style related diseases. 日本东京：南山堂 2005.

9. 佐久间长彦，木村玄次郎. School of Life-style Related Diseases. 日本东京：南江堂 2000.

10. 上岛弘嗣、冈山明. 糖尿病预防的健康教育. 日本东京：保健同人社，2006.

11. 吕姿之. 健康教育与健康促进（第二版）. 北京：北京大学医学出版社，2006.

12. 胡俊峰，候培森. 当代健康教育与健康促进. 北京：人民卫生出版社，2005.

13. 日本痛风・核酸代谢学会. 高尿酸血症和痛风治疗 Guideline，日本东京：電通サドラー・アンド・ヘネシー株式会社，2002.

14. 徐秋芬，王浩彦. 慢性阻塞性肺疾病的社区管理. 中华健康管理学杂志，2007，1（1）：57-59.

15. Lichtenstein，V Holm，K Verkasalo，Iliadou. Environmental and heritable factors in the causation of cancer，343（2）：78-85.

16. 岸 玲子，古野纯典，大前和幸和小泉昭夫. 新预防医学・公共卫生学. 日本东京：南江堂，2003.

17. The World Health Organization. The World Health Organization's Fight Against Cancer：Strategies That Prevent，Cure and Care.

第十章 儿童青少年的健康管理

第一节 绪 论

一、儿童青少年健康管理概述

（一）儿童青少年健康监测与管理的目的与意义

儿童青少年健康监测（students'health surveillance）是指采用抽样调查方法，对确定的监测点学校和目标人群进行生长发育、健康状况等长期的动态观察。通过健康监测掌握学生群体的健康状况变化趋势，是学校卫生工作和健康管理的基本内容之一，也是评价不同地区和学校卫生工作质量的重要手段，同时可为各级政府制定改善学生健康状况的政策、策略和措施提供科学依据。

1. 监测对象　被抽选出的监测对象应具有代表性，覆盖所在地区城乡各级学校的学生。为减少样本数量，可以普通大、中、小学校不同年级的部分学生为代表。如小学以一、三、五年级学生，中学以初一、初三、高二年级，大学以大一、大三两个年级的学生为代表。每一性别、年龄组的监测人数应不少于 300 人。

2. 监测时间　一般规定在每年同一时间（如每年 5 月至 9 月底）内进行。检测人员需事先接受严格培训，以掌握统一的方法和标准。

3. 监测内容

（1）生长发育状况：是评价儿童青少年健康状况的重要标志之一，可从下列各方面挑选指标。①形态指标，如身高、体重、坐高、胸围、肩宽、骨盆宽、上臂围、肱三头肌和肩胛下皮褶厚度等；②功能指标，如肺活量、血压、脉搏；③身体素质指标，如 50m 跑（反映速度）、立定跳远（反映下肢爆发力）、斜身引体、引体向上和仰卧起坐（反映肌力）、立位体前屈（反映柔韧性）、50m×8 往返跑、800m 或 1 000m 跑（反映耐力）等。在条件成熟的情况下，可采用问卷调查等方法，了解学生的个性、人际交往、社会适应等心理卫生状况。

（2）疾病或异常：包括近视、沙眼、弱视、龋齿、牙周疾病、肥胖、营养不良、脊柱弯曲、神经官能症等。可通过测定血红蛋白、检查蛔虫卵等方法，筛查缺铁性贫血和肠道蠕虫感染。

（3）因病缺课状况：包括月病假率、因病缺课率及其病因分析等。

各地在完成国家、省市区下达的监测任务基础上，可根据实际需要和人力、物力资源，适当增加某些监测项目。

4. 监测质量控制　为保证监测质量，不仅需对监测对象的确定和抽样原则，监测的指标、内容、方法和过程等进行周密的设计，精心组织落实，而且应严格进行现场复测检验和数据统计前的数据逻辑检验。

（二）儿童青少年患病特点和主要死因

1. 儿童青少年患病率与患病特点

（1）患病率：常用以下卫生统计指标来分析评价群体儿童青少年的健康状况，查找疾病的发生规律，为防治学生常见病提供科学依据。

①检出率：在一定时间调查的患某病人数占受检人数的百分率。公式为：

$$某病检出率 = \frac{患某病的人数}{受检查的总人数} \times 100\%$$

沙眼、肝炎、营养不良等的检出率属此类。肠道蠕虫感染可用感染率表示。

②发病率：在一段时期内在某群体中发现的患某病的百分率。公式为：

$$发病率 = \frac{某期间内发病的例数}{同时期该群体或地区的平均人数} \times 100\%$$

发病率表示在一段时间（一学期或一学年）内的总发病例，包括现患者、新发病者和重复罹患（感染）者。因为某些疾病（如急性传染病、外伤、沙眼等）患者在该时期内可能不止一次患病。若要专门表示某些慢性疾病（如近视）的新发病者所占比率，可用新发病率表示。公式为：

$$新发病率 = \frac{某时期内新发病的人数}{同时期内该群体的平均人数 - 原患病人数} \times 100\%$$

③因病缺课率：常以月为单位，计算因病缺课的人时数或人日数占授课总时数的比率。为适应学校教学日历，可以四周代替一月来登记和统计，故又称月病假率。公式为：

$$月病假率 = \frac{某月病假总人时（节或日）数}{同月授课总人时（节或日）数} \times 100\%$$

④平均因病缺课日数：全校（或全班）学生一学期内平均每人因病缺课日数。公式为：

$$学生平均因病缺课日数 = \frac{全学期因病缺课人日数}{该学期全校学生平均数}$$

因病缺课率和平均因病缺课日数是反映学生健康情况的重要指标。应逐月认真做好登记，并确定缺课是否因患病引起；尽可能明确疾病诊断，进行病因分类。若遇学生因病缺课率突然增加，需要立即查明原因，采取必要措施。

（2）儿童青少年患病特点：儿童青少年时期疾病具有鲜明的年龄特征，并与集体生活、学习条件密切相关。

①婴幼儿期：常见呼吸道疾病、消化道疾病、蛲虫病和佝偻病。

②学龄前期：急性呼吸道传染病和上呼吸道感染仍较多，消化道疾病有所下降，肠道寄生虫病、龋齿、沙眼等患病率有较大增加。

③童年期（学龄期）：呼吸道和消化道疾病仍居前列，与卫生习惯和生活条件有密切关系的蛔虫、沙眼感染最多见。近年来沙眼和蛔虫感染率在城市有较大幅度下降，龋齿患病率则有上升趋势。与学习生活有密切关系的近视和脊柱弯曲异常等患病率比学龄前大幅增加。结核病、意外事故等与生活环境有密切关系。

④青春期（中学阶段）：沙眼和蛔虫感染率明显降低，龋患率也呈下降趋势（与乳恒牙交替有关），而与学习负担有关的近视却逐年明显增多。青春期少女中月经异常（包括痛经）较多见。风湿病、肾炎、肝炎、结核病、胃病等较前有所增多。中学生中慢性鼻炎、副鼻窦炎较多，是兵役体检不合格的重要原因之一。青春期心理行为问题较为突出，应引起高度重视。

2. 儿童青少年死亡率和死亡原因

（1）儿童青少年死亡率：通常用年龄别（组）死亡率（‰）表示，公式为：

$$年龄别（组）死亡率 = \frac{某年内某年龄组儿童死亡人数}{同年该年龄组平均人口数} \times 100‰$$

5 岁以下儿童死亡率和婴儿死亡率一样，都是衡量一个国家儿童健康状况的重要指标。1960 年我国 5 岁以下儿童死亡率为 209.9‰，随着医疗保健水平的提高，到 2000 年已降至 39.7‰（表 10 - 1）。从年龄分布看，0 岁组死亡率最高，随着年龄的增加死亡率逐步下降，5～14 岁阶段降至最低，15～24 岁阶段死亡率略有上升；从性别分布看，男孩高于女孩；从城乡分布看，农村显著高于城市。我国不同群体儿童死亡率受到社会经济因素的较大影响，地区差异很大。

表 10 - 1　1991～2000 期间全国婴儿及 5 岁以下儿童死亡率变化趋势（‰）

年份	婴儿死亡率			5 岁以下儿童死亡率		
	全国	城市	农村	全国	城市	农村
1991	50.2	17.3	58.0	61.0	20.9	71.1
1993	43.6	15.9	50.0	53.1	18.3	61.1
1995	36.4	14.2	41.6	44.5	16.4	51.1
1997	33.1	13.1	37.7	42.3	15.5	48.5
1999	33.3	11.9	38.2	41.4	14.3	47.7
2000	32.2	11.8	37.0	39.7	13.8	45.7

（中国卫生统计提要，2000 年）

（2）死因分析：死因构成与社会经济发展水平密切相关。我国大城市呈现与发达国家类似的婴儿死因顺位，围产因素、先天异常、恶性肿瘤等位居前列。但在偏远地区和农村，迄今仍以呼吸、消化系统等感染性疾病位居死因顺位的最前列。

儿童青少年的死亡率和婴幼儿时期不同，有两大特点：第一，死亡率显著低于婴幼儿。单就这一点而言，他们是所有年龄群体中最健康的；第二，其死亡率和患病率不呈平行关系，而婴幼儿时期的患病和死亡病种基本一致。儿童和青少年中常见病、多发病的患病率虽很高，但并不致死。

1991～1996 年全国学校卫生监督统计年报显示，意外死亡是中小学生的首位死因，占总死亡数的 40%～50%，个别群体甚至高达 70%；意外死亡的死因顺位依次为溺水、车祸、跌坠、电击等。近年来我国每年死于意外事故的学生，其人数已达因疾病死亡者（死因顺位为呼吸系统疾病、传染病、恶性肿瘤、先天异常等）的两倍以上。因此，儿少卫生工作者和健康管理人员既要努力采取措施降低各种常见病、多发病的患病率，更要和教育、临床医学、交通、公安、环境保护等部门密切配合，积极开展健康教育，预防意外事故发生。

（三）健康管理的实施

学校健康管理是以学生的健康需要为中心，通过学校健康促进、健康监测和常见疾病预防，教学过程和健康教育为一体的管理，积极动员学校、家长和学校所属社区内所有成员的共同努力，为学生提供完整的、积极的经验和知识结构，包括设置正式和非正式的健康教育课程，创造安全健康的学习环境，提供合适的健康服务，让家庭和更广泛的社区参与，共同促进学生健康。

1. 信息收集，建立档案　第一步是了解目标人群的健康，只有了解儿童青少年的健康状况，才能有效地维护他们的健康。具体地说，是通过体质监测和健康体检等方式收集目标人群健康信息，建立目标人群健康档案。健康信息包括个人一般情况（性别、年龄等）、健康状况和疾病家族史、生长发育基本情况（人体形态、功能、生理、生化、内分泌及心理、行为等指标）、生活方式等。具体的健康体检指标可以参考卫生部和教育部关于印发《中小学生健康体检管理办法》的通知卫医发〔2008〕37号。

2. 生长发育评价与健康诊断　根据所收集的目标人群健康信息，对儿童青少年生长发育水平和健康状况进行群体和个体的评价，分析其存在的主要身心问题及影响因素。针对目标人群进行相关内容的问卷调查与定性访谈，确定该目标人群的需求重点，即优先管理（干预）项目。在此评估的基础上，可以为群体和个体制定健康计划，以那些可以改变或可控制的指标为重点，提出健康改善的目标，提供行动指南以及相关的健康改善模块。

3. 健康干预　在前两部分的基础上，进一步分析儿童青少年的生长发育、疾病与健康、健康需求、学校服务、政策和环境状况、可干预的有利和不利的因素，实施优先管理（干预）项目。除学生生长发育监测、常见疾病控制与管理、教育教学过程卫生监督之外，预防健康危险行为、倡导健康的生活方式也是学校健康管理的重要内容。生活方式管理是指以个人或自我为核心的健康教育活动，强调个人选择行为方式的重要性。生活方式管理通过健康促进技术，比如行为纠正和健康教育，来保护人们远离不良行为，减少健康危险因素对健康的损害，预防疾病，改善健康。

以多种形式来帮助群体和个人采取行动、纠正不良的生活方式和习惯，控制健康危险因素，实现健康管理计划的目标。与危害的严重性相对应，吸烟、网络成瘾、缺乏体力活动、膳食不均衡、精神压力等是目前学校生活方式管理的重点。通过以生活技能为基础的健康教育和健康促进作为主要途径，培养青少年良好的自我意识，促进其社会适应能力的提高，同时把性知识、健康危险行为知识与之相结合，促进青少年的身心健康，改善和发展青少年对环境的适应能力。

以学校为例，健康管理步骤见图10-1。

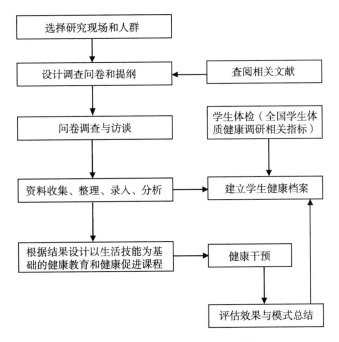

图 10-1　学校健康管理工作步骤

二、儿童青少年健康管理内容

学校健康管理是通过健康促进学校、健康监测和常见疾病预防，教学过程和健康教育为一体的管理，积极动员学校、家长和学校所属社区内所有成员的共同努力，给学生提供完整的、积极的经验和知识结构，包括设置正式和非正式的健康教育课程，创造安全健康的学习环境，提供合适的健康服务，让家庭和更广泛的社区参与，共同促进学生健康。

（一）儿童青少年生长发育

完整的生长发育应包括身、心两个方面，两者相辅相成、相互影响。身体发育由形态、生理功能、运动素质共同构成；心理发育既涵盖认知、记忆、思维、想象力和创造性等智力因素，也包括气质、个性、性格、情绪、行为等非智力因素。通过对生长发育一般规律、特点和影响因素研究，提出有针对性的干预建议。影响生长发育遗传因素的研究已深入到细胞、分子生物学水平。环境因素方面，除营养、疾病、体育锻炼、生活制度、环境污染等生物性因素外，家庭生活质量、学校人际环境、亲子情感联结和社会变革的影响作用也越来越受重视。

管理内容包括身体测量、人体诊察、体力测试、心理社会测验、问卷调查、生理和生化功能的检测等；生长发育调查资料的收集、整理和分析，以及针对个体和群体的生长发育评价。

（二）儿童青少年合理营养

根据儿童青少年营养需求的特点和合理膳食要求，围绕儿童营养和膳食安排可能出现的问题进行管理，提出具体的卫生措施。

管理内容：不同年龄组合理营养与膳食安排，儿童青少年营养食谱的制订与评价，儿童青少年易患营养缺乏病的预防，儿童青少年特殊营养需求，如考试、体育运动和郊游时的营养需要。

（三）儿童少年伤害与常见疾病防治

1. 以卫生部和教育部 1992 年联合颁布的《学生常见病综合防治规划》确定的沙眼、肠道蠕虫感染、视力不良和近视、龋齿和牙齿疾病、缺铁性贫血、营养不良和肥胖等为重点，开展常见病、多发病的筛查、诊断和防治，是学校卫生的常规工作。

2. 在多数传染病被消灭和控制的同时，仍应高度重视对新发生传染病的防治工作。针对学校特点，研究各种急慢性传染病和集体食物中毒的发生、消长规律；从建立应急反应机制、预防传染源、切断传播途径和保护易感人群着手采取切实预防措施。

3. 根据儿童青少年疾病谱的变化（意外事故和伤害取代疾病，成为主要死因），以青春期少年为重点，开展对诸如吸烟、酗酒、滥用药物、意外事故、暴力伤害、自杀、不良生活方式、网络成瘾、不良性行为等健康危险行为的预防和监测。

4. 根据一些成年期疾病在儿童期即有先兆表现的特点，从定期检测、健康知识宣教和培养良好生活习惯角度，开展对原发性高血压、糖尿病、高脂血症等成年疾病的早期预防。

（四）儿童青少年心理健康

应针对儿童青少年各种常见心理、情绪和行为问题，研究其发生、发展与个体心理素质、自然人文环境、社会变革因素间的相互关系。

管理重点：针对儿童开展行为指导，针对青春期少年开展心理咨询。

1. 以心理支持和行为治疗为主，配合药物、教育、改善环境等措施，治疗各种心因性紧张、神经官能性疾病和变态性行为等。

2. 开展学校心理教育，结合生活技能训练，提供有关改进学习能力和社会交往、情绪宣泄，以及消费、择业、休闲活动等方面的心理指导，提高儿童青少年的自我保健能力，保障心理健康发展。

（五）儿童青少年教育过程健康管理

围绕儿童青少年在接受课程、体育和劳动教育过程中可能出现的各种问题进行管理，提出具体的卫生措施。

管理重点：学习中脑力工作能力的变化规律和影响因素；怎样根据功能素质的发育特点，合理组织体育课和课外体育活动，进行科学锻炼；预防和处理运动性创伤；从工种选择、劳动负荷和劳动制度等角度，合理安排劳动教育等。科学运用大脑皮层的功能活动特性，掌握对学习负荷和各种疲劳的测定方法，学习对生活作息制度的正确评价，并将这些技能用于学校卫生实际工作，对提高儿童青少年的学习能力、促进身心健康、改善和发展儿童青少年对环境的适应能力，有重要的现实意义。

（六）儿童健康教育与健康促进

重点管理内容：健康教育规划的系统化、规范化，教育的实施方法和评价模式；通过生活技能教育，培养儿童青少年良好的自我意识，促进社会适应能力提高；青春期健康教育，尤其青春期性教育和艾滋病、性病预防知识技能教育的密切结合，成为预防青少年健康危险行为的最有效途径；与成年期疾病早期预防相关的专题教育等。近年来，我国儿少卫生领域引进 WHO 大力推荐的健康促进学校活动，有力促进了学校与社区、家庭的密切合作，在为儿童青少年营造良好的学习和身心发展环境，培养健康生活方式等方面，发挥着重要作用。

三、儿童青少年健康保护与管理的法律依据保障

（一）学校卫生法规建设

学校健康管理是社区健康管理工作的重要组成部分，也是教育事业发展的一个重要环节，学生的体质健康关系到民族素质和国家的兴旺发达。下列法规性文件、制度，构建了我国学校卫生与健康教育工作的法规与制度框架，使学校卫生工作的开展基本做到了有章可循、有法可依，也促进了学校卫生与健康教育管理的规范化。

1. 学校卫生工作条例　1990 年 6 月，国务院批准颁布了《学校卫生工作条例》，明确了学校卫生工作的主要任务、基本要求、管理与监督。《学校卫生工作条例》规定了学校卫生工作的主要任务，即"监测学生健康状况，对学生进行健康教育，培养学生良好的卫生习惯，改善学校卫生环境和教学卫生条件，加强对传染病、学生常见病的预防和治疗"。"监测"、"培养"、"改善"、"加强"八个字涵盖了学校卫生工作法制化的基本程序和清晰的运作蓝本，一环扣一环地把学校卫生工作与素质教育有机地结合起来。将片面的升学教育修改为素质教育，为切实解决学校卫生工作的实际地位与理论地位奠定了坚实的基础。《学校卫生工作条例》把对学生的健康监测与健康教育摆在了学校卫生工作的首要位置，从行政法规的角度阐明了校医的权利与职责，既客观又准确的指出了健康教育是素质教育的重要组成部分。

由教育部和卫生部颁布的《学校卫生工作条例》是我国学校卫生工作第一部正式的行政法规，是学校卫生工作的基本法规，是指导学校卫生工作的重要依据。它的颁布实施标志着我国学校卫生工作法制化管理的开始，学校卫生工作步入了规范化、系统化的法制管理轨

道，使学校卫生工作有章可循，有法可依，为保障学生身体健康发挥了积极的作用，有力地促进了学校卫生工作的进一步发展。同时，该条例的制定与施行，体现了国家对学校卫生工作的重视和关心，是开展和评估学校卫生工作的根本依据，是全面推行素质教育的重要组成部分，对推动我国学校事业的发展具有深远的战略意义。

2. 中国教育改革与发展纲要　1993 年，中共中央、国务院发布了《中国教育改革与发展纲要》（以下简称《纲要》）。《纲要》中指出，基础教育是提高民族素质的奠基工程，必须大力加强。发展基础教育，必须继续改善办学条件，逐步实现标准化。中小学要由"应试教育"转向全面提高国民素质的轨道，面向全体学生，全面提高学生的思想道德、文化科学、劳动技能和身体心理素质，促进学生生动活泼地发展，办出各自的特色。

《纲要》还指出，在 20 世纪 90 年代，随着经济体制、政治体制和科技体制改革的深化，教育体制改革要采取综合配套、分步推进的方针，加快步伐，改革包得过多、统得过死的体制，初步建立起与社会主义市场经济体制和政治体制、科技体制改革相适应的教育新体制。教育体制改革要有利于坚持教育的社会主义方向，培养德智体全面发展的建设者和接班人；有利于调动各级政府、全社会和广大师生员工的积极性，提高教育质量、科研水平和办学效益；有利于促进教育更好地为社会主义现代化建设服务。教育改革和发展的根本目的是提高民族素质，多出人才，出好人才。各级各类学校要认真贯彻"教育必须为社会主义现代化建设服务，必须与生产劳动相结合，培养德、智、体全面发展的建设者和接班人"的方针，努力使教育质量在 90 年代上一个新台阶。进一步转变教育思想，改革教学内容和教学方法，克服学校教育不同程度存在的脱离经济建设和社会发展需要的现象。要按照现代科学技术文化发展的新成果和社会主义现代化建设的实际需要，更新教学内容，调整课程结构。加强基本知识、基础理论和基本技能的培养和训练，重视培养学生分析问题和解决问题的能力，注意发现和培养有特长的学生。中小学要切实采取措施减轻学生过重的课业负担。职业技术学校要注重职业道德和实际能力的培养。高等教育要进一步改变专业设置偏窄的状况，拓宽专业业务范围，加强实践环节的教学和训练，发展同社会实际工作部门的合作培养，促进教学、科研、生产三结合。

《纲要》还指出，进一步加强和改善学校体育卫生工作，动员社会各方面和家长关心学生的体质和健康。各级政府要积极创造条件，切实解决师资、经费、体育场地、设施问题，逐步做到按教学计划上好体育与健康教育课。

《纲要》的颁布，为教育改革和发展提出了一个长期的指导，是 20 世纪 90 年代乃至 21 世纪初教育改革和发展的蓝图，是建设有中国特色社会主义教育体系的纲领性文件，使中国的教育改革，尤其是学校卫生工作改革沿着一条科学发展的道路前进。1994 年，为落实《纲要》，教育部重点加强了初中学生毕业升学体育考试，开展了"到阳光下、到操场上、到大自然中去陶冶身心"等活动。

3. 中共中央、国务院关于深化教育改革全面推进素质教育的决定　1999 年 6 月召开的第三次全国教育工作会议和《中共中央、国务院关于深化教育改革全面推进素质教育的决定》明确指出"健康体魄是青少年为祖国和人民服务的基本前提，是中华民族旺盛生命力的体现。学校教育要树立健康第一的指导思想，切实加强体育工作，使学生掌握基本的运动技能，养成坚持锻炼身体的良好习惯"。"培养学生的良好卫生习惯，了解科学营养知识"。《中共中央、国务院关于深化教育改革全面推进素质教育的决定》深刻地阐明了学校体育卫生工作在素质教育中的重要地位和独特的作用，对新时期学校体育卫生工作提出了新的更为明确的要求。

4. 相关配套政策文件　为贯彻落实《学校卫生工作条例》、《中国教育改革与发展纲要》和《中共中央、国务院关于深化教育改革全面推进素质教育的决定》，促进学校卫生工作管理规范化、制度化，教育部及其有关部委相继出台与之配套的《中小学校卫生室器材与设施配备目录》、《全国学生常见病综合防治方案》、《中小学生健康教育基本要求》、《大学生健康教育基本要求》、《中小学卫生保健机构工作规程》、《高等学校医疗保健机构工作规程》《学校健康教育评价方案》、《〈学校卫生工作条例〉检查评估细则》、《学校食堂与学生集体用餐卫生管理规定》、《学校食物中毒事故行政责任追究暂行规定》等政策文件。

5. 中央国务院关于加强青少年体育增强青少年体质的意见　2007 年 5 月 7 日，党中央、国务院印发了《关于加强青少年体育增强青少年体质的意见》。这是党中央、国务院高瞻远瞩，从全面落实科学发展观、构建社会主义和谐社会的战略高度出发，为全面贯彻党的教育方针，大力推进素质教育，培养中国特色社会主义事业的合格接班人而做出的重大决策。《意见》明确指出，广大青少年身心健康、体魄强健、意志坚强、充满活力，是一个民族旺盛生命力的体现，是社会文明进步的标志，是国家综合实力的基础。青少年的体质健康水平不仅关系个人健康成长和幸福生活，而且关系整个民族健康素质，关系我国人才培养的质量；要求通过全党全社会的共同努力，坚持不懈地推动青少年体育运动的发展，不断提高青少年和全民族的健康素质。

为贯彻《中共中央国务院关于加强青少年体育增强青少年体质的意见》，教育部等相关部委又相继出台了《国家学校体育卫生条件试行基本标准》、《学生健康体检管理办法》、《中小学学生近视眼防控工作方案》、《中小学健康教育指导纲要》、《中小学体育专项督导指标体系》等一系列配套政策文件。

（二）学校卫生标准

学校卫生标准（school health standard）是进行预防性和经常性卫生监督的重要依据。为了给学生创建一个有利于身心健康的学习、生活环境，确保学校教室等教学设施、设备符合卫生要求，国家相继制定和颁布了一系列学校卫生标准：如中小学校教室采光照明卫生标准、学校课桌椅卫生标准、铅笔涂漆层中铅含量卫生标准、中小学生一日学习时间卫生标准、生活饮用水卫生标准、中小学校教室采暖温度标准、学校卫生监督综合评价、电视教室座位布置范围和照度卫生标准等。

学校卫生标准是国家有关学校卫生的技术规范的具体体现，是进行预防性和经常性卫生监督的重要依据。表 10-2 列出的标准是部分正式颁布实施的学校卫生及相关国家标准。

表 10-2　学校卫生及相关国家标准（部分）

序号	标准名称	标准号
1	中小学教室采光照明卫生标准	GB 7793-2010
2	铅笔涂漆层中可溶性元素最大限量	GB 8771-2007
3	电视教室座位布置范围和照度卫生标准	GB 8772-88
4	标准对数视力表	GB 11533-89
5	儿童青少年脊柱弯曲异常的初筛	GB/T 16133-1995
6	中小学生健康检查表规范	GB/T 16134-1995

序号	标准名称	标准号
7	儿童青少年血红蛋白筛检	GB/T 17099 - 1997
8	小学生一日学习时间卫生标准	GB/T 17223 - 1998
9	中学生一日学习时间卫生标准	GB/T 17224 - 1998
10	中小学校教室采暖温度标准	GB/T 17225 - 1998
11	中小学生教科书卫生要求	GB/T 17227 - 1998
12	中小学校健康教育规范	GB/T 18206 - 2000
13	学校卫生监督综合评价	GB/T 18205 - 2000
14	学校课桌椅功能尺寸	GB/T 3976 - 2002
15	学生健康检查技术规范	GB/T 26343 - 2010
16	盲校建筑设计卫生标准	GB/T 18741 - 2002
17	儿童少年矫正眼镜	WS 219 - 2002
18	儿童青少年斜视的诊断及疗效评价	WS/T 200 - 2001
19	儿童青少年弱视的诊断及疗效评价	WS/T 201 - 2001
20	儿童青少年屈光检测及配镜技术	WS/T 202 - 2001
21	学校营养午餐供给量要求	WS/T 100 - 1998
22	中小学校教室换气卫生标准	GB/T 17226 - 1998
23	中小学生体育煅炼运动负荷卫生标准	WS/T 101 - 1998
24	书写板安全卫生要求	GB/T 28231 - 2011

（马迎华）

第二节　儿童青少年健康问题及对健康的危害

一、儿童青少年健康对国家发展的战略意义

当今世界，新科技革命迅猛发展，经济全球化趋势增强，综合国力竞争日趋激烈。推进社会主义现代化建设，实现经济和社会的全面进步，必须把提高国民素质、开发人力资源作为战略任务。健康是人类全面发展的根本前提条件，没有健康就没有一切。

据 2007 年《中国人口和就业统计年鉴》，6～22 岁儿童青少年人口为 32 697 万人，占全人口的 24.87%，其中 75% 生活在农村。据 2007 年全国教育事业发展统计公报，截止到 2006 年底，全国共有各类学校 875 820 所（包括大学、中学、小学、民办高等教育学校、特殊教育和工读学校，不包括成人学校），其中小学 34.16 万所，初中学校 60 885 所，高中学校 28 496 所，普通高等学校（包括民办高等教育学校）2861 所。在校学生总人数为 20 165.22 万人，占总人口 15.34%，其中小学生为 10 711.53 万人，初中生为 5 957.95 万人，高中在校学生为 1 719.77 万人，本科生 1 738.84 万人。

十六届六中全会《中共中央关于构建社会主义和谐社会若干重大问题的决定》中进一步明确，到 2020 年，全民族的健康素质明显提高是构建社会主义和谐社会的目标和主要任务之一。2007 年《国家人口发展战略研究报告》指出，提高人口健康素质，必须从提高出生人口素质、提高全民健康素养、建立以预防为主的公共卫生体系三方面着手。

众所周知，儿童青少年时期是身心健康和各项身体素质发展的关键时期。在儿童和青少年走向成年时，他们正面临着接纳健康行为的挑战，他们需要安全和支持的环境，包括抚养他们生长发育的家庭。因此，为儿童青少年身心发育提供良好的物质环境和社会环境，给予他们必需的保护、照顾和有效的健康教育，增强体质、促进健康，不仅关系个人健康成长和幸福生活，而且关系整个民族健康素质，关系我国人才培养的质量，关系国家和民族未来的大事。广大儿童青少年身心健康、体魄强健、意志坚强、充满活力，是一个民族旺盛生命力的体现，是社会文明进步的标志，是国家综合实力的重要方面。

二、儿童青少年身心发展存在的问题

WHO 指出，在世界上最富裕与最贫穷人群之间的健康不平等现象中，儿童和青少年的健康问题占一半以上。世界上每 5 人中有 1 人，即共有 12 亿人为青少年。人们一般认为青少年都是健康的，因为他们已从童年早期的疾病中生存下来，而离与老龄有关的健康问题尚有许多年的距离。因此，往往不太注意他们的健康需求。不关注他们的健康和社会需求的一个可悲结局是：在 2006 年所有的 HIV 新感染者中，约 1/4 发生在 15～24 岁年龄组。此外，估计每年有 140 万 10～19 岁的青年男女因非故意的伤害、自杀、暴力、与妊娠有关的并发症以及疾病等而失去生命，而这些都是可预防、可治疗的。生殖健康问题是 15～19 岁女性死亡的主要原因，这些问题对青年女性的教育、就业能力以及潜在收入产生了巨大的负面影响。15～24 岁的青年人中性传播疾病的发生率仍然是最高的。2000 年，有 35 万 10～19 岁的青年男性因意外伤害及暴力被夺去生命。在世界的许多地方，精神活性药物，如苯丙胺、类鸦片及可卡因的使用也在上升，而注射这些药物是传播 HIV 的重要途径。青少年营养仍是各地的一个问题。女孩营养不足及微量营养素缺乏与妊娠的不良结局有关，不健康饮食及缺乏体力活动加速了青少年肥胖的发生。成年人中许多过早死亡始源于青少年时期的行为，包括不良的饮食和缺乏体力活动，以及吸烟和酗酒。青少年今天的选择将影响其成年时乃至其子女的健康。

党中央、国务院历来高度重视青少年的健康成长。改革开放以来，随着经济的迅速发展，生活水平显著提高，我国学校卫生工作取得很大成绩，青少年营养水平和形态发育水平不断提高，极大地提升了全民健康素质。但是，必须清醒地看到，一方面由于片面追求升学率的影响，社会和学校存在重智育、轻体育、轻健康的倾向，学生课业负担过重，休息和锻炼时间严重不足；另一方面由于体育与卫生设施和条件不足，师资配备不足，学生体育课、健康课等相关活动难以保证。2005 年学生体质与健康调研报告表明，青少年耐力、力量、速度等体能指标持续下降，视力不良检出率继续上升，城市超重和肥胖青少年的比例继续增加，部分农村青少年营养状况亟待改善。这些问题如不切实加以解决，将严重影响青少年的健康成长，乃至影响国家和民族的未来。

（一）生长发育不平衡，身体机能和素质下降，超重和肥胖流行趋势快速上升和蔓延，西部地区营养不足问题依然严重

1. 儿童青少年超重和肥胖流行呈快速蔓延趋势，引起慢性非传染性疾病早发和流行伴随社会经济的迅猛发展和都市化过程的加速，我国儿童青少年的疾病谱发生了重大变化：超重、肥胖检出率持续、大幅度上升，慢性非传染性疾病发生、发展及其并发症的发生产生低龄化趋势。超重、肥胖以及肥胖相关并发症已经成为影响我国儿童青少年健康的重要问题。城市男生超重、肥胖检出率分别从 1985 年的 2.22％、0.68％上升到 2005 年的 13.25％和 11.39％。在大城市，肥胖流行程度已接近发达国家，其中儿童期超重和肥胖超过青春期，城市男小学生是肥胖和超重的最高发群体。更值得关注的是，我国乡村学生超重和肥胖流行率全面上升，学生超重和肥胖的流行已经从仅仅局限于城市发展到全民流行的阶段。北京等大城市 1985～2000 年间城乡中小学生超重和肥胖的检出率差距逐渐缩小，城市部分经济不发达地区超重和肥胖的检出率高于经济发达地区。

造成慢性非传染性疾病发生、发展及其并发症的发生明显前移。在大城市，肥胖流行程度已接近发达国家。根据 1985～2000 年"中国学生体质与健康调研报告"资料，应用中国肥胖工作组（WGOC）判定肥胖的标准，1985～2000 年，北京城区 7～18 岁男生的超重肥胖率从 5.3％上升到 27.0％，女生的超重肥胖率从 4.7％上升到 25.9％；沿海大城市7～18岁男生的超重肥胖率从 1991 年的 7.6％上升至 2000 年的 23.6％，女生的超重肥胖率从 4.2％上升至 13.6％。由于我国各地区之间经济发展水平存在差异，中小城市儿童肥胖率低于大城市，但也存在上升趋势。从 1985 年～2000 年，沿海中小城市7～18岁男生的超重肥胖率从 2.7％上升至 19.3％，女生的超重肥胖率从 0.9％上升至 10.7％；内陆中小城市 7～18岁男生的超重肥胖率从 0.6％上升至 10.3％，女生的超重肥胖率从 2.0％上升至 6.3％。

我国儿童青少年超重和肥胖相关慢性非传染性疾病的早发和流行严重，肥胖相关慢性非传染性疾病在超重和肥胖青少年中的患病率远高于正常体重青少年。

（1）高血压：2002 年中国居民营养与健康状况调查发现：12～18 岁儿童青少年肥胖者高血压检出率达 40.9％；血压值随着儿童 BMI 值的增加逐渐升高，肥胖组、超重组儿童青少年的收缩压比正常体重组分别高 12mmHg 和 7mmHg；舒张压比正常体重组分别高 7mmHg 和 4mmHg；超重和肥胖儿童、青少年患高血压的危险分别是正常体重儿童、青少年的 3.3 倍和 3.9 倍。

（2）糖耐量低减：糖耐量低减（IGT）和空腹血糖受损（impaired fasting glucose，IFG）一样，都属于 2 型糖尿病的早期阶段。2002 年中国居民营养与健康状况调查发现，超重和肥胖组儿童的空腹血糖水平显著高于正常体重组；在调整影响因素后，超重组儿童患高血糖症的危险是正常体重组的 1.3 倍。

（3）2 型糖尿病：超重和肥胖儿童、青少年的组织细胞对胰岛素的敏感性下降，产生高胰岛素血症/胰岛素抵抗；当表现为一定程度的餐后和/或空腹血糖升高时，便成为 2 型糖尿病。肥胖程度、体脂分布以及肥胖持续时间与 2 型糖尿病的发病密切相关。在美国，2 型糖尿病现在已成为 BMI 在 $30kg/m^2$ 以上青少年的主要疾病，发病率为 4.1‰。我国尚缺少大规模人群数据。

（4）血脂代谢异常：2002 年中国居民营养与健康状况调查发现，超重儿童高三酰甘油（TG）、低 HDL -胆固醇和血脂异常的风险分别是正常体重儿童的 1.9 倍、1.4 倍和 1.5 倍，肥胖儿童的风险分别为正常体重儿童的 3.3 倍、1.5 倍和 1.8 倍。

（5）代谢综合征（Metabolic Syndrome，MtS）：我国 2002 进行的全国营养调查数据显示，肥胖儿童几乎 100％至少合并有一项 MtS 的危险因素，MtS 在我国正常体重、超重及肥胖儿童中的流行率分别达到 1.5%、18.3%和 38.1%（依据美国 ATP Ⅲ 标准）。

2. 生长发育不平衡，身体机能和素质快速下降

（1）在改革开放后经济发展的 20 年间，我国儿童青少年身体形态发育水平不断提高，身体发育匀称度有所改善：从 1985～2005 年的 20 年间，城乡中小学生的身高、体重和胸围均有大幅度提高。我国不同学生群体中，城乡男女普遍存在势头强劲的生长长期趋势，青春发育期均有提前现象。以身高为例，城男、城女、乡男和乡女 20 年间身高分别增长了 1.55cm、1.91cm、1.10cm 和 1.14 cm。在 1985～1995 年的 10 年间和 1995～2000 年的 10 年间，身高、体重和胸围的增长值和增长速度呈现不同的特点，具体表现为：身高的"前快后慢"和体重、胸围的"前慢后快"的特点。也就是说，我国学生长度生长水平的高峰期在今后可能速度会放慢，但是重量和围度生长的高峰期将会继续。

（2）1985～2005 年的 20 年间，我国儿童青少年身体机能和素质呈现下降趋势：反映学生肺功能的重要指标——肺活量在许多年龄段出现负增长，且负增长幅度呈上升趋势。1985～2005 年间，7～18 岁汉族中小学生城男、城女、乡男和乡女肺活量分别平均下降了 304ml、395ml、312ml 和 413ml；其中仅在 2000～2005 年 5 年间，上述人群肺活量分别平均下降了 285ml、303ml、237ml 和 259ml，女生降幅大于男生，城市学生降幅大于乡村学生。

1985～2005 年间无论是反映学生速度素质指标，还是反映学生爆发力指标、力量素质和柔韧素质的指标在前 10 年间（1985～1995 年）均有明显提高，特别是爆发力和速度素质的提高尤其明显；相反，在 1995～2005 年的 10 年间，这些身体素质指标呈明显下降趋势，2000～2005 年的最后 5 年间下降趋势更加明显。

1985～2005 年的 20 年里，所有性别、年龄组学生耐力素质水平都普遍下降。除 7～12 岁乡男、乡女和 19～22 岁城男、城女在 1985～1995 年 10 年里变化趋于稳定，水平有微小提高外，其余学生人群在 1985～1995 年、1995～2000 年、2000～2005 年的各年度中耐力水平都呈连续下降趋势，特别是自 1995 年以来，降幅显著增大。

3. 营养不足问题尚未根本解决，西部地区营养不足问题依然严重

经济和社会的发展，促进了儿童青少年的营养状况，大大降低了我国儿童青少年营养不足的发生率。但是，营养不足问题尚未根本解决。根据 2005 年学生体质与健康调研报告，7～22 岁学生低体重及营养不良检出率，城市男生为 21.61%、乡村男生为 25.80%、城市女生为 32.74%、乡村女生为 34.16%。受自然条件的限制和经济发展滞后的影响，西部地区儿童青少年营养不良问题依然很严重。

2002 年居民营养状况调查报告显示：7～17 岁儿童青少年营养不良率为 27.8%，轻、中、重度营养不良率分别为 23.5%、3.7% 和 0.6%；农村为 28.6%，高于城市 3.6 个百分点。这种差异主要体现在轻度营养不良，无论城市农村，基本上消除了中度营养不良（0.9%）。我国 13～17 岁组女性中度营养不良仍占有相当的比例（城市 7.9%，农村 8.5%），其他年龄组均在 5% 以下；女性明显高于男性，相差约 6.6 个百分点；13～17 岁组高于 7～12 岁组约 10 个百分点。城市 18 岁以上成人营养不良率以青年组最高（7.1%）。

（1）六类地区居民营养不良率：大城市、中小城市、一类农村、二类农村、三类农村、四类农村 7～17 岁儿童青少年营养不良患病率分别为 20.6%、26.4%、33.3%、29.5%、23.1% 和 24.2%。一类农村最高，二类农村其次，大城市最低，中小城市略高于三、四类农村。无论大城市和中小城市，青年组营养不良率最高；四类农村显著高于其他三类农村。

（2）不同经济水平居民营养不良率：城市 7～17 岁儿童青少年营养不良率从家庭年收入

低于 800 元的 23.2% 下降到 10 000 元以上的 18.1%，下降了 22.0%。农村 7～17 岁儿童青少年营养不良率除家庭人均年收入低于 800 元的 26.9% 下降到 800～1999 元的 25.4% 外，随收入增加略呈上升趋势，人均年收入 10 000 元以上的营养不良率为 27.9%，略高于 800元收入组。

（3）营养不良率在 1992～2002 年 10 年间的变化趋势：7～17 岁儿童青少年的营养不良率升高了 24.7%。城市变化不明显，农村的营养不良率从 1992 年的 21.6% 上升到 2002 年的 28.6%，增加了 32.4%。除城市 7～12 岁男童营养不良率降低了 11.6% 外，其他性别年龄组营养不良率均有不同程度的升高，尤其农村 7～12 岁男童，其营养不良率增加了 42.6%。

我国学龄儿童青少年轻度营养不良率仍比较高，尤其处于青春发育期的青少年；女性中度营养不良者尚占 8% 左右。对于这部分重点人群，应加强营养宣传教育，纠正其不良饮食习惯，提高身体素质。

（4）儿童贫血患病率状况：5～17 岁儿童贫血患病率各年龄段统计，城市为 8.7%～12.1%，农村为 13.7%～17.5%，城市男性 8.4%～11.2%，城市女性 9.0%～13.0%，农村男性 14.0%～16.2%，农村女性 13.3%～19.0%。中国不同地区儿童青少年贫血患病率差异较大，大城市 6～17 岁男性为 3.2%～13.8%、女性 2.8%～13.3%；四类农村男性 11.1%～23.9%；女性 9.9%～23.5%。

（5）儿童青少年维生素 A 的营养状况不良，多为边缘性缺乏：3～12 岁儿童维生素 A 缺乏率为 9.3%，其中男童为 9.6%，女童为 9.1%；边缘缺乏率全国为 45.1%，男童为 46.0%，女童为 44.2%，男童稍高于女童；3～7 岁组缺乏率均在 10% 以上，分别为 10.0%、11.1%、11.6%、12.8%、12.5%，明显高于其他年龄组。城市 3～12 岁儿童维生素缺乏率为 3.0%，男 3.1%，女 2.9%；农村平均缺乏率为 11.2%，男 11.5，女 10.8；农村远高于城市，男童稍高于女童。边缘缺乏率城市平均为 29.0%，男 30.1%，女 27.9%；农村平均为 49.6%，男 50.4%，女 48.8%。六类地区分别为 1.3%、3.4%、3.5%、12.65、14.2%、13.2%；边缘缺乏率分别为 24.3%、30.2%、37.1%、52.5%、52.3%、52.8%。大城市、中小城市和一类农村儿童维生素 A 营养状况明显好于二、三、四类农村。

（二）心理社会能力不足，健康危险行为高发

儿童青少年的心理健康问题越来越得到广泛关注。众多的研究发现，目前儿童青少年的心理健康问题是一个不容忽视的影响儿童青少年健康的主要问题。

有研究者使用症状自评量表 SCL－90 对学生调查结果显示，初中生心理问题主要表现为敌对、强迫、人际关系敏感和恐怖，高中生心理健康问题主要表现为强迫症状、抑郁。大学生主要表现为强迫、人际关系敏感、抑郁、偏执、精神病性等。廖建英等人（2005）使用 SCL－90 量表研究发现，除敌对因子外，其余 8 个因子的均分高中生都显著高于初中生。张茂林等（2003）发现，初中学生的心理问题检出率有随着年级的增加逐步上升的趋势，初三学生在强迫因子分值上显著高于初一学生。

处于毕业和升学年龄阶段的青少年心理健康问题较为突出。如刘万里（2005）的研究指出，15 岁（初三）和 18 岁（高三）两个年龄组心理问题的检出率均高于其他各年龄组；段佳丽等（2004）采用心理健康测查表（PHI）对北京市 5 910 名中学生进行了调查，结果发现初三、高二、高三年级学生各项得分显著高于其他年级，可见面临毕业和升学压力的同学心理健康状况较差。

涂敏霞（2006）研究发现，广州青少年的心理健康状况与 1995 年相比，均有不同程度的恶化。如"自杀或企图自杀"的比例从 1995 年的 3.7％上升到 2005 年的 7.7％。骆伯巍等人（1999）比较了 1984 和 1997 年中小学生心理问题的发生情况及其影响因素，结果发现 13 年之间，青少年的各类心理障碍检出率有提高的趋势，从 1984 年的 16.53％，提高到 1997 年的 25.2％，且年龄段越高，则变化越明显。

1989 年，全国 22 个省市 26 个单位对 24 013 名城市在校少年儿童行为问题进行协作调查，使用 Achenbach 儿童行为量表（CBCL），样本年龄 4～16 岁，儿童行为问题检出率为 12.97％，各省市检出率在 6.32％～16％之间；1990 年对湖南 8 644 名 4～16 岁的儿童青少年开展调查，以美国精神病学会精神障碍诊断、统计手册（DSM‐Ⅲ‐R）中的诊断标准诊断儿童精神障碍，发现各种精神与行为障碍达 38 种之多，患病率为 14.9％，其中城市儿童青少年为 14.2％、农村为 16.1％；男性为 18.5％、女性为 10.8％。1985 年，使用 Rutter 儿童行为量表对 2 432 名北京城区六年级小学生行为问题检出率为 8.3％，男生、女生分别为 13.5％、2.8％；1993 年又选取了 1 960 人，其行为问题检出率为 10.9％，男生、女生分别为 16.2％、5.9％。2005～2006 年我国 6 个省级 2 个直辖市的 51 956 名中小学生进行流行病学问卷调查显示，26.75％的被调查人群有焦虑性情绪倾向，其中男性 21.78％，女性 31.93％，两者差异有统计学意义。

在各类心理问题中，抑郁是目前青少年中最严重的心理卫生问题。抑郁是一种心境的低落状态，多伴有焦虑、躯体不适和睡眠障碍等。儿童青少年的抑郁与成人相比，出现时比较隐蔽，其发生通常有一个缓慢的、长期的过程，使成人期患抑郁的风险增加 2～4 倍，此外，青少年的抑郁症状还有复发的风险。抑郁可影响到儿童青少年正常的生长和发育、学校的表现、与同龄人及家人的关系，甚至导致自杀，通常有多种不同的表现形式，如学习成绩的突然下降、过敏性体质的增加、朋友关系的恶化、社会交往或娱乐活动的减少、饮食的改变、睡眠障碍、经常疲劳、感到没有价值、无望感等。儿童青少年的抑郁也增加了物质滥用和自杀的风险。因此，青少年心理抑郁问题需要引起高度重视。

国内外文献报道的儿童青少年抑郁流行率调查结果存在很大差异。美国的一项调查结果显示，大约有 15％的儿童青少年有抑郁症状。澳大利亚每年约有 3％的 6～17 岁儿童青少年受到抑郁性障碍的影响。意大利有 5％～10％的儿童青少年有抑郁症状。

我国冯正直（2005）等采取横断面调查，使用 Beck 抑郁自评问卷（BDI）、Zung 氏抑郁问卷（SDS）对 12 所中学的初一至高三 2 634 名中学生进行测试。结果发现中学生抑郁症状的发生率为 42.3％，其中轻度为 14.6％、中度为 15.3％、重度为 12.4％，且不同年龄、年级中学生的轻、中、重抑郁症状存在差异，普通中学的抑郁症状学生显著多于重点中学，女生显著多于男生。徐雯等针对南京市普通中学初中一年级至高中三年级的在校学生，共 7 161 人，利用儿童抑郁量表进行调查，发现抑郁障碍检出率为 14.8％。

青少年的心理健康直接与其心理社会能力密切相关。心理社会能力又称生活技能，是指青少年能够采取适应和积极的行为，有效地处理日常生活中的各种需要和挑战的能力。主要包括 10 种（五对）能力，即：自我认识能力-同理能力；有效的交流能力-人际关系能力；处理情绪问题能力-缓解压力能力；创造性思维能力-批判性思维能力；决策能力-解决问题能力。

2001 年对北京 1 171 名初一学生心理社会能力和危险行为调查发现，男女生心理社会能力有差异。女生的人际关系-交流能力和调节情绪-解决问题能力高于男生，女生的危险行为得分低于男生。41.2%的学生发生过至少一项危险行为。10项危险行为中，以"考虑过离家出走"、"饮白酒"和"吸烟"的发生率最高，分别为18.9%、18.7%、11.9%。

心理社会能力不仅影响儿童青少年的心理健康，还与青少年健康危险行为的发生密切相关。众多研究发现，青少年心理社会能力不足，可以导致各种健康危险行为的发生，青少年的心理社会能力越低，危险行为的发生率越高。青少年的问题行为之间有着密切的联系，有一种问题行为的青少年更容易发生其他的问题行为。

在各种健康危险行为中，伤害、不健康的饮食行为、缺乏运动、物质成瘾行为、网络成瘾、不安全性行为等为当前亟需关注的问题。

1. 伤害　伤害已成为青少年的首要死因，是导致青少年早死和伤残的首要原因，对青少年身心健康造成严重危害，给家庭和社会造成严重经济负担。中国14个省调查7～18岁中小学生中，约35%～50%的学龄儿童在过去的一段时间内发生过伤害，据估计，每年中国中、小学生发生各类伤害的人次数可能达到4 000多万。其中，机动车交通事故、溺水相关危险行为、青少年斗殴、自杀等成为导致儿童青少年伤害的主要原因。除自杀外，男性青少年容易导致伤害的行为发生率高于女性。

道路交通伤害是我国伤害的首位原因，是15～29岁儿童青少年的首位死因。在我国机动车交通事故死亡者中60%是行人、乘客和骑自行车人。我国中学生中61%～70%的交通伤害事故与骑自行车有关。北京市中学生中10.5%的学生经常或总是出现骑车违规行为，而在所有骑车违规行为中以骑车带人、骑车逆行和骑车时双手离把有关。

我国居民死亡资料统计报告显示，溺水是0～14岁儿童的第一位死因，溺水死亡人数占该年龄段所有伤害造成的死亡人数的一半左右。男性溺水死亡率高于女性，男性死亡率达到16/10万。溺水与其他伤害不同，一旦发生溺水相关危险行为，则死亡率较高。2005年中国18省、直辖市城市学生调查表明22.8%的学生曾到不安全场所游泳。

自杀是导致青少年死亡和伤残的主要原因。自杀是我国15～34岁人口的第一位死因，占该年龄段人口伤害死亡的16.8%。北京、合肥等地的研究表明，我国中学生中，近1/5的学生考虑过自杀，1/20的人曾经为自杀做过计划。2005年中国城市青少年健康危险行为调查表明调查前12个月内，19.6%的学生报告自己曾认真考虑过自杀，6.0%的受试生不仅想过自杀，而且曾认真制定过计划；有2.4%的城市学生在调查前12个月内采取措施自杀。

2005年中国18省市城市青少年健康危险行为调查表明有23.1%的大、中学生过去一年内至少参与过一次斗殴行为，初中学生斗殴行为的报告率远远高于高中学生，男生高于女生。

2. 不健康的饮食行为、缺乏体力活动　不健康的饮食行为、缺乏体力活动等行为发生率呈上升趋势，导致青少年肥胖发生率居高不下，严重影响青少年体质健康，给青少年及其成年期健康带来严重危害。

2005年中国18省城市青少年健康危险行为调查表明3.5%的大、中学生经常大量饮用碳酸饮料，25.9%的学生一周内至少吃一次西式快餐；9.3%的学生不吃或很少吃早餐。我国青少年体育锻炼不足现象严重，有68.4%的学生不参与或很少参与体力活动，1/3的女生几乎不参加体力活动；有近90%的大学生不参加体力活动。2005年中国学生体质健康调查显示有60.4%的学生认为自己从小没有养成体育锻炼的习惯，有23.7%和41.7%的男女学生在业余时间里不参加体育锻炼，有11.8%的大、中学生每天看电视的时间超过4h。

3. 物质成瘾　儿童青少年吸烟、酗酒和吸毒等物质成瘾行为随年龄增高呈上升趋势，青少年开始吸烟、饮酒和吸毒年龄提前，将对青少年及其成年后的健康和生活质量造成严重影响。

1984 年全国吸烟行为流行病学调查显示：我国 15～19 岁青少年吸烟率为 9.6%，男生的吸烟率为 19%，女生的吸烟率为 0.3%。1990 年中国预防医学院对全国学生吸烟状况调查结果表明：男中学生吸烟率为 4.17%，女中学生吸烟率为 0.18%。1996 年全国吸烟行为流行病学调查显示：我国 15～19 岁青少年吸烟率为 9.7%，男生的吸烟率为 18%，女生的吸烟率为 0.28%。2002 年全国吸烟行为流行病学调查显示：我国 15～19 岁青少年吸烟率为 10.7%，男生的吸烟率为 20.1%、女生的吸烟率为 1.2%。2005 年卫生部对全国 18 个省区大中学生调查发现我国青少年目前吸烟率为 14.9%，其中男生为 22.4%、女生为 3.9%。2008 年中国控制吸烟报告显示，我国青少年现在吸烟率为 11.5%，男女生分别为 18.4% 和 3.6%。季成叶的关于青少年吸烟调查发现：我国目前吸烟人口呈低龄化，开始吸烟年龄明显提前，1984 年 70% 以上的学生自 15～20 岁开始吸烟，1990 年提前到 12～17 岁，2005 年进一步提前到 11～15 岁。

我国青少年饮酒现象比较普遍，近年来饮酒行为的增长趋势惊人，开始饮酒年龄比较低。2005 年中国 18 省城市青少年健康危险行为调查表明，66% 左右的大中学生尝试饮酒，大四学生尝试饮酒率最高，达到 78.9%；有 27.9% 的大中学生现在饮酒，有 16.2% 的学生酗酒；但一半学生初次饮酒年龄小于 13 岁。

2005 年中国 18 省城市青少年健康危险行为调查表明有 1.0% 的学生曾使用过冰毒、摇头丸、大麻等毒品，男生显著高于女生，大学阶段吸毒率迅速增高。

4. 网络成瘾　随着网络的普及，青少年网络成瘾倾向报告率呈上升趋势，给青少年的身心健康、家庭和社会造成严重危害。

中国互联网络信息中心调查显示：1997 年我国网民总数只有 62 万人，而截至 2006 年年底，我国网民总人数已达 13 700 万人，增加了 12 倍。而青少年和学生网民人数增长最快，1997 年到 2006 年间，25 岁及以下青少年所占比例已从 41.9% 增至 52.4%；学生人群所占比例亦从 13.6% 增至 32.3%。2005 年中国城市青少年健康危险行为调查发现 7.1% 的大中学生每天上网时间超过 4h，8.9% 的学生有过度使用网络倾向，并对其身心健康产生影响。2005 年中国青少年网络协会的一项调查表明：全国青少年网络成瘾现场调查显示 13.2% 的青少年网民为网络成瘾者，网络在线调查显示 16.6% 的青少年网民为网络成瘾者，男性和 13～17 岁低龄群体网络成瘾报告率较高。

5. 青少年性行为　过早和无保护的性行为导致青少年非意愿妊娠、性病和艾滋病发生，严重影响青少年及其成年后的身心健康。青少年是艾滋病流行的主要受害群体之一，截至 2009 年底，我国 15～49 岁人群中 HIV 感染率为 0.1%。婚前和不安全性行为是导致青少年感染艾滋病和性传播疾病的主要原因。我国青少年不安全性行为呈上升趋势。早在 20 世纪 80 年代，北京等地区资料显示不足 1% 的青少年有婚前性行为。1997 年潘绥铭调查显示分别有 10.9% 和 8.4% 的男、女大学生发生过性行为。2005 年中国城市青少年健康危险行为调查显示分别有 15.0% 和 5.8% 的男女大学生发生过性行为，有 6.8% 和 2.0% 的男女高中学生发生性行为。

（三）健康素养亟待提高，学生常见病高发

健康美国 2010 年提到健康素养，指出健康素养是指个体具有获取、理解和处理基本的健康信息和服务，运用这些信息和服务做出正确判断和决定，维持和促进健康的能力。

"健康素养代表着认知和社会技能，这些技能决定了个体具有动机和能力去获得、理解和利用信息并通过这些途径能够促进和维持健康"。健康素养意味应掌握必要的知识水平、技能（如健康决策、解决问题），并付诸于行动来改变自己的生活方式和生活条件，来改善自身的健康状况，从而提高整个社区的健康水平。

美国国家健康教育标准（National Health Education Standards，NHES）中指出，观念、知识和技能都是健康素养基本的内涵。其中，知识包括最重要、最持久的关于获得良好健康的思想、论点和观念；技能包括交流沟通、解释、询问时采用的各种方式。

珠海市对 3 268 名大、中学生调查显示，最近一年，61.4％的学生参加过各种健康教育活动，从相关传播媒介获得过健康素养相关知识的学生，已经具备一定的健康素养知识，总的来看，被调查学生对提高自我保健意识、防范伤害的意识、如何缓解精神紧张和青春期知识等 43 个相关知识的整体知晓率为 32.3％，但对如何正确饮水、健康饮食和运动提高自我保健意识、防范伤害意识、缓解精神紧张、学习压力以及青春期相关知识等方面还缺乏科学的理解，存在认识上的模糊和错误。

学生健康素养的水平与学生常见病发生密切相关。卫生部、国家教委和全国爱国卫生委员会在全国学生常见病综合防治规划中将视力不良、龋齿、沙眼、缺铁性贫血、蛔虫感染、营养不良和肥胖列为六大学生常见病。随着我国社会经济水平和学生健康素养的改变，龋齿、沙眼、缺铁性贫血、蛔虫感染等呈下降趋势，但在西部、少数民族地区仍有待进一步提高，而视力不良检出率居高不下。

1. 视力不良　与 1985 年前相比，儿童早期过度用眼现象更为普遍，我国汉族中小学生各群体中的视力不良率、"疑似近视"率呈明显上升趋势，且视力不良发生均呈低龄化趋势。视力不良率、"疑似近视"率及其严重程度在青春期的增长都最迅猛。1985 年时我国各年龄学生的视力不良检出率较低，城男、城女、乡男、乡女 9 岁时视力不良检出率分别为12.7％、13.9％、4.3％和5.6％，12 岁时分别为27.4％、33.2％、8.1％和12.3％，15 岁时分别为50.3％、57.8％、22.8％和31.2％，18 岁时分别为57.6％、64.7％、22.8％和50.1％。2005 年全国学生体质调查结果表明我国学生视力不良状况严重：7～18 岁城男、乡男、城女、乡女视力不良检出率分别达 52.9％、37.3％、61.4％和46.2％，其中16～18 岁分别达76.8％、65.5％、85.1％和76.5％，且 95％以上属"疑似近视"。4 个群体16～18 岁"疑似近视"率分别达 74.5％、64.8％、81.3％和74.6％，将近 3/4 的在校高中生"疑似近视"。视力不良检出率和严重程度均在青春期增长最迅猛。女生检出率高于男生，但同龄男生视力不良严重程度略高于女生；城市学生视力不良检出率高于乡村学生，但近年来乡村群体中学阶段视力不良检出率、严重程度呈赶上现象，如城乡男女学生13～18 岁期间都出现视力不良检出率的大幅上升趋势，幅度上以乡村学生表现更为突出。北京市西城区中小学校调查数据表明学生视力不良呈明显上升趋势，小学、初中、高中视力不良检出率分别由 2002 年的 24.01％、62.93％和79.30％上升至 2006 年的 31.88％、76.45％和85.41％；随着年级升高，视力不良检出率增高，小学阶段是视力不良发生的危险阶段；中、重度视力不良比例明显增高。

不仅如此，蒙古族、回族、维吾尔族、壮族、朝鲜族和东乡族等少数民族学生视力不良检出率和疑似近视检出率亦呈明显上升趋势，其中，回族学生视力不良检出率最高，维吾尔族最低。

2. 口腔疾病　包括我国在内的很多国家，相当数量的儿童对最常见口腔疾病的病因和预防方面的知识知之甚少。仅有一小部分儿童、父母和学校老师了解食物中隐含的糖及含糖饮料对牙齿的破坏作用。很多人不知道如何预防龋齿、牙龈疾病。而对氟在龋齿预防中的作用认识更是相当有限。在很多国家中，仅有不到一半的母亲通过牙科医生获得口腔卫生保健方面的建议。

近年来，我国学生龋齿的流行状况有明显改善，城乡学生龋患率明显下降，龋患率水平仍然处于世界低水平地区。但我国学校口腔卫生保健水平仍然很低，改善潜力很大，乡村学生乳牙龋上升，乡村学生正取代城市学生成为恒牙龋的高发人群。1996 年我国第二次口腔卫生服务调查显示约有半数以上的城市儿童青少年和 1/5 的农村青少年在上学前开始刷牙，92.8％ 的城市 12 岁儿童青少年和 73.7％ 的农村 12 岁儿童每天至少刷牙一次，其中仅有59.1％ 和 31.0％ 的儿童青少年每天刷牙二次；一半以上的学生没有听说过牙菌斑或不知道牙菌斑黏附位置；不足 1/3 的儿童青少年从来没有看过牙医，看牙医者目的是进行牙齿检查，而几乎很少的人进行窝沟封闭。广东省一项调查显示仅有 2％ 的学生没有牙石或者牙龈出血。吉林对 1 350 名儿童牙科就诊的患儿调查显示，儿童口腔保健行为知识和口腔健康知识知晓率都很低，仅有 6.5％ 的 2～6 岁儿童和 20.7％ 的 7～12 岁儿童了解龋齿的危害，仅有 0.8％ 的 2～6 岁儿童和 1.2％ 的 7～12 岁儿童定期做口腔检查。锦州对 3 356 名大学生的调查显示大学生口腔健康知识正确率仅为 59.7％，特别对正确的刷牙方法、窝沟封闭可以防龋的认识不足；安徽一所大学新生调查亦显示有 24.5％ 的学生没有掌握正确的刷牙方法，牙龈炎和牙石的检出率分别为 78.4％ 和 81.2％。中国学生体质健康调查 1995 年 7 岁城男、城女、乡男和乡女乳牙龋患率分别为 90.1％、89.6％、70.2％、66.7％；2005 年四组人群乳牙龋患率分别降至 47.8％、48.7％、58.4％、58.6％，10 年间乳牙龋患率明显下降；1995 年城男、城女、乡男和乡女恒牙龋患率分别为 18.2％、22.9％、13.7％ 和 16.4％；2005 年四组人群分别下降至 10.9％、14.7％、12.0％ 和 15.8％。从龋失补构成来看，乳、恒牙都表现为龋补率很低，龋失率很高。7 岁城男、城女、乡男和乡女乳牙龋均（dmft）为1.92、2.44、1.92、2.33；12 岁城男、城女、乡男和乡女乳牙龋均为 DMFT 为 0.26、0.24、1.92、2.33。2005 年中国学生体质健康调查显示我国 7 岁城男、城女、乡男和乡女 4组学生会乳牙龋失补率分别为 52.9％、53.5％、59.4％ 和 59.9％，而 4 组人群乳牙龋补牙数占龋失补牙数的 18.7％、19.7％、5.0％ 和 4.1％；12 岁 4 组人群的恒牙龋失补率分别为13.9％、19.3％、13.4％ 和 17.7％；而 4 组人群龋补牙数仅占恒牙龋失补牙数的 24.7％、26.5％、13.4％ 和 11.7％。

3. 肠道蠕虫感染　1991 ～2005 年我国汉族学生粪便蛔虫感染率呈下降趋势，如 1991年我国 7 岁农村男、女学生粪便蛔虫阳性检出率分别为 26.1％ 和 24.6％，2005 年分别降至8.1％ 和 8.4％。少数民族学生蛔虫阳性检出率差别较大，2005 年如 7 岁水族男女乡村学生的蛔虫阳性检出率最高，分别为 74.0％ 和 74.8％；而瑶族男女学生均为 0。占我国少数民族人口比例较大的回族学生蛔虫检出率也比较高，男、女学生蛔虫阳性检出率分别为32.1％ 和 25.7％。

三、儿童青少年身心发展问题对健康的影响

(一) 超重和肥胖严重影响儿童身心健康和成年期生活质量

儿童青少年肥胖可以影响机体多个系统的健康。鉴于儿童青少年的身体、心理发育和社会适应能力的特殊性，肥胖对其健康的影响与成人相比不完全相同。儿童青少年肥胖最重要

的长期后果是肥胖及其相关的健康危险可持续至成年期。常见的、重要的或较有特殊性的健康危害有心理-行为问题、高血压、血脂异常、糖耐量异常、2型糖尿病、早期动脉粥样硬化、阻塞性睡眠呼吸暂停、非酒精性脂肪性肝病、微量白蛋白尿、男性青春期乳房发育、多囊卵巢综合征、黑棘皮症等全身多系统疾病。

（二）儿童期不良的心理健康状况对成年期健康带来严重影响

心理健康是一个相对的概念，健康与不健康之间没有明确的界限。对于儿童青少年来说，心理健康的基本标准是：个体的整个心理活动特征与年龄大致相符，相对稳定、协调和充分发展，并与客观环境保持一致。根据世界卫生组织定义，儿童青少年心理健康是指个体能够取得和维护最大的心理功能和良好状态的能力，心理健康直接与心理社会能力水平密切相关。心理健康包括以下几个维度：智力发展正常、情绪反应适度、心理特点与年龄相符、行为协调反应适度、人际关系的心理适应、个性的健全稳定。

儿童期心理健康是成年期健康的基本保障，可以直接影响到个体良好的心理发展、社会人际关系、有效的学习、自我照顾能力，以及良好的身体健康和有效的经济参与。心理健康出现问题，不仅严重影响儿童青少年的心理功能的健康发展，而且还会影响到身体发育，社会功能的发展，个人潜力的发挥，引发一系列的健康危险行为。由心理问题诱发的青少年犯罪呈逐年上升趋势，不仅危害家庭的安宁，也危害到社会的稳定，对构建和谐社会产生了不可忽视的影响。

（三）学生常见病是学生因病缺课、因病休退学的主要原因

1992年，视力不良、龋齿、沙眼、缺铁性贫血、蛔虫感染、营养不良和肥胖被列入卫生部、国家教委和全国爱国卫生委员会全国学生常见病综合防治规划中重点六大学生常见病，是学生因病缺课、因病休退学的主要原因，影响我国青少年个体的发展、给其家庭和社会带来严重的经济负担。

国内外的研究表明较低的健康素养与较高的住院率、昂贵的卫生费用和较差的健康结果密切相关。而对青少年而言，他们获得健康信息、技能、服务的权利未得到根本满足，导致青少年早期意外妊娠、高缺课率和学习成绩差，不仅影响青少年个人的发展，对其家庭及社会均造成不良影响。美国一项研究表明青少年健康素养影响其健康相关态度和观念形成，那些不相信其青少年时期行为和决定会影响其成年健康的青少年对健康信息不感兴趣，也不能按照所教授信息行事以便维持他们的健康；另外，那些认为健康信息难以理解的青少年则对所教授内容信息不感兴趣，不能贯彻采纳健康的生活方式，从而对其健康产生影响。如：儿童的口腔健康是引人关注的公共卫生问题，是所需费用最高的、与饮食-行为相关的疾病之一，儿童期的口腔疾病如果得不到及时治疗，将会引起各种不可逆的病损、疼痛、畸形和更严重的全身健康问题，如儿童青少年发育迟缓、营养不良、发音障碍、咀嚼能力障碍等，并且造成缺课、自信心下降、生命质量降低，甚至引起死亡。儿童时期不良的口腔卫生状况会延续到其成年后，影响个体的生产力和生命质量。而良好的口腔健康有益于营养摄取，增强孩子的学习潜能和提高在校成绩，使孩子拥有更丰富多彩的人生。口腔健康不良的儿童更容易遭遇活动受限，缺勤等经历，其可能性是其他健康儿童的12倍。牙齿缺失会影响儿童的营养摄入，影响他们的生长和发育。每年因为口腔疾病学校的缺勤总时数至少达到50 000万h。有报道表明口腔卫生习惯越早建立其对健康的影响持续的时间越长，儿童青少年时期培养和发展起来的口腔健康相关行为、信念和态度可以终身保持。

蠕虫感染，如血吸虫，就是一个显著的公共卫生负担，对5～14岁的儿童尤为严重。这

些肠道寄生虫对健康和营养状况造成的损害，可导致患麻疹、疟疾、肺炎和其他疾病时的严重后果。疾病的反复发作，使幼儿无法通过探索世界、与世界交流的过程来学习。对大龄儿童来说，疾病限制了他们进一步发展的机会、影响他们的上学率和学习成绩。

国内外研究表明，健康教育与健康促进是公共卫生的主要内容，是提高公民健康素质的重要手段，是减少和消除卫生服务不公平的有效方法。提高公众健康素养水平是提高公众健康素质的前提条件之一。公众健康素养的提高可以在一定程度上反映健康教育与健康促进效果。

第三节　儿童青少年健康的影响因素分析

青少年健康是一项涉及教育、饮食、健身、心理、环境等领域的综合体系，儿童青少年的健康受多种因素的影响。经济生活条件的优裕，家长对孩子的溺爱，使青少年的营养结构严重失调，导致肥胖和超重问题日益突出。与此同时，因贫困家庭生活水平低、农村学校卫生、保健等保障条件差等，少数农村学生仍然营养不良。随着我国改革开放的不断深入，都市化进程的快速进展，社会的竞争压力越来越大，这种压力已经传递给青少年，这也是导致青少年身心亚健康的一个主要诱因。在追求升学率、就业率的指挥棒下，一些家长过于重视孩子的学习成绩，忽略了孩子身体素质和健康。孩子们有做不完的作业，上不完的培训班、补习班。这样，学习不再是一种快乐，而是孩子们的沉重负担，蚕食着孩子们的身心健康。

一、静态生活方式与缺乏体育锻炼

静态生活方式和体育锻炼不足是儿童青少年机能和素质水平下降的直接决定因素，而其背后的深层社会原因，则是中国特有的重智力、轻体育的社会文化的原因和激烈社会竞争引起的学业压力加大、睡眠不足和精神紧张等因素。

伴随社会和经济的迅猛发展，我国现代化和城市化进程的加快，儿童青少年生活方式发生了巨大变化。城市化进程使得绝大部分城市学生居住在拥挤的社区和高层建筑，缺少户外活动机会和条件；拥有私车的学生比例大幅度增加，大大减少了步行和骑车的机会；受中国传统文化和激烈的社会竞争的影响，家庭、社会和学校普遍存在重智育、轻体育的倾向，学生课业负担过重，休息和锻炼时间严重不足；由于体育设施和条件不足，学生体育课和课外体育活动难以保证。上述诸因素均严重影响儿童青少年的身体活动机会，导致体育锻炼和身体活动的减少。

二、缺乏健康营养的社会环境与健康饮食知识

经济的快速发展，中国居民的膳食结构发生了巨大变化。由于缺乏健康营养的社会环境、儿童及其家长缺乏健康饮食知识，导致动物性食物、高能量、高脂肪食物摄入过多，蔬菜和水果摄入过少。膳食脂肪摄入量超过 WHO 推荐的 30％的上限，膳食结构已经由传统的植物性食物模式向西方动物性食物模式转化。这与儿童青少年肥胖的发生具有显著相关关系。而蔬菜和水果的摄入量没有明显增加。

蔬菜、水果富含多种维生素、抗氧化物质和膳食纤维，对预防微量营养素缺乏和肥胖具有重要作用。西方发达国家强调儿童青少年通过摄入富含水果和蔬菜的健康饮食预防和控制肥胖。而我国儿童青少年蔬菜水果摄入量在三次营养调查中没有明显增加。世界卫生组织推

荐成年人每天应当摄入 400g 蔬菜和水果，我国儿童大部分没有达到这个标准，也没有达到中国居民膳食指南推荐的每天摄入的水果和蔬菜数量。

根据 2002 年中国居民营养与健康状况调查，我国 15～19 岁青少年新鲜蔬菜的食用频率为每周 11.7 次，其中，一类和二类农村食用频率最高，分别为每周 12.8 次和 12.4 次，其次为大城市，每周 12.0 次，再次为中小城市和 4 类农村，分别为每周 11.4 次和 11.5 次，三类农村最低，为每周 10.4 次。城市男性青少年新鲜蔬菜食用频率低于女性青少年，分别为每周 11.5 次和 12.0 次，农村则相反，男女青少年新鲜蔬菜的食用频率分别为每周 12.0 次和 11.5 次。我国 15～19 岁青少年新鲜水果的食用频率为每周 3.8 次，城市明显高于农村，分别为每周 5.6 次和 3.0 次，并且大城市＞中小城市＞一类农村＞二、三类农村＞四类农村。女性青少年新鲜水果的食用频率高于男性青少年，分别为每周 4.1 次和 3.5 次。

三、社会经济发展的不平衡性，存在显著的东西部差异

乡村男女学生生长水平总体落后于城市男女学生，而且有逐渐扩大的趋势。同时，身体机能的水平城乡差异依然存在。学生营养不良问题在我国西南、西北部地区尤其突出。如各省小学生营养不良检出率、大中学生低体重检出率均比沿海地区高 2～3 倍；西南乡村学生的中度营养不良检出率比京、津、沪三大城市高 4.4 倍。身高发育迟滞（低于同龄百分位数正常值的 P3）现象在西部乡村小学生中较多，少数有遗传、内分泌、慢性消耗性疾病等因素，更多的（85％）系因自幼开始的长期营养不良造成。

受经济发展条件的制约，农村儿童青少年特别是西部农村儿童青少年的膳食营养状况依然存在诸多问题。农村寄宿制学校学生膳食补贴政策虽然解决了部分学生的温饱问题，但是学生的膳食质量仍有待于提高。动物性食物以及蔬菜水果极度贫乏，严重影响了青少年的膳食质量和营养状况。

四、学校健康教育缺乏和卫生服务不健全

素养是指需要终身学习获得的一系列技巧和能力，这些技巧和能力可以帮助个体寻求、理解、评估和应用健康信息和观念，以便做出理智选择，降低健康危险和提高生活质量。个体的健康素养能力基于受教育的水平，在很大程度上受文化、语言和环境的影响。同样，作为一个群体的健康素养受到医疗卫生服务体系、教育体系、社会和文化环境等因素的影响。我国健康素养的研究刚刚起步，2008 年 1 月，卫生部公告 2008 年第 3 号全文发布了《中国公民健康素养——基本知识与技能（试行）》，这将对提高我国公众的健康素养起到重要作用。美国全国健康教育标准认为学龄儿童和青少年发展和维持健康素养需熟练掌握以下技巧：①批判性思维和问题解决能力；②负责态度和创造力；③自我指导能力；④有效交流能力。这对提高我国青少年健康素养有很强的借鉴作用。

用眼时间过长，视物过近、视近工作条件不良，如灯光照明差、课桌椅尺寸不合理、书本字体过小、印刷不清等环境因素与青少年近视形成密切相关，特别是视近时间过长、过近是影响近视形成的重要因素。近年来，我国儿童青少年视近时间增加，体育锻炼和户外时间减少，均可直接导致学生在视力尚未发育正常之前就发展成近视。2005 年全国城市青少年健康危险行为调查显示有 11.8％大、中学生中每天看电视/录像时间超过 2h；有 8.3％的大、中学生每天玩电子游戏时间超过 4h；有 11.2％的大中学生有时或经常参加课外辅导和补习班，其中 20.8％的初三学生有时或经常参加课外辅导和补习班；有 24.4％的重点学校

学生每天课外作业时间超过或等于4h。江西省对大、中小学生一项调查表明小学生平均睡眠时间为9.20h、初中生为7.95h、高中生为7.26h，学生睡眠时间远远低于《学校卫生工作条例》中的要求；三组人群用于学习的时间分别为9.8h、9.7h和11.7h，远远高于《学校卫生工作条例》提出标准。

2005年全国学生体质健康调查资料显示大多数中小学生每天睡眠时间远远低于《学校卫生工作条例》中要求的标准（小学生应睡足10h，中学生应睡足9h），30.3%的小学生不足8h，11.5%的小学生不足7h；31.9%的中学生不足7h；有34.0%的中学生和19.6%的小学生感觉到课业负担很重。不健康的用眼习惯和态度导致青少年对近视预防持消极态度，如1995年武汉对150名大学生调查显示67.8%的学生不了解用眼卫生知识，33.0%学生对近视的防治态度持无所谓态度，甚至8.6%的学生喜欢戴眼镜，认为潇洒大方。

口腔卫生保健习惯和饮食卫生习惯影响青少年龋齿和牙周疾病的发展。平衡膳食中，减少含糖食物、饮料摄入量和摄取频率，保证充足的新鲜水果和蔬菜可以有效降低龋齿的发生，正如前面所述，我国青少年蔬菜水果摄入量远远没有达到中国居民膳食指南要求的标准。

第四节　儿童青少年健康管理的策略建议

一、增强学生体质，改善学生营养不良状况

1. 制定学校保健政策，每年对儿童青少年进行营养状况的监测，及时发现营养不良和营养相关疾病，并采取措施进行预防和控制。

2. 制定和实施营养标签政策，规定营养标签的强制性营养信息的标示。

3. 制定和实施学校营养午餐政策，保证学校午餐提供的食物群、能量以及营养素质量标准。

4. 制定和实施学校营养教育政策，将营养教育课程列入国家法定课程。

5. 制定和实施食品强化相关政策，规范食品强化技术要求。

6. 制定和实施政策，限制食品企业和媒体对儿童青少年进行低营养、高能量密度食品和饮料的广告宣传和营销活动。

7. 加强学生体质与健康监测工作的经费支持，完善监测工作的覆盖人群范围。

8. 将5年一次的学生体质与健康调研和2年一次的监测纳入财政预算，划拨专款保证调研和监测的组织、培训、实施、数据分析、报告发布等工作的顺利进行。同时，将监测工作扩展到青少年弱势群体，与民政、残联等部门加强合作，依托现有的技术支持，将残疾儿童和青少年纳入体质与健康监测范围。

二、开展青少年健康促进计划，提高学生健康素养

1. 根据我国社会经济文化的发展，进一步完善学校卫生相关法律、法规和政策，增强现有法律、法规的执法力度。

2. 动员全社会参与，加强部门间合作，建立部门间有效的协调沟通机制，使学校卫生工作能够顺利开展。

3. 建立、健全各级学校卫生行政管理体系，省级疾病预防控制部门成立专职的学校卫

生工作人员队伍，从人员和经费等方面保证日常学校卫生工作。如学校卫生工作报表信息体系建立和经费的落实。

4. 各级各类学校按照法律规定配备合格的校医，并建立校医资格认证和晋升机制。

5. 加强学生健康信息化建设，开展学生健康状况及相关因素监测。开展学生常见病普查、普治工作（如近视、龋齿、肥胖、营养不良等）。

6. 单独设置健康教育课，加强健康教育课教师的资格认证和继续教育，使他们能够及时准确地了解、掌握健康教育的理论和方法最新发展动态，使学校健康教育课能够适合儿童青少年的心理发育水平，增强学校健康教育课的科学性、活泼性。

7. 将儿童青少年纳入医疗保障制度范围内，建立对青少年友好的、符合青少年身心发育特点的卫生服务体系，如青春期生殖健康服务中心和心理咨询服务机构和热线等，进一步提高卫生服务可及性、公平性及服务质量。

8. 全面实行学校营养午餐制度，为学生提供符合健康饮食标准的营养午餐。实行西部农村政策倾斜制度和流动人口儿童青少年营养补贴制度，提高营养状况；实行食品强化制度，对人群普遍容易缺乏的维生素和微量元素实行强制性食品强化。

9. 结合社区行动，开展针对父母、教职员工等相关人员健康教育及健康促进活动。针对留守儿童、残疾儿童和打工人员子弟开展专项服务。

三、开展心理社会能力干预活动，预防健康危险行为

1. 建立青少年行为指导中心、开展青少年友好地（youth-friendly）健康咨询和青春期行为指导服务。

2. 通过改善家庭、学校和社会环境，为改变青少年健康危险行为提供支持环境。

3. 积极推进生活技能为基础的健康教育。将健康教育作为一个系统工程，纳入学校的日常教学，加强师资力量，设置课程，加大师资培训力度，将健康相关的课程内容，如心理健康、生长发育基本知识、青春期卫生、疾病预防、伤害预防、毒品预防、环境教育等都纳入健康教育之中，帮助学生不仅系统地掌握健康相关的基本知识，还能够建立良好的健康信念，提高心理社会能力，避免健康危险行为，养成良好生活方式，健康成长，并为成年期健康打下良好的基础。

四、生活技能教育为基础的健康教育

生活技能教育，是学校健康教育的重要组成部分。该教育本是一个心理健康教育项目，但伴随其迅速发展，和学校健康教育关系越来越密切。世界学校健康教育和健康促进专家委员会日内瓦会议（1995年），对学校卫生工作提出开展"健康促进学校"的建议。委员会总共提出十条建议，其中有一条专门提到："每个学校都必须使各年龄的儿童少年学会主要的健康知识和生活技能。这种教育是针对不同发展阶段特点的健康教育，以及积极、全面、完整的生活技能教育"。世界卫生组织评价学校生活技能教育的作用不仅是预防儿童青少年行为和健康问题的重要途径，而且有助于提高基础教育水平和质量、提高生活质量、培养良好的公民、促进终生学习和维护和平，最重要的是生活技能教育能够促进儿童青少年的健康发展，使他们有能力适应不断变化的社会环境。

生活技能教育是把这些技能教给儿童青少年，预防其不良的健康行为问题。其理论模式是通过生活技能教育，提高心理社会能力，使儿童青少年具有良好的行为准备，进而建立健

康的行为。生活技能教育目前被认为是促进儿童青少年心理健康，预防问题行为的最有效的途径之一。国外许多研究表明，生活技能教育有助于提高自尊和自我概念，减少抑郁、紧张和焦虑，调整情绪，预防青少年自杀以及物质滥用等危险行为。

（一）生活技能教育的概念和内容

"生活技能"（life skills），并非泛指做饭、洗衣、整理房间等，而专指儿童青少年的心理-社会能力（psychosocial ability）。WHO 专家认为："心理-社会能力，是指人能有效处理日常生活中的各种需要和挑战的能力；是个体保持良好的心理状态，并且在与他人、社会和环境的相互关系中，表现出适应的、积极行为的能力"。

生活技能教育是学校健康教育领域的一种新方式。1980 年代初，美国 GJ·博特文博士首先采用"生活技能训练"，进行预防青少年吸烟的健康教育。传统的预防青少年吸烟的健康教育模式是由老师或高年级学生通过宣传吸烟的危害，教育青少年来阻止学生吸烟。这种教育方式所做的理论假设基础是学生掌握了足够的有关烟草的知识就会自动选择不去吸烟。然而实际上，这种教育方式只能成功地教给学生知识和态度，却很难有效预防吸烟行为的改变。博特文的"生活技能训练"方法，则是从心理-行为角度入手，借用同伴教育的做法。他选择部分中学生，进行 10 次生活技能训练，内容除烟草知识外，还包括自我意识、决策、应对焦虑和交流技能等。评估发现，他的干预组无论吸烟知识或心理-社会指标，都比对照组有不同程度提高，且"新烟民"的增加人数少于对照组。

学校生活技能教育在预防青少年性行为和少女怀孕方面也起着重要作用。有研究表明，生活技能教育能有效降低性行为发生，并在不同程度上注重增强了儿童青少年交流、协商和拒绝的技能。还有一些研究显示，学校生活技能教育在预防青少年自杀方面有显著作用。例如，在美国的新墨西哥州的印第安青少年中，自杀率较高，有 30% 的被调查者报告曾经尝试过自杀。针对这个问题，研究人员根据他们的文化背景，为他们开设了生活技能教育课程，教育目标是培养包括交流、处理苦恼、压力和紧张、制定目标等方面的能力。通过学生对自杀行为、危险因素和个人社会能力的自我报告显示，干预组的自杀倾向明显降低。与此类似的还有 John Kalafat 等人的 ASAP（The Adolescent Suicide Awareness Program）项目，他们的目标是给予有自杀意念或行为的青少年有效的帮助，培养他们解决问题的技能，同时对发现的问题及时予以支持和回复，降低他们发生极端行为的可能性。

生活技能教育在预防青少年问题行为方面的应用日益广泛，例如在预防青少年饮食错乱的研究中培养学生对自我形象的正确认识、在饮酒及酒后驾车的干预研究以及在毒品教育中培养学生的拒绝技能等。生活技能教育在预防校园暴力问题上也起到了很大作用。美国 Albert 等人开展的一项针对非洲裔美国学生的预防校园暴力的研究中，有针对性地开展"18课时预防校园暴力生活技能"课程。课程的重点是暴力预防而不是解决问题冲突，它的焦点是向学生传授青少年暴力行为产生的主要原因和环境因素。另外还有一部分生活技能培训，例如控制愤怒、矛盾的非暴力解决方式等。课程通过轻松的课堂氛围、没有竞争性的活动，为学生营造一个安全而友好的环境，使他们愿意与别人分享自己的观点并且互相尊重，最终减少校园暴力的发生。

同样，在预防艾滋病的健康教育中，提高儿童青少年的决策和寻求帮助的能力，有助于提高相关的知识和态度，建立健康行为，有效地预防艾滋病的传播。目前，生活技能教育作为一种积极的心理健康教育模式已为人们所接受，并被认为是促进儿童青少年健康的最为有效的途径之一。生活技能教育打破了传统健康教育的框架，它主要关注的是对儿童和青少年进行应对健康问题挑战的能力的培养，预防问题行为的发生，提高儿童和青少年的社会适应性。通过生活技能教育提升他们的心理社会能力，从而预防各种问题行为的出现，提高其社会适应性，促进他们的健康发展。

生活技能，可概括表现为以下 10 种核心能力：

1. 自我认识能力　个体对自己的个性、爱好、优缺点等，能做出客观的评价。在正确认识自我的基础上，逐步建立自信心，并与周围的人保持和发展良好的人际关系。

2. 同理能力　能站在他人的角度上考虑问题。与人交往、商讨、解决问题时，能设身处地为别人着想，不仅表现出充分的理解和同情，而且能主动帮助别人，相互配合、协作解决问题。

3. 有效交流能力　能恰当地运用口头或身体言语（手势、姿势、表情、动作等），准确、恰当地表达自己的心情、观点和意见；而且，能在自己需要时，积极、主动地寻求他人的帮助和建议。

4. 人际关系能力　能以积极的方式与他人交往，建立和保持友谊；与家人和睦相处，相互沟通；使自己经常保持良好的心理状态，获得社会支持。还能在必要时采用恰当、使自己和别人都不受严重伤害的方式，巧妙断绝和他人的关系。

5. 调节情绪能力　人在悲痛、愤怒时表现出的强烈的消极情绪，如处理不当，会损害健康。应能正确认识自己和他人的情绪；运用一些方法来把消极情绪逐步转化为积极情绪；使之不对健康造成危害，也不使消极情绪影响到他人。

6. 缓解压力的能力　适当的压力可促使人不断进取，但过大的压力却起阻碍作用，甚至影响到自身健康。缓解压力的能力，指人能认识到压力的产生根源及其危害，并有能力采取必要措施，通过改变周围环境或生活方式，来减少这些压力；或者，学会放松自己，使压力尽量减轻到不对健康造成危害的程度。

7. 创造性思维能力　人在思考问题时，能抛开以往经验的束缚，不因循守旧，而是积极探索其他可能的途径和方式。具备创造性思维能力的人，解决问题时往往有更多选择，能做出更好的决定。

8. 批判性思维能力　与创造性思维相近，但思维角度、方向、形式等有区别。这种能力也可帮助人们开阔思路，用批判的眼光来分析获得的信息和以往的经验。该能力若和创造性思维能力有机结合，能使人多角度、全面地考虑问题，灵活适应日常生活，做出更合理的决定。

9. 决策能力　人能通过权衡不同的选择，考虑每种选择带来的后果，从而做出正确决定。

10. 解决问题的能力　解决问题的过程，指人做出正确决定并付诸实施的过程，包括认识自己面临的主要问题，寻找可解决问题的方法，分析各种方法的利弊，从中选择最适合者，据此着手制定计划，解决实际问题。

（二）生活技能教育的方法

生活技能教育的教学要求，与传统的教学模式有很大区别，关键体现在前者的以下方面：①高度尊重学生；②以学生为教学主体；③课堂学习和课外生活结合；④活动多种多样，形式活泼，能激发学生兴趣。

表 10 - 3　"生活技能式"和"传统式"教学模式的要素比较

要素	传统式教学模式	生活技能教学模式
主体	教师	学生
目标设置	基于教材内容	基于需要和评估
教学质量	基于教师的表现	基于学生的表现
学生对教学目标的理解	学生不知道教师的教学目标	学生知道教师的具体指导目标
期望成绩	基于人群正态分布曲线	基于所参照的评价标准
对学习的掌握	只有少数学生能掌握大部分教学目标	大多数学生能掌握大部分的教学目标
分级	基于学生间的相互比较	基于学生各自的实际水平
辅导	常无计划性	根据学生需要制定计划
教育策略	根据教师的爱好和特长进行选择	为达到教学目标而选择各种有效的教学策略
评价	根据标准答案	参考标准，评价学生对教学目标的掌握
修改教学和教材	根据新教材的可获得性	根据评估资料和教学中经常出现的问题

正因为生活技能教育有别于传统的教育模式，所以对教师来说，这项工作极富创造性和挑战性。从事生活技能的教学，应注意以下原则：

1. 面对全体学生，以他们为主体，使他们积极参与到教学中。儿童青少年的发展是自觉、主动的过程。只有以主体身份参加到教育过程中，才能达到掌握和主动应用的目的。因此，本类教学是动态的、活跃的，教师要充分调动学生的学习兴趣，积极、主动参与。

2. 生活技能教育应从初中一年级开始　开始越早，效果越好。生活技能之所以被称为"技能"，意味着其学习和掌握，必须通过不断的应用。学生早日获得系统的生活技能，有助于在各种健康危险行为形成之前，就通过对正向技能的练习和强化，来预防其发生。

3. 学校和教师应充分接纳学生的个体差异　以人为本，尊重学生的人格和权利。要让他们感受到，自己和包括教师在内的成人，人格上完全平等。要创造条件，使他们的个性特点、聪明才智有充分发挥的机会。学生得到尊重，才能学会自尊、自重和自信。这一点对处于自我意识成熟转折关头的青少年尤其重要。

4. 学校应注重对教师的培训　教师既是学生的指导者，又是学生活动的组织、协调者，不仅要有良好的教学能力，充分调动学生的积极性，还要能控制局面，不使混乱产生。对教师的培训要注意以下重点：①真正改变传统教学模式的影响；②有充分热情投入；③有良好的个人素质、个性、能力和工作积极性；④能通过教学，不断提高自身的组织协调、应变和自我调整能力。

5. 重视学校、家庭和社区相结合　良好的社会环境，来自家庭的支持，是生活技能教育获得成功的关键。同样，学生在课堂上学到的技能，也需要课后在家长帮助下，通过在社区活动中的不断实践，获得巩固、提高和强化。

（马迎华　陈晶琦　李榴柏　星一　陈天骄　王超）

参考文献

1. 中国教育年鉴编辑部. 中国教育年鉴 2007. 北京：人民教育出版社，2007.

2. 世界卫生组织. 促进儿童和青少年健康与发育的战略方向. 世界卫生组织，2002.

3. 中国学生体质与健康研究组. 2005 年全国学生体质与健康调研报告. 北京：高等教育出版社，教育部体卫艺司，2007.

4. 王陇德. 中国居民营养与健康状况调查报告之一，2002 综合报告. 北京：人民卫生出版社，2005.

5. 忻仁娥，张志雄，程志屏. 全国 22 个省市 26 个单位 24013 名城市在校少年儿童行为问题调查——独生子女精神问题的调查，防止和 Achenbach's 儿童行为量表中国标准化. 上海精神医学，1992，4（1）：47 – 55.

6. WHO. Preventing injuries and violence：a guide for ministries of health. World Health Organization，2007.

7. 卫生部疾病预防控制局，卫生部统计信息中心，中国疾病预防控制中心. 中国伤害预防报告. 北京：人民卫生出版社，2007.

8. 季成叶. 中国青少年健康相关/危险行为调查综合报告 2005. 北京：北京大学医学部出版社，2007.

9. 李新华.《中国公民健康素养——基本知识与技能》的界定和宣传推广简介. 中国健康教育，2008，24（5）：385 – 388.

10. 季成叶. 我国中小学生龋齿流行现状及龋患程度构成. 中国学校卫生，2008，29（2）：114 – 117.

11. 季成叶. 儿童少年卫生学（第五版）. 北京：人民卫生出版社，2003.

12. 马冠生，孔灵芝. 中国居民营养与健康状况调查报告. 2002 行为和生活方式. 北京：人民卫生出版社，2006.

13. 卫生部. 2008 年中国控制吸烟报告，2008.

14. 廖文科. 预防艾滋病教师培训指南——以生活技能教育为基础. 北京：人民教育出版社，2008.

15. 叶广俊. 现代儿童少年卫生学. 北京：人民卫生出版社，1999.

第十一章　特殊人群的健康管理

第一节　孕妇、乳母的健康管理

怀孕和哺乳阶段是女性人生中的重要阶段，因此对这部分群体和个体进行健康的管理非常重要。从宏观的角度来看，因为孕产妇的健康和死亡对社会经济和医疗发展水平比较敏感，通常孕产妇死亡水平代表着一个国家和地区宏观社会经济发展的水平。从微观的角度来看，妇女在怀孕和哺乳期间的健康关系到上下两代人的生命和健康，此阶段的健康管理也就显得更加重要。

一、孕妇和乳母的生理特点

妊娠是很复杂的生理过程，孕妇在妊娠期间体内会有一系列的生理调整，以适应胎儿在子宫内正常的生长发育。妊娠期，在大量激素的影响下，母体的合成代谢增加，基础代谢率升高。妊娠期妇女常伴有消化功能的改变，例如恶心、呕吐、消化不良、便秘等反应，对某些营养素如钙、铁、维生素 B_{12} 及叶酸的吸收能力增加。妊娠期胃肠道蠕动减弱，易引起胃肠胀气与便秘，妊娠晚期子宫压迫直肠可加重便秘，并可因静脉血流淤滞而出现痔疮。妊娠期孕妇需要排出自身及胎儿的代谢废物，因此肾功能负担加重。妊娠期母体的体重发生明显变化，一般体重增加 $11\sim12.5kg$。妊娠期妇女血浆容量及红细胞量增加。血容量的增加幅度较红细胞增加的幅度大，致使血液相对稀释，血中血红蛋白浓度下降，可出现生理性贫血。孕妇在妊娠晚期随着红细胞增生及胎儿成长容易出现缺铁。妊娠期血液处于高凝状态，部分凝血因子增加，血小板略有减少。妊娠期间的口腔卫生值得注意，由于孕妇体内的雌激素、孕激素增多，内分泌系统发生很大变化，使牙龈的毛细血管扩张、弯曲、弹性减弱，导致血液淤滞，血管壁的通透性增加，加之，进食次数增多，以及早期频繁呕吐，为口腔中的细菌滋生创造了条件。

产后哺乳期的生理变化与妊娠期变化是连续的，开始逐步恢复至孕前状态，泌乳是这个时期的主要生理特征。妊娠晚期就可由乳房挤出少量黄色清水样乳汁，直至产后 $2\sim3$ 天仍分泌初乳，以后在腺垂体催乳素的作用下，乳腺充血肿胀，分泌乳汁，并且量逐渐增多。产后 $2\sim3$ 日乳房增大皮肤紧张，表面静脉扩张充血，有时可形成硬结并使产妇感到疼痛。哺乳期给胎儿哺乳有利于母体生殖器官及有关器官组织更快恢复。初乳中含有大量免疫蛋白，是新生儿早期理想的天然食物。接下来的过渡乳中乳糖和脂肪的含量逐渐增多，而蛋白质的含量有所下降。成熟乳富含蛋白质、乳糖、脂肪等多种营养素。因此，母乳是婴儿的天然食品，在正常条件下一般提倡母乳喂养。与此同时，哺乳期女性的心理变化也是这一时期比较显著的特征，初为人母的女性通常心理变化比较复杂，与其在妊娠期的心理状态、对分娩经过的承受能力、环境及社会因素有关。

二、孕妇和乳母的健康风险

（一）个体因素

孕妇的一些个体因素会给孕妇的健康带来风险。如孕妇先天性子宫畸形；输卵管发育不良；年龄小于 18 岁或大于 35 岁；身高＜1.5 米；体重＜40 或＞70 公斤；有过畸形儿的妊娠史；家族有遗传病或畸形史；原因不明的 2 次以上自然流产史；以往有死胎、死产、新生儿死亡的病史；骨骼发育异常尤其是骨盆狭窄或畸形；既往或目前患内外科、妇科疾病；早孕反应很重、尿酮体阳性等。这些因素可能导致孕妇的流产、早产、异位妊娠等异常妊娠结局。对于乳母，乳房发育的一些异常会给乳母哺乳过程带来健康问题。

（二）环境因素

工作和生活环境中的不良因素，如一些化学物质（酒精、吸烟、铅、镉等）和物理因素（如噪音、高温、X 光等）会影响孕妇健康，进而可能对胚胎或胎儿造成损害。社会文化（文化程度、贫富、宗教）、孕产妇所处的社会和家庭环境也会间接影响孕妇和乳母的健康。

（三）行为因素和生活方式

孕妇在妊娠期间受到创伤、感染或自身精神高度紧张等都可能引起不良的妊娠结局，常见的是流产、胎儿畸形。孕妇和乳母的不合理用药也是影响健康的突出危险因素，已有的研究表明药物的性质、服用剂量、服用时间的不同可能会引起胎儿或婴儿不同的健康问题，值得引起重视。孕妇营养是妊娠期保健的重要方面，妊娠期营养不良可能导致孕妇的营养缺乏病。例如，缺乏铁、叶酸、维生素 B_{12} 容易引起营养性贫血，维生素 D 缺乏引起骨质软化病，蛋白质严重缺乏引起营养不良性水肿等。营养缺乏对胎儿影响也较为严重，可引起胎儿出生低体重、早产、围生期死亡率增加、脑发育受损、先天畸形。此外，合理利用已有的卫生服务是妊娠期健康的重要保障。目前医疗保健机构可以提供的包括计划怀孕前的体检、妊娠早期建卡、定时进行产前检查、异常情况及时终止妊娠、住院分娩等服务。近些年来随着医疗服务水平的提高，越来越提倡计划怀孕，即在怀孕前半年夫妻双方开始为怀孕做相应的准备，注意营养和生活方式、避免环境危险因素等，以最佳的身体和心理状态进入妊娠期。

三、孕妇和乳母的健康管理

妊娠期可以分为 3 个阶段，妊娠早期（孕 12 周之前）、妊娠中期（孕 12 周至孕 27 周）、妊娠晚期（孕 28 周至孕 40 周）

（一）妊娠早期的健康管理

孕妇的健康管理首先应该从孕妇识别早孕开始。有性生活的妇女，以往月经正常，一旦月经超期未潮，首先应该想到可能是怀孕，并及时去医疗保健机构检查确诊。确诊已经怀孕并适宜生育的孕妇，应该定期做产前检查。孕 12 周之前在医院建立档案，12 周后要定期检查，如有高危因素，如孕妇年龄过小或是高龄产妇、有不良妊娠史、有疾病遗传史、有内外妇科疾病等，应增加检查次数。通过每次产前检查和及时筛查，能够及时发现高危因素，有孕妇本人基本情况（如年龄、体重、身高等）、不良孕产史、内科合并症及产科并发症等。正常情况下，孕妇到医疗保健机构检查的次数是前 3 个月至少一次，27 孕周前每 4 周一次，28～35 孕周每 2 周一次，36 孕周后每周一次。有异常的孕妇应增加产前检查的次数。

妊娠早期是胚胎细胞分裂活跃、神经系统发育的关键期，也是胚胎最敏感的时期，应该避免接触有毒物质（如农药）、X 线，治疗疾病使用药物应该听从医生的建议。妊娠早期要避免工作场所和生活环境中不良因素，如噪声、辐射、高温、装修材料黏合剂等。在妊娠期应该避免感染疾病，治疗疾病需要在医生指导下慎重用药。边远山区或新生儿破伤风高发区，没有接受过破伤风类毒素全程免疫接种的孕妇应该到医院去注射破伤风类毒素。妊娠早期的孕妇应避免过重的体力劳动及剧烈运动，以防流产、早产或早破水，但适当运动还是必要的。

妊娠期膳食应该随着生理变化和胎儿生长发育的状况而合理进行调配。因为妊娠早期主要是胚胎发育阶段，所需要营养与妊娠前差别不大，但重要的是合理膳食。妊娠早期的膳食应以清淡、易消化、口感好为主要原则。建议每日服用适量叶酸和维生素 B_{12} 等，以预防神经管畸形的发生。孕妇要适当补充营养、保持良好心态，避免吸烟、饮酒和过量摄入咖啡因。《中国居民膳食指南》（2007）指出孕早期妇女在一般人群膳食指南十条基础上，还应补充以下 5 条内容：①膳食清淡、适口；②少食多餐；③保证摄入足量富含糖类的食物；④多摄入富含叶酸的食物并补充叶酸；⑤戒烟、禁酒。

由于体内激素的变化，孕妇很容易出现牙龈出血、肿胀、口臭，引起的牙龈炎称为"妊娠期牙龈炎"。因此要重视妊娠期口腔卫生，掌握口腔保健的方法，坚持每日两次有效刷牙，饭后漱口。做好定期口腔检查和适时的口腔治疗。只要重视并做好口腔清洁保健，可以有效预防妊娠期牙龈炎的发生。妊娠期里口腔疾病发展较快，定期检查能够保证早发现、早治疗，使病灶局限在小范围。对于较严重的口腔疾病，应选在合适的时间治疗。妊娠早期治疗有可能引起早产，妊娠晚期许多药物及麻醉不能使用，所以合适的治疗时间是妊娠中期。

孕妇的情绪与婴儿的发育有着密切的联系。妊娠早期的过度不安可能会导致胚胎发育不良，流产并引起胎儿畸形。孕妇应该以喜悦的心情接受怀孕，学会自我心理调节，善于缓解不健康的情绪，保持稳定、乐观、良好的心态，使胎儿有一个良好安全的生长环境。

如果在妊娠早期出现早孕反应过于严重、阴道流血等症状，应该及时到医疗机构就诊。

（二）妊娠中期的健康管理

妊娠中期的孕妇要定期进行临床检查，包括体检、化验、B超等。存在高危因素的人群要进行产前诊断，可以在形态学、染色体、酶学、代谢产物和基因五个水平进行产前诊断，判定胎儿是否有先天性疾病，为能否继续妊娠提供科学依据。

在妊娠中期，孕妇要适当休息，每天保证充足的睡眠（8～10h），取左侧卧位，改善胎儿的供氧。妊娠中期的每天应该做孕妇体操，活动关节，锻炼肌肉，同时可以缓解因妊娠期中姿势失去平衡而引起身体某些部位的不舒服感。妊娠中期坚持每天锻炼能够松弛韧带和肌肉，使身体以柔韧而健壮的状态进入妊娠晚期和分娩。国内外许多运动医学专家认为，正常健康的孕妇在怀妊娠期间能够安全地从事体育锻炼，只要没有出现异常情况就可以坚持下去。在运动过程中要注意热身、补液、适度等原则。

《中国居民膳食指南》（2007）指出孕中、末期妇女在一般人群膳食指南 10 条基础上，还应补充以下 5 条内容：①适当增加鱼、禽、蛋、瘦肉、海产品的摄入量；②适当增加奶类的摄入；③常吃含铁丰富的食物；④适量身体活动，维持体重的适宜增长；⑤禁烟戒酒，少吃刺激性食物。

妊娠期能量的增加是为了满足胎儿生长发育、母体组织增长、母体蛋白质和脂肪贮存及代谢增加的能量需要，但能量的摄入量与消耗量应保持平衡。妊娠中期的膳食应广泛选择和食用新鲜的乳、蛋、禽、鱼、肉、蔬菜和水果等，以保证母体和胎儿对营养素的需求。妊娠期的营养不良使胎儿的生长发育延缓，早产儿发生率及围产期新生儿死亡率增加，脑发育受损。但如果孕妇营养过剩、体重增加过度，易出现巨大儿，增加难产的危险性。中国营养学会 2000 年修订的膳食参考摄入量（DRIs）建议孕妇自妊娠 4 个月开始每日增加能量摄入量 0.84MJ（200kCal）。除了数量保证外，还要保证优质的动物及豆类蛋白质的摄入至少占 1/3 以上。妊娠期对无机盐的需要量增加，易缺乏的主要是钙、铁、锌、碘等。中国营养学会建议妊娠中期妇女钙的每日适宜摄入量（AI）为 1000mg，铁的 AI 为 25mg。

在妊娠中期孕妇应加强自我监护，如数胎动、测体重、家属配合测胎心等。如果出现严重的头疼、头晕、阴道出血等要及时就医。

（三）妊娠晚期的健康管理

妊娠晚期的重点是监测胎儿发育，防治妊娠并发症，做好分娩前的准备。妊娠晚期，孕 28～36 周，每 2 周去医院检查 1 次，孕 37 周以后每周检查 1 次。包括常规保健内容（产科检查和辅助检查）、骨盆测量、胎儿监测。

全妊娠期体重增长的最佳标准是 12.5kg。妊娠晚期的营养应该在妊娠中期的基础上适当调整。妊娠晚期合理控制总热量，多食纤维食物，高质量蛋白质、新鲜蔬菜、补充维生素及矿物质，可少食多餐，并要监测空腹及餐后 2h 血糖。需要增加蛋白质、必需脂肪酸的摄入，多吃动物蛋白和大豆蛋白，多吃瘦肉、海鱼等。补充钙摄入，每日需要 1200～1500mg，可多喝牛奶、鱼和虾。妊娠晚期，胎儿肝要贮存铁，孕妇需要多吃动物肝脏和血豆腐。妊娠晚期的热量不能补充太多，尤其是最后一个月，要适当限制饱和脂肪酸和糖类，限制肥肉和谷物的过多摄入，以免胎儿过大，影响分娩。中国营养学会 2000 年修订的膳食参考摄入量（DRIs）建议孕妇妊娠后期钙的每日适宜摄入量（AI）为 1500mg，铁的 AI 为 35mg，锌的每日推荐摄入量（RNI）20mg，碘的 RNI 为 200μg，维生素 A 的 AI 为 3000IU，维生素 B_1 的 RNI 为 1.5mg，维生素 B_{12} 的 AI 为 2.6μg，维生素 B_6 的 AI 为 2.0mg，维生素 C 的 RNI 为 130mg，维生素 D 的 RNI 为 400IU。

一些研究表明，阴道的各种感染可能与胎膜早破、绒毛膜羊膜炎、早产、宫内窘迫、低出生体重有关，因此对筛查阴道感染阳性者可以口服敏感、毒性小的抗生素来预防多种并发症。

（四）哺乳期的健康管理

产后 42 天内，产妇身体逐步恢复到怀孕前的状态，尤其是生殖器基本恢复正常，除乳房以外。母乳是婴儿最好的食物，初乳对婴儿的健康格外重要。早期的持续的母婴接触能够增加母乳喂养的时间和效率，所以产后应该在短时间内开始哺乳，在新生儿出生后提倡"三早"，即早接触、早吸吮、早开奶。

乳母每天分泌 600～800ml 的乳汁来喂养婴儿。当营养不足时，需动用母体营养储备来维持乳汁成分的恒定。中国营养学会推荐在哺乳 1－6 个月乳母应每日增加能量摄入 2.1MJ（500kCal）。哺乳期妇女摄入适量的蛋白质对维持婴儿生长发育、免疫和行为功能等十分重要，中国营养学会推荐乳母应比非妊娠妇女每日多摄入 20g 膳食蛋白质。膳食脂肪的种类与乳汁脂肪的成分关系密切，中国营养学会推荐乳母每日膳食脂肪供给量应以其能量占总能量摄入的 20％～25％为宜。人乳中的主要矿物质（钙、磷、镁、钾、钠）的浓度一般不受膳食的影响。中国营养学会根据国内外资料综合考虑后，建议乳母钙的 AI 为 1200mg，铁的 AI 为 25 mg。乳母膳食中的各种维生素都应适量增加。中国营养学会推荐乳母膳食维生素 A 的 RNI 为 1200μgRE，维生素 B_1 的 RNI 为 1.8 mg，维生素 B_2 的 RNI 为 1.7 mg，维生素 B_6 的 AI 为 1.9 mg，维生素 B_{12} 的 RNI 为 2.8ug，维生素 C 的 RNI 为 130 mg。总之，哺乳期膳食原则是保证供给足够的能量，多吃富含优质蛋白质的食物，同时多吃富含膳食纤维的食物防止便秘，还要适量补充维生素和铁剂。乳母每天应多喝牛奶以补充钙。

哺乳期妇女需要注意乳房的护理，包括热敷、按摩和挤奶等，以减轻乳房胀痛和维持乳汁的继续分泌。如喂奶姿势不正确或使用肥皂水、酒精等清洗乳房，都容易引起乳头干裂而产生疼痛，一旦发生可每次挤少量乳汁涂于乳头上。

哺乳期常常由于乳汁淤积而引起急性乳腺炎，一方面，乳汁淤积很可能导致入侵细菌的繁殖生长，而导致乳汁淤积的原因主要有乳头发育不好（过小或内陷），妨碍哺乳，而乳汁分泌过多或婴儿吸乳少、哺乳姿势不正确、乳腺管不通畅等也会造成乳汁淤积；而另一方面，细菌也可能常由乳头破损、皲裂处入侵，沿淋巴管入侵是感染的主要途径。婴儿口含乳头睡觉或婴儿患有口腔炎吸乳时，细菌可直接侵入乳腺管，上行至腺小叶而发生感染。产后的1个月内是急性乳腺炎的高发期；而6个月后的婴儿开始长牙，这个阶段乳头也容易受到损伤，应该小心预防；而断奶期更要警惕急性乳腺炎的发生。哺乳期淤乳引起的急性乳腺炎早期要积极治疗，做好乳房按摩，对疏通乳管、消肿散结起到重要作用。伴有乳头破裂感染的及时治疗。

哺乳期用药要谨慎，一些药物，如磺胺类、四环素类、阿托品、苯巴比妥等，可经乳汁排出，哺乳期妇女用量过多，可以导致婴儿中毒受害。

产妇产后可能会发生产后抑郁，发生在产后6周内，一般持续到产后6个月。其临床表现与一般抑郁症状类似，预后较好。治疗上以心理治疗为主。

（纪　颖）

第二节　婴幼儿的健康管理

婴幼儿（0～3岁）生长发育迅速，是人一生中身心健康成长的重要时期。同时，婴幼儿生长发育是机体各组织器官增长和功能成熟的过程。

一、婴幼儿的生理特点

婴儿出生后，前半年增长速度比后半年快，体重平均每月增加600～800g，后半年平均每月增加500g，周岁后发育基本是稳步增长，直至青春期又会出现短期内猛然加速。出生后第一年平均身长增加25cm，前期增长的比后期增长快。从6个月前后开始萌生乳牙，2岁内乳牙总数等于月龄减4～6。同时，婴幼儿时期头围、胸围、上臂围、皮下脂肪都会有所增长。各系统器官的发育不平衡，快慢不同。神经系统发育领先，生殖系统发育较晚，淋巴系统则先快而后回缩。

婴幼儿的消化系统也在不断发育成熟，婴儿的吞咽功能已经十分成熟，双颊脂肪垫发育良好，有利于吸吮活动。出生时唾液腺发育不完善，唾液分泌少，淀粉酶含量低，因此3个月以下小儿不宜喂淀粉类食物，随着唾液腺发育的迅速完善淀粉酶会不断增加。婴儿食管较短，早产儿和新生儿常因下端贲门扩约肌松弛而发生胃内容物反流。婴儿胃呈水平位，胃容量出生时30～60ml，1岁时达到250～300ml。婴儿肠道相对较长，有利于消化吸收，但因为肠移动性大且肠系膜较长，易发生肠套叠。

婴幼儿鼻腔比成人短，无鼻毛，后鼻道狭窄，黏膜柔嫩，血管丰富，易感染。鼻窦黏膜与鼻腔黏膜相连续、鼻窦口相对较大，故急性鼻炎常累及鼻窦，以上颌窦与筛窦最易感染。咽鼓管较宽、直、短，呈水平位，故鼻咽炎时易致中耳炎。婴幼儿的气管、支气管较狭小，软骨柔软，缺乏弹力组织，黏膜血管丰富，纤毛运动较差，清除能力薄弱。左支气管细长、位置弯斜，右支气管粗短，异物容易坠入右支气管内。小儿肺的弹力纤维发育较差，血管丰富，间质发育旺盛，肺泡数量较少，造成肺的含血量丰富而含气量相对较少，故易于感染，并易引起间质性炎症、肺气肿或肺不张等。婴幼儿胸廓短、呈桶状；肋骨呈水平位，膈肌位置较高，使心脏呈横位；胸腔较小而肺相对较大；呼吸肌不发达，呼吸时胸廓活动范围小，肺不能充分地扩张。小儿纵隔相对较大，纵隔周围组织松软、富于弹力，故在胸腔积液或气胸时易致纵隔移位。婴幼儿因呼吸系统的解剖特点使得呼吸量受到一定限制，但因代谢旺盛需氧量高，只有增加呼吸频率来满足机体代谢的需要，因而年龄愈小呼吸频率愈快。小儿呼吸道的非特异性及特异性免疫功能均较差，咳嗽反射及气道平滑肌收缩功能差，纤毛运动功能亦差，难以有效地清除吸入尘埃及异物颗粒，因此容易发生呼吸道感染。婴幼儿各项呼吸功能的储备能力均较低，当患呼吸道疾病时，较易发生呼吸功能不全。

婴儿出生后脑实质生长很快，第一年脑的发育尤为迅速。4岁以前是脑的结构及功能发育最为迅速的时期，也容易受到有害因素的侵袭。出生时小脑发育较差，出生后6个月达到发育高峰。出生后各种感知能力发育也都很迅速，包括视感知、听感知、嗅觉和味觉、皮肤感觉。运动神经的发育由上而下，由不协调到协调，由粗动作到精细动作。

婴儿出生后婴儿体内由母体传递的抗体开始逐渐消失，对各种传染病比较易感。因此，母乳喂养、营养供给和免疫接种显得非常重要。

二、婴幼儿的健康风险

（一）个体因素

婴幼儿由于处在发育时期，具有很明显的特点，如各个系统发育不均衡，消化、呼吸系统发育不完善，这些特征与婴幼儿的健康密切相关，使得婴幼儿对一些疾病易感。

（二）环境因素

婴幼儿期主要在家庭的环境中，与外界接触不多，因此家庭环境的洁净和亲属的情感影响着婴幼儿的发育和成长。

（三）生活方式和行为

婴幼儿还不能作为独立的个体，所以其健康会明显的受到家庭主体的生活方式、行为、喂养方式的影响，更多地受到母亲的一些生活方式和行为的影响，例如，是否能够及时调整婴幼儿养育方式，及时发现不适症状，及时的利用卫生服务，及时进行免疫接种等。

三、婴幼儿的健康管理

（一）健康档案和定期体检

一般来讲，婴儿出生后应该在社区建立健康档案，详细记录婴儿出生时的情况，随访婴儿的发育情况。社区医生会给予一定的喂养指导。同时，儿童的定期健康体检是系统、连续动态地对儿童健康、生长发育、保健服务的数据资料进行收集、整理、分析、评价和反馈的过程。根据儿童生长发育规律，建议婴儿在出生后3个月、5个月、8个月、12个月时分别做体检，1～3岁每半年做一次。检查的内容包括一般情况（包括喂养情况、生长发育情况、预防接种情况、患病情况）、体格发育测量、全身系统检查、智力筛查、血红蛋白测量。进入幼儿期后，定期的健康检查还包括口腔保健、视力保健、听力筛查等。

（二）营养

婴幼儿时期生长发育迅猛，代谢旺盛，需要足量的营养素供给。以满足正常生理功能活动和生长发育需要。但婴幼儿消化吸收功能尚不够完善，对营养的吸收和利用受到一定限制。2000 年中国营养学会推荐婴幼儿能量日摄入量 1 周岁以内 AI 为 0.40MJ（95kCal）/（kg·BW），1～2 岁 RNI 为男童 4.60MJ（1 100kCal），女童 4.40MJ（1 050kCal），2～3 岁 RNI 为男童 5.02MJ（1 200kCal），女童为 4.81 MJ（1 150kCal）。推荐的数值对个体婴幼儿差异较大，但对集体婴幼儿而言，不应低于推荐值的 90％。婴儿的蛋白质需要量是用营养状态良好的母乳喂养的婴儿的需要量衡量。中国营养学会在 2000 年建议蛋白质 RNI 婴儿为 1.5－3.0g/（kg·d），1～2 岁幼儿为每日 35g，2～3 岁幼儿为 40g。脂肪是体内重要的能量来源，摄入过多和过少对婴儿的生长发育都不利。中国营养学会推荐的婴幼儿每日膳食中脂肪能量占总能量的适宜比例 6 月龄以内为 45％～50％，6 月龄～2 岁为 35％～40％，2 岁以上为 30％～35％。碳水化合物主要供给婴幼儿能量，帮助机体蛋白质的体内合成以及脂肪的氧化。如能早期给婴幼儿添加适量的淀粉，可以刺激唾液淀粉酶的分泌。但如婴幼儿食物中含碳水化合物过多，则会在肠腔内发酵过强，产生大量短链脂肪酸，刺激肠蠕动而引起腹泻。无机盐是人体必需的营养物质，在婴幼儿时期具有极为重要的作用，较容易缺乏的有钙、铁、锌。维生素是维持人体生理过程所必需的一类有机化合物，几乎所有的维生素在缺乏时都会影响婴幼儿的生长发育，其中关系最为密切的有维生素 A、维生素 D、B 族维生素中的硫胺素、核黄素和尼克酸，人工喂养的婴幼儿还应该注意维生素 E 和 C 的补充，早产儿更应该注意补充维生素 E。

婴儿时期，母乳是天然的喂养方式，具有营养素齐全、比例合适、含有特异性免疫物质和非特异性免疫物质，可以使婴儿有效地抵御致病菌及病毒的侵袭。因此目前我国推荐在婴儿时期进行母乳喂养。断奶过渡期通常从 4 月龄开始持续 6～8 个月或更长，期间母乳照常喂养直到断奶。在婴儿 4～6 个月时，母乳喂养已经不能完全满足婴儿生长发育的需要，应添加断奶食物作为母乳的补充。断奶食物添加的顺序为先单纯后混和，先液体后固体，先谷类、水果、蔬菜，后鱼、蛋、肉。

（三）计划免疫

中国有比较完善的儿童计划免疫程序和制度。从出生开始，就为新生儿建立了接种卡介苗、乙肝疫苗，建立计划免疫登记卡及预防接种证，婴儿期要完成脊髓灰质炎、百白破、麻疹疫苗的基础免疫。2007 年 12 月卫生部印发了《扩大国家免疫规划实施方案》，其中涉及婴幼儿期免疫规划的疫苗有：

1. 乙肝疫苗　接种 3 剂次，儿童出生时、1 月龄、6 月龄各接种 1 剂次，第 1 剂在出生后 24 小时内尽早接种。

2. 卡介苗　接种 1 剂次，儿童出生时接种。

3. 脊灰疫苗　接种 4 剂次，儿童 2 月龄、3 月龄、4 月龄和 4 周岁各接种 1 剂次。

4. 百白破疫苗　接种 4 剂次，儿童 3 月龄、4 月龄、5 月龄和 18～24 月龄各接种 1 剂次。无细胞百白破疫苗免疫程序与百白破疫苗程序相同。无细胞百白破疫苗供应不足阶段，按照第 4 剂次至第 1 剂次的顺序，用无细胞百白破疫苗替代百白破疫苗；不足部分继续使用百白破疫苗。

5. 白破疫苗　接种 1 剂次，儿童 6 周岁时接种。

6. 麻腮风疫苗（麻风、麻腮、麻疹疫苗）　目前，麻腮风疫苗供应不足阶段，使用含麻疹成分疫苗的过渡期免疫程序。8 月龄接种 1 剂次麻风疫苗，麻风疫苗不足部分继续使用麻疹疫苗。18～24 月龄接种 1 剂次麻腮风疫苗，麻腮风疫苗不足部分使用麻腮疫苗替代，麻腮疫苗不足部分继续使用麻疹疫苗。

7. 流脑疫苗　接种 4 剂次，儿童 6～18 月龄接种 2 剂次 A 群流脑疫苗，3 周岁、6 周岁各接种 1 剂次 A＋C 群流脑疫苗。

8. 乙脑疫苗　乙脑减毒活疫苗接种 2 剂次，儿童 8 月龄和 2 周岁各接种 1 剂次。乙脑灭活疫苗接种 4 剂次，儿童 8 月龄接种 2 剂次，2 周岁和 6 周岁各接种 1 剂次。

9. 甲肝疫苗　甲肝减毒活疫苗接种 1 剂次，儿童 18 月龄接种。甲肝灭活疫苗接种 2 剂次，儿童 18 月龄和 24～30 月龄各接种 1 剂次。

（四）体格锻炼

体格锻炼可以促进儿童生长发育、增进健康、增强体质的积极措施，充分利用各种自然因素，如空气、日光、水和肢体活动进行身体锻炼，能提高机体固有的防御能力和获得适应自然环境变化的耐受能力，提高抗病能力以预防疾病。

（五）生活习惯

卫生习惯的养成很重要。从新生儿起就可以培养每天洗澡，大便后冲洗臀部的习惯，定期剪指甲；1 岁开始就可以学着自己打湿手、抹肥皂，并教洗手的方法；1 岁半后，可教用流动水洗手；2 岁以后学习自己洗手，认识自己的毛巾，擦干手脸；养成饭前便后洗手、饭后漱口、睡前勿进饮食、注意口腔卫生；3 岁开始刷牙。

幼儿时期开始形成一定的饮食习惯。饮食习惯与生长发育密切相关，关系到婴幼儿的营养和健康。良好的饮食习惯是幼儿均衡营养的基础，也能促进胃液分泌、消化良好，维护消化道健康，并能促进幼儿的心理健康成长。饮食习惯包括餐前准备（餐前洗手、餐后漱口、擦嘴）、定时定量进餐、不偏食挑食等。

（六）心理保健

婴幼儿儿心理健康是健康的起点，对以后的生长发育至关重要。婴儿初到人间，心理活动逐渐形成并得到发展。婴幼儿期母爱是首要的保健因素，母亲微笑的面孔、爱抚的动作、亲切的语言将促进婴幼儿良好的情绪、语言和运动的发育。父亲和家庭其他成员同样也给予婴幼儿照顾，有利于其对周围人产生信任感、安全感。同时应该尽可能提供给婴幼儿多看、多听、多动手摆弄物体的机会，促进他们认知能力的发展。与婴幼儿的语言交谈，对他们耐心地进行言语训练，有利于促进其言语功能的良好发展。早期的家庭影响对性格的发展起着直接的作用，需要注意教育方法，培养良好性格。

（七）常见病防治

维生素缺乏性佝偻病：常由于内源性维生素 D 不足、维生素 D 摄入不足、生长过速、消化系统疾病等原因引起。临床表现为易激惹、夜惊、多汗，出现枕秃、方颅、前囟增大、出牙延迟，严重者可出现好氏沟、串珠肋、鸡胸、脊柱畸形、O 形或 X 形腿及体格发育迟缓。患病后及时就医，通常采用口服维生素 D 来进行治疗。该病的预防主要是补充维生素 D 和钙剂，提倡母乳喂养，合理添加辅食，多晒太阳，同时加强宣传工作包括对孕妇围生期乳儿期的合理预防佝偻病知识。

营养不良：营养不良是营养素的严重不足或过多，以及代谢障碍造成的机体营养失调，主要表现为营养缺乏或营养过剩，营养缺乏症包括维生素缺乏、蛋白质缺乏、微量元素缺乏等，可能由于摄入不足或吸收不足引起。表现为体重和皮下脂肪厚度低于正常值。发生后应该及时治疗消化道慢性疾病或急慢性感染，调整饮食，补充营养。其预防主要是通过指导母亲喂养，培养婴幼儿良好的饮食习惯，监测生长发育情况。营养过剩是机体摄取的营养素超过了本身的需要，多余部分在体内蓄积并引起病理状态。克服营养过剩的主要措施是加强普及营养学知识，宣传平衡合理营养的重要意义，建立良好的饮食习惯，避免摄入过多的营养素，安排一定的体育运动，改变不良的生活习惯。

营养缺乏性贫血：常由于摄入不足、损失过多、吸收障碍引起。临床表现为皮肤黏膜苍白、营养不良、生长迟缓、毛发易脱落等。一般采用口服铁剂治疗，以补充铁的储存量。预防措施主要是及时添加动物类食品的辅食及铁强化食品，注意合理搭配膳食。乳母也要注意补铁。

锌缺乏症：也通常由摄入不足、患病等原因引起。可以服用锌剂治疗。预防也主要注意添加辅食，辅食中有一定比例的动物性食品，尤其是海产品。培养孩子不挑食的习惯。

在婴幼儿的健康管理中，母亲具有重要作用，因为是她们判断了症状的出现和恶化，及时准确地提供了食物、水和药物，而卫生工作者多是把母亲作为命令的被动接受者。因此，WHO建议促进卫生工作者和母亲的交流，帮助母亲学习照顾儿童的技巧。

（纪　颖）

第三节　职业人群的健康管理

一、概述

职业对健康的影响，经常是环境与相关遗传因素交互作用的结果。遗传因素难以控制，故职业对健康的影响主要取决于职业环境因素对健康的影响。随着医学模式的多元化发展，职业环境因素除了传统的职业有害因素外，还包括社会心理因素、个人行为生活方式等，它们均对健康产生影响。由于职业有害因素的存在，导致健康受到损害而引起的职业性病损主要包括职业病、工作有关疾病和工伤。

健康人体对职业有害因素的作用有一定抵抗力和代偿能力。当职业有害因素作用于人体的强度和时间超出人体的代偿能力时，机体出现功能性或器质性病理改变，出现相应临床症状，影响劳动能力，这类疾病统称为职业病（occupational disease）。《中华人民共和国职业病防治法》将职业病界定为"企业、事业单位和个体经济组织的劳动者在职业活动中，因接触粉尘、放射性物质和其他有毒有害物质等因素而引起的疾病"。

工作有关疾病是多因素相关的疾病，既与工作有联系，也见于非职业人群中，因而不是每一病种和每一病例都必须具备该项职业史或接触史。当这类疾病发生于劳动者时，由于职业接触，会使原有的疾病加剧、加速或复发，或者劳动能力明显减退。

工伤是指作业者在工作过程中，由于各种原因，包括职业有害因素、操作技术原因、设备原因、管理原因和不可测的偶然因素等所造成的身体伤害、残疾甚至死亡。1921年国际劳工大会通过公约，将工伤定义为"由于工作直接或间接引起的事故为工伤"；简言之，在工作过程中造成的身体伤害（以伤害为目的的除外）为工伤。

国际劳工组织（ILO）于2007年"世界职业安全与卫生日"发布报告指出，目前全世界每年有近 4.5 亿人发生工伤事故或遭受职业病的折磨，最终导致 220 万人丧生。与此同时，由职业事故和职业危害引发的财产损失、赔偿、工作日损失、生产中断、培训和再培训、医疗费用等总经济损失约占全世界生产总值的 4%。据统计，截止到 2000 年，我国因职业病危害而死亡的职工，造成供养遗属和病残人员总数近 100 万，一年造成的损失近 1 000 亿元。其中，每年因尘肺造成的直接经济损失约为 90 亿元，直接和间接经济损失约为 470 亿元/年，职业病所带来的经济损失约占年国民经济总产值的 2.5% 左右。近几年，每年新发尘肺患者依然有 1 万人左右。

我国是世界上最大的发展中国家。长期以来，由于工业基础和生产工艺的薄弱与落后，再加上卫生防护设施差，工作场所普遍存在职业有害因素。建国以来，我国先后在职业卫生方面制定了多项国家职业卫生标准、行业卫生标准以及工业企业卫生标准和职业病诊断标准，使职业性病损的防治取得了一定的成效。2001 年 10 月 27 日全国人大常委会审议通过了《中华人民共和国职业病防治法》，于 2002 年 5 月 1 日起正式实施。《中华人民共和国职业病防治法》的颁布实施，为职业病的防治提供了法律保障。尽管如此，我国职业卫生的形势依然非常严峻。一方面，目前我国总体经济水平仍然较低，许多工业企业生产和劳动条件较差，防护设施和装备比较落后，使原有的职业有害因素尚未得到很好控制，例如，我国目前仍然是尘肺大国，其尘肺人数、接触粉尘作业人数都居世界首位；另一方面，我国现在正处于经济转型时期，多种经济形式并存，新兴产业日益发展，用工制度变化，许多新技术、新材料得到广泛应用，使得各种新职业有害因素也不断出现，例如，长期在电脑前静坐、伏案工作、精神紧张和过度疲劳等可导致颈椎病、电脑眼病、过劳死和精神障碍等疾病的发病率增加。

职业人群多处于青壮年阶段，职业人群的安全和健康状况与一个国家的社会经济发展和人民的生活质量紧密相关。1996 年，世界卫生组织（WHO）通过了"人人享有职业卫生保健"的全球战略建议书，指出"能使工人在有效工作年龄及其以后都能享受到健康和有效的生活"，"必须在公司、国家和国际各级政策中给予应有的考虑"，使工人能够人人享受职业卫生保健。加强职业人群的健康管理，正是让职业人群"人人享有职业卫生保健"的重要策略和措施之一。

二、职业性病损的危险因素

凡是在生产、劳动过程以及作业环境中存在的危害劳动者健康的因素，统称为职业性有害因素。除产生职业性病损的危险因素之外，还包括社会心理因素、个人行为、生活习惯、卫生素养、个人防护等。

（一）职业性有害因素

1. 生产工艺过程中产生的有害因素

（1）化学因素：①有毒物质：如铅、汞、苯、氯、一氧化碳、有机磷农药等；②生产性粉尘：如矽尘、煤尘、石棉尘、有机粉尘等。

（2）物理因素：①异常气象条件：如高温、高湿、低温；②异常气压：如高气压、低气压；③噪声、振动；④电离辐射：如 X 射线、γ 射线等；⑤非电离辐射：如可见光、紫外线、红外线、射频辐射、激光等。

（3）生物因素：如附着在动物皮毛上的炭疽杆菌、甘蔗渣上的真菌、医务工作者可能接触到的生物传染性病原物等。

2. 工作过程中的有害因素

（1）工作组织和制度不合理，工作作息制度不合理，如夜班等；

（2）精神心理性职业紧张；

（3）工作强度过大或生产定额不当，如安排的作业或任务与作业者生理状况或体力不相适应，导致过劳死等；

（4）个别器官或系统过度紧张，如长时间紧盯电脑工作，易导致电脑眼病等；

（5）长时间处于不良体位或使用不合理的工具，易导致颈椎病。

3. 工作环境中的有害因素

（1）自然环境中的因素：如夏季炎热高温易导致中暑、寒冷季节的低温易导致冻疮；

（2）厂房建筑或布局不合理，如有毒工段与无毒工段安排在一个车间；

（3）工作过程不合理或管理不当导致环境污染。

（二）社会心理因素

1. 社会经济因素

（1）经济全球化，企事业单位之间竞争力度加大，导致就业压力和工作压力增大；

（2）因国家经济实力，对职业环境的改善投入不足，相关的法律法规制度不健全，也是影响职业人群健康的因素之一。

2. 人际关系

人际关系不和谐，同事间或上、下级间关系紧张，彼此间缺乏信任和支持，影响情感和工作兴趣，造成工作时心情不愉快，紧张，易导致工作失误、事故或工伤。

3. 文化教育水平　职工文化教育水平低，缺乏相应的有害作业防护知识，自我保护意识淡薄，不能正确采用个人防护用品等，也是造成职业性病损的原因之一。

4. 职业卫生服务水平　医疗卫生工作水平和医护人员的服务意识，是预防和治疗职业人群发生职业性病损的重要的影响因素之一。

（三）行为生活方式

职业人群除了存在特定的职业危害因素外，日常的行为生活方式会也会影响职业性病损的发生和发展的进程。例如，吸烟会提高石棉接触者诱发肺癌的危险性，酗酒易导致意外伤害和工伤；高脂饮食会增加机体对二硫化碳诱发心血管病损的易感性；吸毒、不洁性行为和性乱等易增加患性传播疾病和艾滋病的风险。

三、预防控制的策略和措施

职业人群发生职业性病损存在三个环节，即职业危险因素、一定的作用条件和接触者个体特征，三个环节共同存在并相互作用，才会导致职业性病损。因此，采取适当的预防措施，控制职业有害因素，减少接触机会，加强个人防护等，职业性病损是可以预防的。职业性病损的预防和控制，应该遵循预防医学的三级预防原则。

（一）第一级预防

又称病因预防，即从根本上杜绝危害因素对人的作用，如改进生产工艺和生产设备，合理利用防护设施以及个人防护用品，以减少工人接触机会和程度；建立健全安全管理制度，制订和完善相关的法律法规，制订职业接触限值和安全操作规程；加强职业卫生健康教育，进行就业前健康体检，检出易感者，避免其接触职业有害因素；改变个人的行为生活方式，如低脂饮食，戒烟，进行适当的体育运动等。

（二）第二级预防

又称临床前期预防，即早期检测职业人群是否受到职业危害因素而导致相应的疾病。其主要手段是定期进行环境中职业危害因素的监测和对接触者的定期体格检查，以达到早期发现病损，及时预防和处理的目的。体格检查通常使用较特异及敏感的生物检测指标进行评价，如肺通气功能的检查或 X 线肺部摄片，常用于对接触粉尘作业者的功能性和病理性改变的指标；血铅浓度是接触铅作业者首选的生物监测指标，而尿铅浓度则是反映近期铅吸收水平的敏感指标之一；其他如心电图、脑电图、听力检查等，亦可作为早期的特异性检查方法。

（三）第三级预防

又称临床期预防，即对已发展成为职业有关疾病的患者，给予积极的治疗和合理的康复处理，延缓病程，延长寿命，提高生命质量。预防原则有：①对已受损害的接触者应调离原工作岗位，并给予合理的治疗；②根据接触者受到损害的原因，改进生产工艺过程、生产环境和劳动条件；③促进患者康复，预防并发症。

四、职业人群健康管理的程序

（一）基本资料收集

1. 一般情况调查　包括姓名、性别、出生年月、出生地、婚姻状况、受教育程度、家庭住址、现工作单位、工种、体力劳动强度、联系电话等信息。

2. 协同因素调查　包括既往职业史、既往疾病史、家族史、个人生活史、体力活动情况、社会经济状况等。职业史调查主要包括从业起止时间、工作单位、车间（部门）、班组、工种、接触职业病危害（危害因素的名称，接触两种以上应具体逐一填写）、接触时间等。既往疾病史包括既往预防接种及传染病史、药物及其他过敏、过去的健康状况及患病史、是否做过手术及输血史、患职业病及外伤史等。家族史主要包括父母、兄弟、姐妹及子女的健康状况，是否患结核病、肝炎等传染病，是否患遗传性疾病（如糖尿病、血友病等）以及死亡者的死因等。个人生活史主要包括吸烟史、饮酒史、吸毒史、女工月经与生育史等。

3. 职业危险因素调查　包括职业有害因素的暴露情况调查，职业有毒有害物质浓度的检测，以及自然环境中有害因素调查，厂房建筑及其布局是否符合职业卫生标准，劳动组织和作息制度是否合理，劳动强度是否适度，职业心理紧张与否，个别器官或系统是否紧张或长时间处于不良体位，是否使用不合理工具以及个人防护用品的使用情况等。

4. 职业性相关疾病检查　根据职业暴露接触史，有针对性地进行包括内科、外科、妇产科、其他专科以及神经系统、呼吸系统、消化系统、泌尿生殖系统、造血系统、内分泌系统等常规检查，根据检查结果判断是否存在心脑血管疾病、肌肉及关节四肢、眼、耳、鼻、咽喉和口腔疾病以及其他各个系统疾病等。

5. 体检及实验室检查　身高、体重、血压、血脂、血尿便常规、心电图、肝肺功能检查、X 线胸片和一些工种特异性较强的生化检测（如血铅或尿铅、血 ZPP 等）等，详情可参考我国《职业健康监护技术规范》。

（二）风险评估

1. 根据一般情况调查和基本资料　进行一般性慢性非传染性疾病的风险评估，控制血压、血糖、血脂和体重等。

2. 对职业有害因素进行评估　主要包括职业有害因素的接触评估和危险度评估。接触评估的内容包括：①接触人群的数量、性别、年龄分布等；②接触途径、方式等接触条件评估，如鉴定有害因素进入机体的主要途径及接触的时间分布等；③接触水平的评估，除了采用环境监测和生物监测的资料来估算接触水平外，还应注意职业人群通过皮肤污染、食物与饮水、生活环境等其他方式的接触而吸收的有害因素的计量。接触评估的方法主要包括询问调查、环境监测和生物监测。询问调查的内容主要包括职业史、接触人群特征、接触方式、接触途径、接触时间等。环境监测必须深入现场详细了解、实际调查有害因素的种类、来源、存在的形式、形态和浓度（强度）等，确定采样点、采样方式、采样时机和采样时间，跟班观察并记录作业者的操作过程、活动范围、接触途径以及接触时间等。生物监测用来反映职业人群接触职业有害因素的内剂量或生物效应剂量。直接测定生物样品中的生物标志物还是相对简单有效的评估方法。职业有害因素的危险度评价是通过对毒理学研究、工作环境监测、生物监测、健康监护和职业流行病学调查的研究资料进行综合分析，定性和定量地认定和评价职业性有害因素的潜在不良作用，并对其进行管理的方法和过程。

3. 对社会心理因素和行为生活方式进行评估　根据社会心理因素和行为生活习惯，评估职业人群是否存在工作紧张，人际关系不和谐，自我保护意识差，以及医疗卫生服务水平是否欠缺，职业人群是否存在不良的行为习惯等。

（三）健康干预

1. 加强职业卫生监督，改善作业环境　《中华人民共和国职业病防治法》第八条明确规定"国家实行职业卫生监督制度"。职业卫生监督是卫生监督的重要组成部分，它是卫生行政机关对管辖范围内的用人单位执行职业卫生法规的情况所实施的卫生监督活动。开展职业卫生监督的目的，在于确保用人单位职业卫生条件处于良好的状态，预防和消除职业性有害因素对劳动者健康的损害，保证和促进职业活动的顺利进行。职业卫生监督按其性质可分为预防性职业卫生监督和经常性职业卫生监督。

预防性职业卫生监督是以职业卫生法规为依据，运用预防医学和相关学科技术，把用人单位新建、扩建、改建建设项目和技术改造、技术引进项目（统称建设项目）可能产生的职业性有害因素，控制在项目设计和生产实验阶段，从而防止职业性有害因素在用人单位正式投产后，造成生产作业场所的污染和劳动者的身心健康损害。《职业病危害项目项目申报管理办法》、《建设项目职业病危害分类管理办法》等法规的颁布，为预防性职业卫生监督提供了法律依据。

经常性职业卫生监督是指卫生行政部门依据职业卫生法规，运用现代预防医学和相关学科的知识和技术，对现有用人单位生产过程、劳动过程、生产环境的卫生条件所实施的卫生监督活动。经常性职业卫生监督内容包括职业卫生组织管理的监督、对防护措施的监督以及有害作业职工健康监护等。如建立健全的职业卫生档案，改革生产工艺过程，改进生产设备，对防护设施进行升级改造，降低职业有害因素的浓度或强度，减少职工接触时间，加强职工就业前健康监护和定期健康监护等。

2. 职业健康监护　职业健康监护是对职业人群的健康状况进行各种检查，了解并掌握人群健康状况，早期发现职业人群健康损害征象的一种健康监控方法和过程。职业健康监护的内容包括接触控制（职业性有害因素的环境监测、接触评定）、医学监护和信息管理等。我国已经颁布《职业健康监护技术规范》，建议参考学习。

医学监护的内容主要包括：①就业前健康检查，目的在于掌握职业人群就业前的健康状况及有关健康基础资料和发现职业禁忌证，如对拟从事铅、苯作业的工人着重进行神经系统和血象的检查，对拟从事粉尘作业的工人进行胸部 X 线检查，以确定该工人的健康状况是否适合从事该项工作；②定期健康检查，目的是及时发现职业性有害因素对职业人群健康的早期损害或可疑征象，为生产环境的防护措施效果评价提供资料；定期健康检查的时间间隔可根据有害因素的性质和危害程度，从业人员的接触方式、接触水平以及生产环境是否存在其他有害因素而定；健康检查的内容应根据国家颁布的《职业病诊断标准及处理原则》中的有关规定执行；③离岗或转岗时体格检查，目的是为了掌握职工在离岗或转岗时，职业性有害因素对其健康有无损害或可疑征象，为离岗从事新工作的职工和接受职工新工作的业主提供健康与否的基础资料；④职业病的健康筛检，是指应用快速、简便的实验和检查方法对职业人群中进行筛选性医学检查，以达到早期发现可疑患者，早期采取干预措施和治疗措施，或者评价暴露控制措施和其他预防措施效果的目的。

职业健康监护的信息管理主要包括建立健全的健康监护档案、对职工的健康监护资料进行健康状况分析以及对健康监护档案进行管理等。职业健康监护档案主要包括生产环境监测和健康检查两方面资料，例如，对每名职工设立健康监护卡，卡上的记录项目主要有职业史、既往病史、职业性有害因素接触水平、家族史、基础健康资料和日常行为生活方式等信息。健康状况分析是指对职工健康监护的资料应及时加以整理、分析、评价并反馈，使之成为开展和搞好职业卫生工作的科学依据，常用的指标有发病率、患病率、平均发病工龄、病伤缺勤率等，通过统计分析，发现对职工健康和出勤率影响较大的疾病及其所在部门与工种，从而深入探索其原因，采取相应的防护策略。职业健康监护档案管理是一项非常重要的工作，管理得好可以起到事半功倍的效果，但我国目前对职业健康监护的管理制度尚不够完善，应加强其制度建设，完善相关的法律法规，落实相关的管理权限、责任和义务。

3. 体育运动　有规律的体育运动可以使老年人和青年人的死亡率降低，可以降低心血管疾病和冠心病的死亡率，可以预防和缓解高血压的发展，降低结肠癌的风险，降低非胰岛素依赖型糖尿病进一步发展的风险，降低肥胖症进一步发展的风险，减轻抑郁和焦虑的症状，可以改善与健康相关的生活质量等。除此之外，职业人群进行有规律的体育运动还可以增强员工自身的自信心，降低企事业单位的医疗费用，减少缺勤，提高工作效率等。例如，进行有氧运动，每周 3～5 天，每次 20～60min，具体有跑步、骑自行车、游泳、跳舞等。

4. 营养　众多的研究结果表明，膳食结构与疾病和健康之间存在很重要的联系。如不合理的膳食可能会导致高脂血症、高血压和高血糖，进一步导致肥胖症和心血管疾病等；多摄入蔬菜水果可以降低患肺癌、胃癌、结肠癌、食管癌以及口腔癌的风险，高脂饮食可以增加患前列腺癌、结肠癌的风险，大量饮酒可能会增加乳腺癌、口腔癌、食管癌、结肠癌和肝癌的风险。缺钙会导致绝经后妇女骨质疏松，会影响育龄期妇女的生育能力和妊娠结果。因此，应该控制饱和脂肪酸的摄入，增加蔬菜和水果的摄入，节制饮用酒精饮料等。同时，针对工作性质，进行适当饮食干预，如高温作业，注意补充电解质等。从事重金属接触的人群，可以适当补充微量元素，改善机体元素平衡的紊乱等。

5. 体重控制　肥胖是一种以身体脂肪过多为特征的病理状态，常表现为体重超标。保持正常的体重策略和措施有：支持健康控制体重的工作场所政策，加强工作场所锻炼，提供健康食品，每日食物和活动的自我监测，减少饮食中的脂肪含量，增加富含高纤维营养的食品，如水果、蔬菜、全麦食品等。

6. 自我保健　职业人群通过学习自我保健书籍，获得自我保健信息，自觉管理自己的健康，提高执业过程中的自我保护意识。同时，不断纠正不良的生活方式或饮食习惯，合理进行体育运动，提高自己的生活质量，降低医疗费用。

7. 工作压力管理　由于工作中注意力不集中、压力增加、意外伤害和创伤的危险，使缺勤和换班增加，最终导致企业生产力降低，成本提高；工作压力使满意度降低，反过来削弱员工的工作动力和成绩。常见的工作压力来源有个体原因，工作不适应，角色冲突，角色不明确，超负荷工作，恐惧感，工作条件不良，人际关系紧张，有疏远感等。根据这些压力来源，可以制定相应的减压措施，如重新安排工作，调离原工作岗位，制定计划进行技能培训，改善态度和能力，减少不能胜任的工作，提高解决问题的能力，帮助员工消除潜在恐惧感，解决个性冲突、社会孤立等问题，提高员工的沟通能力，帮助员工学习更好地与他人相处，帮助员工解决疏远感，提供沟通、参与的方法。

8. 职工援助项目与社会支持　职工援助项目包括为职工个人问题提供相关的心理咨询，例如，婚姻不和睦、临危家庭，饮酒，药物滥用，抚养费用，焦虑和抑郁，法律问题，职业问题，经济和健康等；给企业主管、职工以及工会代表有关员工的工作绩效问题提供咨询，例如，在员工出现明显的个人问题之前，可以根据他们较差的工作绩效确定和寻求帮助。

社会支持指的是社会关系的功能性内容，通常包括情感支持、设备支持、认知支持、社会身份的保持和社会活动范围延伸。情感支持使人产生愉悦感，让人感到被关心和爱护，受到别人的肯定和尊重。设备或原料的支持包括提供商品和服务，如提供经济帮助、提供食物、帮忙照顾孩子等一些解决实际问题的帮助。认知支持是指提供信息和建议，帮助个体理解自身所处的世界并适应外界的变化。社会身份的保持包括通过行为反馈建立起来的共同世界观的确认。社会活动范围延伸是指社会接触和发挥作用的通路。大量的研究表明，社会支持可以缓解工作压力，帮助应付孀居和离异，减轻失业带来的身心效应，减轻生活常见压力和过劳对个体的影响。

9. 健康教育与健康促进　加强职业卫生宣传，如加强职工岗前培训，提高职业人群对职业有害因素、防护原则等相关知识的认知，自觉提高其自我防护能力，进一步加强《中华人民共和国职业病防治法》等相关法律法规的宣传，提高职业卫生监督管理人员的法律意识、危害防范意识及其管理水平，动员全社会的力量，提高社会对职业卫生工作的认识及其关注程度，共同维护职业人群身心健康。

(四) 效果评估

对职业人群进行健康干预一段时间后，应对其效果进行评估。例如，通过建设项目预评价及经常性卫生监督，观察控制职业有害因素暴露浓度或强度后，职业人群职业性病损的发病率和患病率是否有所改善，原有的职业性病损的临床表现、体征以及实验室检查指标是否有所改变或好转；进行生活方式干预后，评估体重、血压等是否下降，行为是否有所改善，职业卫生相关健康知识的掌握及知信行方面的变化，职工因身体原因的病假率、缺勤率以及工作效率等是否有所改善，因职业伤害所致医疗费用是否有所降低等。

（张华明　贾　光）

参考文献

1. 黄醒华、王临虹. 实用妇女保健学. 北京：中国协和医科大学出版社，2009.

2. 叶广俊，渠川琰，戴耀华. 儿童少年卫生与妇幼保健学. 北京：化学工业出版社，2004.

3. 金泰廙. 职业卫生与职业医学（第六版）. 北京：人民卫生出版社，2007.

4. 牛侨. 职业卫生与职业医学（第二版）. 北京：中国协和医科大学出版社，2007.

5. 任波，高汝钦，朱俐冰. 常见职业病危害因素的识别与防治. 青岛：中国海洋大学出版社，2007.

6. Michael P. O'Donnell. Health Promotion M the Workplace（Third Edition），常春，等译. 工作场所健康促进. 北京：化学工业出版社，2009.

7. 刘移民. 职业病防治理论与实践. 北京：化学工业出版社，2010.

第十二章　健康管理在健康体检中的应用

第一节　健康体检的现状与发展趋势

一、健康体检的变迁

1. **体检目的发生变化**　以往，体检主要是为了了解受检者身体健康状况、明确是否适宜某项工作或活动，例如，入伍、招工、调动、升学（中招、高招、攻读学位）、入托等。即使是自费体检，也是为了明确自己是否存在某种疾病。可见，传统体检的目的是寻找疾病。

随着改革开放的深入、经济的繁荣，特别是 2003 年传染性非典型肺炎的发生，唤醒了民众的健康保健意识。不同形式的体检机构应运而生，特别是健康管理理念的引入，使体检目的发生了巨大变化，受检者不仅要了解自己身体是否存在疾病，更要了解自己存在何种健康风险。

2. **体检场所发生变化**　除少数卫生行政管理部门办的体检机构外，传统体检是由医院的门诊完成。体检执行科室分布于门诊不同楼层，受检者手持体检单，夹杂在就诊患者之间，自行穿梭于相关诊疗科室，采集健康信息。现代健康体检，体检诊室或整合在一个平面上，或为单独建筑，使体检受检者与患者分离，避免交叉感染，同时为受检者提供便捷的服务。

3. **体检内容发生变化**　随着体检目的的变化，体检的项目内容也发生了巨大变化。在常规体检项目的基础上，增加了调查问卷、亚健康测查、体适能测试、肿瘤筛查等。

4. **体检机构发生变化**　以往的体检几乎完全是医院承担，只有少数的专职体检中心。现在体检机构呈现百花齐放的局面，它们依托医院办的体检中心、卫生行政管理部门办的体检中心、民营体检中心、合资体检中心等，打破了医院办体检中心的垄断局面。

二、体检中心的发展趋势

1. **由单纯体检向健康管理转变**　促使体检发生这样转变的原因有①受检者对健康的要求；民众已经不满足于年复一年的常规体检，他们需要了解自己健康的动态变化，需要了解自己的健康走势，需要预防某种或某些疾病；②体检中心生存的需求；随着体检市场的发育和完善，市场竞争日趋激烈，体检同质化，体检中心的"广告战"、"价格战"不足于赢得市场，更难于形成品牌。为受检者提供检后服务，特别是通过长期不间断提供健康管理，受检者健康状况得以提高，体检中心则赢得了固定客户；③国家"新医改方案"的要求。卫生机构不仅要为老年人和妇幼每年提供体检，更要加强民众的健康教育，实现"战略前移、重心下移"的战略目标；④医院生存的需要；以往体检中发现的患者和临床前期的人员，因无人管理而流失，同时医院又存在患者量不足的问题，需要体检中心成为吸纳患者的窗口。

2. **由单纯经营型向学科建设型转变**　①体检中心经过近 10 年的飞速发展，普遍发现健康体检和健康管理的理论滞后，不能为健康管理提供有效支撑，必须加强相关理论的研究；

②体检中心庞大的受检人群，为不同地区、不同民族、不同岗位、不同年龄人群的健康状况的调研提供了得天独厚的数据，但由于缺乏规范，数据采集的工作标准不统一，难以汇总统计；需要向成熟的临床科室学习，把体检中心的工作流程科学化、规范化；③快速发展的体检市场，不仅为体检中心开展科研工作提供了物质基础，更吸引了大批来自不同专业、有志于健康管理的人才，使学术研究、人才培养迅速开展。

第二节　健康体检在健康管理中的重要性

各级各类的健康管理机构，无不是从体检开始健康管理工作，健康体检是健康管理的基石。

1. 体检是采集受捡者健康信息的主要途经　体检是健康管理中信息采集的最主要的形式。其他信息采集的形式有：门诊诊疗手册、住院病历、人事档案、卫生部门的调查问卷等，这种方式所获取的信息量有限，仅偏重于某个方面。唯有体检，在信息采集中既有内容丰富的问卷调查（受检者的历史信息），又有通过体检获取的生理信息（断面信息），通过综合分析，既能发现疾病，也能发现健康风险，为健康评估打下了坚实的基础。

2. 体检是受捡者最为关注自身健康的时期　从接到体检通知，到检后阅读自己的体检报告（如同围手术期和围生期一样，我们称之为围体检期），受检者不仅在生活习惯上或多或少地自我矫正，同时关注健康信息、关注自己与同伴健康状况的比较。这种在短期内，对健康状况的集中关注，为提高受检者健康管理的依从性创造了极好的氛围。

3. 体检是进行健康宣教的最佳时间　正因为围体检期受检者对自身和群体健康状况比较关注，采取恰当的健康教育方式，受检者对健康知识的知信行的比率会提高。

4. 体检是健康评估的基础　因为体检所采集的健康信息全面，很适于健康评估。因此，有专家称，当前健康管理的主要载体形式是体检。

5. 健康体检是健康管理的最佳营销时间　正因为体检中心为受检者提供疾病筛查与风险评估，围绕受检者的需求开展工作，并在工作中注重提供人性化服务，使受检者对体检中心产生信任，才能接受后续的健康管理，依从性才能提高。

第三节　健康体检计划的制定

一、健康体检需求调查

健康体检需求调查的目的是了解受检者的既往史、生活方式、以往体检情况，为设计体检项目做准备。可分为深入访谈和问卷前置两种方式。

1. 深入访谈　适用于个人体检。面对面交流，针对受检者健康状况、生活习惯、以往的体检结果、风险因素、所患疾病、或某种疾病的遗传情况，可以作详细、深入的访谈。可以用启发式询问，帮助受检者了解自身存在的健康风险及其危害，不仅为体检项目的设计做好准备，同时为健康评估打下基础，为有针对性地开展健康干预做好了铺垫。

2. 问卷前置　适用于群体受检者。用调查问卷的方式，根据受检群体的职业特点、生活习惯、既往体检普遍存在的问题，了解该群体普遍存在的健康风险，使体检项目的设计基本涵盖常见健康问题和健康风险。问卷的呈现方式又分为纸质问卷和电子问卷两种。

二、健康体检项目设计

1. 指导思想　项目选择必须符合当前防控慢性非传染疾病的需要。随着社会经济发展、生活水平提高、人口老龄化，以及膳食结构、行为方式的变化，慢性非传染疾病已经成为威胁我国人民健康的主要因素（占死亡总数的80％以上）。根据《中国居民营养与健康状况调查报告之一2002综合报告》，我国人群高血压患病率达到18.8％，比1991年增加了31％，全国达到1.6亿；血脂异常总患病率18.6％；糖尿病患病率达2.6％，超重和肥胖分别为22.8％、7.1％。以上是危害我国居民健康的主要慢性病，这就决定了问卷调查的主要内容。在体检时，项目选择必须涵盖与上述疾病相关的诊断、评价指标。

2. 常规体检项目　包括一般检查、物理检查、实验室检查、仪器检查。一般检查包括身高、体重、腰围、血压测量；物理检查包括内科、外科、眼科、耳鼻咽喉科、口腔科、妇产科；实验室检查包括血、尿、便三大常规、生化（肝功、肾功、血糖、血脂、尿酸）、肿瘤筛查、免疫功能检查；仪器检查包括腹部超声、心电图、胸部X线检查等。

3. 特殊检查项目　根据受检者健康状况和存在的风险因素，有选择地开展特殊项目的检查。①动脉硬化无创检测，包括颈动脉及下肢血管超声检查、脉搏波传导速度检测（PWV）、多排CT心脏冠脉检查、眼底动脉检查；②心功能检查，包括超声心动图检查、平板运动试验、同位素心肌显像；③动态血压和动态心电检查；④对于吸烟和粉尘环境下工作的受检者需检查肺功能；⑤骨密度检查。

三、检前注意事项

实际体检工作中，经常需要向受检者发送检前注意事项，以提醒受检者做好准备，便于体检实施、缩短体检时间，使体检采集的信息更为真实、可靠。

1. 检查前3～5日饮食宜清淡　检查当日清晨空腹、禁食，可服用治疗高血压和冠心病的药。

2. 测量血压、体重、采血及腹部B超检查须空腹进行　做膀胱、前列腺、子宫及附件B超时，需憋尿，如无尿，需饮水至膀胱充盈。

3. 做X线检查时，宜穿棉布内衣，勿穿带有金属钮扣的衣服、文胸；需摘去项链、手机、钢笔、钥匙等金属物品。哺乳、怀孕及准备怀孕的女性，不宜做X线检查。

4. 女士行经期　不宜做妇科检查，不宜做尿检及粪便常规检查；妊娠、未婚女士不宜做妇科检查。

第四节　健康体检报告的编制与解读

一、个人健康体检报告的编制

体检报告是体检机构交给受检者的体检结果，有纸质体检报告和/或电子体检报告两种，前者便于受检者就医、开展深入的诊疗工作，后者便于受检者对信息保存、异地调阅、动态对比等。体检报告由调查问卷结果、体检所获取的生理信息、本次体检的阳性发现（或称异常发现）、体检建议等组成。

1. 将调查问卷中偏离健康生活的内容，按不同维度分类小结，使受检者对自己的测试结果有清晰的认识和深刻的印象。

2. 将体检所获取的生理信息，分类显示，便于受检者阅读。如物理检查、检验检查、仪器检查、特殊检查等。要求各个栏目名称规范，条目全面，检验检查和部分定量的仪器检查显示正常参考值。

3. 阳性发现或异常发现，是指体检中所采集到的生理信息偏离正常值或参考范围，问卷调查中发现的躯体症状和影响健康的危害因素。生理信息的阳性发现包括 3 种情况，第一，是检验、检查数据达到了疾病的诊断标准，诊断明确的疾病，如高血压（收缩压和/或舒张压≥140/90mmHg）、糖尿病（空腹血糖和/或餐后 2h 血糖≥7.1/11.1mmol/L）。第二，是检验、检查结果处于正常与疾病之间，或不能成为独立的诊断标准，如空腹血糖 6.1～7.1 mmol/L；血尿酸 > 420 mmol/L，但没有痛风的症状；某项肿瘤标记物数值升高，但现有检查没有发现肿瘤。第三，是结果虽是正常范围，但不是最佳状态，例如，乙肝五项检查结果全部为阴性，虽表示受检者没有感染乙肝病毒，但也说明受检者没有针对乙肝病毒的免疫力，最佳状态是"表面抗原抗体阳性"。问卷中的阳性发现，是指某一测量维度偏离正常范围，如疼痛、睡眠障碍、焦虑、抑郁、烟酒嗜好、体力活动不足等。

4. 体检建议是针对阳性发现，给受检者提出建议，包括生活方式的调整、部分生理指标的复查监测、专科的深入检查与会诊、直接接受专科治疗等。体检建议的表达应该通俗易懂，便于受检者理解、掌握、实施。体检建议之后，应该附有体检中心的咨询电话，以备受检者咨询并提供相应协助。

二、个人健康体检报告的解读

体检报告的解读，通过健康管理师的分析、讲解，使受检者了解自己健康方面存在的问题、原因、危害、防治措施，为健康评估、健康教育、健康干预等后续服务的实施奠定基础。

1. 综合分析　将调查问卷所采集的信息（历史信息）与体检所采集的生理信息（断面信息）相结合；将相关联的生理数据归类，如将血脂高、血糖高、尿酸高、血压高、肥胖、脂肪肝等代谢问题归为一类，再了解问卷中有关遗传史，力求综合判断受检者的阳性发现产生的原因，部分受检者还需要深入访谈，切忌针对单一数据、指标提出指导建议。使受检者了解自己健康问题产生的原因、所处阶段及危害，能深刻理解体检建议，提高受检者实施健康干预计划的依从性。如将上述代谢异常指标与受检者高脂饮食、饮酒嗜好、睡眠不足、体力活动不足和高血压遗传史等相关联，协助受检者清晰认识到患高血压病的可控因素和不可控因素；从动脉硬化程度所显示的血管生理年龄、颈动脉超声所显示的动脉粥样硬化的类型与大小和心脑供血不足产生的相关症状，分析高脂血症与高血压病的关系，认识到它们共同作用对血管的损害，会进而导致心、脑、肝、肾等主要靶器官的供血降低，产生致残甚至危及生命的疾病。

解读报告时，结合挂图、心脏血管造影的胶片、临床病例，与生活实例相结合，力求通俗易懂，如把高脂血症、高尿酸血症比喻成自来水水质硬度高、酸度高、污染重，把动脉硬化和粥样硬化斑块比喻为自来水管道锈蚀和水垢团块，把心肌梗死、脑梗死比喻为树木或庄稼秧苗缺水枯萎。使受检者容易理解、记忆，也便于传诵。

对于受检者为一个小集体，或为单位领导、或为社会公众人物、或为健康问题较多的个体，为其解读报告时，要借助群体动力论（group dynamics），请同事、家属、单位餐厅的厨师、身边工作人员等人参加。这不仅形成了社会支持系统，更可以相互作用、相互适应、形成群体压力、群体规范、集体凝聚力，相互支持、相互监督，共同改变不良的生活方式，共同监测疾病或生理参数，提高健康干预效果，巩固健康的生活方式。

2. 健康评估　请参阅相关章节。

3. 干预计划　只有深入了解受检者的健康风险所在，了解产生风险的原因，详细解读报告，耐心细致分析风险因素（特别是不良生活方式）、中间风险因素（包括血糖高、血脂高、血压高、超重与肥胖等）与疾病（冠心病、脑卒中、糖尿病等）之间的关系，需要干预的内容也就确定了。如何制定并实施健康干预计划，请参照相关章节。

三、团体健康体检报告的编制

团体体检报告不同于个人的体检报告，它包括体检计划的实施情况、群体主要健康问题、健康问题与职业特征的关系、健康教育和健康干预的重点内容、下年度体检时的注意事项等。

1. 体检计划实施情况　体检项目设置（按性别、年龄分层），应到人数、实到人数、各个部门到位率，总到位率。为单位开展健康体检目标考评，进一步推动下年度体检工作的实施，奠定基础。

2. 主要健康问题　将阳性发现/异常发现汇总，按发生频次排序，以发生频次最高（如前10位、前20位）的健康问题为主，说明受检群体的健康状况。特别是影响健康的慢性非传染性疾病，并分析其形成因素。

3. 主要健康问题的发生人员　将每种主要健康问题发生的人员，分别列入表中，便于单位卫生部门随访、管理，为健康管理的实施提供信息保障。

四、团体健康体检报告的解读

团体体检报告的解读往往采取健康讲座与个人咨询相结合的形式，使每个成员了解本单位的健康状况，自己的健康状况在团队的中的相对位置。

1. 明确本单位的健康状况　在阐述本单位的主要健康问题的同时，将综合体检结果与年龄、性别相似的单位相比、同行中的其他单位相比、与往年体检结果相比，发现本单位的健康问题，提高全体员工的健康意识和紧迫感，形成有利于开展健康促进的氛围。

2. 分析健康问题与职业的相关性　将健康的主要问题，与群体的职业特征相结合，发现其中的规律，例如，公交司售人员的泌尿系感染率高，与饮水少、常憋尿有关，IT业的工作人员消化道疾病多见，与工作压力大、生活不规律有关等。为群体健康管理方案的制定、改善劳动条件、优化工作流程提供依据，也提高了员工的劳动保护意识。

3. 分析健康问题产生的共性因素　了解团队的作息习惯、工作压力大小、单位食堂的烹饪习惯（如油多、盐多、肉多、辣多）、吸烟人数比例、饮酒人数比例、体力活动不足的人数比例，帮助领导与员工深刻认识本单位产生健康问题的原因，如何最大限度地利用现有条件开展群体性体育锻炼，改善饮食习惯，改善后勤保障品质（包括饮食、锻炼器材等），为健康管理的实施奠定基础。

第五节　健康体检后续服务

健康体检为早期发现疾病和健康危险因素，为全面分析、评估健康状况和疾病风险，为实施健康干预和健康促进提供了重要的科学依据。然而，健康体检不等于健康管理，它只是健康管理流程中的一个初始环节，如果我们的工作只是停留在健康体检，那么充其量也只是了解了受检者的健康状况和健康危险因素，还无法实现健康管理所要达到的维护健康的最终目标，而健康体检的后续服务，正是为了完善健康管理流程、实现健康管理目标所提出的。健康体检的后续服务内容丰富、形式多样，不同的受检者、不同的时间、不同的地点和不同的需求，可以选择不同内容和不同方式的后续服务。归纳起来，目前健康体检的后续服务主要有健康教育、健康咨询、健康干预、疾病管理4个方面。

一、健康教育

健康教育是健康体检后最重要的一种后续服务方式，它提供人们行为改变所必须的知识、技术、技能与服务，使人们在面临促进健康以及疾病预防、治疗和康复等各种健康问题时，有能力做出正确的行为抉择。其主要目的是提高人们的健康素养，改变不良行为，消除或减轻影响健康的危险因素，从而预防疾病的发生，加速疾病康复和提高生活质量，提高健康水平。可见，健康教育不仅适用于健康人群、亚健康人群和各种慢病早期人群，也适用于患者群和康复期人群，是改善和管理健康的非常重要的手段。

1. 健康体检是健康教育的最佳时机　从检前体检机构的选择、体检项目的选择，到体检过程、体检报告完成、阅读体检报告，受检者与医疗机构、医务人员频繁接触，同时接收了大量医学信息，是受检者高度关注自身健康风险和疾病的时期。特别是团体体检，当体检报告分发到个人后，人们在关注自己健康的同时，常常彼此交流，对健康状况作比较和评判。那些对自身健康风险多、疾病重的受检者就会产生较大的触动，他们需要尽快解决健康问题，更渴望相关预防知识。

2. 健康教育的内容　就健康管理而言，健康教育着重关注影响健康的可变行为因素。这些行为因素构成了当前及今后很长一段时间慢病的主要成因。例如，吸烟、过量饮酒、摄入过多高能量食物、体力活动不足、超重及肥胖、过度紧张及焦虑等，导致高血压病、心脑血管疾病、糖尿病、高脂血症、恶性肿瘤。健康教育恰恰是针对以上行为因素，提供健康知识和技能，认识不良行为产生的危害，使个体和群体掌握卫生保健知识，提高认识水平和技能，建立起追求健康理念，并为此自觉自愿的而不是勉强地改善自己的行为和生活方式。

健康教育的内容分3个层面，第一，是为改变不良生活方式和不良行为因素所做的健康教育，相当于一级预防的工作内容；第二，是针对高血压、高血糖、高血脂、超重、肥胖等中间风险因素，开展健康教育，相当于二级预防的部分工作内容；第三，是针对已有慢性病的疾病管理，为防止病情加重、出现并发症，为提高对治疗的依从性、提高治疗效果、减少用药种类和剂量所开展的健康教育，相当于三级预防的部分工作内容。

3. 健康教育的方式

（1）对于单个受检者及人数少的受检团队，最好采用一对一访谈的形式：对于企业家、单位领导，可以邀请家属、身边工作人员一同参与，可以邀请具有共同背景、共同经历、相似生活的人，可以邀请由于某种原因与其有共同语言的人（如参与特定活动、到特定活动场所的人们）参加，也可以邀请具有同样生理、行为特征的人（如孕妇、酗酒者、吸烟者、吸毒者、某种疾病的患者）参与，此方法即为健康教育干预理论中的同伴教育。根据体检所发现的疾病和健康危险因素，以同伴中健康危险因素多、病情重的人为例，特别是以那些已经引发严重疾病、甚至残障的人为例，客观评估受检者的健康状况，使受检者对所发现的疾病和健康危险因素高度重视，有针对性地制订个性化的健康教育计划，在实施中同伴能积极协助。

（2）对于团体体检：根据问卷调查和体检所获得的信息，分析团队中所存在的不良生活习惯、不良嗜好与职业的相关性，与团队年龄结构、性别构成的关系，与领导班子主要成员习惯的关系，与单位餐厅厨师的关系。分析不健康的生活方式产生的不良后果，营造崇尚科学健身、健康饮食、规律起居的氛围，鼓励员工之间互相监督、戒除不良嗜好。

（3）充分利用语言、文字、图形、影视、多媒体及网络等各种传播媒介，通过人际传播、大众传播、组织传播和自我传播等多种方式，选择受检者乐于接受的形式，有组织、有步骤地实施健康教育计划。

（4）不断收集来自受检者的反馈信息：及时调整健康教育计划，改进健康教育方式方法，最终使受检者从知晓健康信息，逐步过渡到认同健康信念，再到态度向有利于健康转变，以达到受检者自觉采纳健康行为和生活方式的目的，这是健康传播效果的最高层次，也是健康教育的最终目标。

二、健康咨询

健康咨询是健康教育中常用的一种人际传播形式，也是健康体检后最常用的一种后续服务方式。健康咨询是健康教育者或医务工作者运用预防、医学和保健等相关知识，对来访者所提出的健康问题提供帮助的过程。几乎所有参检人员都有健康咨询的需求。通过健康咨询，可以使受检者对自己的总体健康状况、所患疾病种类及其原因、存在的疾病危险因素、如何应对自己的疾病和健康风险等，有一个全面深入准确的了解，以达到改善和维护其健康的目的。健康咨询的方式多种多样，当前最主要的有面对面咨询、电话咨询、短信咨询和网络咨询等。实施健康咨询时应注意把握以下几点：

1. 认真解读健康体检的结果，悉心听取受检者所提出的所有问题，充分了解其体检后健康状况、所发现的疾病和健康危险因素。

2. 把握健康咨询的主要内容，即解释个人健康信息和健康评估结果及其对健康的影响，协助来访者制定个人健康管理计划，提供健康指导，制定随访跟踪计划等。

3. 掌握咨询的基本技巧，如说的技巧、倾听的技巧、提问的技巧、反馈的技巧和非语言交流的技巧。

4. 用通俗易懂的语言、简明扼要地表达和耐心细致地讲解，完整准确地传递正确的预防、医学和保健知识，以达到解答疑问和传授知识，进而维护健康的目的。

三、疾病自我管理指导

疾病自我管理指导主要是针对健康体检后已确诊患有一种或多种疾病，且不需要入院治疗的人群所实施的一种检后服务，其目的主要是增强患者的疾病自我管理和自我保健的意识和能力，提高患者对临床医生治疗方案的依从性，提高治疗效果，防止或延缓并发症的出现，减少诊疗费用。疾病自我管理的目标人群是患有特定疾病而可以院外治疗的个体，它并不以单个病例或其单次就诊事件为中心，而是关注个体连续性的健康状况与生活质量，并通过综合协调各种医疗卫生服务及干预措施来实现预期效果。做好疾病自我管理指导应注意把握以下几点：

1. 指导的形式应多种多样，以达到生动活泼、通俗易懂、便于实行的效果。如针对患者疾病，充分利用语言、文字、图形、影视、多媒体及网络等媒介，通过面对面、电话、短信或网络交流等多种形式，给予患者全方位的指导。

2. 指导的内容包括使患者对所患疾病的发生、发展、诊断、治疗、并发症和预后等有一个基本的认识，告知患者各种治疗的注意事项、可能出现的不良反应、治疗效果、何时进行必要的复诊等。同时，也使患者充分了解正确的自我保健，积极配合治疗。这不但可以改变疾病的转归，而且对其自身的健康状况和生活质量具有不可忽视的作用，进而使患者更加重视自我保健。

3. 保持与患者之间不间断的信息交流与反馈，这是确保指导效果的非常重要的环节。要主动、定期获取患者在疾病自我管理方面的信息，及时调整指导的内容、方法和策略，使患者能够真正掌握疾病自我管理的基本原则，有效改善患者的健康，切实提高患者的生活质量。

四、就医服务

就医服务是健康体检后，对一部分被发现患有某种疾病且需要进一步检查或住院诊治的人群所提供的一种后续服务。健康管理师需要根据自己的专业知识，及时识别患者的就医需求，并指导患者在哪家医院、什么专科，甚至是哪位医生能最有效地实现诊疗过程。就医服务的具体内容分以下几个方面：

1. 启动就医服务　根据患者所患疾病的种类、病情轻重、以往治疗的效果，判断患者需要进一步检查或调整治疗方案，协助患者确定需要就诊的医院和专科。

2. 预约挂号与就诊　通过网络、电话、短信、现场预约等方式，为患者预约挂号，对在普通门诊解决不了的问题，协助安排专家会诊，必要时组织协调多科会诊，协助特殊检查的预约和实施。

3. 协助住院治疗　协助患者选择适合的医院，协助联系住院科室并安排住院床位。

第六节　健康体检中的风险规避

健康体检与临床医疗工作一样，具有一定的风险性，充分了解健康体检人群的特点，有效控制健康体检中的风险因素，规避健康体检中的各种风险，对减少健康体检中的投诉，确保健康体检的质量和效果，均具有十分重要的意义。

一、健康体检人群的特点

健康体检人群的特点因健康体检类别的不同而异。目前，健康体检主要分 3 类：第一，是预防保健性体检，这是健康体检中最主要的一类。这类体检绝大部分是由单位组织安排，以对疾病早发现、早诊断、早治疗为目的的健康体检，但也有少部分个人自愿的保健体检。第二，是社会性体检。这类体检是出于社会因素，按照国家制定的有关政策文件要求，对从事相关专业的人员进行的上岗前、上岗期间和离岗前的身体检查，应急性职业健康体检，因某种特定行为、求职就业、从事特殊行业如食品、托幼、酒店服务、药店服务等工作的从业人员的体格检查。第三，是鉴定性体检。这类体检是指人们因工伤、职业病或交通事故进行致残程度等情况的医学鉴定或对某些体检结果，特别是社会性健康体检结果存在异议，需要进一步检查。虽然不同类型健康体检的人群各有其特点，但无论是哪一类体检，均有其共同的特点。鉴于社会性体检和鉴定性体检均属于特殊需求情况下的体检，因此，下面我们就重点谈谈预防保健性体检的人群特点：

1. 年龄特点　资料显示，30~60岁年龄段的人是个人事业发展由上升到顶峰时期的重要阶段，这个阶段的人是目前健康体检最主要的对象。

2. 职业特点　工作强度高、精神压力大、职业风险大是这部分人群的主要职业特点。

3. 经济条件　受检者的经济条件比普遍较优越，生活水平较高。

4. 生活方式　非健康饮食、无规律生活、缺乏必要运动、心理压力大。

5. 身体状况　大都处于亚健康状况，部分已经出现疾病临床期早期表现。

二、健康体检中的风险种类

与健康体检相关的风险主要分医疗风险和行政管理风险两大类。

(一) 医疗风险

包括体检项目选项风险、医疗风险。

1. 选项风险　如果不细致了解受检者的健康状况与体检需求，则可能为受检者选择了不能做或不适宜做的检查，导致受检者受损，出现医疗风险。例如：①胸部 X 线检查，少年儿童、孕妇、准备妊娠的女性不适宜接受此项检查；②妇科检查及阴式超声检查，未婚、妊娠、行经期的女性不适宜此项检查；③尿便常规检查，行经期的女性不适宜此项检查；④增加特殊检查项目要慎重，费用较高的项目，即使需要检查，也要与受检者充分协商，避免因告知不全而发生纠纷。部分有创检查，可能有潜在风险，检查前要与受检者充分沟通。

2. 医疗风险　由于体检工作，使受检者潜在的疾病或问题表现了出来。①空腹来医院体检，容易出现低血糖反应；②采血时引起晕针；③原有的心血管疾病加重，如检前未服药、检前紧张、睡眠不足、动作急，出现高血压危象、心绞痛，甚至心肌梗死；④影像学检查漏诊、误诊。受所使用仪器的分辨率、操作者的技术水平、疾病发展所处阶段等影响，制约了体检对受检者疾病的正确判断，可能存在漏诊和误诊。

(二) 行政管理风险

环境风险和流程风险。

1. 环境风险　①跌倒损伤，体检人群中中、老年人居多，如果卫生间湿滑，在受检者留取尿便标本时，可能会跌倒损伤；由于前列腺及子宫、附件超声检查一般需要憋尿，在膀胱极度充盈后排尿，可能会引发排尿性晕厥而跌倒损伤。②消防器材的齐备、消防通道的畅通，都是体检中心所必不可少的。

2. 流程风险　①体检信息错误：在体检工作中，常常不同团体同时进行，每个团体又按年龄、性别、岗位、职级分层，使得每天执行的体检项目套餐种类多，极易出现错误；避免此类错误的发生，有赖于体检软件的成熟、员工对工作内容的熟练掌握，更有赖于严格的查对制度；②体检执行顺序有误：随着受检者对体检的个性化需求的增加，体检项目已经不再是简单地分为餐前和餐后项目，尚有用药前后检查、有创检查等，如^{13}C 尿素呼气实验查幽门螺杆菌、糖耐量实验、胃肠镜检查；这些都要求体检时细心安排体检顺序，既要争取在短时间内完成，又要保证检查质量；避免因安排不周到，导致受检者多次无效往返、长时间在体检中心滞留；如采血、腹部超声检查、胃镜检查需要空腹进行，餐后两小时血糖、脑血管超声检查需要餐后进行，而¹³C尿素呼气实验查幽门螺杆菌需要服药前后进行；③体检报告内容有误；这其中有体检信息输入有误、特殊检查报告汇总有误、装订方式有误等。

3. 告知风险　因健康体检前未告知或者告知不全面，使受检者体检前准备工作不充分、体检时对有些要求的理解发生偏差，而医务人员又未给予及时补救所产生的失误。如未能嘱咐高血压患者体检前应照常服药，导致体检时患者血压骤然上升；怀孕或者可能怀孕的女性在不知情的情况下接受了放射检查等。这是比较容易忽略，但却是非常重要的一类健康体检相关风险。

4. 服务风险　由于健康体检流程中某个环节的服务不到位，导致受检者不满引发投诉，如憋尿时间太长而得不到及时检查、餐厅等候时间太长致饥饿难忍、信息录入迟缓致情绪急躁等，这是最常见，也是比较容易控制的一类健康体检相关风险。

5. 意外风险　由于健康体检场所设施陈旧不全、缺乏安全措施或其他原因所发生的意外事件。如茶炉开水烫伤、物品坠落伤人、贵重物品丢失等。这主要是由于安全意识淡漠所致的一类完全可以避免的健康体检相关风险。

（三）疾病风险

参加健康体检的人不一定都是完全健康的人群，有亚健康人群，有各种慢病的早期人群，也有临床期和康复期的患者。无论是哪一类人群，在体检的过程中，由于种种原因，都有突患急症的可能性，如心脏猝死、低血糖昏迷、高血压危象和脑中风等，这种情况并不常见，但却很重要，也是最难以控制的一类健康体检相关风险。

三、健康体检中的风险规避

规避健康体检风险是确保体检质量和效果的重要组成部分，应该引起所有健康体检机构管理者的高度重视。要规避风险，最关重要的是要把握以下几点：第一，是要有风险意识。有了风险意识，才能够及时发现风险，识别风险，从而应对风险。第二，是要有风险应对措施，这样才能确保及时化解风险。第三，是要有风险管理办法。风险管理办法包括建立组织、职责分工、应急流程、物质准备等，确保风险处理的顺利实施。

鉴于健康体检风险种类的不同，对各类风险的规避又有其不同的特点，除把握以上基本原则外，要规避健康体检中的风险主要还应抓住以下几个方面：

1. 掌握受检者情况，制订应急预案　首先，应充分了解和掌握受检者的健康状况、患病程度、治疗情况以及发生疾病风险的可能性，必要时可考虑设置专人陪检，加以重点防范。如对患有高血压、糖尿病、心脏病等慢性病患者，应了解其是否携带平时服用的药物，如没有携带，应该立即为其准备等。第二，应急预案应结合本单位的实际情况，明确启动的条件、救治场所、救治设施、救治人员、救治程序、后送条件和渠道等要素，一旦发生急救情况，预案能够及时、可行和有效地得以实施。第三，健康体检场所应有独立的急救室，并配备必要的急救药品、设备和设施，选拔参与健康体检的医务人员时应考虑其是否具备应有的急救知识和技能。

2. 与受检者充分沟通，确保告知到位　首先，要将体检前的准备工作和体检时的注意事项全面、准确、细致地告知受检者，必要时可告知受检者家属。如应告知高血压患者体检当天要正常服药，对糖尿病或其他慢性病患者应告知在体检当天采血后及时服药，切不可因为体检而干扰常规治疗等。第二，对有严重疾病的受检者，告知方式最好是面对面交流，并要求受检者或陪检人在告知书上签字，表示理解和认可告知书中的所有内容。

四、健康体检中的投诉处理

健康体检所面临的对象来自社会各个阶层，因其年龄、性别、职业、性格、受教育程度等的不同，受检者对体检机构的需求也不同，即使面对同样的体检服务也会有不同的反应和诉求，因此，也难免会有各种各样的不满甚至投诉。能否及时有效地处理投诉直接关系到健康体检机构的社会声誉和后续发展，因而应引起健康体检机构管理者的高度重视。健康体检中投诉的处理应该把握好以下几点：

1. 设立投诉渠道：在体检机构内设立投诉受理办公室、投诉电话、投诉意见薄和投诉信箱，以方便受检者在需要投诉时选择。

2. 明确相关内容：应详细记录投诉内容，特别注意记录投诉事项、时间、地点、当事人、旁证人、投诉目的和需求、投诉人单位和联系方式等。

3. 组织相关调查：将投诉的事项分门别类，由相应的责任人负责对投诉事项进行全面调查，并根据调查的结果提出初步的处理意见。

4. 反馈处理结果：根据调查的结果，结合投诉人的目的和需求，在规定的时限内将处理意见反馈给投诉人。

5. 聘任法律顾问：条件许可时，可考虑聘任一名法律顾问，专门提供各类投诉的处理咨询，以避免因处理不当给体检机构留下法律层面上的隐患。

（田京发　陈向大）

参考文献

1. 陈君石，黄建始. 健康管理师. 北京：中国协和医科大学出版社，2007.
2. 马骁. 健康教育学. 北京：人民卫生出版社，2004.
3. 李建华. 军队干部健康体检指南. 北京：解放军出版社，2005.
4. 李文慧，李乃适等译. 糖尿病运动指南（第二版）. 北京：化学工业出版社，2009.
5. 陆宗良. 血脂异常的治疗（第二版）. 北京：人民卫生出版社，2008.
6. 中华人民共和国卫生部疾病控制司. 中国成人超重和肥胖症预防控制指南. 北京：人民卫生出版社，2006.
7. 王陇德. 中国居民营养鱼健康状况调查报告之一 2002 综合报告. 北京：人民卫生出版社，2005.
8. 中国医生协会心血管内科医师分会. 心血管疾病防治指南和共识 2007. 北京：人民卫生出版社，2007.

第十三章　健康管理在健康保险中的应用

第一节　健康保险基本知识

健康保险是我国医疗保障体系的重要组成部分，关系广大人民群众的健康，健康保险具有独特的风险特点和经营要求，需要专业化经营，需要专门的监管法规，因此，我国于2006年9月1日起施行《健康保险管理办法》。

一、健康保险的概念、特点和分类

（一）健康保险的概念

健康保险《健康保险管理办法》中定义为"保险公司通过疾病保险、医疗保险、失能收入损失保险和护理保险等方式对因健康原因导致的损失给付保险金的保险。"《英汉保险词典》把健康保险定义为一种"对疾病或意外事故导致的人身伤亡提供保障"的保险。《人身保险辞典》将健康保险定义为"补偿疾病或身体伤残所致的损失保险"，它是当因身体伤残、疾病导致费用损失时，提供一次性给付或定期给付的各种保险的统称，包括意外保险、疾病保险、医疗费用保险以及意外死亡残废保险。

总结以上定义，我们认为健康保险是指以人的身体为对象，保证被保险人在疾病或意外事故所致伤害时的费用或损失获得补偿的一种保险，它还包括因年老、疾病或伤残需要长期护理而给予经济补偿的保险，主要有以下两层含义：①承保的保险事故是疾病和意外伤害事故两种；②承保的危险是因疾病（包括生育）导致的医疗费用的开支损失和因疾病或意外伤害致残导致的正常收入的损失。它分广义和狭义两种，广义的健康保险是指参保人在保险期间，因疾病、分娩、残疾或死亡等健康异常时，出现经济损失，保险人按照合同约定给予经济补偿，包括间接损失如工资收入损失、生活费用损失，直接损失如因就医支付的医疗费用而带来的经济损失等，及提供预防、保健、康复等服务。狭义的健康保险通常称为"医疗保险"，主要指补偿医疗费用损失，包括了疾病医疗保险和意外医疗保险。

（二）健康保险的特点

健康保险涉及保险服务供方、需方和医疗机构三方，三方关系具有特殊性。

1. 保险管理方有确定补偿费用损失权力，但缺乏服务成本、补偿费用标准和相关技术信息。

2. 服务需求方有现实补偿愿望和消费权，但缺少在市场上购买合理服务的选择权和费用意识。

3. 医疗机构是服务提供方，既决定服务费用，又决定服务提供质量，是医疗保险管理中风险控制的关键方，但缺少积极参与管理的利益机制。

以上健康保险的特点使经营管理单纯强调控制需方的需求和补偿费用，而服务提供方游离于经营风险管理、利益共享范围之外。只注重约束或控制供给方服务提供总量或总费用，未赋予消费者购买服务的更多权利和提供相关信息，未形成需方市场对供方长期、有效制约和监控。另外，过于注重于判断诊疗过程中发生费用的合理性，忽视调动供方的积极性，及经营全过程各环节的风险控制。

（三）健康保险的分类

1. 按保险保障的内容分类

（1）医疗（费用）保险：是保障医疗费用损失，包括普通医疗保险、住院保险、手术保险、综合医疗保险、高额医疗费用保险等。

（2）疾病保险：是以疾病为给付条件，包括重大疾病保险、特种疾病保险等。

（3）收入保障保险：又称残疾收入保险、丧失工作能力补偿保险；工资收入或减少收入的补偿保险。

2. 按投保方式分类　分为个人健康保险和团体健康保险。

3. 按续保条件分类　分为不可撤销健康保险、保证续约健康保险、有条件续约健康保险、保险公司选择续约健康保险、无续保条款健康保险、可撤销健康保险。

4. 按组织性质分类　分为以下 4 类：

（1）商业健康保险：双方自愿的方式。

（2）管理式医疗：美国健康保险主要采用的形式。

（3）社会健康保险：采用国家立法强制实施。

（4）自保计划：雇主为雇员提供。

二、健康保障体系

（一）健康保障体系的构成

健康保障体系一般由社会医疗保险、商业健康保险和个人负担组成。每个国家的健康保障体系不同，英国采用国家（政府）医疗保险模式，德国采用社会医疗保险模式，美国采用商业健康保险模式。

（二）中国的健康保障体系

中国的健康保障体系由社会医疗保险、商业健康保险组成。我国的社会医疗保险包括基本医疗保险、新型农村合作医疗、职工大病互助保险、农民工保险、学生大病保险。商业健康保险由疾病保险、医疗费用保险、失能收入保险、护理保险等组成。

三、社会医疗保险的特点与基本原则

（一）社会医疗保险的特点

1. 普遍性　疾病风险是每个人都不可避免的，因此其覆盖对象应是全体公民。

2. 复杂性　疾病的种类繁多，每种疾病又因个体差异而表现各异，因此，防范疾病风险比其他风险更难。医疗保险涉及保险服务供方、患者和医疗机构等多方之间的复杂的权利义务关系，它不仅与国家的经济发展有关，还涉及医疗保健服务的需求和供给。因此，社会医疗保险是一种最为复杂和困难的社会保险。

3. 费用难以控制性　疾病风险每个人都会遭遇，但疾病风险的次数和每次医疗费用是不同的，费用无法控制。

4. 短期性与经常性　疾病的发生是随机的、突发性的，因而社会医疗保险提供的补偿是短期的、经常性的。

（二）社会医疗保险的基本原则

1. 强制性原则　社会医疗保险是国家立法，强制实施。在国家法律规定范围内应该投保的单位和个人必须参加保险，并按规定缴纳医疗保险费，不允许自愿。

2. 普遍性原则　保险对象为全体劳动者和社会成员。社会医疗保险是遵循社会共同承担责任和分担风险的原则，其政策由政府制定，谋求社会多数人的利益。

3. 保障性原则　参加社会医疗保险的成员具有获得基本医疗保障的权利，同时有与权利相对应的义务。

4. 补偿性原则　参加社会医疗保险的成员遭遇疾病风险时给予合理的经济补偿。

5. 共济性原则　社会医疗保险是通过社会力量举办，大家共同筹集保险费用，由社会保险机构统一调剂，互助共济，支付保险金和提供服务。

6. 专项基金原则　社会医疗保险的基金来自专项保险费收入，基金按照"现收现付"的原则筹集并根据"以收定支、收支平衡"的原则支付。

四、商业健康保险的分类和特点

（一）商业健康保险的分类

1. 根据投保人的数量分类，可以分为个人健康险和团体健康险。

2. 根据投保时间长短分类，可以分为短期健康险和长期健康险。

3. 根据保险责任分类，可以分为疾病保险、医疗保险、失能收入损失保险和护理保险等。

（二）商业健康保险的特点

商业健康保险与社会医疗保险相比较有以下不同和特点：

1. 服务提供的范围不同　社会医疗保险提供的主要是包括基本药物、基本治疗、基本检查和基本服务的基本医疗服务；而商业健康保险是根据投保人的需求和缴费能力提供范围广、程度高的综合性保障。

2. 实施的方式不同　社会医疗保险是政府强制实施的，规定范围内的对象都必须参加，缴费数量和保障范围是由政府确定。商业健康保险是非强制性的，保险合同是完全建立在双方自愿的基础上，保险人可以选择被保险人，投保人也可根据自身情况、费率、不同险种的责任范围及保险人的服务水平自由选择保险人。

3. 保险费率计算方法不同　社会医疗保险费率是根据不同地区的医疗消费水平和经济承受能力来确定的；而商业健康保险是以不同风险的保额损失率为基础计算的。

4. 给付方式不同　社会医疗保险给付方式一般是费用型的，其保障范围内的对象在规定范围内的实际花费予以报销；而商业健康保险的给付可以是费用型、定额给付型，也可以是提供服务型。

5. 经营目的不同　社会医疗保险的经营目的是通过对社会成员提供广泛的、必要的、基本的医疗保障，来促进社会的福利；而商业健康保险经营目的是达到利润最大化，因此，为了达到此目的其通过推出最好的产品，提供最好的服务。

社会医疗保险和商业健康保险各有其特点，因此，新的医改方案中提出积极发展商业健康保险，鼓励商业保险机构开发适应不同需要的健康保险产品，简化理赔手续，方便群众，满足多样化的健康需求。鼓励企业和个人通过参加商业保险及多种形式的补充保险解决基本医疗保障之外的需求。

五、我国社会医疗保险的历史、现状与发展趋势

(一) 我国社会医疗保险的历史

自 1883 年德国政府颁布世界上第一部《疾病保险法》至今已有 120 多年的历史。我国社会医疗保险起步较晚，1989 年国家决定在四平、丹东、黄石、株州 4 市进行医疗保险制度单项改革试点，在深圳、海南进行社会保障制度综合改革试点，1992 年 8 月 1 日深圳市开始全面实施公费医疗和劳保医疗一体化的城镇职工医疗保险制度；1994 年国务院在 "两江" 进行 "统筹结合" 医疗保险模式试点；1996 年国务院扩大试点；1998 年 12 月 14 日国务院颁布国发〔1998〕44 号文，标志着开始在全国全面推行城镇职工医疗保险制度。

(二) 我国社会医疗保险的现状

国务院 1998 年 12 月 25 日颁发了《国务院关于建立城镇职工基本医疗保险制度的决定》（国发〔1998〕44 号）（以下称《决定》），要求在全国范围内建立覆盖全体城镇职工的基本医疗保险制度，标志着在我国实行了 40 多年的公费、劳保医疗保障制度将被新的社会医疗保险制度所取代。从而我国开始实施 "统账结合" 的城市职工医疗保险制度改革探索。

目前全国大部分地市已经建立基本医疗保险制度，截至 2009 年 3 月全国 13.2 亿人中，参加基本医疗保险的已达 11.3 亿人；其中城镇职工医保参保人数突破两亿人，城镇居民医保参保人数 1.17 亿人，新农合参保人数 8.15 亿人。一些地方实施了大额医疗费用补助办法，半数以上地区出台了公务员医疗费用补助政策，一些地区还建立了企业补充医疗保险制度，有些地区正在研究建立社会医疗救助制度，基本建立多层次的医疗保障体系。

尽管我国社会医疗保险取得了阶段性成果，但还存在一些问题，主要是部分城乡居民还没有参加基本医疗保险，覆盖面有待提高；各项基本医疗保险的待遇水平还不高，部分大病、重病患者医疗负担较重；城乡、区域之间医疗保障制度缺乏统筹协调；医疗保险管理服务水平和能力有待加强；现行基本医疗保险比较注重疾病治疗，而忽略预防保健和健康维护的作用等。

(三) 我国社会医疗保险的发展趋势

1. 以 "人人享有基本医疗" 为目标原则，加大基本医疗保险的社会人群覆盖面，提高社会人群尤其是弱势群体的参保率，逐步向全民过渡。

2. 按照 "以收定支、收支平衡" 的原则，完善基金监管机制，保持基金平衡。

3. 以 "相互补充，协调发展" 为原则，促进商业医疗保险与基本医疗保险的结合。

4. 按照 "小政府、服务型政府" 的要求，加快医疗机构改革，打破行政垄断，鼓励医疗机构竞争。

5. 医疗保险原则由保 "大病" 向 "保大顾小" 过渡。

许多疾病不一定需要住院，但长期需要门诊治疗，累计年门诊医疗费用金额较大，坚持 "保大顾小" 原则是真正实现全民医疗保险的内在动力。

6. 保障范围由单纯医疗服务向医疗、预防、康复服务过渡。

随着医学模式的转变和疾病谱的改变，急性传染病不再是危害人们身体健康的祸首，慢性病已对人们的身体健康构成严重威胁。世界银行对我国疾病防治研究的结论是：如果从现在起即抓紧对慢性病的预防工作，到 2010 年我国卫生总费用可以控制在 GNP 的 5%～7%，否则将可能超过 GNP 的 10%。巨大的医疗卫生费用将是社会医疗保险制度改革难以维持和发展的根本原因。德国和法国法定的医疗保险，其保障是全方位的，具体保障内容有：预防

（含接种）、孕妇保健、医疗、康复、疾病津贴、生育津贴、死亡津贴等。我国社会医疗保险保障的内容仅局限于医疗，而且是基本医疗，这是与我国经济发展水平相适应的，我国要达到发达国家医疗保险的保障水平，还有漫长的路程要走，但逐渐增加预防保健和康复的内容并不是完全不可能的。如个人医疗帐户积累到一定金额后超额部分可以用于支付预防保健费用等，预防保健投入少产出大，加强预防保健既有利于降低发病率，真正从源头上保障参保人群的身体健康，又降低医疗费用支出。又如将康复服务纳入医疗保险保障范围，可以大大缩短医院住院天数；康复期转到社区康复中心或家庭病床，可以降低医疗费用，同时可促进社区医疗服务双向转诊目标的实现。我国已有越来越多的城市将预防接种、健康体验、康复、老年护理和家庭病床等项目纳入了医疗保险保障范围。随着我国经济社会快速发展，医疗保险保障范围由单纯提供医疗服务向医疗、预防、康复等综合服务过渡，逐渐与国际接轨，已是势不可挡。

六、我国商业健康保险的历史、现状与发展趋势

商业健康保险是商业保险经营的重要领域和新的增长点，是社会保障体系的重要组成部分，对于丰富和完善医疗保障体系，促进和谐社会的构建具有重要作用。近年来，随着我国社会医疗保险体制不断深入和居民收入水平的不断提高，商业健康保险保持良好的发展势头，逐渐走上了专业化发展道路，增强了有效供给能力和满足社会需求的能力，跃上了新的发展平台。

（一）我国商业健康保险的历史

商业健康保险属于商业保险中人身保险的一个项目，我国的商业健康保险是从 1982 年开始出现的，至今已经有 20 多年的历史了。我们可以将商业健康保险的发展分为健康保险的萌芽阶段、初步发展阶段、快速发展阶段和专业化发展阶段 4 个阶段。

1. 萌芽阶段（1994 年以前）　1982 年国内恢复保险业务后，中国人民保险公司开始经营人身险，险种主要是简易人身保险、养老年金保险和团体人身意外伤害保险。同时，经上海市人民政府批准，中国人民保险公司上海分公司经办了"上海市合作社职工医疗保险"，并经 1982 年的试点后于 1983 年 1 月实施。据现有资料显示，这是我国国内恢复保险业务后第一笔健康保险业务。1985 年，中国人民保险公司开始在部分地区试办附加医疗保险和母婴安康保险，当年保费收入 1 178 万元。1991 年 10 月，中国人民保险公司在国内率先开办中小学生和幼儿园儿童住院医疗保险，年底时有近 200 万中小学生、幼儿参保。到 1992 年年底，累计医疗保险基金达到 2 369 万元。随后太平洋保险公司开办了大学生平安附加住院医疗保险，平安保险公司也于 1993 年推出了 24 个团体医疗保险产品，于 1994 年推出了 5个个人医疗保险产品。

这一时期人民生活水平和收入虽然得到一定程度的提高，但普遍缺乏保险意识，同时在城镇地区，国家实行公费和劳保医疗制度，基本上由国家、企业包揽职工医疗费用；在广大农村地区，旧的农村合作医疗制度依然能够发挥一定的作用，农民的收入水平还比较低，农民购买商业健康保险的能力有限。因此总体而言，社会大众对商业健康保险的需求不大。保险市场是以财产保险为主，产、寿险混业经营，健康保险只是作为一种附属品来经营。保险公司经营比较粗放，商业健康保险的有效供给能力非常有限。保险公司由于经验数据匮乏、产品开发技术不成熟、风险控制经验欠缺，提供的健康保险大多是费用型医疗保险产品，保险人根据被保险人实际发生的医疗费用进行一定补偿，责任比较简单，保障水平有限，且只

局限于在局部地区为团体提供医疗保障，业务量很小。

2. 初步发展阶段（1994～1998年）　　进入20世纪90年代后，国家开始逐步推行社会主义市场经济改革，国民经济继续保持高速增长的态势，人民生活水平不断提高，收入大幅度增加。在解决了基本的温饱问题后，社会大众开始追求生活质量，越来越关注身体的健康。

从社会医疗保障制度改革来看，公费和劳保医疗制度的弊端日益突出，医疗费用持续大幅上涨，国家和企业已不堪重负。为了控制医疗费用的不合理增长，减轻国家和企业的负担，各地开始探索并逐步试行新的医疗保障制度。1994年，镇江市和九江市被国务院确定为职工医疗保障制度改革的试点城市，推行社会统筹和个人账户相结合的社会医疗保险模式，1996年，试点扩大到近40个城市。传统的公费、劳保医疗制度被打破，新的社会医疗保险制度正在探索之中，这为商业健康保险的发展腾出较大的空间。

从保险业内部来看，保险市场的竞争主体增多，"人保"一统天下的格局不复存在。产寿险分业经营被提上议事日程并逐步实施，平安人寿、太平洋人寿快速发展，泰康人寿、新华人寿相继成立，外资公司友邦人寿也在部分地区开展业务并引入个人营销员制度，客户在保险公司和产品方面有了更多的选择。

随着我国保险市场竞争主体的增加，各保险公司在提高服务水平的同时，也积极吸取国外经验，积极开发新产品。1995年，我国首次推出个人附加定期重大疾病保险，提供了包括癌症、脑卒中、心肌梗死、冠状动脉搭桥手术、尿毒症、瘫痪和重要器官移植在内的7种重大疾病保障。此后，各家寿险公司相继推出了多款重大疾病保险产品，从保险费规模来看，重大疾病保险成为商业健康保险市场的第一大险种。

这一时期，居民的收入不断提高，购买保险的能力随之得到提高。经济成分多元化，旧的社会医疗保险体系处于改革之中，国家在政策上意识到商业保险在社会保障中的补充作用，如党的十四届三中全会通过的《中共中央关于建立社会主义市场经济体制若干问题的决定》中指出："建立多层次的社会保障体系……发展商业性保险业，作为社会保险的补充"。居民对健康保险的有效需求得到提高。但健康保险核保、理赔技术相对较弱。在这个时期，虽然各家保险公司都或多或少地经营着健康保险业务，在健康保险的专业化经营方面仍然是一片空白，健康保险的核保、理赔基本上沿用寿险的方法。出现了重大疾病保险产品，并获得很快的发展。

3. 快速发展阶段（1998～2004年）　　1998年11月26日，全国城镇职工医疗保险制度改革会议在北京召开。12月25日，国务院颁发了《国务院关于建立城镇职工基本医疗保险制度的决定》（国发〔1998〕44号），全面推行社会基本医疗保险制度的改革，这标志着在我国实行了40多年的公费、劳保医疗保障制度即将被新的社会医疗保险制度所取代。新的社会医疗保险制度的指导思想是"低水平、广覆盖"，实行社会统筹和个人账户相结合的医疗保险模式。

社会医疗保险改革为商业健康保险留下了广阔的发展空间。由于参加社会医疗保险的员工若生病住院需要自负相当高的比例，因此一些经营效益较好的单位开始考虑建立职工补充医疗保险。同时，国家在政策上鼓励企业和个人在参加基本医疗保险的基础上投保商业保险，《国务院关于建立城镇职工基本医疗保险制度的决定》中提出，"……超出最高支付限额的医疗费用，可以通过商业医疗保险等途径解决"。财政部也下发了关于企业建立职工补充医疗保险的文件，企业补充医疗保险费在工资总额4%以内的部分，可从应付福利费中列支。这些都为商业健康保险的发展提供了契机。

随着健康保险需求的增加，健康保险产品也呈多样化的发展趋势。除了先前的重大疾病保险外，定额给付型医疗保险、住院费用型医疗保险、与社会基本医疗保险制度衔接的高额医疗保险以及包括住院和门诊医疗的保障综合型医疗保险等产品纷纷出现。进入 2000 年后，健康保险需求急剧增加，"保证续保"、非传统门诊医疗保险产品开始出现，有的寿险公司开始推出分红型重大疾病保险，有的公司开始通过银行渠道销售健康保险产品，有的寿险公司还开始与社会医疗保险进行衔接开展补充医疗保险业务，并开拓农村健康保险市场，这一期间我国健康保险业务得以快速发展。

这一时期，健康保险业务增长迅速，健康保险产品更为丰富，不论是主险还是附加险、个人险还是团体险、短期险还是长期险，均得到不同程度的发展，保障更充分，形成了以寿险公司为主的健康保险市场格局。商业医疗保险开始进入农村市场，并且进行了一些探索和试点，在部分领域有一定的突破，比如管理农村基本医疗保险业务。出现了与基本医疗保险制度衔接的补充医疗保险产品，并很快在各地得以推广。在这一阶段，分红型健康保险被要求停售，健康保险逐步回归于健康保障的功能上来。社会大众对健康保险需求很大，但保险公司的有效供给不足。2001 年国务院发展研究中心市场经济研究所与中国保险学会等共同组织的"中国 50 城市保险市场调研"结果显示，在未来 3 年里，有 49.9％的城市居民考虑购买商业保险，其中健康保险的预期购买率达到预期消费者总数的 77％，成为未来 3 年里中国城市居民最希望购买的商业保险产品，这与目前健康险保费收入占全部保费收入不到 10％的地位很不相称。

4.专业化经营阶段（2004 年至今）　2002 年，中国保监会大力推广健康保险专业化经营理念。同年，中国保监会主办首届商业健康保险发展论坛，宣传专业化经营理念，扩大健康保险的行业影响。2004 年以来，健康保险专业化经营理念被业界广泛认同，是专业化经营实质推进的时期。特别是中国保监会积极推动健康保险行业走专业化经营道路。2003 年年底，中国保监会颁布《关于加快健康保险发展的指导意见》，以正式文件形式鼓励保险公司推进健康保险专业化经营。

2004 年，中国保监会批准人保健康、平安健康、昆仑健康、阳光健康和正华健康 5 家专业健康保险公司筹建，新公司不以经营寿险业务和财险业务为主，而专注于健康保险业务，在市场竞争中专注探索健康保险专业化经营模式，推进中国特色的健康保险专业化经营道路。

2005 年，人保健康、平安健康、瑞福德健康（由阳光健康更名而来）、昆仑健康 4 家专业健康保险公司顺利开业，我国健康保险专业化经营迈出实质性步伐。

2006 年 6 月，国务院下发的《国务院关于保险业改革的若干意见》（国发［2006］23号）中明确提出，"统筹发展城乡商业养老保险和健康保险，完善多层次社会保障体系。大力推动健康保险发展，支持相关保险机构投资医疗机构；积极探索保险机构参与新型农村合作医疗管理的有效方式，推动新型农村合作医疗的健康发展"。该文件明确指出，商业保险是社会保障体系的重要组成部分，并要求加强对专业健康保险公司等专业公司的扶持力度，促进商业健康保险的发展。

2006 年 8 月，中国保监会颁布《健康保险管理办法》，这是健康保险第一部专门化监管规章，该办法统一财险公司、寿险公司、专业健康保险公司在健康保险业务经营上的监管标准，为多种主体的公平竞争提供制度保障；明确了健康保险在经营管理、产品管理、销售管理、负债管理方面的基本监管要求，规范健康保险市场，维护投保人的合法权益，促进健康保险可持续发展。同时，《健康保险管理办法》贯穿了推进健康保险专业化经营的基本思想，设定了经营健康保险的专业化条件、明确支持保险公司加强与医疗机构深层次合作、管控医疗服务质量、强化健康管理服务等发展方向。

这一时期专业化经营阶段健康保险业务的增长速度有所回落，但业务质量相对得到提高，公司更加注重产品的内含价值。健康保险产品更为丰富，不论是主险还是附加险、个人险还是团体险、短期险还是长期险，均得到不同程度的发展，保障更充分。形成了寿险公司、财产险公司以及专业健康保险公司等多种形式经营主体共同经营健康保险的格局，但专业健康保险公司刚刚起步，市场依然以寿险公司为主，寿险公司经营的健康保险业务占全部健康保险业务的90%以上。

（二）我国商业健康保险的现状

我国商业健康保险发展处于初级阶段，国际经验显示，一个成熟的保险市场，健康险保费收入占总保费的比例一般要在30%左右。我国商业健康保险发展不足，在社会保障体系中的作用没有得到充分发挥。2003年，我国医疗卫生总费用6 623亿元，占GDP的5.65%，人均卫生总费用512元，其中政府预算卫生支出占17.2%，社会卫生支出占27.3%，个人卫生支出占55.5%。同期，我国商业健康保险的总保费239亿元，其中一年期及以内的健康保险保费96.7亿元一年期以上的健康保险主要是重大疾病保险，一年期及以内的健康保险主要是对医疗费用的补偿。2005年，我国商业健康保险的总保费306.7亿元，其中一年期及以内的健康保险保费123.4亿元。商业健康保险占医疗卫生费用的比例为3.6%。这些统计数据都显示出我国商业健康保险的发展还仅仅处于起步阶段，另外，商业健康保险存在整体规模小、产品单一、专业化程度较低、风险控制能力薄弱、保障人群杂，覆盖人群少、外部经营环境还有待改善等问题，与全面建设小康社会、构建社会主义和谐社会的要求不相适应，与建立完善的社会主义市场经济体制不相适应，与经济全球化、金融一体化和全面对外开放的新形势不相适应等问题。

我国商业健康保险发展存在的不足和问题，具体来说，主要有以下几点。

第一，专业化经营理念认识还不够清晰，专业化经营模式还没有成形。健康保险的发展必须走专业化经营道路。但是一些保险公司在战略层面对专业化经营认识不够。

第二，数据基础建设相对滞后。经验数据缺乏是困扰我国健康保险发展的老问题，经过十余年的积累发展，却依然没有明显改观。可见，问题的核心不是保险公司缺乏数据，而是保险公司缺乏数据积累和数据分析的能力。数据是风险管理的基础，是健康保险专业化经营的依托，没有强大有效的数据库，健康保险专业化难以取得实效。

第三，与医院合作模式尚未取得实质性突破。由于我国医疗资源分布严重不均，保险公司与病源充足的大医院谈判能力有限，很难建立可以影响医院医疗行为和医药费用的深层次合作机制；保险公司还主要依靠报销患者的医疗单据进行理赔，没有实现对医院的直接供款，没有形成"风险共担、利益共享"的利益联系纽带，难以介入医疗服务过程，难以控制医疗费用。我国保险公司还没有一张覆盖广、效率高、可控制的合作医院网络，在这一点上，商业健康保险甚至已经落后于社会医疗保险，后者的社保定点医院已经初步成形。

第四，客户服务有待改进提高。由于过去健康保险主要依赖于寿险，在产品销售、核保、健康管理、医疗服务等许多客户服务环节，还没有体现出健康保险投保人的要求，还没有完全落实"以人为本"原则。此外，投保人对健康越来越关心，但是保险公司的健康管理服务刚刚起步，仅仅在尝试健康咨询、健康提醒、定期体检等简单服务，还难以开展糖尿病等慢性病管理一类的服务，还不能满足客户不断提高的服务要求。

第五，社会医疗保险保障水平与商业医疗保险发展空间失衡。作为社会医疗保险的必要补充，商业医疗保险的发展空间在于6个方面：①社会医疗保险中规定的个人自付比例部分和医疗费用超封顶线部分；包括门诊、住院起付标准以下个人自付部分；统筹基金支付需个人按比例自付部分；门诊、住院大额医疗互助支付需个人按比例自付部分；超封顶线部分；②社会统筹医疗保险不保的特殊药品；③社会统筹医疗保险不保的诊疗项目，如健康体检护理费用、高科技移植手术费用等；④社会统筹医疗保险不保的医疗服务设施和非指定医疗机构；如康复治疗、陪护费、急救车费、高级床位费、私人诊所、特需病房等；生活水平的提高和对健康的关注，必然引发护理、看护、私人门诊、健康咨询、好的病房环境等消费需求；⑤收入补贴型和护理津贴型费用；⑥社会统筹医疗保险的未覆盖人群；包括非就业群体或职工家属，如幼儿、学生、老年退休人员、个体业主、乡镇企业职工及农民。

（三）我国商业健康保险的发展趋势

随着宏观环境的不断改善、人民生活水平的不断提高和健康保障意识的不断增强，我国商业健康保险发展迎来了难得的发展机遇。在未来的发展过程中，我国健康保险将沿着以下方向发展。

1. 健康保险专业化经营进程将不断推进　商业健康保险对服务要求更高，专业性更强，需要投入更多的人力、物力。专业化是健康保险发展的核心，如果没有了专业化经营，商业健康保险就成了无源之水。因为医疗保险具有设计方面多（保险人、投保人、被保险人、医疗服务提供者）、风险类型多、风险控制难度大等特点，专业化要求很强，专门的健康保险公司可以专注于提高服务质量，促进业务发展。在未来几年里，健康保险专业化经营进程将在不断探索中快速推进，这不仅表现在专业化经营理念的不断强化，专业经营主体的增加和相关专业法规和管理办法的出台，从业人员资格和市场准入专业标准的规范，同时表现在健康保险核心竞争力的不断增强及战略地位的不断提高。随着健康保险专业化进程的不断推进，我国健康保险的盈利能力和战略地位将逐步提高，健康保险发展的核心竞争力将日益增强。

2. 医疗服务提供者和保险机构之间将逐步建立战略利益联盟　风险控制是保险公司盈利能力的根本保证，我国商业健康保险的发展一直受阻于赔付率较高的问题，其原因就在于缺乏有效的医疗风险控制机制，影响了保险公司的盈利能力。一方面，一些公司尚未建立专门的健康保险核保核赔制度，缺乏健康保险的核保核赔资格认证体系，难以控制道德风险的发生。对医疗风险的控制则更难。另一方面，由于目前保险公司和医院之间缺乏有效的控制关系，难以形成利益共享、风险共担的合作机制，保险公司难以介入到医疗服务选择的过程之中，无法针对医疗服务内容进行合理性认定，难以控制医疗费支出的风险。正是由于专业化程度较低，风险控制能力薄弱，造成部分公司部分险种赔付率较高，影响了健康保险的盈利能力，也影响了部分保险公司经营健康保险的积极性。目前，保险监管部门也在积极争取卫生部门的支持，同时鼓励保险公司探索与医院有效合作的各种方式，促进保险公司和医院建立"风险共担、利益共享"的合作关系，这不仅是突破健康险发展瓶颈的重要措施，更是完善我国商业健康保险发展机制的必要条件，对完善健康保险的风险控制体系和长远发展大有益处。

3. 健康保险外部政策环境将逐步改善　应当说，目前国家已经给予了商业健康保险一定的优惠政策，比如在税收政策方面，健康保险业务经保险公司申请可以免征营业税；企业购买补充医疗保险费在工资总额4%以内的部分可直接列入成本，不再经同级财政核准等。这些优惠政策在很大程度上促进了健康保险业务的发展。目前我国健康保险的发展仍然需要进一步得到政策支持。从消费者的角度来说，许多消费者都在呼吁能够争取减免个人购买健康保险的所得税，进一步鼓励和吸纳更多的居民个人参加商业健康保险；从保险公司角度来说，保险业也在积极争取对长期健康保险业务或专业健康保险公司在所得税方面给予一定的优惠政策，鼓励更多的公司积极推进健康保险专业化进程；从风险控制角度来说，监管部门正在积极探求如何从政策上支持保险业与医疗服务提供者战略合作机制的建立。我们完全可以相信，健康保险外部政策环境将日益改善。

4. 健康保险产品将逐步差异化、多元化，产品体系将不断完善　我国地域辽阔，人口众多，各地经济发展水平的不平衡导致了保险市场不均衡，呈现出明显的需求差异性。为了更好地发展健康保险产品体系，满足社会大众多元化的健康保障需求，目前有些保险公司已经开始根据自身的业务规模和管理水平，积极拓展健康保险新的业务领域，逐步完善健康保险产品体系。一些保险公司为使推出的健康险产品切实满足市场需求，为市场所接受，他们在市场调研的基础上，尽可能掌握不同地区、不同收入层次、不同年龄群体对商业健康险的需求状况，摸清市场的真实需求，并在市场细分的同时，根据自身实力确定目标市场，开发切合市场需求的新型健康保险产品，同时采取一系列措施扩大健康保险的社会影响，扩大健康保险的有效需求。随着人们健康保障需求的不断丰富，差异化、多元化的健康保险产品将不断推出，健康保险的产品体系将逐步完善。

第二节　健康管理与健康保险

一、健康保险行业中健康管理的含义

健康管理在健康保险中的含义与卫生服务行业中有些细微差别，是保险管理与经营机构在为被保险人提供卫生服务保障和医疗费用补偿的过程中，利用卫生服务资源或与医疗、保健服务提供者的合作，所进行的健康指导和诊疗干预管理活动。

健康管理强调事前和事中的风险控制，使健康保险从传统的事后控制向事前、事中控制发展，从而有效地控制风险发生的概率和大小。即通过一级预防（建立健康生活方式）降低发病；通过早发现、早诊断，早治疗的二级预防措施，降低人群医疗费用；通过第三级预防，减轻减缓病程，提高生活质量。

二、健康保险中实施健康管理的意义

健康保险中通过对亚健康群体与慢性患者开发新险种，并为其提供专业化的健康管理服务，既能充分体现健康保险在国家保障体系中的作用，又能满足居民对健康保险多样化的需求。改变目前国内保险公司发注重发生事故后被动地进行费用偿付管理，转向事前、事中、事后的全程管理，主动为客户提供健康管理服务。实施健康管理的作用具体表现在以下几个方面。

（一）预知风险因素

入保前的健康体检和健康告知可广泛收集客户的健康资料，同时应用健康风险评估方法

对客户现有的健康状况作出科学的评估，对将来的罹患重大疾病的客观预测，及早发现健康的危险因素，并对健康危险因素进行分级，按风险因素的不同级别，制定不同的费率标准，避免选择带来的盲目性。

（二）降低慢性病发病率及其并发症发生率

哈佛大学公共卫生学院疾病预防中心的研究表明，通过有效地改善生活方式，80％的心脏病与糖尿病，70％的脑卒中以及50％的癌症是可以避免的，个人的不健康危险因素是可以控制并降低的。因此，通过主动为客户提供健康促进、预防保健、康复指导等专业化的多种健康管理服务，不仅可增强客户的健康意识，减少或降低其健康危险因素的影响；同时，通过建立健康的生活方式，提高防病能力，可从根本上降低疾病发病率和并发症发生率。

（三）有效地降低医疗费用

近年来，由于健康评价及健康管理技术的发展，使得尽早鉴别高危人群的目标得以实现，使健康保险由事后管理向事前、事中、事后管理转变，因而可以有的放矢地进行早期的预防控制，减少投保人患病风险，维持低水平的保健消费，一般是从投保费用中支付健康管理的费用。这种办法对于投保人，提高了个人的健康水平，减少了患病的风险；对于保险行业，有效地减少了医疗费用的支出，提高了客户的满意度，对于促进销售、提供服务、控制风险、增加盈利都具有重要意义。可以取得受保人、单位和保险公司"三赢"的良好效益。

（四）有利于道德风险的控制

从重视单纯治疗向防治结合转变，提高患者的主动性，使患者尊重医生，尊重医生的劳动，积极与医生配合，敢于承担一定的风险，使得自己的病情得到治疗，身心健康得到更大的保障，加强医患互动，使医生与患者彼此更加理解、尊重、信任，从而改善医患环境，实现互动双赢的局面。从而有利于道德风险和医疗资源过度消费的控制。

总之，对于健康保险而言，健康管理不仅可以减少参加者的疾病发生机会，而且对保险公司而言，也可以降低赔付率，降低公司的经营风险。因此在健康保险中实施健康管理具有重要的意义。

第三节　需求管理与健康保险

一、需求管理概念

需求管理是健康管理的基本策略之一，包括自我保健服务和人群就诊分流服务，帮助人们更好地使用医疗服务和管理自己的小病。

许多误以为是必须的、昂贵的医疗服务在临床上实际上是不一定有必要。需求管理帮助个体减少这些浪费。需求管理通过电话、互联网等方式来指导个体正确选择医疗服务来满足自己的健康需求。因此，实质是通过帮助健康消费者维护自身健康和寻求恰当的卫生服务，控制卫生成本，促进卫生服务的合理利用。

二、影响需求的主要因素

需求是从经济学价值观念出发，指在一定时期内、一定价格水平上人们愿意而且有能力购买的卫生服务量。以下4种因素影响人们的医疗消费需求。

1. 患病率　其反映了人群中疾病的发生水平，可以影响卫生服务需求。

2. 感知到的需要　反映个人对疾病重要性的看法及是否需要寻求医疗服务。个人感知到的需要是影响卫生服务利用的最重要的因素。影响人们感知到的需要的因素主要包括：个人关于疾病危险和卫生服务益处的知识、个人感知到的推荐疗法的疗效、个人评估疾病问题的能力、个人感知到的疾病的严重性、个人独立处理疾病问题的能力以及个人对自己处理好疾病问题的信心。

3. 患者偏好　强调患者在医疗服务决策中的重要作用。患者可以与医生共同对选择治疗方法的种类负责，医生的职责是帮患者了解这种治疗的益处和风险。

4. 健康因素以外的动机　一些健康因素以外的动机也会影响需求，如个人请病假的能力、残疾补贴、保险中的自付比例、疾病补助等都能影响人们寻求医疗服务的决定。

三、需求预测方法

卫生服务利用的预测有多种方法和技术，主要有以下两种：

1. 以问卷为基础的健康评估：通过问卷和健康评估技术预测未来一定时间内个人的患病风险及卫生服务的利用者。

2. 以医疗卫生花费为基础的评估：根据客观存在的已发生的卫生费用，预测未来的医疗卫生花费，不会受到个人自报数据对预测结果的影响。

四、需求管理主要工具

需求管理时需要应用一些工具，影响和指导人们的卫生保健需求。常见的有24h电话就诊分流服务（如采用临床决策树的软件来帮助接听电话的护士顺利完成决策支持和推荐选择的任务）、转诊服务、基于互联网的卫生信息数据库、健康课堂、服务预约等。

五、需求管理在健康保险中的应用

（一）需求管理在健康保险中的形式

我国当前的医疗大环境下，由于许多客观原因，可能导致一些不必要的医疗费用的产生。当人们购买了商业健康保险时，保险公司会根据保费的多少提供相应的服务，当然不可能照单全收，这样不仅刺激消费，造成不必要的医疗资源浪费，更会增加赔付。

需求管理在健康保险中的形式多种多样。如对参保人员开展预约挂号服务、对参保人员开展就诊陪同服务、对参保人员开展就医指导、对参保人员进行专家咨询、对参保人员预留住院床位、对参保人员住院探望、对参保人员代办出院手续。具体分为发病前的健康管理和发病后的健康管理。

发病前的健康管理主要是对人群进行健康教育，实行健康干预。商业保险公司可以发放健康教育手册、举办健康教育讲座、提供合理的健康生活的方式等手段进行需求管理。南京市鼓楼区卫生局与东南大学公共卫生学院合作开展了社区慢性病复合式干预工程——"粗粮馒头"行动计划，对南京某区3 000名45岁以上的中老年人体检后，发现在这些人群中，高血压的患病率竟占44.3%，血脂异常率、糖尿病的患病率也都分别高达50.12%和8.7%，其中又以"三高"（高血压、高血脂、高血糖）患者为主。慢性非传染性疾病如心脑血管疾病、癌症、内分泌系统疾病以及精神疾病都可以提前进行健康干预，从而减低发病率。保险公司可以参与到类似的工程中，为他们提供后续的服务，对他们产生的医疗费用进行理赔。

发病后的健康管理主要是通过在制定保险合同时规范条款来制约高额医疗费用的产生。制度管理的执行力具有合法性，在健康保险中，通过限制用药、规定限额门诊、指定定点医疗医院、使用专用病历等方式对人群的医疗需求进行约束。比如金水宝，该药只是具有保健作用，很多人会认为该药能治百病，而金水宝价格比较贵，在社会医疗保险中都是限制用药。健康保险中只有慢性肾炎、恶性肿瘤、肺衰竭的患者才可用这种药，通过对药品的限制，控制了不必要的药费的产生。在企业补充医疗健康保险中，必要时需要限制每日的医疗费用，规定急性病3天量，一般性疾病7天量，并且规定必须在二级以上医院就诊，这些条款的约束有效的控制了医疗费用的发生。

（二）需求管理在健康保险中的意义

人群对健康管理的需求是非常大的，在目前健康管理并没有普及的时候，商业保险公司提供的健康保险产品在无形之中起到了管理医疗费用的作用。健康保险的介入能使需求管理得到科学、合理、有序的发展。

人群对医疗保健服务的渴望是无限的，健康保险能可能发生的无限需求转变为有限的，能得到控制的，避免了不必要的浪费。这样不仅能提高人群的身体素质，达到全民健康的目的，更能扩大健康保险的规模。在以盈利为目的的商业保险公司，降低风险，提高收益率是首要任务，而需求管理应用于健康保险的迫切性由此可见，需求管理能促进健康保险的发展，健康保险也能制约健康管理的运作。

第四节　群体健康管理与健康保险

在进行群体健康管理时，可以采用以下方法：健康维护组织（health maintenance organization，HMO）、优先选择提供者组织（perferred provider organizations，PPO）、专有提供者组织（exclusive provider organizations，EPOs）、定点服务计划（point of service，POS）、按人头包干、按项目付费、按日给付。

一、群体健康管理在健康保险中的形式

针对不同的人群，健康保险可以做出不同类型的产品来适应人群的要求。地域不同、年龄不同、工作类型不同、性别不同的人群对健康管理的需求也有所不同。

1. 城市和农村的人群的健康管理区别　城市人群更多的需要健康的生活方式，还有对意外保险的需求。健康保险针对这点可以为城市居民进行健康干预，以预防为主，减少慢性病和灾难性疾病的发生。除了医疗方面的健康促进，还能帮助他们建立良好的生活习惯，培养优雅的生活习性，减少意外的发生。

而农村人群更多的是会发生重大的恶性肿瘤，扬州农民参加的健康保险，主要针对农民住院产生的费用进行理赔，同时还能帮助农民了解更多医学常识，进行健康教育，及早发现潜在的风险，减少日后医疗服务的需求。而在保险公司的赔付中，住院赔付的比例通常很高，通过对群体进行健康管理能有效的降低医疗成本，避免医疗服务的浪费，从而降低健康保险的赔付率。

2. 一般工作类型与特殊工作人群的健康管理区别　保险公司所承保的人群有个体也有单位，职业类别不同的人群，费率有所不同。例如普通办公室白领，风险低，但是长期坐办公室容易造成颈椎病等慢性病；文教系统的被保人群由于职业原因会导致静脉曲张等职业

病；公安、船厂等高危险性的工种，意外和工伤的发生率很高，他们对于意外保险的需求更多。健康保险针对不同工作类型的人群的需求，制定不同的保险产品，有所侧重的提供理赔服务，把保险理赔做到有的放矢。

3. 年龄和性别不同的人群的健康管理区别　在一般是人寿保险中，带病投保的人群和60周岁以上老年人都属于免责范围，而在健康保险中，这类人群都能参保。0～18岁未成年人多发支气管炎、哮喘等常见疾病，还有新生儿的先天性疾病，这类疾病一旦发生，产生高额的医疗费用，单位购买的企业补充医疗保险是承担这类责任的，专业的理赔人员提供合理建议，推荐合适的医疗服务机构和医生帮助其尽早康复。而中老年人对慢性病和恶性疾病的健康管理需求更为强烈，对中老年人进行合理的健康宣传并正确引导他们合理饮食、健康生活能提高人群身体素质，减少对医疗服务的渴求，减少医疗支出，控制保险金的赔付。

男、女的生理结构差异产生男、女特有的疾病。男性多发前列腺疾病，通过对其进行健康宣导，如戒烟、戒酒，多运动、少坐，提高自身免疫力能控制这类疾病的发生。女性的常见妇科病也能通过定期的妇科检查及早发现及早治疗。很多保险公司已经推出女性特有的健康保险产品，能为女性提供定期的检查项目避免大病的发生。花很少的钱，除了能让客户满意，提高自己的品牌效应，更主要的是减少了将来可能发生大病而产生的医疗费用和服务费用。

二、群体健康管理对健康保险的意义

不难发现，群体健康管理本身反映了健康管理的内涵。不同的群体承载着不同的健康管理模式。针对不同人群类别，对其自有的特点合理规划，健康教育和健康干预的侧重点不同，这样能提高人群的素质，引导他们形成属于自己并符合其需要的健康生活方式，以绿色生活为主题，降低发病率，提高保险产品的利润空间。

宏观上来说，人群身体素质的提高，能更有效的发挥其自己的能力，无论是在工作岗位上还是学习生活中，提高效率，提高产能，增强国力。同时，随着健康管理在不同人群类别中的普及，健康保险的需求也随之增加，这样商业健康保险在国内的影响力更大，完善社会医疗保险中不能够及的地方，促进人群对健康保险的消费能力，有利于保险公司自身的发展和国家经济的繁荣。

（巢健茜　金志宁）

参考文献

1. 陈君石，黄建始. 健康管理师. 北京：中国协和医科大学出版社，2007.
2. 陈佳贵，王延中. 2007 中国社会保障发展报告－转型中的卫生服务与医疗保障. 北京：社科文献，2007.
3. 黄占辉，王汉亮. 健康保险学. 北京：北京大学出版社，2006.
4. 沈华亮，余华英. 试论我国社会医疗保险的发展趋势. 医学与社会，2008，21（2）：26-28.

第十四章　健康管理市场营销

　　众所周知，尽管健康管理服务业的市场化在中国才刚刚起步，健康管理师作为我国卫生行业国家资格鉴定的特有职业，却已经在市场中得到了广泛认可与应用。同时，健康管理师作为一个定位于以专业服务的崭新职业，在推广与实践服务的过程中，不可避免地面临着市场化的问题，这在很大程度上关系到健康管理事业的前途和命运。健康管理师在市场化服务过程中，如果不了解健康管理的市场特点、服务定位、以及市场需求细分，就很难开发出让健康消费者接受并能够有效促进其行为改变的健康服务产品，如果不了解健康消费者的购买行为和消费习惯，就很难正确引导消费者购买服务实现商业价值。

　　本章所介绍的市场营销学相关知识将能够帮助健康管理师科学地了解市场和目标客户。为了帮助健康管理师了解并掌握应知的健康管理市场营销知识，我们从基本的营销定义、概念和营销方法，以及健康管理营销应该关注的问题和应用案例，作了一些知识性的介绍。其目的是让健康管理师能够正确掌握服务技巧的基本知识，引导大家进一步学习与实践。

第一节　概　　述

　　营销（marketing）是一门现代市场管理学科，在近 30 年得以迅速发展，经历了从理智营销到情感营销，再到精神营销的上升过程。而营销的对象已超越了具体的产品、服务、个人和组织，扩大到模糊的观念、经历、体验和地理区域。随着营销对象和空间的不断拓展，营销观念和手段也在不断创新和变化，而变化最大的领域当推专业服务。专业服务营销既不同于传统的货物营销，也不同于普通的服务营销，而且难度更大。

　　由于宏观环境的变化，特别是物联网时代带来的环境改变，越来越多的服务型企业将进入专业化服务领域，通过运用社会公益价值推广企业的商业服务解决方案，使企业快速进入现代服务业。健康管理服务营销是有意识地劝说消费者接受健康行为或改变不健康行为的理念和作为。在这个意义上，健康管理营销是服务营销与社会营销的集合，它和商业营销是一样的目的，都是追求对于消费者行为的成功影响和改变。与此同时，作为一个健康消费者来说，健康消费与任何消费一样，都是建立在"要么获得快乐，要么摆脱痛苦"的生理与心理需求层面的满足上，而产生的购买行为。本节将介绍市场营销和社会营销的有关知识，作为理解健康管理服务营销的基础。

一、市场营销

　　1. 市场营销的概念　　在 20 世纪 60 年代，市场经济重视产品导向的 4 个方面的投入，即市场营销的 4P 理论：如果企业生产出适当的产品（product），定出适当的价格（price），利用适当的分销渠道和地点（place），并辅之以适当的促销活动（promotion），那么，该企业就会获得成功。后来，在传统"4P"的基础上又增加了"物理特征"（physical evidence）、"人员"（people）与"服务流程"（process of service）三个要素。"物理特征"因素的提出，主要是针对服务产品无形，不可感知的特征的。其基本思路是：借用一些有形产品作为佐证来弥补服务由于无形而使客户对服务缺乏"实质"性感受的弊端，以增强客户对服务的印象。

随着市场营销的不断发展，营销学家提出了"从4P走向4C"口号，即：

（1）客户（consumer）：即客户的欲望和需求，以客户为中心，注重需求评估。

（2）成本（cost）：即客户欲望和需求的满足成本，以减少交换成本来促进交换。

（3）便利性（convenience）：即忘掉分销渠道通路策略，应当思考如何给消费者提供购买商品的方便，更快地将产品送到消费者随时随地伸手可及的地方，是一个相当重要的因素，使消费者更注重考虑购买的便利性，有利于实现产品交换。

（4）沟通、交流（communication）：即有参与性和信息反馈的双向传播。

4C理论认为由于消费者是企业产品的选择者和购买者，故企业应把消费者置于核心地位，研究其欲求和需要，只有满足其欲求和需要的商品，才能得到他们的认可；企业要从购买者入手，加强买卖双方的对话与交流，及时了解客户的即时需要并迅速提供优质的产品与服务。

因此，简单地说，营销就是指：一个组织应该寻求通过服务于客户群的需要来创造利润。这个概念非常直接而且通常是很有效的。提出这个概念，目的在于让营销人员更注重服务于客户的各种需求（客户导向），而不在于公司现有的产品（产品导向）或修改方法以吸引客户注意现有产品（销售导向）。因此，有效的营销始于对客户需要的认识，然后逆向开展工作，以改变产品和服务来满足这些需要。由此，我们可以给市场营销下一个较为准确的定义：

市场营销是一个社会及管理过程，在这一过程中，个人或群体通过创造有价值的产品或服务，并与他人交换来满足自身的需求。

"市场营销就是做广告或卖东西。"这一陈旧的观念严重阻碍了市场营销在传统商业领域以外的发展。尽管现在医院或非营利性机构很少有对市场营销不闻不问的，但真正能正确进行市场营销的机构仍是凤毛麟角。当然，营销仅仅是一个工具，并不是解决一切市场问题的万能药，但使用方法的正确与否却会引起结果的天壤之别。一个完美的市场营销计划是在最小限度内利用广告或其他技巧，依赖于精心设计的专业服务、合理定价以及通畅的分销渠道以达到利润最大化的结果。正如著名的管理学家彼得·德鲁克所说的，"市场营销的目的，就是使销售成为多余"。

2. 市场营销的内涵　对于上述定义中，有几点需要作进一步的解释，可以帮助我们理解其内涵。

第一，市场营销是一个管理过程，它通过精心策划的计划而不是冒险的行动，来实现所期待的目标。有关营销计划的内容后文将详述。

第二，市场营销计划是基于一个特定客户群的需要、欲望或需求而制定的。人类需要是指人们所感受到的缺乏或匮乏状态。它不仅包括生理需要，如食物、衣服或特定的生存温度，也包括社会需要，例如，对亲密忠诚和慈爱仁义的情感需要，还包括像自我实现这样的个人需要。这些需要并不是营销人创造出来的，它们是人类的天性。欲望是指经过文化和个体特性塑造过的人类需要。欲望是用能够满足需要的实物来描述的。人类的欲望是没有穷尽的，但资源却是有限的。因此，人们希望在他们所能支付的范围内，买到质量最好、最能满足他们需求的产品。当欲望以购买力做后盾时，就变成了需求专业营销人士的任务之一，就是全面详尽地了解客户的需要、欲望和需求。专业营销人士对消费者和消费者好恶进行市场调查，分析他们的行为。他们观察消费者使用自己的产品和其他竞争产品的情况，并训练销售人员随时注意未得到满足的客户需要。

第三，市场营销定义的核心是交换这一概念，或者说是通过向他人提供产品或某项服务以换取自己所需要的产品或服务的过程。就是消费者通过自己有价值的东西换取对方有价值的东西。这一交换过程的价值在于客户从服务中获得的利益与自身付出的价值之比。简单地说，收益是解决问题的关键。

第四，市场营销的范围是选定的目标市场，而不是全部市场里的全部需求。专业营销人士最基本的任务之一，是从潜在市场中挑选出目标市场，这一决定将取决于市场的大小、潜在利润、公司的任务以及其他基础因素。

第五，有效的市场营销是客户导向型的，而不是公司导向型的。市场营销的关键是按照目标市场的需求和愿望制定计划，而不是以公司的销售兴趣为方向。某一家公司向目标市场提供不能够满足它需求的产品或服务的行动注定是要失败的。同样，一家健康顾问公司不顾客户之间的差异性，向所有客户提供相同的健康改善建议也是不可思议的。

第六，提供使客户满意的服务，是取得市场长期成功的关键所在。客户的满意度将通过客户对某一服务的期望与实际接受到的服务之间的差异计算。在专业健康管理服务领域竞争充分的未来，客户无疑有很多选择。一旦他们对某一项服务不满意，他们会找到其他的专业服务提供者，即使他们对你的服务满意，下次仍有可能选择别的专业服务提供者。

第七，与客户建立良好的关系，是获得客户长期满意的重要因素。

二、社会营销

1. 社会营销的概念　社会营销（social marketing）一词最早出现于 1971 年，是由著名的营销学教授菲利普·科特勒提出的："社会营销是通过设计、实施和控制有计划的运动来影响社会观念的接受程度，并采用产品设计、定价、沟通、分销和市场研究的技术。"在其后的研究探索中，科特勒将社会营销的涵义不断完善，在其《社会营销——变革公共行为的方略》一书中，社会营销逐渐演变为社会变革管理科学，具体指设计、实施和控制变革运动，实现在一个或几个目标接受者群体中提高某种社会观念或实践的接受程度的目的。社会营销利用市场细分、消费者调查、产品概念开发和测试、针对性交流、便利设施、鼓励手段和交换理论的概念，追求目标接受者反应程度的最大化。

从以上两个定义中可以看出，科特勒将社会营销的目的确定为社会观念的改变，另一位在社会营销领域非常有影响的教授 Andreasen 曾对此提出过质疑，他更强调行为的改变，于是在 1995 年他提出了一个定义，"社会营销是应用商业市场营销技术去分析、计划、执行及评价那些旨在影响目标受众自愿行为的项目，以提高个人或个人所在社会的福利。"2002年，科特勒等在《社会营销——提高生活质量的方法》一书中又给出了新的定义："社会营销是通过使用市场营销的原理与技术来影响目标受众，让他们自愿地接受、拒绝、改变和放弃某种行为，从而促进个人、集体或社会整体的利益。"在该书的第三、四版中，该定义有细微改动，但其影响行为的主旨没有变过。

2. 社会营销的特征　Andreasen 提出了社会营销的 6 项标准，一说 7 项标准，他认为一个项目或运动只有满足了这些标准，才能称得上是社会营销。

（1）行为改变是用来设计和评价干预活动的基准。如果行为需要很长时间才能发生改变的话，也会暂时关注非行为目标（知识、态度），但最终还是关心行为结局。

（2）项目计划自始至终使用受众研究，以利于在干预的最开始就能理解目标受众，在执行干预措施前要进行常规的预试，在执行过程中要进行监测。

（3）进行目标受众的细分以保证稀缺资源使用的效率和效果。

（4）任何策略的核心要素都是为目标受众创造出具有吸引力的、能引发动机的交换条件。

（5）营销策略应尝试使用整合营销的4P/4C，而不仅仅是广告和传播。即，创造吸引人的收益包，同时尽可能降低成本，选择方便和容易进行交换的地点，通过相关媒介向目标受众传播强有力的信息。

（6）重视与期望的行为相竞争的"对手"。（强调社会营销所推荐的行为与其他可能的选择之间的竞争。）

（7）社会营销所推销的有形产品和无形产品必须具有好的成本效益。

3. 社会营销的目的 与销售商品和服务的商业营销类似，社会营销的工作是改变人们的行为。通常希望目标受众会行使下列四种行为中的一种：①接受一种新行为；②拒绝一种潜在行为；③调整一种目前的行为；④放弃一种旧行为；也可以建立一种改变人们看法（教育或信息）和价值观（态度或感知）的标准。这些标准建立不是最终目的，而是为人们行为的改变做准备。

社会营销最富有挑战性的地方在于它依赖于自愿的接受，而不是依赖于法律的、经济的或者强制性的手段。在许多案例中，社会营销工作者不能从他们所提倡的行为改变中得到直接的或者立竿见影的回报（表14-1）。

表 14-1 社会营销要素案例

健康问题	肥胖	糖尿病	高血压
目标受众	BMI≥30 的肥胖者	空腹血糖≥7 的患者	≥140/90mmHg
提倡的行为	BMI 在 18~24 之间	每天监测血糖	每天测血压
接受新行为	合理膳食与运动	合理膳食与运动，正确用药	合理膳食运动
拒绝潜在行为	过量摄入高热量食物	不吸烟、饮酒，坚持运动	高食盐习惯
调整目前行为	提高运动能耗水平	定期到医院看医生	坚持用药
放弃旧行为	缺乏体力活动	不监测血糖	不喜欢运动
营销策略	产品：体重管理服务	价格：监测血糖者送血糖仪	促销：送血压计
回报	管理体重带来的健康风险降低的收益	降低并发症发生风险，降低巨额医疗费用开支风险	预防心脑血管疾病发生风险

行为改变有三种可能方式：

1. 正式干预，也称规则干预。这是一种强制性的干预，是人们基于害怕而接受的干预，但是也是短期效果明显、长期效果比较差的干预。

2. 利益干预，是应用最广泛、又是最落俗套的干预模式；在健康管理营销领域，它要结合其他干预方式才能够有效果。

3. 关系干预，是社会中最重要也是最具有长久影响力的干预方式，它通过调整目标接受者与干预者的关系，将对象的行为整合到干预者期望的轨道上来。利益干预是商业营销的典型模式，而健康管理营销则可以采取关系干预和部分正式干预。

第二节 健康管理服务营销

随着在市场学的研究中对产品的内涵与外延的理解不断加深，人们把产品分为核心产品、实际产品和附加产品三个层次。尽管服务的市场营销与货物有相似之处，但两者之间有一些本质的不同。专业服务提供者要想获得成功，必须能够认识到这些差别以及这些差别对营销带来的影响。

一、健康管理产品的三个层次

传统的营销理论认为产品整体概念包含核心产品、有形产品和附加产品这三个层次，健康管理产品同样存在这样的层次区别。

1. 核心产品（core product） 处于产品层次平台中心的是核心产品。核心产品使我们能够找到类似"消费者能从产品中获得何种利益？""期望的行为能够满足什么需要？"这样的问题。核心产品不是期望的行为，也不是健康管理师积极推广的有形物品和服务；它是目标群体在进行期望的行为时所能体验到的利益，是目标群体认为对他们最有价值的那些利益。

2. 实际产品 仅仅围绕着核心产品的实际产品，就是社会营销者努力进行推广的特别的行为方式。例如，每天运动半小时，半年进行一次全身体检等。为了获得构成核心产品的利益，实际产品是必需的。

3. 附加产品（augmented product） 这一产品层次包括了健康管理师们随同期望行为一起推广的所有有形物品和服务。虽然附加产品可以看做是备选的，但在有些情况下，他们确是比不可少的。附加产品不但可以为行为变革提供激励、清除障碍，甚至维持行为变革效果，而且是使健康管理得以"有形化"、"品牌化"的重要途径，从而使健康管理营销和服务产品更具吸引力和号召力。

健康管理师在实际工作中必须对服务产品的三个层次进行划分和分析，针对不同的产品层次做出对应的营销策略。比如，在核心产品层次，要从消费者的角度进行考虑，决定突出哪些潜在的利益，消费者能否感知这些利益，期望行为所带来的利益同于其竞争的旧行为方式造成的成本的对比如何。

二、健康管理服务有别于其他产品的特点

服务之所以区别于货物，在于它有以下几个特点。

1. 服务是无形的 服务是无形的，是指在客户购买健康管理服务前，不能够看到、摸到、品尝到，而需要一个长期的互动方式才能够体验到服务所带来的健康收益。而且往往需要消费者自己的行为改变才能够有效，否则，所有的服务都会因为体验不到而大打折扣。

2. 服务是不可分割的 因为服务是无法与服务提供者分离的，客户对健康管理师的印象，从专业程度、形象衣着到谈吐风度，都将影响他对服务质量的判断。这种不可分割性一直延伸到健康管理服务机构的呼叫中心客服人员，他们通常是客户第一次接触服务的直接回应者，对客户的第一印象起了决定性的作用。

3. 服务是可变化的　由于服务是无法与人相分离的，同一个健康管理师向不同客户提供的服务可以是不同的。最优秀的服务人员也会有特别不顺的时候。人类的这些疏忽无法避免，为了减少损失，我们使用了一些措施使出错率降到最低。如对慢性病未来风险的预测服务是通过科学的预测模型、标准的数据库和健康管理平台的方式来提供健康数据运算以及量化个人管理处方，以帮助健康管理师正确地找到客户的管理目标，避免健康管理师（甚至于最厉害的专家）人工分析可能出现的失误。健康管理师应该做的是，提前预见到错误最容易发生的地方，并及时采取解决方案与措施，尽可能应用专业化的健康管理平台，以避免因不专业的结果失误造成的客户损失。然而，即使是最好的预防系统也不能够彻底消灭错误。因此，健康管理师同样应该用一些补急措施来维持遭受损失的客户对你的信任。如：迅速将错误的原因客观地告诉客户并进行补偿性服务，让客户理解并感觉到遭受的服务损失最小化。化抱怨为友情是客户资源管理中最需要重视的一个环节。

4. 服务是易损的　服务的易损性是指服务不可能像物品一样被储藏起来，以后再销售。如有些专业培训讲座向未到课的消费者进行再次收费，因为老师的服务价值在讲课过程中，随着时间流逝而消失了。除此之外，服务的易损性还有其他的含义。比如，尽管你知道你的医生已经千百次成功地完成心脏手术，你依然不能完全放心，因为根本问题在于这一次他是否能成功地实施你的手术。服务易损性的另一个含义是，服务会随着需求的波动而波动。当需求稳定时，服务提供者将持续提供相同的服务，这对他来说相对容易；当需求大幅度波动时，连贯地提供满足各种需求的服务对专业服务人士来说就比较困难。拿医生来说，在流感期间他不可能给每个患者足够的时间和充分的个人关注。

在健康管理服务过程中，从本质上说，健康管理师是在销售自己的表现，而不是服务产品的本身。因为，服务产品是标准化地去满足稳定部分的（基本）需求，在满足个性化（波动）需求方面是需要医生、健康管理师在服务中不断体现的。

5. 客户满意标准是不同的　在购买一个产品之前，消费者能够知道自己购买的物品质量如何。比如，一个人在滑雪时膝盖受了伤，随即进行了手术治疗，这样一来他不可能知道自然恢复是否会更好。在某些情况下，客户永远也不会清楚他所购买的服务是否是最佳选择。在这方面，如果一个参加健康管理的对象在健康管理师的教育下，非常清楚他（她）目前的健康需求应该是控制体重和戒烟，只要服务对象在参与服务过程中达到了体重的控制目标，显而易见，他（她）的健康受益是客户的满意标准。同时，另外一个参加对象由于自我健康行动不到位，体重没有明显改善，这个客户将表示非常不满意。尽管责任是自己的行动力，但还是会认为这个体重管理项目是有问题的。

6. 客户的参与度非常重要　当消费者购买一个物品时，他既不会考虑该物品的生产周期，也不会考虑制作它的工人。然而，当消费者购买健康服务时，客户本人就在"工厂"里，亲自观察"产品"生产的全部工序。健康管理师所提供服务的每一步都会影响客户对服务质量的总体印象，这被称做"瞬间真实"。服务提供者应把握住每一个瞬间真实，向客户传达一个完整的总体印象。

三、健康管理服务营销的特殊问题

正因为健康管理营销与有形商品的市场营销有上述不同，健康管理服务提供者不能想当然地认为，有形商品市场营销的方法和技巧自动适用于健康服务领域。下述 10 个问题是健康管理营销所特有的，正是这些问题使健康管理营销变得更加困难。

1. 对第三方的责任　完善的市场营销致力于最大限度地满足目标市场的需要和欲望。但健康管理提供者要受到一些限制，健康管理师通常不能像传统的有形商品营销人那样尽一切努力去满足消费者。健康管理师应清醒地意识到，在向他的直接客户提供服务时，他也服务于第三方"客户"，如服务购买人：保险公司、政府、企业机构，过度地讨好直接客户必然导致重要的第三方对服务提供方的不信任，甚至会导致法律的纠纷。作为健康保险机构的第三方健康管理服务提供者，按照合同条款承担着客户的管理服务。特别是在客户的医疗需求方面如果过度满足客户的需求，必然会导致保险公司成本的无为加大，带来双方的不信任。

2. 客户的不确定性　在购买产品的过程中，人们面对着各种各样的不确定性，而在购买健康管理的情况下，这一点尤为突出。健康管理的购买者很难对提供的服务做出准确评估。即使在服务提供完毕之后，他们依然不是很清楚服务的质量到底如何。这种结果的不确定性导致了客户在购买前以及整个交易过程中的焦虑情绪，这种焦虑情绪被称做"认知分歧"。健康管理提供者的必要工作之一，就是缓解客户的焦虑情绪，并使他们确信自己的选择是正确的。有三种方法可以达到这一目标：

（1）教育客户：如："肥胖是引起冠心病、糖尿病、癌症等慢性病的主要危险因素，控制体重需要科学的方法，在健康管理师的指导下'科学饮食、有效运动'是减肥过程中十分重要的服务。"

（2）在客户做出购买决定后，立即强化客户的信心："你参加了健康体重管理项目，你就朝着健康迈出了第一步，下一步就是你在专业人员的指导下积极地行动，你的目标一定能够实现。比如某某客户6个月的体重管理下来，已经降低了3kg。"

（3）提供担保："如果你购买了健康体重管理项目并按照服务流程完成了全部的阶段，如果体重没有达到目标，我们将客户支付的费用全额退回。"

客户的不确定性为健康管理提供者带来了巨大的挑战。教育客户在健康管理营销领域里扮演了一个相当重要的角色，这一任务在其他领域的市场营销中是没有的。因为，客户在健康问题上信任的是经过专业培训和教育的医生和有国家认证的专业健康管理师。往往他们的建议显得十分有效。

在做出任何重要决定之后，人们通常都会产生认知分歧。客户会对自己的决定不自信，从而怀疑他是否作了一个明智的选择。客户会去参验健康管理师的执照或其他一些证书。为了缓解客户的这种紧张情绪，健康管理师必须是由国家认证的健康管理师和医生担任。医生在客户做出购买决定之后立即支持并强化客户的信心。

最后有一条重要的是，健康管理提供者可以提供一定的担保，以使客户能放心大胆地做决定。由于医生的担保理由来自于双方的配合，特别是客户的执行力上，因此，一个承诺往往是约束双方的力量。

3. 经验的关键作用　尽管买方对选择健康管理师的标准不很明确，但有一点是立即会考虑到的：即健康管理师在以往类似情况下的经验。人们更愿意使用在本行业中工作过、熟悉本行业情况的医生和健康管理师。为了赢得客户，健康管理师须向公众证明自己是经验丰富的从业人员。这给健康服务人士提出了新的挑战。一个经过专业培训和几年行业实践的健康管理师将会成为中国健康服务市场非常宝贵的资源，丰富的经验是这个行业中最具有价值的人力资源。

4. 有限的差异化程度　市场营销商通常会努力地使自己的产品区别于其他竞争者的产

品，他们希望目标市场能看到自己产品的独到和优越之处。这种区分通过生产出确实有独到之处的产品，通过广告和推销来宣传自己的产品有不同凡响的特性来完成。使自己的产品在同类产品中脱颖而出，对大多数营销人来说是很困难的，对健康服务营销人来说更是如此。你很难证明某医院的视力检查优于他们的竞争对手，或一家医院体检中心的体检结果会比另外一家医院体检中心的体检结果要优越许多。即使一项服务确实与众不同，它也可能很难赢得客户，因为客户是否能认识到它的独到之处仍然有很大的不确定性。因此，医院体检中心将越来越清楚地看到，只有通过健康管理服务才能够形成忠诚客户人群效应。

5. 维持质量管理　一般说来，保持高质量管理水准对服务业营销人来说是一项艰巨的任务，尤其是在健康管理领域。服务跟产品不一样，产品由现代化生产线直接产出，并由机器进行抽样统计以检测产品的质量标准。在人力集中的健康服务领域，质量检测机器已无能为力，服务机构只能雇用品行良好的员工，并劝告他们努力工作。

许多专业机构组织都坦言，他们所提供的服务的质量在一定程度上取决于客户的行为和态度。顾问和医生的建议只会对听从他们意见的客户有帮助，而不肯合作的客户不但自身的问题得不到解决，也会对健康管理提供者的信誉造成负面影响。

6. 让医生也成为销售者　在购买健康服务之前，客户喜欢和医生或健康管理师见面以结识他们。这是客户减少所购商品不确定的一种手段。对健康管理机构来说，仅仅雇用全职的推销人员向未曾谋面的客户推销他们的服务是不明智的，即将为某一客户提供健康服务的实际工作者（医生/健康管理师）有必要参与服务的销售过程。

7. 专业服务人士要分配出时间做市场营销　健康管理专家按小时向客户收取费用，对他们来说，工作时间就意味着收入。但推销自己服务的时间是不包括在内的，这就是许多健康管理服务公司不愿意花费工作时间进行市场营销的原因。而且，即使专业服务人士决定投入大量时间做好市场营销工作，他们仍需仔细考虑时间的分配问题，即如何安排好现有客户、未来潜在客户和一般公共关系之间的时间投入比例。很明显，要求专业服务人士同时兼任专家与营销人，这两种角色引起了很多时间管理上的问题。

8. 处理紧急问题的压力　另一个与时间分配相关的问题是，在很多情况下，客户很晚才通知健康服务人士他需要服务，这使得健康服务人士必须在无暇准备的情况下提出解决问题的办法。客户又总是希望健康服务人士提早完成工作，这些突如其来的要求经常会占用健康服务人士进行市场营销的时间。因此，要求健康服务人士在应付好现有客户的所有要求的同时，积极地按步骤完成市场营销计划是非常困难的。

9. 对广告的意见冲突　每一个健康服务提供者必须决定自己是否要做广告；如果答案是肯定的话，在多大的范围内做广告。尽管一位内科医生可能会认为为医疗服务做广告是非专业化的表现，其他医生，尤其是外科整形大夫，事实上却在依赖花样繁多的广告吸引客户。在多大范围内做广告的决定以及对广告种类的选择取决于很多因素，如目标市场的情况、健康服务人士希望建立的公众形象以及现有的竞争程度。

10. 有限的市场营销知识背景　很多专业服务提供者并不具备制定市场营销计划，以及做出营销决策的知识背景。专业学校也不提供在健康管理方面对健康管理师有指导意义的营销课程。对于医生以及健康管理师来说尤其如此。结果有些健康管理提供者不得不自学成才，通过听讲座、看书、与其他人交流信息以及自己在这方面的心得体会来获取知识。另外一些则雇用市场营销商来处理这方面的问题。后一种办法尽管在宏观上解决了问题，却无法解决服务提供者和服务本身是无法分割的这一事实。所以，无论健康管理师还是医生都必须掌握市场营销的基本知识，因为最终是他们而不是他们雇用的营销商创造了企业的形象。

第三节　市场学原理在健康管理营销中的应用

市场学原理与技术包括很多方面，如消费者定位，交换理论的应用，内外环境评估，市场细分，市场研究及成形研究的应用，综合的计划与管理系统，等等。本节将结合健康管理服务营销的实践介绍其中几种技术的应用。

一、整合 7P 的营销组合

对任何健康管理服务的提供者来说，获得长期利润的关键是向客户提供满意的服务，并从中促进双方的交流以建立进一步合作的可能性。在对某一健康服务产品进行营销时，我们按照最大限度满足客户的原则，组织并利用该公司的所有的市场力量。因为可控制的市场力量变化繁多，不同的组合适合于不同的人群，这就是著名的 7P。这些 P 是指产品（product）、价格（price）、分销/地点（place）、促销（promotion）、物理特征（physical evidence）、流程（process）、人员（people）。

1. 产品　产品（product）指的是企业为满足目标市场的需求所提供的商品或服务组合。如，针对"三高二病"人群的高血压、冠心病、糖尿病、脑卒中、肺癌、阿尔茨海默病等疾病预防与控制的健康管理服务产品。包括：健康体检、疾病风险评估、危险因素干预处方、健康监测、健康改善的膳食组合（保健食品、膳食处方）、运动干预组合（运动指导与监测）等。按照目标对象的不同提供不同层次的服务组合（表 14 - 2）。

表 14 - 2　健康管理产品组合案例

产品类别	案例	目标客户	服务内容
单项服务	体重管理	超重肥胖人群	量化膳食与运动过程、卡路里平衡
综合服务	代谢综合征管理	"三高"人群	以控制血脂、血压、血糖为目标的治疗性生活方式干预
全面服务	糖尿病管理	糖尿病患者	健康教育、医疗需求管理、用药依从性管理、膳食干预、运动干预、健康监测、行为改变

2. 价格　价格（price）是指为获得某项服务产品，消费者支付的金钱以及其他非金钱代价，如时间、交通的便利程度以及是否能讨价还价等因素。看完病后，医生会列明所有的诊疗费用，如果患者投保了健康险，医疗费用部分由保险公司承担时，患者的开销将在一定程度上减少。但对患者来说，看病的成本并不只是花钱，比如，患者可能开车穿越了整个城市来看病，或他们不得不在拥挤的候诊室里花费额外的时间填写复杂的表格。在消费者眼里，所有这些因素都增加了去该诊所看病的成本。

3. 分销/地点　分销/地点（place）包括公司所做的一切使消费者能获得其提供的服务的努力。对于健康管理机构来说，这意味着在其客户进行商业往来的所有大城市里建立服务中心。同时，为了使人们更便利地接受健康管理师提供的健康指导服务，服务机构可延长工作时间，使用 800 免费热线电话，或者建立专业网站允许客户在任何时间下载信息。

4. 促销　促销（promotion）是指一系列在目标市场上宣传服务的特征及优点，并说服消费者购买的活动。可以采用传统的促销方式，如在电视或杂志上做广告；也可以举办有关健康管理的免费学习班。促销的方式是多种多样的，关键是要保证各种促销活动向公众展示一致的产品形象和核心信息。

5. 物理特征　物理特征（physical evidence）弥补了专业性服务作为无形商品无法被公众直接感知的不足。无论是健康服务中心还是健康管理机构，消费者都希望能从一些物理特征上推断出服务质量。很多情况下，最直接的物理特征是该健康服务中心的环境及其装潢设备。很显然，如果一家健康服务中心位于小商业街上，用塑料折叠椅当办公设备，办公室里到处散放着《时尚》杂志，没有人会认为这家健康服务中心主要致力于健康管理服务事业，一些将需要对自己和家庭成员以及企业员工实施健康管理的潜在客户，也将就此止步。

6. 流程　流程（process）指的是一个健康服务机构如何有效地进行健康管理服务。流程可以是十分复杂的，也可以非常简单；可以是发散式的，也可以是集中统一的。比如，健康管理三步曲，健康评估、健康指导、健康干预就是一个标准化的生活方式疾病干预的服务流程，见图 14 - 1、图 14 - 2。

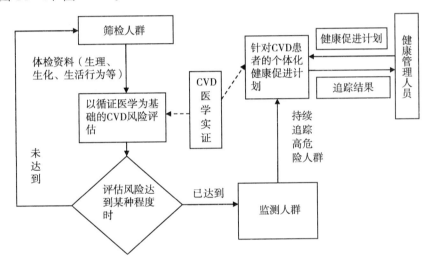

图 14 - 1　以循证医学为基础的健康管理流程

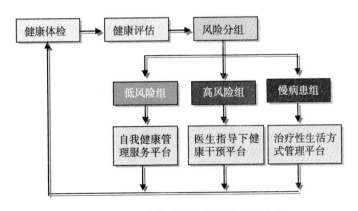

图 14 - 2　以体检为起点的健康管理流程

7. 人员　人员（people）很重要，特别是在专业健康管理服务营销中，因为服务是无形商品，而客户总是希望能通过一些可感知因素来推断服务的质量和价值。很显然，服务提供者是直接与服务相关的可感知因素，比如，医生、护士、健康管理师、营养师或健康咨询师。但有时客户也会通过观察其他消费者的选择来决定自己的选择。例如，一些患者喜欢找他们认可的治疗自己这类病症的医生就诊。女患者可能更愿意选择专为妇女看病的女医生就诊，因为在这些患者眼里，女医生的实践表明了她是最合适的人选。显而易见，经过国家专业机构职业培训并获得国家认证的健康管理师是未来专业化健康管理服务所具有公信力的人力资源。

综上所述，健康管理机构的营销部门必须设计出正确的市场营销组合，以满足目标客户不同需要。他们需要通过市场调查来洞悉并了解如何进行正确的市场营销组合。然而，在竞争环境中真正的难点在于，当你发现了正确的营销组合时，它又开始了新的变化。竞争者们可以通过服务流程、服务特性或价格来改变客户的期望值。这意味着健康管理服务提供者必须不断地改善自己服务输出。

二、目标市场的选择

市场细分揭示了机构所面临的细分市场机会。因此，机构需要决定选择哪些细分市场作为营销目标。如图 14-3 所示，3 种比较宽泛的市场覆盖战略如下：

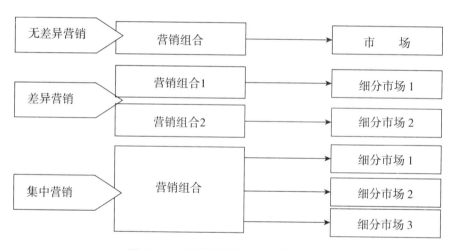

图 14-3　三种可替代的市场覆盖战略

1. **无差异营销**　机构仅向市场提供一种产品而且只使用一种营销组合，努力去吸引尽可能多的客户。在无差异营销中，对构成市场整体的各个细分市场之间的差异忽略不计。它把市场看成一个集合，关注的是所有客户需求的共性而不是需求间的差异。机构努力把服务和营销方案设计得能够吸引最大数量的客户。使用这种营销方式的例证是向所有客户推销一种计算机软件的健康科技机构，或者向所有客户提供同一种健康干预工具的健康管理机构。

无差异营销通常的抗辩理由是成本经济。提供有限种类的服务可以降低服务成本、调研成本、促销成本以及培训成本。然而，由于淡化了个体化差异性需求的服务，成本降低通常伴随着消费者满意度的降低。这也会给竞争对手把服务拓展到被你所在机构忽视的细分市场，并在这些细分市场上建立地位。当然，关键是看机构的经营定位。

2. **差异化营销**　服务机构在几个细分市场上从事经营，分别为每个细分市场设计有效的产品营销组合。在差异化营销中，机构决定在两个或更多的细分市场上经营，但为不同的细分市场设计了单独的服务或营销方案。通过提供花样多变的服务与营销，机构希望在每个细分市场上都增加销售额而且更牢地站稳脚跟。机构希望，随着自己在不同细分市场的位置更加稳固，客户对它在专业领域的地位更加认同。另外，由于服务的设计遵从了客户的需要，机构希望获得更大的客户忠诚度以及更多的重复采购。

与无差异营销相比，差异化营销的净效果是服务机构总收入的增长。但是服务机构不得不投入更加多的资金用于服务设计、市场调查、宣传推广以及培训上。

3. 集中营销　服务机构仅在一个细分市场上经营，而且开发完美的产品和营销组合。当决定把市场划分为有意义的细分市场，而且将其主要营销努力投入到其中一个细分市场上时，这种营销战略便是集中营销。服务机构集中精力为一个特定的细分市场提供服务，而不是把精力分摊到很多细分市场。通过集中营销，服务机构通常能成为一个特定细分市场上被追逐的宠儿，而且地位稳固。它能详细地了解该细分市场的消费者需求和行为，进而通过专门化的服务条款和推销措施获得经营经济效能。

三、自我定位与竞争优势定位

1. 发展客户导向的自我定位　不管一家企业如何推销自己的健康管理服务，它是否能获得市场成功直接取决于它的客户导向程度。发展客户导向的自我定位，是任何想在市场上有所作为的健康服务机构的首要任务。市场营销不能像烹调一样照着菜谱一步步地来，它是一个思考的过程，是如何接近市场和客户的方法。

以客户的健康为中心的健康管理机构应该着眼于外部而不是着眼于内部的企业。着眼于内部意味着该企业的重心始终放在自己身上，它所提供的服务是基于自己职员的优势和兴趣，而不是现有客户或潜在客户的需求。他希望客户能主动上门，而不会积极地迎合客户。着眼于外部的企业所要做的第一步是确定目标市场，将注意力集中在客户需要上，协调对客户有影响的所有市场活动，基于客户价值和客户满意同客户建立长期的良好关系，赢得长期利润。

建立客户导向的自我定位，对企业来说是一项艰巨的任务。企业必须通过市场调查，系统地研究客户需要、短缺、感觉、偏好以及客户的满意情况。企业必须根据市场信息，不断地长期提高自己的服务水平以更好地满足客户需要。健康服务人士经过选拔并通过培训，确立为客户服务（而不是为上司服务）的信念。客户导向的自我定位要求企业友善地与客户打交道，从负责应答的电话接线员到帮助客户解决实质问题的健康服务人员，都必须在工作中保持友好的态度。以客户为中心的健康服务机构将同客户一起工作，而不是为客户而工作。

2. 竞争优势定位　专业健康服务机构一旦确定了目标市场，它必须对自己推出的服务进行"定位"。一项服务的位置是由目标消费者定义的，即相对于其他与之竞争的服务，该服务在消费者心目中所占据的位置。

健康消费者每天都收到大量的产品和服务信息。为了简化购买程序，客户把不同的服务分成组或在心中对各种服务和机构进行定位。一项服务的位置是在与它的竞争对手相比较后，消费者对该服务持有的一组复杂的理解、印象和感觉。消费者对服务定位或许与营销人员的帮助有关，也可能是消费者独立理解出来的。但是营销人员必须要花力气去帮助客户来理解你的定位。机构必须对市场上存在地竞争对手的位置进行比较分析，然后才能够决定如何对自己的服务进行定位。定位工作由三个步骤组成：

（1）确定一组可能的竞争优势，以此确定公司的市场位置：客户通常选择那些能给他们带来最大价值的服务。赢得并且保持客户的关键是比竞争对手更加理解客户的需求和购买程序，给他们带来更大的价值。通过向客户提供比竞争对手更多的利益，公司往往能够获得竞争优势。比如：应用核心技术组成一组针对目标人群所提供的健康改善服务，其改善效果的可量化性会使得客户感觉到利益的所在，比竞争对手仅仅提供定性健康改善服务要有优势多了。

（2）选择适当的竞争优势：如果一家健康服务机构已经非常幸运地发现了几个潜在的竞争优势，它现在必须决定开发几项优势以及开发哪几项。公司需要避免至少3种主要定位错误。第一，定位过低，或者根本就不对公司定位。第二，定位过高，让消费者对公司产生一个过于狭隘的印象。第三，公司避免定位混乱，让消费者对公司产生混乱。

一家专业健康管理机构可以通过很多方式使自己和竞争对手区别开来，包括：①服务地点；②服务质量；③特殊人群（老年人群、企业人群、儿童人群）；④使用的核心技术（市场唯一性）；⑤价格；⑥健康管理师的良好风度；⑦服务产品的组合；⑧与众不同的属性。

（3）有效地宣传、推出选择的市场定位：健康管理服务机构完成了市场定位，它必须采取有力措施向目标客户宣传自己预期的定位。服务机构的所有营销组合努力必须支持自己的定位战略。

四、产品的定价程序

菲利普·科特勒把商业部门营销过程中的定价过程分成6个步骤，分别是：①选择定价目标；②确定需求；③估计成本；④分析竞争者成本价格和提供物；⑤选择定价方法；⑥确定最终价格。

1. 产品定价的营销作用　产品的价格直接影响目标群体的接受成本，价格的高低是否合理在一定程度上决定了社会营销运动的成败。因此，产品定价是营销者必须重点关注的关键环节。在进行产品定价之前，健康管理师需要了解价格在营销中所起的作用。简单地说，定价的营销作用体现在下面3个方面：

（1）影响获得产品的难易程度：产品的价格是产品接受者必须付出的成本。健康管理师通过不同的定价水平，能直接影响目标群体获得社会产品的能力。对于收入有限的目标群体来说，社会产品的价格越高，获取产品的难度越大；价格越低，越容易获得。

（2）提示产品定位：在信息不对称的情况下，目标群体往往觉得自己难以判定服务产品的质量水平，因此他们往往倾向于把产品价格作为产品质量的标志，认为价格高意味着产品的质量和声誉较高，而价格低的产品会具有较差的质量。对于免费派送的产品，目标群体更会认为其价值是不值一提的。利用目标群体的这种心理，健康管理师可以通过适当的服务产品的定价来暗示其定位。对适合定位于高档次的产品，制定较高的价格；对于适合定位低档次的产品，制定较低的价格甚至免费提供。

（3）实现管理要求：由于产品一般都存在价格弹性，健康管理师可以利用这一点，通过定价来实现对目标群体产品需要的管理。在需求不足时，通过降低价格来刺激目标群体的消费欲望；在需求过于旺盛，超过了服务机构的供应能力时，通过提高价格来控制需求。对于一些具有负面作用的产品，健康管理师可以通过营销其定价水平来达到降低消费的目的。比如，在倡导禁烟和禁酒运动中，健康管理师呼吁增加对香烟或酒的征税以提高其价格的原因就是如此。在这种情况下，试图通过提高目标群体从事某种行为的价格来暂时或永久性地阻止这一行为。

2. 目标群体的价格敏感程度　为了确定服务产品的定价目标，健康管理师需要对目标群体的价格敏感度进行分析。只有了解他们对社会产品的价格敏感度，才能准确地预测他们对于不同定价的反应，进而做出正确的定价决策。那么，应如何分析客户的价格敏感度呢？纳格尔和霍尔顿指出了影响价格敏感度的九个因素，勾画出分析产品价格敏感度的主要维度：

（1）独特价值效应：产品越是独特，客户对价格越不敏感。

（2）替代品知名效应：客户对替代品知之越少，他们对价格的敏感性越低。

（3）难以比较效应：如果客户难以对替代品的质量进行比较，他们对价格就不敏感。

（4）总开支效应：开支在客户收入中所占比重越小，他们对价格的敏感性越低。

（5）最终利益效应：与产品所能带来的利益相比，其成本越低，客户对其价格越不敏感。

（6）成本分担效应：如果产品的一部分成本能由其他方来承担的话，购买者的价格敏感度较低。

（7）累积投资效应：如果产品是与以前购买的产品配套使用的，客户对价格较不敏感。

（8）价格质量效应：如果客户认为某种产品的质量更好、声望更高或是更高档的，客户对价格的敏感性就越低。

（9）储存效应：如果客户无法储存商品，他们对该商品的价格敏感度就低。

除了利用这些效应对目标群体的价格敏感度进行大概的分析之外，社会营销者还可以通过目标群体调查和店内试验购买等方法预测目标群体对于社会产品的价格敏感度。

3. 确定价格目标　定价需要实现一定的目标，通常的目标可能有：①实现利润最大化；②收回成本；③实现服务的目标群体人数最大化；④社会平等；⑤减少市场需求。

4. 选择定价方法　明确了定价目标之后，接下来就可以确定具体的价格。定价时需要考虑四个因素：成本、需求、竞争者的价格和目标群体对价格的敏感程度。成本往往决定了最低低价，特别是当健康管理服务者有意收回全部成本的时候。与成本决定最低价相对应，需求的情况决定了产品所能索要的最高价。在最低价和最高价之间，要考虑竞争者的价格、目标群体对价格的敏感程度。健康管理师根据这四个因素中的一个或几个来选定定价方法，以解决定价的问题。

总体来说，有三类定价方法可供选择：

（1）成本定价法（cost-based pricing）：在成本定价法中，价格取决于服务产品的成本和一个期望的或者确定的利润率或投资回报率。两种最常见的成本定价法是成本加成定价法和投资回收定价法。在成本加成定价法中，健康管理师希望确定合适的价格水平，在此价格水平上的销售能在回收成本的基础上获得一定百分比的回报；在投资回收定价法中，营销者计算出能在项目投资资本的基础上带来一定回报率的价格。

（2）竞争定价法（competitive-based pricing）：通过竞争定价法确定的价格更多的是受竞争性产品或者服务的价格驱动，参照竞争对手的价格水平来制定自己的产品价格，从而使自己的价格比竞争对手的更具优势。例如，一家参加防止溺水社会营销引导的救生衣生产厂商，提供特别的折扣券来使自己产品与未经过权威部门认证的、更便宜的救生衣在价格上相仿。

比较常用的竞争定价法是随行就市定价法，就是按照类似产品平均的价格水平定价。如果要实行这种定价方法，在定价之前需要对其他机构对相同或类似产品所收取的价格来进行调查。

（3）价值定价法（value-based pricing）：这种定价方法是对目标接受者价格敏感度进行准确分析，并评估目标群体在不同价格水平上的需求，然后根据社会营销的目标来确定产品的价格。定价的关键是必须掌握目标群体对特定产品的价值认知情况。这种定价方法制定出的价格会随着产品的质量、款式、规格等不同而有所变动，产品的价格不会是最高的，也不一定是最便宜的，但一定是能让目标群体感觉到产品是"物有所值"甚至"物超所值"的。当然，所制定出来的价格并不完全反应产品质量、成本等方面的差异。比如，在同一家戒毒治疗中心，对采用进口药物和国产药物的治疗方案收取不同的价格，而这两种方案的实际成本和治疗效果可能是相同的。

五、有效营销的 12 大要点

进行成功的服务营销需要正确组合各种相关因素，包括下列 12 大要点。

1. 质量高于一切　健康服务提供者们希望能得到公众的特别尊重，因为他们接受了更长时间的教育，拥有健康管理方面的专业知识。然而，一个人具有良好的教养和渊博的知识与他怎样应用他的智慧是不同的。在竞争激烈的健康服务领域，良好的教育背景仅仅是进入这一行业的入场券，重要的是在与客户打交道的过程中，客户对你的服务的认可。

从根本上说，客户所期待的是专业服务人士能将问题解决好，达到让他满意的结果。但从另一个角度来看，客户同时也在评价整个服务过程。为了使市场营销获得成功，健康服务提供者必须了解客户是怎样评价服务的过程与结果的质量的。

我们将质量定义为：相对于客户的期望值而言，所提供的服务处在一个较高的水平上。这一定义说明了两个关键问题：第一，健康服务机构提供的服务的质量水平必须高于客户的期望值。因为仅仅让客户满意是不够的。人们通常认为，客户对一次合作感到满意之后会再度找你合作，但事实绝非如此。这可能是由于环境与需要的变化、竞争对手提供了新的服务、熟人的推荐或者是失去了联络方式无法找到对方。第二，它明确指出，客户对服务质量的感受才是与客户期望值直接相关的因素。健康服务提供者必须注意那些影响客户期望值的因素。这些因素包括健康服务人士的承诺、客户过去的经验以及该服务人士的口碑。

调查表明，从客户的角度看，有 5 项因素直接表明了服务质量。它们是：服务提供者的可靠度、对客户的敏感度、对客户的承诺、敬业程度以及整体外观，比如服务场所的物理特征。

健康服务人士很清楚，尽管他们一心为了客户而努力工作，但由于各种原因，经常会事与愿违。这时最重要的是维护自己在客户心目中的信誉。健康服务人士可以通过道歉、及时纠正情况、对造成的不便做出弥补等方式寻求客户的谅解，并找出问题的根源所在一次性彻底解决。

2. 建立市场营销组织　问题不是健康服务机构是否要进行市场营销活动，而是他们如何实施市场营销。市场营销是关于创造公平交易和建立长期关系的学问。健康服务机构要想获得成功必须致力于深层次地理解客户的需求与欲望，以创造出不但能满足客户需要而且能超越客户期望值的服务。这就要求健康服务人士掌握并使用市场营销技巧和原则。

3. 知识就是力量　让一般的健康服务从业人员去定义市场营销，他们很可能把它说成"广告或人员推销"。这一观念在服务领域是如此的根深蒂固，以至于任何一家健康服务公司雇用市场营销商后的第一件事就是制作广告宣传册或建立网页。很少去想这些宣传资料的读者是谁，对读者来说什么是重要的信息，他们是怎样选择健康服务机构的，他们是怎样评价这家健康服务机构和它的竞争对手的，该使用怎样的语言，甚至都不清楚广告宣传册的目标是什么。将市场营销等同于促销是一个普遍的、严重的错误。

一个严谨的市场营销计划是以信息为基础的。每一个健康服务人士都必须进行全面而系统的市场调查，通过分析其结果确定他将服务的客户范围，以及围绕他们将产生的一系列市场营销问题，然后再使用所收集到的信息去引导市场营销活动。

4. 制定营销计划　没有哪个组织机构愿意浪费时间和金钱，以自己的前程做赌注进行随意的选择。战略性计划是适应不断变化的竞争环境的一个重要工具。一项严谨的战略性计划将为组织指明方向，提供合理的结构建议，组织的所有努力和投入都会有所回报。它致力于战略性的磨合，使组织的目标和能力与所处的不断变化的环境相适应。对组织而言，它可能意味着成功与失败的差别，也可能意味着生存和业务的增长。万事开头难，制定战略性计划最难的一步是开端，因为绝大部分工作要在这时完成。这项工作起始于环境分析，健康服务机构在这里要分析内部环境、市场环境、公共环境、竞争环境以及宏观环境。健康服务机构开始分析自己的优势和弱点、机会与威胁（SWOT 分析），由它来指导以后将做出的决定。这一信息将帮助组织制定自身的任务和目标。

5. 企业不可能是万能的　在一个竞争环境中，试图用同一标准的服务满足所有人的需求无异于自毁前程。其他更加专业化的竞争对手将一步步地侵占你的客户群，他们找到那些未得到满足的客户，设计出专门满足他们需求的服务，逐渐使他们成为自己的客户。

另一方面，无论针对哪些细分市场进行战略性营销都不是件容易的事，这将需要大量的资源。因此，健康服务机构必须根据现有资源和经验选择最适合自己的市场领域。组织必须尽最大可能了解目标市场，需了解的信息包括以下几点：①目标市场购买的服务是什么？②他们怎样购买？（他们购买的过程是怎样的？）③谁在影响他们的购买决定？④他们购买行为的阶段是怎样的？

6. 提供客户无法拒绝的服务　市场营销在本质上是一个交换过程，某人提供了有价值的物品以求换取有价值的其他物品。如果双方都认为交换是公平合理的，他们有可能会继续交易下去。如果健康服务机构的客户认为交易不但公平而且超过了他的期望值，继续交易的可能性将更大。正因为如此，健康服务机构必须向客户提供他们"无法拒绝"的服务。这一服务包括：客户认可的服务质量、品牌保证、服务时间以及服务流程。

没有哪一种服务是永远可行的，理解这一点很重要。服务始于服务提供者的介绍，结束于客户不再有这种需要。在不同的阶段提供相适应的服务需要不同的市场营销策略。每一阶段都会遇到新的市场营销挑战，这就要求在目标市场上不断地调整营销策略和营销组合。最后，随着消费者和客户的需求与欲望的转变，企业必须不断开发新的服务项目来满足日益增长的健康消费需求。

7. 成功的定价　健康服务机构不但要开发出能吸引客户的服务，还必须进行合理的定价。客户评价健康服务的定价与物品不同，他们通常对健康服务的定价缺乏必备的或准确的知识。在获得健康服务的过程中，他们也会付出非金钱的成本。另外，在客户眼中，价格在很大程度上暗示了服务质量如何。如果客户相信"一分钱一分货"，低廉的收费结构很可能给客户留下对你不利的印象。

8. 接触，接触，再接触　尽管定位、定线、定点是决定健康服务机构是否获得成功的重要因素，但客户能否接触到服务机构以及客户是否接受服务，这些并非是最终因素。客户不断地强调，服务性机构提供的服务要符合他们的需求和时间安排。健康服务机构可以向他们的客户提供更为方便的接触渠道，诸如使用互联网、热线电话、手机短信息、电子邮件、延长营业时间以及其他非传统渠道。

专业服务机构向客户展现的物理特征，将会影响客户做出是否与该公司接洽的决定。在这一点上，物理地点与网站的作用是一致的。

9. 你不能不沟通　健康服务机构的一切言行都在向客户传递着信息。他们面临的挑战是确定向客户传递的信息是一致的，清晰而有效的。健康管理师可以使用多种不同的工具与他们的客户沟通：广告、人员销售、促销、出版物以及直复营销。这些营销工具都有自身的优势和局限性，而且不同的工具可能由机构内不同的人掌握。当涉及向市场传播什么内容、向谁传播、如何传播、要取得什么效果这些问题时，健康服务机构必须努力确保机构内的每一位员工都用"相同的面孔"说话。由于有很多种可以选择的沟通工具，为了达到更好的宣传效果，机构必须有专门人员负责公司的宣传工作，协调沟通工具的使用、时间安排、费用以及效果评价。

对大多数健康服务机构而言，通过个人接触进行的人员销售很可能是机构所能使用的所有销售工具中最重要的一个。通过个人接触，健康管理师（医生）能够说服潜在客户并保持现有客户。

10. 乘上物联网时代的列车　当今时代，互联网已经被大家视为继语言、印刷出版、报纸、邮件、电报、电话、电视以及传真机之后的又一次沟通工具的革新。今天，它带给健康服务人士最激动人心、最富有挑战性的机遇，使他们能更好地服务于客户。健康电子商务和互联网也使不断扩大客户群成为可能，这包括将国内市场扩大到国际市场，减少健康维护产品制造商、加工、分销、储存以及纸介信息，如目录和广告册的成本，提高服务系统的效率，建立品牌意识和品牌资本，以及发展与客户更为深厚的关系。

物联网将为健康管理提供新的平台，物联网是把药品物流系统、资金流系统、电子健康监测终端系统、射频识别（RFID）传感技术与互联网的信息管理与调用技术相结合（图14-4）。为健康管理师提供了一个移动与远程健康管理服务平台。使得健康管理服务规模化、精准化、远程监控化。健康管理医生能够长期地量化跟踪管理对象。鉴于此，健康服务机构将需要不断地投资建立属于自己的健康管理平台，以求最大限度地利用互联网资源。

11. 建立有意义的关系　大部分人能享受和他人在一起的快乐，并渴望拥有和他人交往的能力。这种能力维持了我们同他人的联系，并进而发展出有意义的关系。有意义的关系使我们感到欣慰和安宁，让我们的人生变得更加自然而丰富多彩。

人们对业务中人际关系的渴望与个人生活中的愿望并没有什么不同。健康服务机构和它的客户之间深厚的业务关系对双方都是有益的，并且优化了双方的生活。对健康管理师来说，无论从专业的角度还是从经济的角度来看，这种关系都是有价值的。客户也从中受益，因为他的健康从此获得了专业人士的关注和组织的保障。深厚的服务关系使双方不必再继续寻找、评估、选择和发展新的服务关系，由此简化了双方的生活。

12. 未来就是现在　任何军事院校的学生都明白，要想不断地赢得战斗并最终赢得战争，有三个因素是必不可少的。第一，必须了解历史，不了解历史的人注定要重复历史。健康服务营销人士不但要了解组织、组织所从事的行业以及组织与客户的关系，还要从历史的角度去看待并分析这些情况，只有这样才能更好地预见并回应未来可能发生的事情。第二，对生存环境必须有一个透彻的理解。组织的员工必须了解组织的外部环境（竞争、客户、经

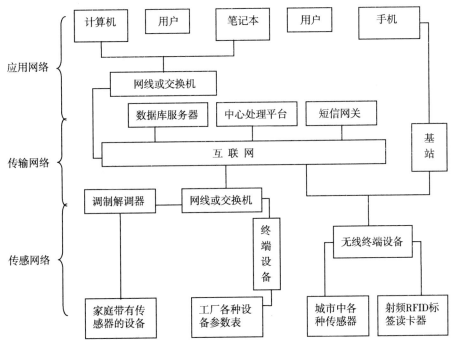

图 14-4　物联网结构图

济、社会/政治动态）以及组织的内部环境（组织上的优势和弱点、经验、资金需求和经济来源）。最后，要想取得胜利，必须根据不同的情况制定出不同的战略计划。单一的计划很难在所有的场合下都行之有效，因为竞争在变化，客户在变化，环境也在变化。

（周　平　孙昕霙）

参考文献

1. 菲利普·科特勒（Philip Kotler）. 专业服务营销（第二版）. 北京：中信出版社，2003.
2. 彼得（Peter，J，P.），唐纳利（Donnelly，H.）. 营销管理（第七版）. 北京：清华大学出版社，2005.
3. 瓦勒里·艾尔斯. 医疗保健管理实用技巧. 北京：中国医药科技出版社，2002.
4. 罗德·西夫. 医疗保健业市场营销. 北京：机械工业出版社，2006.
5. 周延风. 社会营销——改变社会行为的新模式. 北京：清华大学出版社，2005.
6. Michael P. O'Donnell. Health Promotion M the Workplace（Third Edition），常春，等译. 工作场所健康促进. 北京：化工工业出版社，2009.

第十五章　健康管理工作中的伦理问题

由于健康管理是个新兴的行业，它的服务模式等方面的研究还不很成熟，与此相关的伦理学探讨还没有充分展开，本书的观点也只是一种尝试性探讨。

第一节　健康管理师的道德权利和义务

健康管理师虽然不是传统意义上的医务工作者，却是广义的卫生保健人员。健康管理师与其服务对象之间的关系与传统的医患关系有相似之处，也有不同。本节主要论述健康管理师与其服务对象之间的关系特点和基于此提出的健康管理师的道德权利和义务。

一、健康管理师与服务对象之间的关系特点

健康管理师的服务对象，可能是个体，也可能是群体。他们可能是患者、健康人，或处于亚健康状态的人。与医患关系患者就医后便建立了医患关系不同，健康管理师与服务对象之间关系的建立，可能是健康管理师主动建立的，也可能是服务对象主动建立的。健康管理师与其服务对象之间的关系可以说是传统的医患关系的扩展。这种关系具有以下四个特点：

第一，健康管理师和服务对象之间信息不对称。

正如医生和患者之间存在信息不对称，使得患者在医患关系中往往处于依赖性和弱势的地位。健康管理师通过专门的学习和训练获得专业的知识和技能，而大多数患者或民众通常并没有掌握这类知识和技能。即使有少数人拥有一定的健康保健知识，也不如健康管理师掌握得那么全面与系统。因此，由于知识掌握上的不对等，健康管理师和服务对象之间存在严重的信息不对称，而对信息掌握的不对称客观上使服务对象处于需要帮助的地位，完全或部分地依赖于健康管理师，而健康管理师则在这种关系中处于主导地位。在这种情况下，患者/服务对象不得不依赖和信任健康管理师，并假定他们是能够胜任的，是为"我"的健康着想的。从这个意义上说，服务对象给予健康管理师的信任要求这个职业的从业人员秉持较高的职业道德，也就是通常所说的职业精神/专业精神（professionalism）。

第二，健康管理师和其服务对象之间是一种平等、尊重与被尊重的关系。

健康管理师通过健康监测、健康风险评估和分析、健康指导、健康危险因素干预及指导、培训等方式，为其服务对象提供健康管理服务，二者之间有服务关系，也有管理与被管理的成分。但是，在人格上，健康管理师与服务对象之间是完全平等的。无论服务对象是个体还是群体，健康管理师不能因其性别、年龄、身体状况、职业、民族、国籍、宗教信仰、价值观等方面歧视服务对象，而应以尊重对方的方式为其提供健康管理服务。

第三，健康管理师和其服务对象之间是一种信托关系。

《新千年医师职业精神：医师宪章》的首要规定即是要求医生把患者的利益放在首位。"不仁不可托，不智不可任，不廉不可信"，这种信托关系要求医务人员在道德品格和行为上真正值得患者的托付。

健康管理师代表的是一个职业。从事此职业的个体，背后依托的是职业的神圣，与专业

技能上的胜任。健康管理过程也是一种建立信托关系（fiduciary）的过程，即服务对象依托健康管理师获得有关自身健康管理的知识和行动指南。这种将服务对象的利益放在首位的要求在健康管理行业中依旧适用。

第四，健康管理师和其服务对象之间有部分契约关系的成分。

之所以说健康管理师和其服务对象之间有部分契约关系的性质，是因为服务对象和健康管理师是两个具有独立人格的个体，他们之间的职业关系是自愿建立的，并且这种关系可随双方的意愿而终止；他们具有不同的信念、价值和利益目标。因此，尽管在专业知识和技能上健康管理师具有优势，他/她必须尊重服务对象的意愿，尊重其自主性和自我决定。但这种关系又不同于一般商业上的契约关系，它在本质上不是基于财产利益关系，而是一种伦理关系；在健康管理服务中，如果过度强调契约性质容易导致医学的法律主义，忽视伦理道德因素的作用。

表现在具体的健康管理工作中，尤其在采取某些干预措施时，必要时可通过管理师与服务对象签署书面协议的方式来完成。

二、健康管理师的道德权利和义务

权利和义务既是一个法律概念，也是一个伦理概念。法律上的权利义务概念以法定的权利义务为依据，伦理上的权利义务概念以道德上的权利义务为依据。

本节所阐述的道德权利和义务，有的有法律基础，有的只是伦理学层面的探讨。不管是法律还是伦理层面的，都要求权利和义务有根据、有理由，也就是能够得到道德上的辩护，使它令人信服。

权利有很多具体的内容，如生存权、发展权、自治权、生命健康权、工作权、受教育权、休息权、民主自由权等。一般的共性的权利和义务，这里就不赘述。主要尝试性地探讨与健康管理活动相关的权利义务。

1. 健康管理师的道德权利　权利义务关系具有双向的性质，虽然不能完全对应，但服务对象的权利一般就是健康管理师的义务。反之亦然。

从健康管理师的角度，其道德权利包括：①有被服务对象尊重的权利；②按照国家对此职业所赋予的职业权利，了解和收集与服务对象健康管理相关的信息；③有参加培训和进修的权利，维持专业胜任；④享有劳动保护的权利；⑤获得与自己的工作相应的报酬的权利；⑥和向相关部门提出建议的权利等。

从服务对象的角度，他们也承担相应的义务，包括：如实地向健康管理师告知相关信息；在健康管理师的指导下做出负责任的决定；关心自己的病情/健康风险对他人和社会的影响，尤其是传染病患者有义务了解传播的途径，采取途径防止进一步的传播；遵守与健康管理师共同制定的健康干预计划，与健康管理师合作，共同对抗健康风险；有义务努力改变一些不健康的、危险的行为，如吸毒、吸烟等；尊重健康管理师的劳动等。

2. 健康管理师的道德义务　健康管理师的道德义务包括：①维持自己专业上的胜任和服务能力；②置服务对象的利益于自己的利益之上；③告知与服务对象相关的监测信息、健康状况的评估结果等；④与服务对象共同制定干预计划和措施；⑤尊重服务对象的人格和深思熟虑后做出的决定；⑥进行健康教育和宣传，并为相关政策的制定或修订提出建议；⑦对因健康管理服务工作获得的与服务对象相关的个人信息，给予保密。

关于保密的义务，具体包括：①健康管理师有责任向个人或群体说明健康管理工作的相关保密原则，以及应用这一原则时的限度；②在健康管理工作中，一旦发现个人或群体有危害自身或他人的情况，必须采取必要的措施，防止意外事件发生（必要时应通知有关部门或家属），应将有关保密的信息暴露限制在最低范围之内；③健康管理工作中的有关信息，包括个案记录、检查资料、信件、录音、录像和其他资料，均属专业信息，应在严格保密的情况下进行保存，不得泄露；④健康管理师只有在个体同意的情况下才能对工作或危险因素干预过程进行录音、录像。在因专业需要进行案例讨论，或采用案例进行教学、科研、写作等工作时，应隐去可能会据此辨认出个体的有关信息等。

从服务对象的角度看，他们享有如下的道德权利：在接受健康管理服务的过程中，服务对象享有被尊重的权利；有权获得完整的关于自身健康的相关信息；有权获得与自己相关的健康风险因素评价结果；有权拒绝健康管理师提出的健康干预计划，并有权知道拒绝干预之后的后果；有权自主做出决定，不受他人干扰；有权要求对自己和健康管理师的谈话和记录等健康信息和隐私保密；有权得到考虑胜任的、周到的咨询和健康管理服务等。

第二节　健康管理伦理相关的核心价值

伦理学核心价值是指被人们普遍接受的，关于如何过一个好的生活的观念，既包括人们的行为动机，也包括对行为的规范等方面，如公平、公共善、团结互助等。伦理学基本原则是指一些普遍性的价值判断，这些判断可以作为论证许多伦理规范及评估人类活动的基本依据。1979 年美国卫生教育福利部颁发了《贝尔蒙报告：保护人类受试者的伦理原则与准则》，提出了 3 项基本的伦理原则：尊重人（respect for person）、有利（beneficence）及公正（justice）。虽然这个报告的直接目的是保护参与生物医学研究的人类受试者，但其所提出的伦理原则对医学/生命伦理学的其他研究领域也具有广泛的指导意义。

美国的生命伦理学家彼彻姆（Tom L. Beauchamp）和邱卓斯（James F. Childress）进一步发展了贝尔蒙报告的 3 项原则，在他们合著的《生物医学伦理学原则》一书中归纳了 4 个基本原则：尊重自主性（respect for autonomy）、不伤害（non-maleficence）、有利（beneficence）和公正（justice）。4 个原则模式在生命伦理学界产生了广泛的影响，已经成为生命伦理学的主流话语。

针对健康管理师的实践活动，国内学界尚未形成一套专门的伦理理论知识。不过，医学/生命伦理学的几个伦理原则对健康管理有一定的借鉴意义，可以帮助健康管理师们有效地、合乎伦理道德地开展其健康管理咨询活动与实践，并最大限度地保护其服务对象的健康利益。只是在解读这些原则时，内容有所侧重而已。由于健康管理领域有自己的一些特点，在很多问题尚未达成共识之前，暂用核心价值来表述对健康管理工作的行为规范，不排除其中有的可以作为原则来使用，事实上，下文中有的已在原则的层次上使用。

一、不伤害

希波克拉底誓言中的"不伤害"早已成为医学伦理的基本原则，是指在道德上负有不给他人造成伤害的义务。这是卫生保健人员应该秉持的最基本原则，是一个道德底线。不伤害是一个消极义务，它是以否定、禁止的语气要求人们不要伤害他人。不伤害原则具体可表述为：不要杀人、不要造成疼痛和痛苦、不要使他人丧失身体功能、不要侵犯他人、不要剥夺他人好的生活等。

伤害在生物医学上是指身体上的伤害，包括疼痛、痛苦、残疾和死亡，精神上的伤害及其他损害，如经济损失。不伤害的义务包括消除有意的伤害或减少伤害的风险。风险是指可能发生的伤害，而伤害则是实际发生的伤害。如截肢后可能发生血栓，这是风险；而失掉一条腿则是伤害。有意伤害是侵犯人权的事情，在根本上是不符合伦理道德要求的。而伤害的风险则可能是客观存在的。这就要求卫生保健人员包括健康管理师努力减少其医疗/健康咨询等干预行为对当事人可能造成的伤害。疏忽大意造成的伤害也违反了不伤害原则，这要求健康管理师在工作中务必考虑周到、审慎行事。

不伤害原则要求健康管理师坚守为服务对象的健康和福利服务的原则，在工作中向他们提供必要的咨询，做出合理的风险/受益评估。在可能发生对服务对象或公众造成致命伤害的情况下，即便与后面提到的尊重原则发生冲突，不伤害原则是需要优先遵守的。

二、有利

有利原则，也称为仁爱原则，它是指在积极的意义上负有促进他人的健康与福利的义务。有利原则是不伤害原则的肯定、积极的一面，要求行动者采取积极的措施来帮助他人，而不是单纯地去伤害他人。这种积极的义务包括：阻止伤害与恶的发生、消除伤害与恶、做好事等。健康风险评估是健康管理师的核心工作职能之一，风险评估中最重要的一项是权衡风险受益比，也就是权衡利害得失，分析风险/受益比是否可以接受，是否符合有利原则。

不伤害原则和有利原则的区别体现在：①不伤害是消极义务，而有利是积极义务；②不伤害原则要求每个人必须不偏不倚地遵守，相当于一个可普遍化的原则，而有利原则并不要求如此；③不伤害原则为法律禁止某些特定的行为提供了道德理由，而有利原则不能够为法律惩罚提供充分的道德理由。在这个意义上，不伤害原则更像是完善义务，而有利原则更像是不完善义务。比如，当自费患者交不起医疗费时，如果医生行善替患者付费，这种行为当然是利他的，但这不能作为医生的义务。但是道德却要求每个医生都不能够在行医时故意伤害患者，在紧急情况下不能见死不救。

尽管如此，现实中有利原则有时应用更为广泛。例如，如果某些操作如果通过较小的伤害而能够得到较大的好处，这时候就要遵循有利原则。事实上，很多医疗手段都是具有创伤性的，尤其是临床上的手术。只要手术之后能够获得的收益对患者有较大的好处，能够有效地改善患者的身体健康状况，那么手术所伴随的"恶"就是一种必要的恶。又如，针对人群的疫苗研究，它可能会对某个或某些受试者造成一些少量的伤害，但是对人群带来巨大的利益。虽然这是一种功利主义的最大多数人最大幸福的计算考虑，但也符合有利原则的要求。

有利原则要求健康管理师在采取行动前，必须充分考虑自己采取的健康管理活动和健康干预是否确实能够对自己的服务对象有利；只有在可能获得的利益超过有可能导致的风险的情况下，方可采取这一行动。也就是说，"热心肠的好心人"还需要有合理的行为手段才能办成好事，否则就是"好心办坏事"。换句话说，健康管理师要确保自己的健康干预、健康促进行为确实能够对服务对象带来健康利益，确实能够解除他们的疾苦。在这里，按照亚里斯多德的话说，医生和卫生保健人员需要"实践智慧"理性地权衡治疗和干预活动伴随的风险和受益，确保受益大于风险。

三、尊重

尊重，在医学/生命伦理领域已经成为一个基本的原则。在本质意义上是指尊重一个人的自主性。尊重人意味着我们要把一个人当成人来看待，也就是要尊重人之为人的那种东西。按照哲学家康德的说法，要把人当目的来看待，而不仅仅是手段。把尊重人当成尊重自主性，这意味着把自主性看成是人的本质，或者说是人的本质要素。从尊重人到尊重自主性，是哲学概念从抽象走向相对具体的转化。

自主性是指，一个人能够就个人目标进行深思熟虑并且有能力在这种思考之下做出决策和行事。这有两层意思，一是这个概念预设了人是理性的存在者，二是要尊重个人理性地深思熟虑之后的意见和选择。拥有自主性的人能够思考和选择自己的人生计划，并且根据这种计划来采取行动。自主性就是指他/她的独立性、自力更生和独立做出决定的能力。一般来说，他人无权干涉一个理性的人做出的决定，但也不排除此决定对自己或他人的生命安全造成威胁时，可能他的自主性不能得到尊重。一般需要具体案例具体分析。

但是并不是每个人都有自主判断的能力。这种能力是在个人成长中慢慢形成的。同时，人的自主性还受到疾病、智力缺陷和外在环境因素的制约，而有可能部分或者完全丧失自主能力。对这些自主性受到削弱的人，尊重自主性原则要求我们保护那些没有完全自主性的个体，其中包括：未成年人、精神患者、阿尔茨海默病患者、智障人士、犯人等；而在医疗实践中，一般需要法定代理人来代理执行其相应的自主权利，包括参与临床决策、签署知情同意等。

知情同意也适用于健康管理活动。知情同意是尊重原则的具体体现。健康管理师的活动涉及对个体和人群的身体健康进行分析、评估、咨询和干预，这也需要得到其服务对象的知情同意。健康管理师收集与被管理对象相关的健康信息需要得到当事人的认可和同意，否则就有可能侵犯当事人的隐私和知情权。健康管理师在征集信息时，应该详细告诉收集该信息的目的、什么机构或单位有权使用该信息、该信息将如何保密等。在提供咨询时，也应该有客观公正的态度。并且只有在当事人要求的情况下，才能将一些负面的、可能影响到当事人的心理或身体健康的信息告知给当事人，或者告知其家属。健康管理师的健康干预活动，和医生的诊疗活动一样也需要征得当事人的同意。

总之，按照尊重的原则，健康管理师应该把管理对象看成一个理性的、有尊严的人善加对待——无论是个体的服务对象，还是群体的服务对象——通过知情同意的手段，以适宜的方式进行健康管理。由于健康理念有时与社区、种族和风俗等相关，也与其教育程度等相关，在制定健康干预计划和实施干预时，以服务对象能接受的方式进行。遇有对方不能接受的情况，如劝阻吸烟、酗酒等不良行为时，不宜强制和操之过急。当服务对象是一个企业和一个社区时，也应该考虑到此因素，同时辅以健康教育等手段，达到健康管理的目的。

四、公正

公正原则在伦理学上也称作正义原则。把什么样的状况看成是公正的、符合正义原则的，反映了人们关于公正的价值观。公正有很多其他的概念术语，这些术语常相互替代，它们是"公平"、"平等"、"正义"。公正这个概念与"应得赏罚"有关联，尽管不同的人对于什么是"应得"有不同的理解。公正还有分配公正、回报公正、程序公正之分。分配公正是指分配给一个人他所应得的东西，也就是说要在受益和负担之间进行适当的分配，保证人们的付出和所得有所对应。回报公正实际上是指"来而不往非礼也"、"知恩不报非君子"。例如，在社区中进行 DNA 样本调查研究，样本提供者们作出了贡献，研究者应当给他们以适当的回报。程序公正要求建立特定的操作程序，将它平等地应用于所有人，也就是说要用同样的程序规则一视同仁地对待所有的对象。本文主要谈论与健康管理事业相关的分配公正/正义。

公正原则有形式原则和实质原则之分。形式原则是指对相同的人同等对待，不同的人不同对待。公正的形式原则实际上是形式的平等原则。它之所以是形式的，是因为它只要求以同样的方式对待相同的人，而没有追问究竟该如何对待这些相同的人。形式原则是抽象的，它没有具体的标准来决定平等。因此常常将问题转换为"什么样的相同"？

公正的实质原则是实质性的分配原则，它给出了一个具体的原则来决定什么是正义的，这些具体的原则构成了标准。这些具体的标准包括：根据个人需要分配、每个人得到平等份额、根据个人努力分配、根据社会贡献分配、根据能力或优点分配、根据业绩分配、根据职位分配、根据自由市场分配等。在不同的社会领域，人们可能采用不同的分配原则。就医疗和卫生保健领域而言，究竟应该适用什么样的原则，是存在着争议的。

比如，就需要原则而言，它主张有同等需要的人，在满足需要方面应该同等对待。两个患者需要相同的药，就要分配他们相同的药。但事实上，人们的需要不可能都得到平等的满足。这里面不仅存在供给能力的问题，而且包括人们需要的差异化、多样化等问题。有些人的需要可能是无穷尽的，比如那些渴求美容手术的人。如果所有人的需要都要满足，无疑会产生了医疗费用的无底洞。这使得人们不得不提出了"基本"的概念。但对于什么是基本，人们的争议也是很大的。对一个癌症患者的基本医疗与一个感冒患者的基本之间存在巨大的差异。

不管争议如何，当一个人应当享有的利益被毫无理由地剥夺、或不正当地强加某些负担时，就产生了不公正。当研究受试者大多由穷人患者来承担，而随之而来的医疗进步所产生的利益主要由富裕患者享有时，就产生了不公正。因此，公正原则要求保护那些原本就处在社会弱势地位的人群，不能因为医疗和生物医学研究使得他们原本弱势的地位变得更加弱势。公正原则要求社会建立一个合理的制度来保护他们，也就是应该有弱势群体偏向的考虑，否则健康管理成了有钱人享受的特权，背离了健康管理的伦理理念。

在健康管理领域，公正原则要求我们的健康管理咨询服务在价格和内容等方面也要体现公正，谨防它成为为少数人服务的行业。要求在服务中运用尊重和不歧视原则，充分保护在健康方面处于弱势的群体，如艾滋病患者，以帮助其提高健康水平、生活质量为目标，而不对其过往的行为横加指责和评判。

五、协调利益冲突

现代健康管理的出现是时代发展的需要，与生产力和人力资源观念的演变密切相关，也与企业提高生产力的初衷密不可分。健康管理的兴起是由于市场的需要和人类知识的积累，老龄化、急性传染病和慢性病的双重负担及环境恶化导致医疗卫生需求不断增长。有研究发现，员工的工作效率和健康密切相关。因健康问题造成的生产效率下降已经威胁到一个国家的经济和发展健康既是人类美好生活的目的，也是手段。

但如果一个雇主只把员工的健康当作其企业竞争力的手段，当健康管理师代表企业为个体和群体的服务对象进行健康管理服务时，可能会发生企业的利益与员工利益的冲突。作为健康管理师，需明确服务对象的利益是其最根本的义务，而非企业的经济效益。此时，健康管理师需要明确回答如下的问题：在对健康危险因素分析、在对服务对象的劳动保护等过程中，健康管理师是为了谁的利益：服务对象个体和群体，还是企业雇主？另外，以公司员工的健康管理为例，对员工工作压力、心理健康的管理，对工作时间和强度的建议，可能与公司老板有意见不一致的地方，核心价值在此会予以明确的指引，即健康管理师应把服务对象的健康利益置于首位。

健康管理师需要其通过一整套规范的操作过程，为医疗服务单位与个人之间的交流提供平台。如何通过适宜的手段达到维护企业员工的健康权益，帮助企业做好健康管理，需要协调好可能的冲突，实现健康管理的伦理价值。

六、保护隐私

作为从事对人群或个人健康和疾病的监测、分析、评估以及健康维护和健康促进的专业人员，其服务的一个特点就是需要了解服务对象尽可能多的信息，并进行全程管理。以健康调查为例，既需要进行生物学调查（年龄、体重、血、尿）、个人医学史（家族病史、过去病史、预防接种情况、生长发育史、婚姻生育史）、行为习惯及生活方式（吸烟、饮酒、运动、饮食、睡眠等）、心理因素（个性、情绪、压力、紧张度等），也需要了解社会环境因素（工作性质、居住条件、经济收入、家庭关系等）、医疗服务水平（当地社会保障水平、个人健康意识、医疗投资及医疗技术水平）等若干信息，其中含有大量的个人信息。在民主化进程得到提高、个人权益保护意识日渐提高的今天，尤其在信息化的时代，保护服务对象的隐私已成健康管理工作巨大的课题和挑战。

如果健康管理师不能保护服务对象的隐私，随意泄露给保险公司或某些商家，将严重损害健康管理行业的诚信和荣誉，最终导致管理方和被管理方惨重的损失。

七、团结合作，共同参与

健康管理就是为个体和群体（包括政府）提供有针对性的科学健康信息，并创造条件采取行动来改善健康，它需要提高全社会的认识，营造良好的健康管理文化氛围。健康管理事业的蓬勃发展，一方面要有完善的法律制度保障，即政府的支持，也需要企业、学校等机构的投入，以及民众对健康管理理念的心理认同。

以美国为例，政府重视与健康管理相关的组织建立合作伙伴关系，也特别强调公众的参与。从政府到社区、学术界、企业界、医疗保险和医疗服务机构、健康管理组织、雇主、员工、患者、医务人员，人人都参与健康管理，并通过不同的合作项目，让政府机构、协会、学校、研究机构以及其他非政府组织都参与进来，共同监督和促进健康管理的发展。

只有调动服务对象的积极性，才能达到最佳的健康管理效果。健康管理师的健康管理服务并不直接为服务对象提供诊断治疗。因此，调动个人、集体和社会的积极性，有效地利用有限的物力和人力资源来控制疾病，促进健康，从而达到最佳的健康管理效果，是健康管理较为理想的情形。

另外，团结合作、多方参与的理念，还要求健康管理师在管理对象发病期间，协助保健医生和专科医生进行诊治，为全科医师或其他相关人员提供必要的信息，以发挥多方合作的所产生最大效果。

八、提供正确有效的健康信息，维护行业诚信

现在不是缺乏信息的时代，而是虚假信息充斥着百姓生活的时代。作为一个国家认可的行业，如何维护行业的专业水准，其中一个重要的使命就是提供正确有效的健康信息，帮助

服务对象分辨真假信息，提高有针对性的指导和咨询。

评估服务对象的健康状况，评估共同制定的干预措施等是否有效，是健康管理师的常规工作之一。但在实施干预的过程中，健康管理师应该是一个协调者和倡导者，而不是具体干预行为的执行者，但现在有些地区的做法恰好相反。作为健康管理师，应该秉承预防为主的理念，并着力于此进行健康咨询和指导，才是此行业的本色和亮点。

总之，作为一个新兴行业，健康管理一方面为提高我国国民健康带来新的管理理念和实践，另一方面在实践中需要得到政府、百姓和学术界更多的支持、关注和研究，以在行业发展和规范上得到逐步提高和完善。

（李红文　丛亚丽）

参考文献

1. *Medical Professionalism in the New Millennium：A Physician Charter*. Annals of Internal Medicine，2002，136（3）：243-246.
2. 卫生部和劳动社会保障部. 健康管理师国家职业标准（试行），2007 年.
3. Tom L. Beauchamp & James F. Childress. *Principles of Biomedical Ethics*，fifth edition，Oxford University Press，2001.
4. Tom L. Beauchamp & James F. Childress，*Principles of Biomedical Ethics*，fifth edition，Oxford University Press，2001.
5. 亚里斯多德. 廖申白译. 尼各马可伦理学. 商务印书馆，2003.
6. 黄建始、陈君石. 健康管理在中国的历史、现状和挑战. 中华全科医师杂志，2007，6（1）：45-47.
7. 曾建国. 政府在中国健康管理事业发展中的作用分析. 经济研究导刊，2010，（25）：214-215.
8. 张鹏等. 我国开展健康管理服务的探讨. 中华医院管理杂志，2007，23（11）：725-727.

彩 图

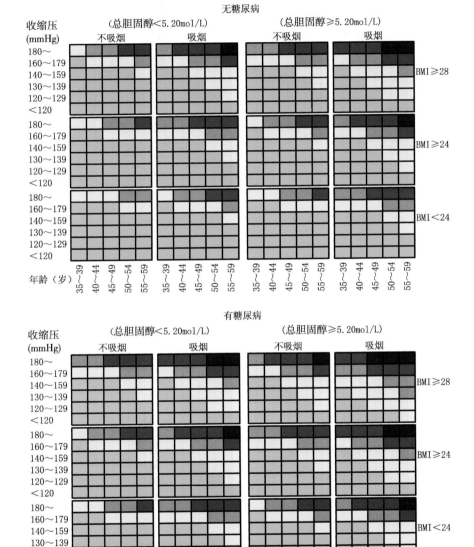

彩图 1　缺血性心血管病事件 10 年发病危险评估图（男）

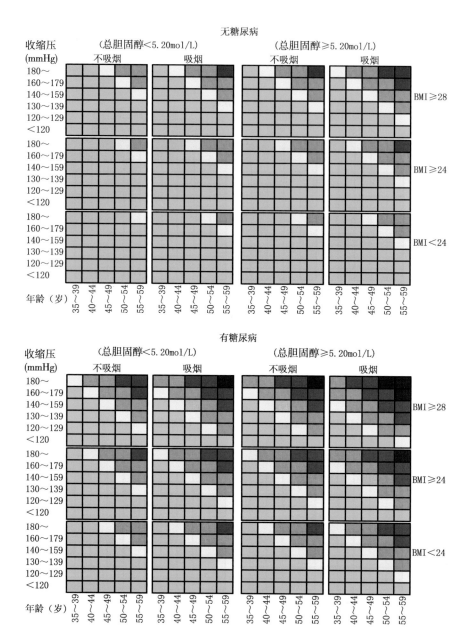

彩图 2　缺血性心血管病事件 10 年发病危险评估图（女）

有糖尿病的西太平洋地区B亚区域居民

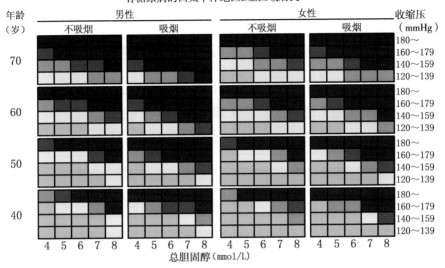

无糖尿病的西太平洋地区B亚区域居民

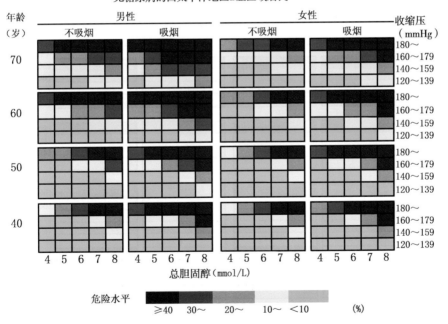

彩图3　西太平洋地区 B 亚区域 WHO/ISH 风险预测图（可测总胆固醇的地区）

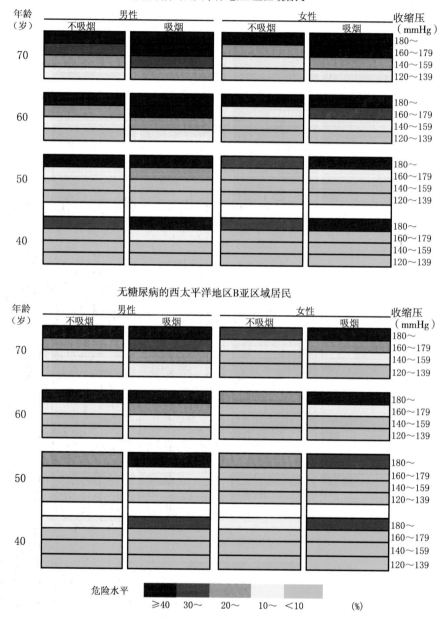

彩图 4　西太平洋地区 B 亚区域 WHO/ISH 风险预测图（不可测总胆固醇的地区）